Kielletyt lääkkeet

Tri Mark Sircus

Klooridioksidi yhdessä bikarbonaattien, magnesiumin, jodin, seleenin ja muiden lisäravinteiden kanssa.

Kielletyt Lääkkeet
Alkuperäisteos: Pushing Limits with **Forbidden Cures**
Combining Chlorine Dioxide with Bicarbonates, Magnesium, Iodine and Selenium
Kirjaoittaja :Tohtori Mark Sircus

Käännös: Tomi Sunel

2. painos 2024
Verlag: BoD · Books on Demand GmbH, In de Tarpen 42, 22848 Norderstedt, bod@bod.de
Druck: Libri Plureos GmbH, Friedensallee 273, 22763 Hamburg
ISBN: 978-3-7693-1976-7
Myynti: https://buchshop.bod.de/

FSC www.fsc.org
MIX
Papier aus verantwortungsvollen Quellen
Paper from responsible sources
FSC® C105338

Kirja on käännös Mark Sircuksen sähköisestä kirjasta *Forbidden Cures*, jossa on runsaasti sähköisiä linkkejä, jotka vievät internetistä löytyviin englanninkielisiin artikkeleihin. Osa sähköisistä linkeistä on jätetty pois käännöksestä. Näistä linkeistä kiinnostunutta kehotetaan tutustumaan alkuperäiseen teokseen. Tämä suppea kirja ei ole sairauksien itsehoidon opas eikä korvaa lääkärin ja potilaan välistä vuorovaikutusta, vaan antaa perustietoja ja toivottavasti motivoi laaja-alaiseen jatko-opiskeluun.

Omistuskirjoitus

Vuonna 2006 Jim Humble aloitti 21. vuosisadan vallankumouksen ensimmäisellä kirjallaan Miracle Mineral Supplement (Ihmeellinen lisäravinnemineraali). Klooridioksidin teho tunnettiin jo ennen häntä, mutta vasta Jimin ponnistelut saivat tiedon tavallisten ihmisten ulottuville. Jim opetti, miten sitä valmistetaan ja käytetään itse. Se on pelastanut lukemattomia elämiä kärsimykseltä ja ennenaikaiselta kuolemalta.

Myöhemmin muut, kuten Andreas Kalcker, Mark Grenon ja Kerri Rivera ottivat asian omakseen ja julkaisivat kirjoituksiaan ja videoitaan aiheesta. He halusivat auttaa ihmisiä tervehtymään, kuten Jim. Kirjoitukset, luennot ja muu opetus ovat auttaneet satoja tuhansia ihmisiä tervehtymään.

Vallanpitäjät ovat vainonneet, pilkanneet ja jopa vanginneet heitä työstään lukemattomien ihmisten ja lukemattomien sairauksien parantamiseksi. Kirja on omistettu näille rohkeille ihmisille, jotka avasivat polun, jota kirjan kaltaiset työt laventavat. Kirja on omistettu myös lukemattomille vapaaehtoisille, jotka ovat uhranneet satoja tunteja aikaansa liikkeelle, keskustelusivujen moderaattoreille, kääntäjille, opettajille, avarakatseisille terveydenhoidon ammattilaisille ja monille muille. Tiedätte keitä olette.

On etuoikeus kirjoittaa omistuskirjoitus ja saada olla mukana vaikuttamassa tähän Tri Mark Sircuksen kirjoittamaan teokseen. Olkaa siunattuja Jeesuksen nimessä,

Curious Outlier
Universal Antidote dokumentaation tuottaja

https://theuniversalantidote.com

Sisällysluettelo

Tarvitaan uusi lääketieteellinen järjestelmä

Kirja valmistuu suureen tarpeeseen, sillä kuolema ja kärsimys vainoaa ihmiskuntaa. Syöpä, sydäntaudit, veritulpat ja äkilliset kuolemat ovat lisääntyneet miljardien ihmisten saatua kokeellisen koronarokotteen. Uusia salaperäisiä sairauksia syntyy näennäisesti *aiheetta*, koska virallinen lääketiede ei halua tietää miksi. Ja nyt ravitsemuksen taso on romahtamassa nälän ja hintojen nousun yleistyessä kaikkialla.

Sekä lääkäreille että potilaille tämä on pelottavaa ja koettelevaa aikaa, sillä jotkut lääkärit jopa sanovat, että ”lääketiede on menetetty ja korvattu pelolla”. Pelko ei ole kuitenkaan koskaan parantanut ketään, eikä sille ole paikkaa oikeassa lääketieteen soveltamisessa. Tosin maailman terveysjärjestö ei näe asiaa tällä tavalla.

Modernin lääketieteen tehdessä itsemurhaa historian vaarallisimmalla rokotteella, meidän on rakennettava uusi terveydenhoitojärjestelmä sen tilalle. Järjestelmä, joka palvelee ihmisten todellisia tarpeita turvallisesti ja tehokkaasti. *Kielletyt lääkkeet* on lääkinnän pikakurssi ensiavun ja tehohoidon lääkkeiden kotikäyttöön.

Mitä tahansa tapahtuukaan, vaikka miten vakavaa, kirjasta löytyy välittömät henkeä pelastavat vastaukset. Kirjan hoitokokonaisuus ei ”paranna” jokaista, mutta se auttaa varmasti *jokaista* vielä hengittävää.

Kirjan sivuilta löytyy hoito-ohjeet syöpään, rokotevaurioihin, koronaan, antibioottiresistentteihin tulehduksiin, sienitauteihin, Lymen tautiin ja menetelmät päästä eroon diabeteksen aiheuttamasta kärsimyksestä. Lisäksi käsitellään neurologisia ongelmia, malariaa, palovammoja ja monia muita, jotka eivät mahdu yhteen kappaleeseen.

Olipa kyse terveestä tai sairaasta, niin terveydenhoitojärjestelmä toimii edistyneenä ikääntymisen hidastajana. Urheilijat se lataa täyteen tehoon. Se auttaa meitä olemaan parhaimmillamme.

Liian monet lääkärit vahingoittavat meitä vaarallisilla ja usein kuolemaan johtavilla lääkkeillä. Jokainen lääke, joka ei ole luonnosta löytyvä yhdiste, on vaarallinen. Meidän on oltava oma-aloitteisia ei vain itsemme takia, vaan myös läheistemme johdosta. Ainoa vaihtoehtomme on opetella käyttämään parempaa ja itse asiassa turvallisempaa lääkintää. Ja meidän on opittava nopeasti, joten sen on oltava yksinkertaista, mutta kuitenkin monipuolista, laaja-alaista ja katettava kroonisten sairauksien taustat sekä autettava tehokkaasti äkillisissä tilanteissa.

Ihmisiä näyttää kuolevan yhä useammin. Moderni lääketiede on epäonnistunut. Antibioottiresistentit tulehdukset ovat tehneet sairaaloista vaarallisia. Kuitenkin kaikkien nykyisten ongelmien lisäksi rokotettujen veren kemiassa on merkittäviä muutoksia. *New York Times* lehden mukaan 5,28 miljardia ihmistä on saanut koronarokotteen, mikä vastaa 68,8% maailman väestöstä.

Veren paksuus liittyy kuolleisuuteen vakavissa koronatapauksissa

Amerikkalainen tutkimus osoitti, että hidastunut verenkierto koronapotilailla sairaalassa lisää kuolleisuutta komplikaatioihin. Tutkijat totesivat *Journal of the American College of Cardiology* lehdessä julkaistussa tutkimuksessa veren kohonneen viskositeetin heikentävän verenkiertoa hiussuonissa ja lisäävän veritulppien riskiä.

Tiedot kuudessa New Yorkin alueen sairaalassa 2020 helmikuun ja 2021 marraskuun välillä hoidetuista 5 621 potilaasta osoittivat veren korkean viskositeetin lisäävän kuolleisuutta 38–60% matalan viskositeetin potilaisiin verrattuna. Tutkijoiden mukaan koronaan liittyvä tulehdus lisää todennäköisesti veren viskositeettia vahingoittaen verisuonten seinämiä ja tukkien verisuonia.

Kuten näemme, klooridioksidi (kielletyin lääkeaine) on optimaalinen lääke veren viskositeettiin. Jos meillä on maan päällä jokin lääke hoitamaan koronarokotteen aiheuttamia veriongelmia ja tulehduksia, se on klooridioksidi. Se auttaa veren viskositeettiin ja punaisten verisolujen hapenkuljetuskykyyn. Yhdenkään lääkevalmistajan verenohennuslääke ei kykene kilpailemaan klooridioksidin kanssa.

Tri Ryan Cole sanoo, ”Monet perinteiset verenohennuslääkkeet eivät näytä toimivan, koska tukokset ovat amyloidien tyyppisiä jähmettyneitä proteiinilevyjä eivätkä mikrotukokset ole tavanomaisia: ne ovat pitkiä, joustavia, polyyppimaisia ja rakenteeltaan hyvin kumimaisia.

Outoja sairaustapauksia

Outoja sairaustapauksia tulee ja ne vaativat uusia hoitomenetelmiä, joita kirja tarjoaa. Nykyisten lääketieteellisten ja terveydellisten tapahtumien vuoksi *Kielletyt lääkkeet* kuvaa halvan ja tehokkaan, syvälle tunkeutuvan terveydenhoitojärjestelmän käsittelemään piikkiproteiinien ja koronarokotteiden aiheuttaman sairauksien hirmumyrskyn.

Valitettavasti vastassa on sairauksia ja oireita, joita lääkärit ja terveysviranomaiset eivät osaa hoitaa. Esimerkiksi rinovirus, joka tunnetaan nimellä flunssa, ei yleensä ole niin vakava, että ihmiset joutuisivat sairaalaan - mutta nyt se on. Lisäksi asiantuntijat varoittavat, että lapset saavat jopa KOLME virusta kerralla, koska koronatoimenpiteet ovat heikentäneet immuunijärjestelmiä ja altistaneet heidät sairauksille, jotka tavallisesti tarttuvat vain talvella.

Lasten eristäminen epidemian aikana
on heikentänyt immuunijärjestelmiä.

Tohtori Ryan Cole näkee sairauksien, kuten **aggressiivisten syöpien**, sydänsairauksien, aivohalvausten, aivo-ongelmien ja autoimmuunisairauksien lisääntyvän dramaattisesti, muutamia mainitakseni. Tohtori Cole toteaa: ”Vahingoitamme immuunijärjestelmiä. Miksi niin monet ihmiset sairastuvat eri tavoin juuri nyt? Koska heidän immuunijärjestelmänsä on heikentynyt. Onko taustalla tahallinen pahantahtoisuus? Näemme paljon haittoja, mutta kukaan ei pysäytä niitä.” Meillä on rokotteiden aiheuttamien syöpien hätätila eivätkä sytostaatti- ja sädehoidot auta.

Näiden hirvittävien koronarokotteiden seurauksena täysin terveet ihmiset ja urheilijat kuolevat. Ilmiötä sanotaan äkilliseksi kuolemaksi. Epäilen, etteivät hyökkäävät avaruusolennot olisi yhtä julmia.

Kirjana *Kielletyt lääkkeet* antaa tarvittavan lääketieteellisen voiman suoraan lääkäreiden, potilaiden ja vanhempien käsiin turvautumatta kalliisiin ja vaarallisiin lääkkeisiin. Ihmiskunta ansaitsee parempaa kuin nykyaikaisen lääketieteen. Paljon parempaa! Kuitenkin virallinen lääketiede kohtelee meitä huonommin kuin koskaan päätettyään puolustaa geeniteknisiä rokotteita.

Tässä kirjassa ehdotan radikaalisti erilaista lääkintää, joka useimpien lääkäreiden, sairaanhoitajien ja vaihtoehtoisen terveydenhuollon harjoittajien **pitää** omaksua, koska ei ole mitään mahdollisuutta, että lääkeyhtiöt toisivat lääkkeitä, joilla voitaisiin hoitaa mitään näistä uusista sairauksista, eikä heillä todellakaan ole mitään lääkettä rokotevaurioihin, paitsi kuvitelmia, että rokotevaurioita ei ole.

Satojen miljoonien ihmisten, ellei jopa miljardien ihmisten elämä riippuu nyt siitä, että lääketiede uudistetaan nopeasti, mutta näin ei ole tapahtumassa. Jopa käyttämäni luonnon allopaattinen lääkintä tarvitsi tarkistusta ja sai tuekseen klooridioksidin, tullen tehokkaammaksi. Koska virallinen lääketiede ei ole muuttamassa mitään, on meidän huolehdittava itse terveydestämme.

Ei tarvitse olla lääkäri

Entäpä jos voisimme ohittaa nykyisen lääketieteen työlään diagnoosivaiheen ja aloittaa suoraan yleispätevän hoidon? Sellaisen, jonka jokainen ymmärtää ja hyväksyy. Onko se mahdollista? Se ei ole vain *mahdollista*, vaan myös *välttämätöntä* kohdataksemme rajut haasteet ja muutokset elämämme näyttämöllä. Esimerkiksi talousjärjestelmän romahtaessa ja varallisuuden huvetessa, kalliita lääkkeitä ei enää ole. Kalliita ja vaarallisia laboratoriokokeita ei ole enää tarjolla useimmille. Hyvä, jos autossa on bensiiniä välttämättömiin kulkemisiin. Vaikka kirjassa kuvattu lääkintä ei edellytäkään lääkärin tutkintoa, on oltava valmis huolehtimaan omasta ja mahdollisesti läheisten terveydestä.

Yhteenveto

Tarvitsemme uudenlaista lääketiedettä nyt heti. *Kielletyt lääkkeet* esittelee viisi lääkeaineiden supertähteä. Voimme kuitenkin laajentaa määrän helposti kymmeneen tai viiteentoista hoitoon ja lääkkeeseen perushoidon tueksi. Seuraava kappale laajentaa luettelon yli 25 aineeseen.

Klooridioksidin lisääminen muutti ja voimisti merkittävästi luonnon allopaattista lääkintääni. Siten tästä kirjasta on tullut tarpeellinen perusta työlleni.

Kutsun kaikki mukaan lääketieteelliselle löytöretkelle käyttämään tavanomaisimpia yleiskäyttöisiä lääkeaineita erilaisina yhdistelminä sairauksien hoitamiseen. Tarjolla on myös yksityinen tuki- ja keskusteluryhmä:

https://drsircus.com/general/studying-and-practicing-natural-allopathic-medicine-with-dr-sircus/

Kyseessä on lääkintä, joka hoitaa sairauden yleisiä oireita käyttämällä voimakkaimpia terveyttä edistäviä lääkeaineita. Terveys on sairauden vastakohta, joten parantaminen terveyttä lisäämällä, eikä lääketeollisuuden myrkyillä, on järkevää.

On varmaa, että lääkintäviranomaiset ja lääketeollisuus vihaavat lääkintääni, koska merkittävin lääkeaine on klooridioksidi. Lisäksi käytän luonnollisia tehohoidon ja ensiavun lääkeaineita. Jopa C-vitamiinia käytetään parhaissa tehohoitoyksiköissä, mutta käsittelen ensin magnesiumin ja bikarbonaatit, joilla kummallakin pelastetaan ihmishenkiä kuoleman porteilta. Sitten käsitellään jodi, seleeni ja muut elintärkeät lääkeaineet väkevyydeltään maksimaalisen tehokkaina.

Huomautus: *Kielletyt lääkkeet* tarjoaa parannusten etsintää laajalle klooridioksidiyhteisölle. Tri Andreas Kalcker ja Jim Humble rakensivat keskeisen perustan klooridioksidille. Kirjan tavoitteena on parantaa lääkintää yhdistämällä klooridioksidi luonnon lääkeaineisiin. Edellä mainitut kaksi henkilöä aloittivat terveydenhoidon vallankumouksen, rakensivat perustukset ja me jatkamme eteenpäin.

Tri Sircuksen laaja hoitomenetelmä

Tuhoisia sivuvaikutuksia aiheuttavia lääkkeitä, edes pieninä annoksina, ei voi verrata tiivistettyjen luonnollisten lisäravinteiden käyttöön.

Klooridioksidin käyttöä yhdessä bikarbonaattien, seleenin, magnesiumin ja jodin kanssa voi kutsua biologisesti ohjatuksi kemoterapiaksi. Yhdistelmä vaikuttaa kaikkien syöpien yhteisiin alkusyihin. Se on luonnollinen kemoterapia, jota voi käyttää turvallisesti kotona. Meidän on kuitenkin selviydyttävä paljon muustakin, kuin vain syövästä.

Kirjassani *Transdermal Magnesium Therapy* kirjoitin, ”Kädessäsi oleva kirja voi pelastaa henkesi. Sen tiedot voivat pidentää elinikääsi ja säästää sinut sekä läheisesi huomattavilta kivuilta.” Kirjassani *Hydrogen Medicine* (yhdistelmä happea, vetyä ja hiilidioksidia) kirjoitin, että kaasujen yhdistelmä aloittaa uuden ajan, jolloin mahdoton tulee mahdolliseksi. *Kielletyt lääkkeet* kirjassa lisään yhdistelmään klooridioksidin, mistä tulee kirjan nimi.

Myöhemmillä sivuilla nähdään, miten syrjitty klooridioksidi on ja miten aggressiivisesti sen käyttö on kielletty lääkkeenä sairauden hoitoon kaikkialla paitsi yhdessä maassa. Klooridioksidin käyttö on kiellettyä sairauden hoitoon. Pimeys vihaa valoa ja klooridioksidi on kirkkain kemiallinen valo. On hyvä, että klooridioksidia käytetään laillisesti ja turvallisesti vesilaitoksissa ja retkeilijät käyttävät sitä veden puhdistukseen.

Kun hammaslääkärisi kehottaa käyttämään sitä pahanhajuiseen hengitykseen, se on laillista, koska paha haju ei ole sairaus.

Kirjassa käsittelemäni lääkeaineet ovat niin tärkeitä terveydelle, että kenenkään ei pitäisi jäädä ilman niitä. Seuraavassa on lueteltu koko hoito-ohjelmani. Näiden olennaisten ravinteiden käytöllä hoidettava ja hoitaja ovat paljon edellä lääketeollisuuden valmisteiden vaikutuksia.

- Klooridioksidi
- Magnesium (kloridi, bikarbonaatti)
- Bikarbonaatit (natrium-, kalium- ja magnesiumbikarbonaatti)
- Jodi (Lugol)

- Rikki (DMSO, MSM) orgaaninen rikki
- Seleeni (rasvaan sidottuna)
- Auringonvalo
- Happi
- A-, B-, C-, D3-, E- ja K2-vitamiinit
- Infrapuna
- Hengitysharjoittelu (hidastus)
- Superfoodit (spiruliina, chlorella, vehnän- ja ohranorasmehu)
- Lääkemarihuana
- Boori
- Vety (hengitettävä)
- Glutationi- ja bikarbonaattisumu
- Merivesi (Atlantti)
- Melatoniini

Myrkkyjen poisto ja kelatointi

- Savi (syötävä, iholle, kylpy)
- HMD (luonnollinen kelatointi Tri George Georgiou)
- NBMI (Tri Boyd Haleyn kelaattori)
- Glutationi supot

Kokonaisvaltainen lääketiede

- Energiahoito (Reiki, PEMF)
- Sulavan sydömen kyyneleet
- Meditointi

Liikunta

- Liikunta lisähapella (EWOT, Exercise with Oxygen Therapy)
- Jooga
- Painojen nosto

Aikaa on rajallisesti, siksi yksinkertaiseksi, tehokkaaksi ja edulliseksi hoitomenetelmäksi riittävät ensimmäiset kymmenen lisäravinnetta, joita tarvitaan kaikkialla ja ne ovat halvimpia.

Myöhemmissä osissa käsittelemme ne kaikki. Päähuomion saavat kuitenkin klooridioksidi, magnesium, bikarbonaatit, jodi, seleeni ja hengitys. Lääketieteellinen marihuana on yksi suosikkejani luonnon lääkeaineista ja sisällytän sen tähän ensimmäiseen osaan. Työn alla oleva kirja Hydrogen Medicine tulee olemaan tietopaketti osa kaksi, jossa painotan vedyn, hapen ja hiilidioksidin pitoisuuksien hallinnan lääketieteellistä merkitystä.

Tällä hoitomenetelmällä on parhaat mahdollisuudet parantaa mitkä tahansa oireet, myös koronarokotteen aiheuttamat vauriot. On elintärkeää käyttää parhaita menetelmiä kaikissa tilanteissa pahimpien mahdollisten lääketieteellisten ongelmien estämiseksi.

Kielletyt lääkkeet hoitomenetelmä on kohtuuhintainen ja luonnollinen lääkitys. Luonnollisena ja turvallisena se ei ole kuitenkaan millään tavalla heikompi, kuin virallisen lääketieteen tai onkologian hoidot. Itse asiassa näillä sivuilla kuvattu hoito on tehokkaampi, kuin mitä modernit lääkevalmistajat kykenevät tarjoamaan.

Myöhemmin kirjassa keskustellaan tehohoidon ja ensiavun lääkkeistä, koska useita luettelon lääkeaineista käytetään sairaaloissa henkeä pelastavina, silloin kun elämän ja kuoleman välillä on vain minuutteja. Kuvittele käyttäväsi näitä samoja lääkeaineita päivittäin kunnes tervehdyt.

Nämä perusasiat mielessä voimme muuttaa ennakkokäsityksiä siitä, mikä on mahdollista *ja mikä ei ole.* Lisättyäni klooridioksidin hoitomenetelmääni onnistumisalue laajeni. Lääkelaukku tuli toimivammaksi ja tehokkaammaksi luonnon omilla lääkkeillä, jotka hallitsevat elämää ja kuolemaa.

Hoitomenetelmieni ytimenä käytän kolmea lääkettä. Klooridioksidi on yksi kolmesta ja se on suurenmoinen lahja Luojalta, uskomaton kyvyltään tehdä ihmeitä toisensa perään. Bikarbonaatit eivät ole vain Jumalan lahjoja, vaan olennainen osa ihmisen happo/emäs tasapainon fysiologiaa. Ytimen kolmas osa on magnesium, joka *kuuluu kaikkien oireiden hoitomenetelmiin.*

Hoitomenetelmä taistelee sairauksiemme juurisyitä vastaan. Monet ovat käyttäneet klooridioksidia yksinään, mutta se on kuin lähettäisi Hämähäkkimiehen yksin taisteluun ilman Supermiestä, Supernaista ja Kapteeni Amerikkaa. Tosin on muitakin supersankaritason lääkeaineita, joilla onnistumisen todennäköisyys paranee.

Bikarbonaattien ja hiilidioksidin puutteet näkyvät eikä klooridioksidi puutu happoepätasapainoihin, kuten bikarbonaatit. Kehon on yleensä taisteltava tuottaakseen riittävästi bikarbonaatteja. Mutta kun ylensyömme vääriä ruokia ja elämme saastuneissa kaupungeissa, jää kehon bikarbonaattituotanto jälkeen ja tarvitsee apua.

Lääketieteessä uskon kokonaisvaltaiseen hoitomenetelmään. En koskaan käsittele hoitoa tai lääkeainetta erillisenä. Tänä vuonna, juuri kun arvelin hoitomenetelmäni olevan mahdollisimman vahva, putosi klooridioksidi, kuin kaunis pommi vastaanotolleni ja on nyt olennainen osa hoitomenetelmääni.

Yksi suosikeistani, Tri George Georgiou, kutsuu sitä ”Luojan antamaksi molekyyliksi”. Itse nimitän sitä modernin lääketieteen panssarivaunuksi. Klooridioksidi on tuhoavan hyvä. Se tuhoaa useimmat patogeenit ja se voi tuhota lääketeollisuuden tuotot.

Klooridioksidi tarjoaa mahdollisuuden tunkeutua kehoon hyvyydellä. Jokainen pieni ClO_2 molekyyli on tehokas tunkeutuja kantaen kahta happea. Kun tilaat CDS:ää tai ostat kemikaalit tehdäksesi itse MMS:ää, liity Telegram ryhmään, joka auttaa aloittelijoita. https://t.me/+WTKamcXNaJdQ-ydP

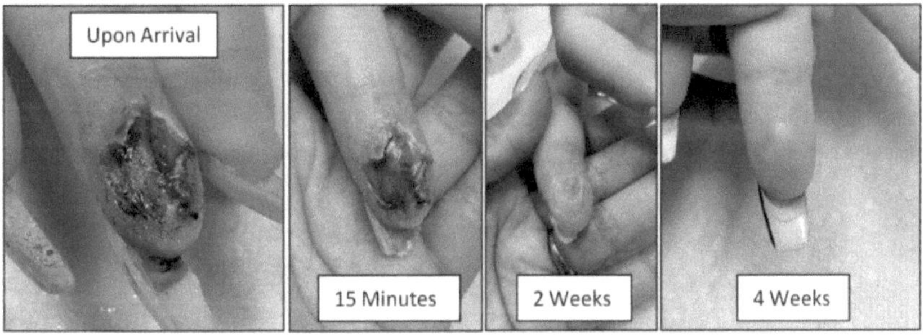

”Olen työskennellyt kynsiteknikkona yli vuoden ja käytän CDS:ää kaikkeen. Tehtaassa työskentelevän asiakkaani sormi tarttui koneeseen ja vaurioitui. Lääkäri sanoi sormen tarvitsevan ihosiirteen. Hän tuli luokseni tekokynsien irrotukseen, mutta vamman johdosta en voinut tehdä sitä. Ehdotin hoitoa ”D” (iho) käyttäen laimentamatonta klooridioksidiliuosta (CDS).

1. valokuva potilaan saapuessa

2. valokuva 15 min kuluttua CDS käsittelyn jälkeen

3. valokuva 2 viikon kuluttua CDS hoidon aloituksesta

4. valokuva 4 viikon kuluttua

Klooridioksidi on laiton lääkeaine kaikissa muissa maissa paitsi Boliviassa, vaikka hammaslääkärit, lääkärit, vedenpuhdistuslaitosten asiantuntijat ja NASA tietävät sen ylivertaisuuden. Klooridioksidi on kuitenkin yhdisteenä laillinen kaikkialla, jos sitä ei käytetä nimenomaan sairauden hoitoon.

Tiedoksi, että voit välittömästi parantaa oloasi, riippumatta kuka sitten oletkin ja miten voit. Ei ole merkitystä, onko sinulla syöpä, korona, neurologinen sairaus, sydäntulehdus tai rokotevaurio. Ei ole tarvetta odottaa päivääkään odottaen lääkäreiden ja laboratoriokokeiden vastauksia.

Henkilö voi tarvita lääkkeitä ja hoitoja kokonaisen panssaridivisioonan verran tervehtyäkseen kivuista. Jostakin on kuitenkin aloitettava, joten miksi ei aloitettaisi kehon perustarpeista ja täytetä ne luonnollisesti. Valitettavasti, lääketeollisuuden tuotteet eivät pysty tähän.

Romahtavassa ja itsetuhoisessa yhteiskunnassa luottamus on menetetty. Kun lääkäreihin tai hallituksen terveysviranomaisiin ei voi luottaa, on luotettava itseensä.

Tri Russell Blaylock: ”Todennäköisesti tulemme näkemään rokotusten johdosta **lapsuusiän syövissä todellisen piikin**, joka jätetään huomiotta. Kauhistuttavimpia tutkimustuloksia oli havaita DNA:n hyvin tehokkaiden korjausentsyymien vahingoittuminen. Rokotuksen jälkeen huomattiin, että rokote todellakin tuhosi kaksi kaikkein tärkeintä DNA:n korjausentsyymiä…”

Radiologi: ”Näin juuri kaksi pitkälle edennyttä rintasyöpää kahdella 31-vuotiaalla naisella neljän viikon kuluttua tehosterokotuksesta.” Suuren sairaalan onkologian ylilääkäri: ”Näen nopeasti etenevän aivosyövän nuorella potilaalla tavallisesti kerran kymmenessä vuodessa. Olen nähnyt viisi vastaavaa tapausta kuukauden aikana tehosterokotusten jälkeen.

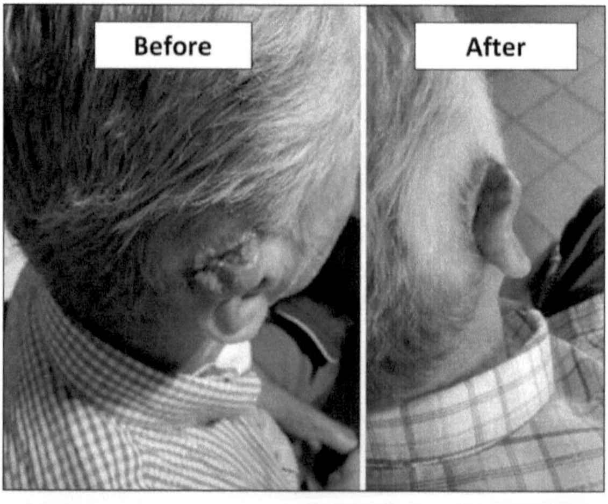

Kuvan mies hoiti korvasyöpää juomalla ja sumuttamalla MMS-liuosta 30 päivää.

Miten voimme hoitaa näitä syöpiä ja muita rokotevaurioita? Myöhemmin tulevassa kappaleessa näemme rokotteiden aiheuttamia veren vaurioita ja miten niitä hoidetaan. Mutta yleisesti tarvitaan kokonaisvaltaista terveydenhoitomenetelmää, joka voittaa meitä kurjuuteen ja kuolemaan johtavat voimat ja virheet. Taistelussa on käytettävä vahvaa terveyttä., Vahva terveys alkaa lääkeaineiden viidellä supertähdellä.

Yhteenveto

Käsittelemme yksinkertaista terveydenhoitoa. Niin yksinkertaista, että jokainen voi käyttää sitä terveystilanteesta riippumatta. Kipuun ja pelkoon vastataan hyvää tekevillä hoidoilla. Lääketehtaiden tuotteet ovat aina epäilyttäviä, koska sivuoireet ovat usein niiden pääasiallinen vaikutus.

Peruslääkeaineiden tehokkaan hoitovaikutuksen johdosta niitä käytetään tehohoidossa ja ensiavussa, missä apu on saatava minuuteissa, joten niitä käytettäessä voimme odottaa vähintään rauhoittavamme tilanteen ja joskus koemme helpotuksen muutamassa päivässä.

Emme tarkoita peruslääkeaineiden käyttöä lisäravinteina, vaan käytämme niitä intensiivisesti, kuten tehohoidossa. Koska *ei* ole kyse kuitenkaan suonensisäisestä tai injektiokäytöstä, voidaan kaikki tehdä laillisesti kotona ilman lääkäriä.

Klooridioksidi on kaikkialla laillista ja helposti saatavilla tai valmistettavissa kotona, jos sitä käytetään veden puhdistukseen. *Kielletyt lääkkeet* kirjassa esitetään useita syitä kehon sisäisten vesistöjen puhdistamiseen.

Elämä riippuu ravitsemuksesta

Tiesitkö, että tavalliset tehohoidossa ja ensiavussa käytetyt luonnolliset lääkkeet voisivat helpottaa ikääntymisen aiheuttamia vanhusten vaivoja? Tiesitkö, että lääketehtaiden etu on unohtaa luonnolliset lääkkeet, vaikka niitä käytetään päivittäin akuutissa hengenpelastuksessa? Miksi? Koska ne ovat luonnon tuottamia ja halpoja kuin hiekka. Luonnolliset lääkkeet uhkaavat lääketeollisuuden tuottoja. Lääkeyritykset estävät kansalaisia ja lääkäreitä hankkimasta pikkurahalla kaikkein kriittisimpiä henkeä pelastavia ja parantavia lääkkeitä.

Moderni lääketiede on epäonnistunut. Epäonnistuminen on tahallista. Useimmat ovat yhä tietämättömiä terveydestä ja lääkkeistä, koska vauraat lääkeyhtiöt (ja johtajat) haluavat asian olevan niin.

Kun katsot minkä tahansa sairauden netistä, et näe sairautta aiheuttavia alkusyitä, koska ne paljastaisivat useimpien oireiden **aiheutuvan ravitsemuspuutteista tai myrkytyksistä**, jotka lisäävät sairastumisia ikääntyessämme. Lisäksi tulevat huonot tottumuksemme: liikunnan puute, huono ravinto, liian nopea hengitys ja stressi.

Lawrence Haddad, *Maailman Ravitsemusraportin* riippumattoman asiantuntijaryhmän varapuheenjohtaja on sanonut: ”Elämme nyt maailmassa, jossa ravitsemuspuutteet ovat tulleet normaaleiksi. Se on maailma, joka on julistettava täysin kelvottomaksi.” Ravitsemuspuutteet ovat johtava syy sairauksiin ja lähes 50% kuolemista aiheutui ravitsemukseen liittyvistä tarttumattomista oireista vuonna 2014. Valitettavasti maailman epävakaus, nälkä ja massamuutot lisääntyvät nopeasti ja lisää nälänhätiä on odotettavissa suorastaan takuuvarmasti.

Brownstone instituutin ”Ei maanviljelijöitä, ei ruokaa, ei elämää” artikkelissa Carla Peters muistuttaa, että ravitsemuspuutteet aiheuttavat enemmän sairauksia, kuin mikään muu syy. ”Maailman ravinnon ja veden puutteen lisääntynyt riski vaarantaa ihmisten olemassaolon. Ravitsemuspuutteisiin vaikuttavat saatavilla olevan ruuan ja veden puutteet sekä altistuminen äärimmäiselle stressille, pelolle, epävarmuudelle, sosiaalisille jännitteille, kemikaaleille, mikromuoville, myrkyille ja tarpeettomille lääkkeille.”

Elämä riippuu ravitsemuksen lisäksi hengittämästämme ilmasta (happi ja hiilidioksidi ovat ravinteita) sekä valosta, joka on myös ravitsevaa.

Ilman ravinteita ei ole elämää. Hyvä vertaus on auton liikkumiseen tarvitsema bensiini ja öljy. Kun bensiini loppuu, auto pysähtyy. Kun öljy loppuu, leikkaa moottori kiinni. Kun öljy on vähissä auto näyttää toimivan hyvin, mutta kova rasitus, kuten pitkä jyrkkä vuoristotie, voi keskeyttää matkan huipulle.

Tuhannet tutkimukset osoittavat selvän ja täsmällisen riippuvuuden elintärkeiden ravinteiden ja syövän välillä. Esimerkiksi kirjassani Natriumbikarbonaatti, kerron vaikutusvaltaisesta tutkimuksesta, jossa voimakasta DMBA karsinogeeniä annettiin rotille. Sen jälkeen rotille annettiin yhtä, kahta, kolmea, neljää ravinnetta (seleeni, magnesium, A- ja C-vitamiini) tai ei mitään.

Kun rotille ei annettu mitään ravinnetta, kaikki kehittivät rintasyövän. Yhdellä ravinteella 46,4 – 57,1% kehitti kasvaimia ravinteesta riippuen. Kahden ravinteen yhdistelmillä kasvaimia kehittyi vain 29,9-34,6%. Kolmen ravinteen yhdistelmillä kasvaimia kehittyi 16-23,1%. Kun annettiin kaikki neljä ravinnetta, vain 12% kehitti kasvaimia. Ihmisen DNA on lähellä rottaa.

Elämä kapenee fyysisesti ja henkisesti, jos aikuiset ja lapset joutuvat ravinteiden puutteessa elämään kipujen ja sairauksien kanssa. Virustartunta on kuin jyrkkä vuoristotie, mikäli uskot viruksiin. Edempänä pohditaan, onko virusteoria oikeassa vai väärässä?

Ravinteilla on elintärkeä merkitys tarttuvien tautien torjunnassa ja tulehdusten hillinnässä, jotka kroonistuessaan johtavat sairauksiin. Me tarvitsemme kuitenkin enemmän, kuin bensiiniä ja öljyä. Suurin ja havaittavin puute on magnesiumista. Kun vanhenemme ja elämme myrkyllisessä ympäristössä bikarbonaatit ja CO_2 (hiilidioksidi) vähenevät veressämme.

Ryhmä tutkijoita testasi tätä koronalla. He mittasivat B1-, B6-, B12-, D-vitamiinit, foolihapon, seleenin ja sinkin 50 koronapotilaalta. D-vitamiinivaje oli 76% ja seleenivaje 42% potilaista. Kontrolliryhmän 150 hengestä 43,3% oli D-vitamiinin puutteessa, mikä oli merkittävä ero. Yhdellätoista (91,7%) kahdestatoista hengitysvaikeuksista kärsivästä potilaasta oli yksi tai useampia ravinnepuutoksia ja heidät luokiteltiin ravinnepuutteisiksi.

Tutkimukset osoittavat, että puolet amerikkalaisista ei saa riittävästi magnesiumia. Magnesiumin puutos liitetään allergioihin, astmaan, tarkkaavaisuushäiriöön, ahdistukseen, sydäntauteihin, lihaskramppeihin ja muihin oireisiin.

Matala magnesiumtaso estää D-vitamiinin aktivoitumisen *Amerikan osteopaattiyhdistyksen* julkaisun mukaan. Ravinnosta riittävästi magnesiumia saa USA:ssa vain noin 50%, joten puolet väestöstäkin on magnesiumin puutteessa. Lisäksi magnesiumtasot ovat alhaalla rasvaisia valmisruokia, puhdistettuja viljoja, sokeria ja fosfaatteja syövillä ihmisillä.

Vanha hallituksen tutkimus osoitti, että 68% amerikkalaisista ei saanut suositeltua magnesium määrää. Vieläkin pelottavampi tieto tutkimuksessa osoitti, että 19% amerikkalaisista ei saanut edes puolta hallituksen suosittelemasta määrästä. Numerot eivät ole vain hätkähdyttäviä, vaan suorastaan katastrofaalisia, koska testaukseen käytettiin virheellistä mittausmenetelmää ja todelliset tasot olivat vieläkin alhaisemmat.

USA:n terveysministeriön mukaan lähes kaikki aikuiset saavat magnesiumia alle vaatimattoman suosituksen, joka on miehille 420 mg ja naisille 320 mg. Useimmat amerikkalaiset saavat 270 mg magnesiumia päivässä, mikä on paljon alle suositellun tason ja elimistön vaje lisääntyy kuukausien ja vuosien mittaan.

Useimmat magnesiumtestit ovat huonoja, kuten koronatestitkin. Arvelen, että ainakin 90% väestöstä on magnesiumin puutteessa, joka varmistuisi mittaamalla solujen magnesium tyypillisen veren magnesiumpitoisuuden sijaan.

Magnesiumin saanti ruuasta USA:ssa on laskenut jyrkästi korkealta melkein 500 mg/päivä tasolta reilun 100 vuoden takaisesta noin 175-225 mg/päivä tasolle tänään.

Ravinnepuutteet tappavat

Mitä enemmän on ravinnepuutteita, sitä helpommin kuolee. Se on niin yksinkertaista. Siksi ravinneluettelossani on teille parhaat lääkkeet annettavaksi väkevinä suoraan verenkiertoon.

Korona osoitti, että riittävän korkea D-vitamiinipitoisuus suojasi kuolemalta. Saamme kuitenkin lukea valtalehdistä, ”Ravinnepuutteiden aiheuttamat sairaudet ovat harvinaisia USA:ssa,” *New york Times* 2009.

Magnesiumin puute näyttää aiheuttaneen kahdeksan miljoonaa äkillistä sydänkuolemaa Amerikassa 1940-1994.
Paul Mason
The Magnesium Librarian

Mutta oletko kuullut kenenkään kuolleen magnesiumin puutteeseen? Sen sijaan miljoonat miehet ja naiset ovat kuolleet sydämen pysähdykseen tai veritulppaan magnesiumin puutteessa. Magnesiumin puute aiheuttaa myös diabeteksen kärsimykset ja kaikki siitä johtuvat kuolemat.

Tietämättömyys bikarbonaateista

Natriumbikarbonaatti on halpa ja helposti saatavilla oleva tehokas ja melkein välittömästi vaikuttava lääkeaine, jota käytetään ambulansseissa, ensiavussa ja tehohoidossa. Vaikka bikarbonaatti vaikuttaa veren hiilidioksidin ja bikarbonaattien puutteeseen, lisää solujen jännitettä (pH) ja parantaa hapenkuljetusta soluihin, se on kaikkein hyljeksityin lääkeaine.

Jokaisen syöpäpotilaan tulisi ottaa bikarbonaatteja, koska ne vaikuttavat syöpäsoluihin siinä, missä ne ovat haavoittuvimmillaan. Lisäksi bikarbonaatit lisäävät muiden hoitojen tehoa. Yksikään diabeteksen kanssa toimiva lääkäri ei liene huomannut, että hapan, vähähappinen ympäristö haittaa haiman toimintaa ja sen bikarbonaattien tuotantoa.

Jotkin ihmiset välttävät koronatulehdukset, mutta lääketieteen tutkijat eivät tiedä miksi. Heidän arvailunsa on säälittävää, etkä kuule sanaakaan ravitsemustilanteesta, vaikka jo aikaisemmin kerroin, että D-vitamiinitaso oli ratkaiseva koronapotilaille. Yhä uudelleen moderni lääketiede epäonnistuu surkeasti ja syy siihen on selkeä ja helppo nähdä.

Tri Sircuksen lausunto

Olin matkalla Damaskokseen, kun kemiallinen enkeli: klooridioksidi "ilmestyi minulle". Damaskoksen kokemukseni oli koronatartunta, jonka klooridioksidi paransi päivässä. Se oli rakkautta ensi siemauksella.

Klooridioksidi valtaa mieliä ja sydämiä ja vie ihmiset lääketieteellisesti luvattuun maahan, jossa tapahtuu uskomattomia oireiden helpottumisia ja jopa parantumisia. Yksi merkittävimpiä haasteita lääketieteellisellä urallani on ollut klooridioksidin liittäminen yhteen luonnollisten lääkeaineiden hoitomenetelmäksi. Prosessin aikana vaimoni sanoi, että työtäni ei tulisi enää nimittää hoitomenetelmäksi, vaan lääkintämenetelmäksi, johon klooridioksidi kuului mukaan.

Osa vaikeuksista johtuu FDA:n raivokkaasta kiellosta käyttää klooridioksidia minkään sairauden hoitoon, joten lääkärit menettäisivät lääkärinoikeutensa, jos he määräisivät sitä. Mutta se ei ole estänyt lukemattomia ihmisiä käyttämästä sitä. Se on yhtä turvallinen, kuin omenapiirakka, mutta valtavirran tiedotusvälineet haluavat ihmisten käärivän hihansa ja ottavan äärimmäisen vaarallisia, kokeellisia, geeniteknisiä koronarokotteita.

Vaikka klooridioksidia on käytetty veden puhdistukseen vuosikymmeniä ja runsaasti maataloudessa, tavallinen maallikko Jim Humble havaitsi sen voittavan malarian päivässä tai kahdessa ensi annoksen jälkeen. Hän päätti tutkia ja kertoa miljoonille ihmisille kokemuksensa biosidistä, joka on kuuluisa kyvystään poistaa virukset, bakteerit ja homeet vedestä, johon sitä on lisätty. Retkeilijät ja hammaslääkärit tuntevat asian.

Kuvaan lyhyesti yksinkertaisen ja tehokkaan lähestymistavan lääketieteeseen. Lue hihasta ravistettu vastaus. Jaoin sen keskustelusivulla, kun aviomies kysyi, mitä hän saattoi tehdä vaimonsa rintasyövälle. Kirjoitin:

> Voit hoitaa klooridioksidilla, natrium-, kalium- ja magnesiumbikarbonaateilla, magnesiumkloridilla, suurilla seleeniannoksilla ja jodilla. Jos sinulla on varaa hanki laite vedyn hengittämiseen ja infrapunamatto alkajaisiksi. Rintojen pinnallinen hoito sisältää savihauteita, aurinkoa, jodisivelyä ja

paljon magnesiumöljyä (väkevää magnesiumkloridiliuosta) pinnallisesti rinnoille ja koko keholle erittäin hellävaraisella hieronnalla. Sitten käytetään klooridioksidia suun kautta ja pinnallisesti rinnoille.

Ja mittaa hänen hengityskertansa minuutin aikana. Hänen pitäisi todennäköisesti hidastaa hengitystään, joten varaa 20-60 dollaria hengitysharjoituslaitteeseen. Paras on Frolov, katso Amazonista. Se on yksinkertainen ja tehokas hoitomenetelmä. Aina voi tehdä enemmänkin. Käytä DMSO:ta.

Nosta ensin hänen virtsansa pH kahdeksaan bikarbonaateilla. Se käy nopeasti käyttämällä riittäviä annoksia. Sitten aloita klooridioksidi, vaikka voit alkaa heti pinnallisesti rintoihin. Ja rakasta häntä enemmän kuin koskaan aikaisemmin. Hukuta hänet rakkauteen antaessasi magnesiumhierontaa. Rakasta häntä jokaisena minuuttina joka päivä. Jätä vähintään 15 minuuttia bikarbonaattien ja klooridioksidin välille ja anna antioksidantit vasta tunnin kuluttua viimeisestä klooridioksidiannoksesta.

Tietyt parantavat aineet nousevat esiin hoitamalla kehon puutteita. Magnesium, jodi, seleeni, rikki ja bikarbonaatit täydentävät tarpeita, joihin klooridioksidi ei vaikuta. *Kielletyt lääkkeet* kirja keskittyy yhdistämään klooridioksidin näihin muihin tehokkaasti vaikuttaviin ravitseviin lääkkeisiin, joista olen kirjoittanut kirjoja.

Toisessa spontaanissa viestissä, kirjoitin henkilölle, että ottaa hengityksen vakavasti. Ei ole mitään tärkeämpää, kuin seuraava hengenveto. Jos et ota sitä, niin kuolet muutamassa minuutissa. JOTEN TAPASI HENGITTÄÄ ON USKOMATTOMAN TÄRKEÄ.

Jokaisen pitäisi lukea tämä huuliltani. On mahdotonta olla terve ja hengittää liian nopeasti. Sillä ei ole väliä, paljonko käyttää klooridioksidia, tämä on yhä totta. Siksi, vaikka käytössä on supersankari, fantastinen, taianomainen lääke klooridioksidi, ei voida unohtaa muita taianomaisia supersankarilääkkeitä ja terveyskäytäntöjä.

Olen ottanut MMS-liuosta parantaakseni keuhkotulehduksen, joka tuli korvatulehduksesta ja kylmettymisestä. Olo oli kurja. Lisäsin 6-10 tippaa 2% Lugolin jodia eilen ja yhtäkkiä keuhkoni ovat melkein puhtaat! Kurlasin sitä myös.

Aktivoitu MMS kutisti kyhmyn nenästäni

”Noin 30 vuotta sitten lääkäri puhkaisi finnin nenästäni vastaanotolla. Valitettavasti jokin meni väärin, koska se aiheutti kyhmyn oikealle puolelle sieraimeen, joka kesti vuosia. Se häiritsi minua ja kuvittelin näyttäväni noidalta, jolla oli syylä. Olen nyt suihkuttanut MMS:ää kasvoihini muutaman kuukauden ja kyhmy on madaltunut. Se on melkein kadonnut. Olen vanhentunut, mutta näytän vähemmän noidalta. Toivon myös joidenkin ryppyjen tasoittuvan.”

Yhteenveto

Kirjan ensisijaisena tarkoituksena on esitellä uusi klooridioksidin käytön aikakausi ja nopeasti opittava yleiskäyttöinen lääkintämenetelmä. Olen aina kirjoittanut lääketieteelliset artikkelini tavalla, joka sallii lukijan edetä itsenäisesti, vaikka olen järjestänyt konsultaatioita ja yksityisen nettiklinikan antaakseni jatkuvaa tukea.

Aion tehdä kuitenkin jotakin uutta, mikä on hyvin taloudellista *Kiellettyjen lääkkeiden* lukijoille. Aion luoda ryhmävastaanoton ainoastaan kirjan lukijoille ja lääkintämenetelmän käyttäjille. Ryhmään liittyjä (99 USD) saa kirjan ilmaiseksi, kuusi kuukautta tukea ja osallistumisen uuteen yhteisöön, joka tukee jäseniään muutoksen aikana.

Kirjan lukeminen on edellytys ryhmään pääsylle. Kuuden kuukauden tuki nettivastaanotollani maksaa 48 kertaa enemmän, kuin uusi ryhmä, joten suosittelen ryhmää kaikille.

Modernin lääkinnän panssarivaunu

Amerikan analyyttisen kemian seuran kemistit totesivat 1999 että klooridioksidi oli tehokkain ihmiskunnan tuntema patogeenien tappaja. Vuonna 1988 NASA julisti klooridioksidin 'yleiskäyttöiseksi vastalääkkeeksi' sanoen sen "*kykenevän tuhoamaan homeet, sienet, bakteerit ja virukset minimaalisilla vaurioilla ihmisille, eläimille ja kasveille.*" Vaikka aine on viranomaisten hyväksymä, sitä ei ole hyväksytty ihmiskäyttöön sisäisesti. Sitä *ei* ole hyväksytty lääkkeeksi ja jos klooridioksidia myy lääkkeeksi sairauteen, lähettää FDA myyjän vankilaan.

Immuunijärjestelmämme ei välitä lainkaan FDA:n ajatuksista. Klooridioksidi on hyvin tehokas ase, jonka immuunijärjestelmä toivottaa innokkaasti tervetulleeksi. Se on terveyttä puolustava ase ja lääkeaine, jonka veroista ei ole nykyisellä lääketieteellä tarjota. Se on pelastava lääke kohdattaessa antibioottiresistentti sairaalabakteeri, kuten MRSA. Mutta FDA antaa mieluummin potilaan kuolla kuin käyttää klooridioksidia puhdistamaan kehon tappavista patogeeneistä. Klooridioksidi vahingoittaisi lääketeollisuuden tuottoja niin paljon, että sitä vain ei voi sallia.

Miljoonat käyttäjät ja tuhannet lääkärit pitävät klooridioksidia taianomaisena ihmelääkkeenä – koska se on sitä. *Kielletyt lääkkeet* kirjan tarkoitus on nostaa ihmelääke korkealle ja tehdä siitä auttavampi, kuin koskaan aikaisemmin. Tähän saakka sitä on käytetty parantamaan ensi sijassa yksin, mutta *Kielletyt lääkkeet* kirja muuttaa tämän käytännön.

Muutamat asiaa tuntemattomat sivustot kieltävät NASA:n lausunnon. Mutta sivulta https://spinoff.nasa.gov/back_issues_archives/1988.pdf voi lukea NASA:n asiakirjan. FDA on eturivin organisaatio kieltämään klooridioksidin ja kaikki turvalliset lääkkeet koronan hoitamiseksi. He haluavat altistaa kokonaiset kansakunnat kokeellisille geeniteknisille rokotteille, ihmisten halusta riippumatta, muuttaen maailman keskitysleiriksi. Nyt tiedätte kantani lääketieteelliseen politiikkaan.

Väärästä oikeaan

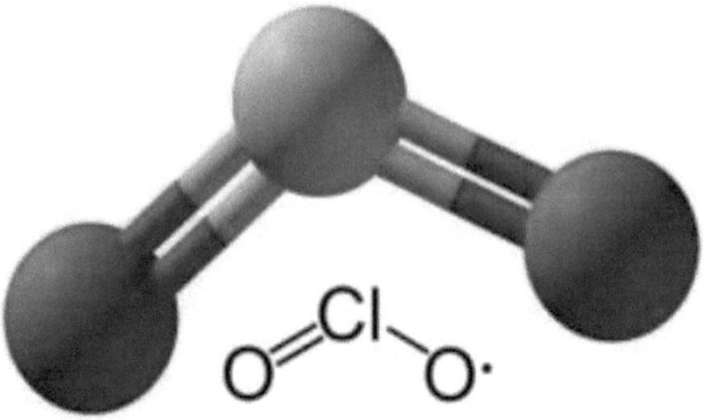

Parasta erehdyksensä myöntämisessä on päästä olemaan oikeassa. Kirjoitin MMS:n (klooridioksidi) vastaisesti 2011 kirjaani jodista, jolla on monia virusten, bakteerien ja homeiden vastaisia ominaisuuksia, kuten klooridioksidillakin. Lähtökohtani oli, että ”keho tarvitsee jodia” ja klooridioksidi oli vieras yhdiste – se voisi olla myrkyllinen. Mutta klooridioksidi näyttää olevan turvallisempaa, kuin asperiini, paljon turvallisempaa. Kirja on tapani pyytää erehdystäni klooridioksidista anteeksi ja korvata menetetyt 11 vuotta.

> Georgian yliopiston tutkimus varoittaa, että monien amerikkalaisten uskomus asperiinin sydänsairauksia ehkäisevistä terveysvaikutuksista on väärä. Tutkijat sanovat, että päivittäisestä asperiinin käytöstä voi olla enemmän haittaa kuin hyötyä. Mitähän muuta tapahtuu, kun joskus potilaalle määrätään jopa 27 lääkettä samanaikaisesti ja jo yhdellä turvallisimmallakin käsikauppalääkkeellä on vakavia haittoja.

Klooridioksidi on yhdiste, joka kuljettaa happea kudoksiin ja kaikkialle kehon nesteisiin, aktivoi solujen mitokondriot ja tuottaa enemmän energiaa, millä keho uudistuu. Lisäksi klooridioksidi kuljettaa kaivattua happea hapenpuutteisiin kehon osiin.

Ensiksi se tekee taikansa punasoluissa. Vaikutus on niin vahva, että malaria paranee tunneissa. Se parantaa veren toimintaa melkein välittömästi. Se tekee niin paljon hyvää, että planeettamme terveyshuijarit eivät siedä sitä.

Klooridioksidi on superlääke, mutta silläkin on rajoitteensa. On hyvä tietää, mitä taianomainen yhdiste ei kykene tekemään. Koska se ei ole ravitseva happea lukuun ottamatta, se ei korvaa eikä hoida magnesiumin puutetta. Se ei korjaa myöskään jodin eikä seleenin puutteita eikä hidasta hengitystä terveemmälle rytmille.

Klooridioksidi epäilemättä vahvistaa solujen hapen saantia, eli happi päätyy sinne, missä sitä kaivataan eniten. Mutta se ei hoida bikarbonaatti- tai D-vitamiinivajeita. Se ei korvaa aurinkoa. Voimme sanoa sitä taianomaiseksi ja se tekee ihmeitä, mutta se ei ole syy unohtaa muita kehon todellisia tarpeita.

Kun tuntee klooridioksidin, kuten jo miljoonat tuntevat, on vaikea kiistää, että se on lääketieteen panssarivaunu, keihään kärki, välttämätön yhdiste, jota FDA ei koskaan hyväksy. Se on liian hyvää ollakseen totta, *mutta* se on totta, kuten retkeilijät ja vedenpuhdistamojen henkilöstö on tiennyt jo vuosikymmeniä.

Klooridioksidi vahvistaa immuunijärjestelmää ja tukee merkittävästi sen taistelua patogeenejä ja sairauksia vastaan. Vaikka se ei ole *ainoa* happihoito, jota voidaan ja pitäisi käyttää, on se paras lähes välittömien tulosten saamiseksi, jos olet sairastunut koronaan ja kärsit vakavasta hapenpuutteesta.

Hapen lisäämiseen patogeenien tuhoamiseksi on monia menetelmiä. Bakteerit eivät viihdy liian happipitoisessa ympäristössä. Ne ”hapettuvat” eli elektroneja poistuu virusten (myrkky) ja bakteerien seinämistä liian happipitoisessa ympäristössä.

Jodi tuhoaa myös kaikki patogeenit ja kehon kaikki solut tarvitsevat sitä koska se vastaa aineenvaihdunnasta. Tavallisesti nykyihmiset ovat jodin puutteessa ja tarvitsevat sitä sekä klooridioksidia.

Natriumbikarbonaatti eli ruokasooda toimii klooridioksidin tapaan ja lisää hapen kuljetusta soluihin lisäämällä solujen jännitettä. Mutta se ei anna patogeeneille kuoliniskua, kuten klooridioksidi. Mutta se luo olosuhteet lisääntyneelle hapentoimitukselle, joten se on täydellinen kumppani klooridioksidille.

Sydänkohtauksessa tai muussa vakavassa sydänongelmassa magnesium ottaa klooridioksidin paikan ja on lääkityksen pääosassa. Tehohoidossa tai ensiavussa magnesiumkloridi tai -sulfaatti annetaan joko pistoksena tai tiputuksena suoneen. Nämä ovat parhaita luonnollisia lääkeaineita.

Vaikka klooridioksidi ei ole täysin luonnon yhdiste, sen myrkyllisyys on vähäisempi, paljon vähäisempi kuin asperiinin.

Klooridioksidi

Klooridioksidia ei tunneta kunnolla, eikä sitä ymmärretä, sitä jopa demonisoidaan terveydenhoidossa.

Joten mitä on klooridioksidi ja miksi sitä pitäisi olla joka kodissa? Tri Stephanie Seneff kirjoittaa Weston Price yhdistyksen sivulla: ”Klooridioksidi (CD) on voimakas hapettava yhdiste, jolla on monia sovellutuksia jäteveden käsittelyssä ja ruuan desinfioinnissa. Se on retkeilijöiden suosima järvi- tai puroveden desinfioinnissa ennen juomista. Viime vuosina siitä on tullut suosittu lääkeaine vaihtoehtolääkinnän asiantuntijoille moniin tauteihin ja oireisiin, vaikka virallinen lääketiede on hyökännyt sitä vastaan raskaasti. Klooridioksidin toteaminen kiistanalaiseksi olisi vähättelyä.”

”Klooridioksidi on huoneen lämmössä kaasu, joka liukenee hyvin veteen. Sitä tehdään sekoittamalla 28% natriumkloriittiliuosta sitruunahappoon tai suolahappoon. Klooridioksidi hajoaa spontaanisti hypokloriitiksi ja superoksidiksi yksinkertaisen rakenteensa johdosta (yksi klooriatomi ja kaksi happiatomia). Näitä molekyylejä syntyy elävissä soluissa, erityisesti immuuni soluissa vasteena tulehdukseen.”

Klooridioksidi on vahva antimikrobinen yhdiste, jolla on pitkä käyttöhistoria ja se tunnetaan kyvystään puhdistaa juomavettä. Klooridioksidi on ollut viimeiset 60 vuotta ja on yhä edelleen ensisijainen vedenpuhdistuskemikaali vesilaitoksissa, sillä se toimii ja toimii hyvin. On hyvin vähän taudinaiheuttajia, jotka kestävät klooridioksidia.

Veteen liuotettuna kaasu vapauttaa happea paljolti samaan tapaan, kuin vetyperoksidi. Taika tapahtuu, kun happi ja kloori ovat samassa molekyylissä. Vedessä on HYVIN vähän patogeenejä, jotka selviytyvät yhdisteen kosketuksesta! Tuloksena yhdisteestä on tullut ehdoton suosikki maailman laajuisesti veden puhdistuksessa!

Tri Puya Yazdi toteaa varmasti: ”Klooridioksidi on antiviraalinen. Se tuhoaa virusten ulkopinnan ja vahingoittaa virusta.”

Klooridioksidi kaasu tehoaa seuraaviin:
ihmisen influenssa (IFV)

vesirokko
ihmisen herpes (HHV)
ihmisen adenovirus (HadVs)
influenssa A (hiirissä)

Klooridioksidi liuoksena pysäytti ihmisen ja apinan rotavirukset, jotka aiheuttivat ripulia ja A-hepatiitin.

Ensimmäinen kliininen tutkimus klooridioksidin käytöstä ihmisillä osoittaa sen tehokkuuden ja turvallisuuden koronan hoidossa. https://www.hilarispublisher.com/abstract/determination-of-the-effectiveness-of-chlorine-dioxide-in-the-treatment-of-covid-19-67319.html

Boliviassa hyväksyttiin 2020 laki No. 1351, joka salli CDS:n valmistuksen, myynnin ja käytön suostumuksen jälkeen koronan estoon ja hoitoon koronapandemian aikana.

Klooridioksidin terapeuttinen vaikutus koronaa vastaan on selitetty sen pH selektiivisyydellä ja viruksen kokoluokalla. Se tarkoittaa klooridioksidin hajoavan ja vapauttavan happea koskettaessaan virusta. Hajotessaan siitä syntyy natriumkloridia eli ruokasuolaa ja happea, joka auttaa paikallisia soluja tervehtymään.

Klooridioksidi on antimikrobinen yhdiste, joka toimii kohteen koon perusteella eikä siten vaikuta viruksiin/myrkkyihin verrattuna suurikokoisiin ihmisen soluihin. Se on kuitenkin hyvin tehokas kaikkia viruksia vastaan mukaan luettuna korona/COVID-19 ja kaikki sen variantit.

Klooridioksidin merkittävä etu lääkkeenä on virusten kyvyttömyys puolustautua sitä vastaan. Klooridioksidin kyky torjua SARS-CoV-2 selittyy sen vaikutuksilla viruksen aminohappoihin (kysteiini, tryptofaani, tyrosiini, proliini, hydroksiproliini).

Happi

Puhdas happi on vaarallista ja tappaa elävät solut yhtä nopeasti, kuin patogeenit ja syöpäsolut. Puhdas happi on liian myrkyllistä, joten hiilidioksidia lisätään aina happisäiliöihin hapen turvallisuuden lisäämiseksi. Vety (H_2) tekee hapesta myös turvallisempaa ja lisää parantavaa vaikutusta hapen ja hiilidioksidin sekoitukseen. Kirjassani

Vety lääkkeenä tutkin syvällisiä parantavia ja nuorentavia vaikutuksia, kun yhdistetään elämän tärkeimmät kaasut happi, hiilidioksidi ja vety.

https://www.iuniverse.com/en/bookstore/bookdetails/778348-hydrogen-medicine

Ihmiskunta tarvitsee kuitenkin edullisen hapettavan yhdisteen, joka tappaa nimenomaan taudinaiheuttajat vahingoittamatta normaaleja ihmissoluja. Klooridioksidi on juuri se yhdiste ja sen ainutlaatuinen toiminta erottaa sen muista happihoidoista.

Klooridioksidimolekyyli hapettaa kahdella irrottamallaan happiatomilla ja ryöstää 5 elektronia jokaisella klooridioksidimolekyylillä patogeenistä. Kloorikaasun (Cl_2) ja molekyylistä purkautuvan yksittäisen kloridi-ionin (Cl^{-1}) välillä on valtava ero. Klooridioksidissa ei ole klooria, mutta sitä ei kannata selittää FDA:lle, koska he eivät halua ymmärtää. Ruokasuolassakin on kloridi-ioneita, mutta kukaan ei väitä sitä valkaisevaksi klooriksi.

Jokainen klooridioksidimolekyyli uhraa itsensä. Molekyyli on täysin käytetty yhden tai kahden tappamisen jälkeen. Apteekista ostetun pillerin odotetaan nujertavan satoja kohteita ennen kuin se on käytetty, mutta klooridioksidikaasu eli ClO_2 palaa varsin nopeasti ja puhtaasti loppuun auttaen toipumaan sairaudesta.

Kun klooridioksidikaasua vapautuu vatsassa, punaiset verisolut ottavat siitä huomattavan osan. Joten ne hyötyvät ensimmäisinä soluina klooridioksidista. Klooridioksidi etsii ”nälkäisesti” elektroneja antavia kohteita. Siinä on sen taika.

Tullessaan lähelle taudinaiheuttajaa, se hajoaa kosketuksesta ja riistää elektronit taudinaiheuttajan kuoresta sähkömagneettisilla voimilla. Sisäosat tuhoutuvat ilman tavallisesti suojaavaa kuorta. Klooridioksidi aiheuttaa paikallisen kapsidiproteiinin selkärangan katkeamisen estäen viruksen genomin tunkeutumisen isäntäsoluun. https://pubmed.ncbi.nlm.nih.gov/23098102/

Yhteenveto

Katso dokumentti vallankumouksellisesta
yhdisteestä klooridioksidista ja lataa käyttöopas
https://theuniversalantidote.com https://t.me/theuniversalantidote

Lääketeollisuus on saanut yliotteen nykylääketieteestä. He ovat vihamielisiä ja estävät täysin luonnollisten lääkeaineiden käytön ja niillä saatavat tulokset. Näin tapahtuu jopa ensiavussa ja tehohoidossa, joissa käytetään rutiininomaisesti magnesiumia, bikarbonaatteja ja jodia.

Koronarokotteiden aikana vihamielisyys on kohdistunut myös teollisiin lääkkeisiin, kuten ivermektiiniin ja monien hyvien lääkäreiden ehdottamiin ennakoiviin hoitoihin, joilla koronapotilaat välttivät sairaaloiden kauheat/tappavat hoidot.

Maailma olisi parempi ja turvallisempi ilman FDA:ta, joka on vain lääkevalmistajien peiteorganisaatio. FDA menetti maineensa ja selväjärkisten ihmisten luottamuksen hyväksyessään kokeelliset geenitekniset rokotteet.

FDA on osoittanut toimivansa ihmiskunnan terveyttä vastaan torjumalla klooridioksidin, *joka on käytössä teollisuudessa, koska se toimii tehokkaasti*. Se puhdistaa vesilaitokset viruksista, bakteereista ja homeista. Mitä klooridioksidi tekee laillisesti (FDA:n hyväksymänä) vedenpuhdistuksessa, se tekee myös ihmisen elimistölle suun kautta tai iholle käytettynä.

Klooridioksidin voi valmistaa edullisesti kotona tai ostaa CDS liuoksena.

Vuonna 1996 Jim Humble, etsiessään kultaa Etelä Amerikassa, huomasi MMS:n (klooridioksidin) parantavan nopeasti malarian. Hän on sanonut seuraavasti: ”Klooridioksidin on osoitettu jälkeenpäin parantaneen osittain tai kokonaan satoja tuhansia ihmisiä monista taudeista mukaan luettuna syöpä, diabetes, A-,B-,C-hepatiitti, Lymen tauti, MRSA, MS, Parkinson, Alzheimer, HIV/AIDS, malaria, autismi, kaikki infektiot, reuma, refluksi, munuais- ja maksasairaudet, kivut ja säryt, allergia, virtsatieinfektio, ruuansulatusongelmat, korkea verenpaine, lihavuus, parasiitit, kasvaimet ja kystat, masennus, poskiontelotulehdus, silmäsairaus, korvatulehdukset, denguekuume, iho-ongelmat, hammasongelmat, eturauhasongelmat (korkea PSA), erektiohäiriö ja monta muuta. Kirjani MMS-hoidoilla on myös parannettu alkoholismi ja huumeriippuvuus, kuten heroiini ja muita, ilman sivuvaikutuksia ja luettelo jatkuu.”

Melkein kaksi vuosikymmentä MMS:ä ja CDS:ä on käytetty yksinään. Klooridioksidi on ollut niin etusijalla, että muiden elintärkeiden lääkeaineiden täysimääräiselle käytölle ei ole jäänyt tilaa. Kielletyt lääkkeet korjaa tätä asiaa, vaikka klooridioksidi onkin etusijalla.

Palovammojen hoito klooridioksidilla

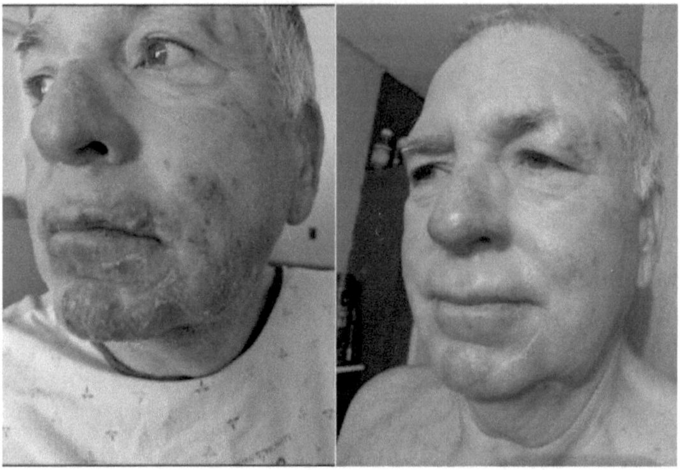

Vasen kuva kasvojen palovauriosta ja oikealla 24 tuntia myöhemmin. Hoitona MMS (klooridioksidi) tunnin välein 18 tunnin ajan. Muut palovammat oikeassa kädessäni ja alaselässä paranivat kaksi viikkoa hitaammin, koska saatoimme käsitellä niitä MMS:llä vain puhdistaessamme ne 12 tunnin välein. MMS suihke tehtiin CDS valmistuksen jätteestä, jota sekoitettiin 1 dl neljänneslitraan tislattua vettä.

Donovan Hohmann kirjoitti minulle sanomalla: ”Minulla oli hiljattain 3. asteen palovammoja 25% kehossani. Vietin 3 päivää San Antoniossa Teksasin palovammayksikössä. Päästyämme ulos vaimoni ja minä laitoimme MMS:ää palovammojen päälle, kun puhdistimme ne kahdesti päivässä. Palatessamme seurantatarkastukseen palovammayksikkö oli hämmästynyt nopeasta paranemisesta. Kerroimme, että meillä oli salainen ratkaisu. He kysyivät, voisimmeko jakaa sen, koska he haluaisivat katsoa, miten se toimii. Kerroin heille, mitä ainesosat olivat. He sanoivat, että luultavasti käyttävät sitä täällä. Sanoin, että jos sitä on pieni määrä, niin sen on täytynyt olla vedessä, jota käytitte, kun puhdistitte palovammoja. He ottivat pullon ja lukivat ainesosat: natriumkloriitti, hypokloriittihappo ja vesi.

Mieheni löi otsansa puun oksaan ajaessaan leikkurilla ja valtava pala ihoa lähti irti lähes luuhun asti. Suihkuttelin sitä välittömästi ja päivittäin CDS:llä ja paraneminen oli kuin ihme. Viikkoa myöhemmin ei näy edes arpia.

Barbara Mavridis

Muita arvokkaita palovammahoitoja ovat pinnallisesti käytettävä marihuanavoide, vetyinhalaatio ja natriumbikarbonaatti veren rauhoittamiseksi ja auttamaan kehoa käsittelemään myrkyt. Magnesium on välttämätön ja sitä voidaan käyttää paikallisesti (ensin laimeana) sen jälkeen, kun parantuminen on edennyt. Jodi ja seleeni auttavat myös.

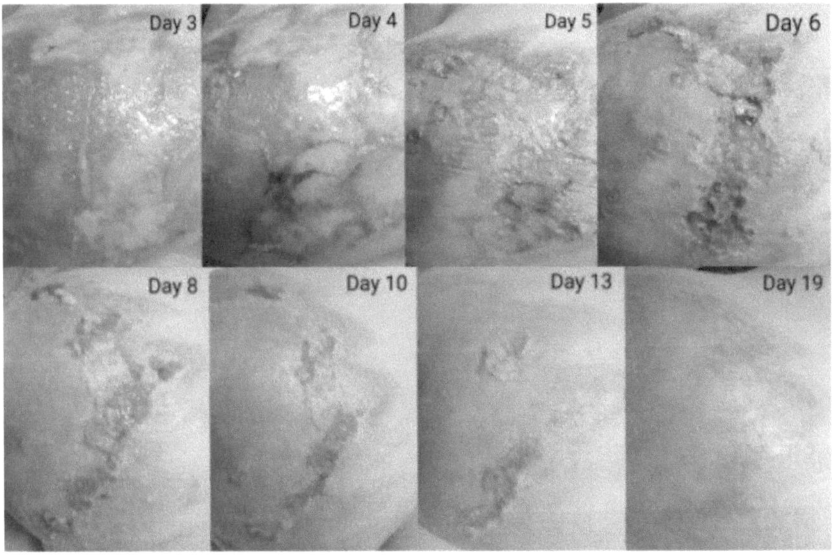

Kaadoin kuumaa nestettä painekattilasta rinnalleni. Kyllä, se oli tyhmää. Ei enää koskaan! Seurauksena oli ikävä palovamma ja ihon menetys. Olin todella tuskissani ja peloissani, mutta vältän itsepäisesti lääkäreitä ja sairaaloita, joten en hakeutunut mihinkään ”ammattimaiseen” hoitoon. Kokeilin ensimmäisenä päivänä useita asioita, kuten raakaa kananmunaa, laventelia, piparminttua, teessä liotettua sideharsoa ja CDS:ssä ja DMSO:ssa liotettua sideharsoa. Kaikki auttoivat kipuun, mutta CDS ja DMSO olivat ylivoimaisesti parhaita. Piparminttu viilensi kolmena ensimmäisenä päivänä, mutta ei ollut tarpeen sen jälkeen. Viidenteen päivään mennessä vamma oli jo riittävästi arpeutunut, eikä enää ollut kipuja, mutta jatkoin DMSO:n ja CDS:n käyttöä tulehduksen ja arpien estämiseksi. Päivinä 1-5 käytin CDS:ää ja DMSO:ta 4-8 kertaa päivässä. Päivinä 6-8, käytin vain CDS:ää, koska kävin julkisella paikalla enkä halunnut haista. Päivinä 10-19 käytin CDS:ää ja DMSO:ta kahdesti päivässä. Tässä on yksi monista terveysongelmista, joissa CDS ja DMSO ovat auttaneet perhettäni ja minua. Kiitän Jumalaa näistä kahdesta tuotteesta", kirjoittaa Suzy Moran.

Rokotevaurioiden kauhut

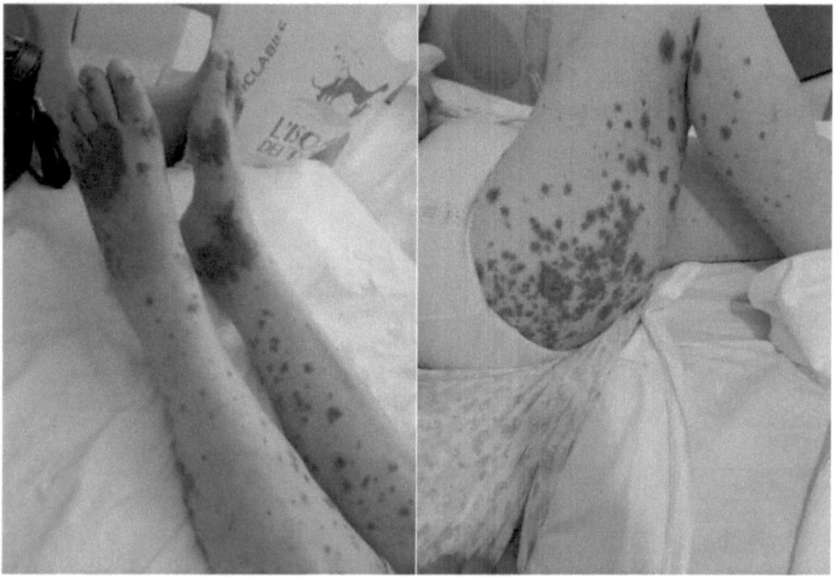

"Kahden päivän kuluttua toisesta rokotuksesta äitini, jolla ei koskaan ollut mitään vakavia ongelmia, eikä merkkejä vakavista sairauksista, sai molempiin jalkoihinsa veritulpat ja siitä eteenpäin tilanne paheni, tässä kuva. Tässä on nykyinen tilanne, vakava verisuonitulehdus. Tiedän vain, että melkein menetin äitini."

Geeniteknisten koronarokotteiden aiheuttamat vahingot ovat olleet valtavat ja kattavat uskomattoman määrän haittavaikutuksia, jotka johtavat moniin sairauksiin ja kuolemaan. Hoitaisin tätä naisparkaa samalla tavalla kuin palovamma- ja vammapotilaat hoitivat itseään klooridioksidilla.

Veren uudistus klooridioksidilla

Klooridioksidi puhdistaa veden lisäksi myös sisäisen elimistön. Se tekee meille saman kuin vedelle. Se puhdistaa veden kaikista taudinaiheuttajista, viruksista, bakteereista ja homeista ja jokainen vesialan ammattilainen tietää sen. Siksi puolet Amerikan julkisista vesijärjestelmistä käyttää sitä. Tästä ei ole epäilystäkään vedenpuhdistuksessa, eikä ole epäilystäkään siitä, etteikö se tekisi samaa ihmisille, jotka käyttävät sitä. Se puhdistaa kehon taudinaiheuttajista.

Yksinkertaisimmillaan klooridioksidin avulla voi puhdistaa sisäisen kehonsa. Keho tarvitsee säännöllisen puhdistuksen parhaan suorituskyvyn ja pitkäikäisyyden takaamiseksi. Ensimmäiseksi klooridioksidi nuorentaa fantastisesti punasoluja virratessaan vereen. Lähes välittömästi veri kuljettaa enemmän happea, etenkin jos mukana on magnesiumia ja bikarbonaattia.

Puhdas keho tekee parempaa työtä kierrättämällä tuoretta happea soluihin, pitäen ne onnellisina, jotta ne voivat jatkaa elämän laulua kestävämmin. Raikas, terve veri on terveydelle välttämätöntä. Sain viestin varttuneelta henkilöltä, joka on käyttänyt klooridioksidia kymmenen vuoden ajan. Hän kävi juuri verikokeessa ja hänen lääkärinsä sanoi, että hänen *veressään oli teini-ikäisen profiili*.

Klooridioksidi ei ohenna verta verenohennuslääkkeiden tapaan, kuten Coumadin. Se vain sallii hemoglobiinisolujen vapaamman virtauksen toistensa ympärillä. Se vähentää Rouleaux'n vaikutusta. Klooridioksidi auttaa punasoluja saamaan takaisin oikean koon ja muodon sekä liikkumaan vapaasti veressä. Magnesium auttaa myös tällä tavoin.

Klooridioksidi vaikuttaa vereen välittömästi jokaisella annoksella. Klooridioksidi tuottaa happea kudoksiin ja kaikkiin kehon nesteisiin, aktivoi solujen mitokondrioita ja tuottaa enemmän energiaa, minkä ansiosta elimistö voi palautua. Klooridioksidi vapauttaa happea, kun se koskettaa mitä tahansa hapanta, joko syöpäsolujen tuottamaa maitohappoa, taudinaiheuttajien happamuutta tai vähähappista aluetta.

Sen terapeuttinen vaikutus johtuu siitä, että se lisää happea ohittamalla punaisten verisolujen kuljetuksen ja samalla elvyttää punasoluja. Kehomme saa energiansa palamisesta. Happi on välttämätön tälle palamiselle; ilman sitä ei ole energiaa, eikä ilman sitä ole terveyttä tai elämää.

Niinpä kuten vesialan asiantuntijat puhdistavat veden taudinaiheuttajista klooridioksidilla, voimme mekin käyttää klooridioksidia puhdistamaan kehomme sisäiset vesireitit (verisuonet).

Veren puhdistus rokotevaurioista

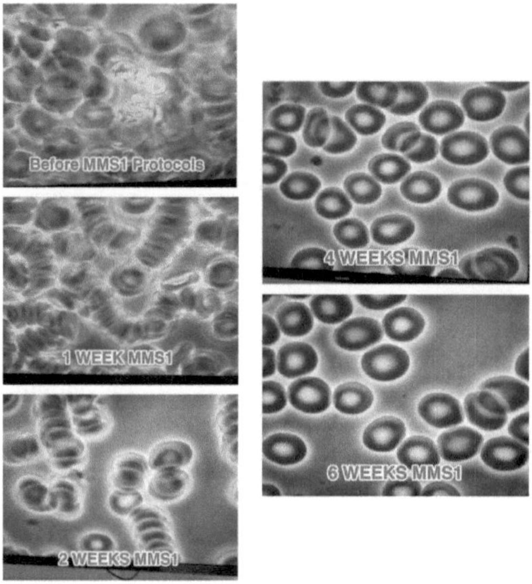

Koronarokotteesta vammautuneen veri paranee klooridioksidilla

Kuvat ovat elävän veren analyysistä mikroskoopilla. Jokaisen koronarokotetun tulisi käyttää klooridioksidia parantaakseen verensä parametrejä, mukaan luettuna viskositeetti. Seuraavat kappaleet käsittelevät tätä tärkeää aihetta.

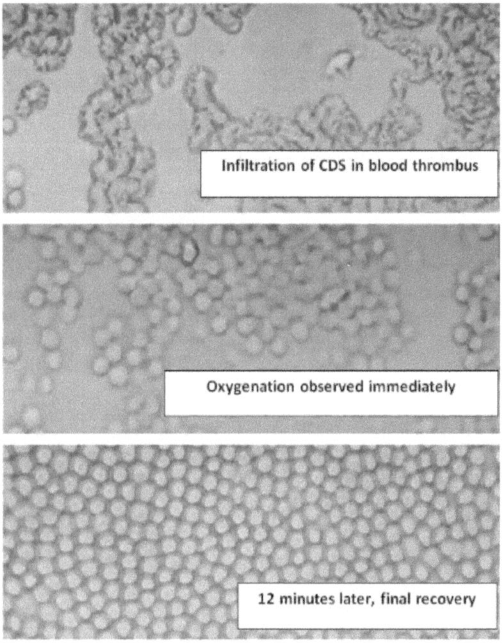

Joulukuussa 2021 Astra Zenecan tutkijat lopulta myönsivät, mikä oli tiedossa jo kuukausia aikaisemmin, että heidän rokotteensa aiheutti veritulppia. Äiti Utahista syyttää koronarokotetta, kun hänen poikansa ja miehensä joutuivat sairaalaan pian rokotuksen jälkeen harvinaisten veritulppien johdosta. ”Joten se on vihdoinkin totta. Melkein vuoden vaikenemisen ja kieltojen jälkeen he myöntävät virallisesti, että koronarokote voi aiheuttaa veritulppia,” kirjoittaa Vasco Kohlmayer.

Klooridioksidi vaikuttaa keskeiseen koronarokotteiden vauriomekanismiin, verihyytymiin. ”Tavallisesti lääkärit määräävät verenohennuslääkettä, kuten varfariiniä, joka on aineena rotanmyrkkyä, joka pitkään käytettynä aiheuttaa halvauksia jne. Joten se ei ole lainkaan hyvä ratkaisu. Sen sijaan klooridioksidi on ratkaisu, koska olemme nähneet sen liuottavan suoraan pienet verihyytymät ennen kuin niistä tulee suurempia,” sanoo Tri Andreas Kalcker.

”Happivaje on useimpien koronaan menehtyneiden kuolinsyy. Klooridioksidi tuo vereen happea, täyttää hemoglobiinimolekyylit punaisissa verisoluissa ja auttaa potilasta hengittämään uudelleen,” jatkaa Kalcker.

Erityisesti monilla sairailla ja kuolevilla on punasoluja, jotka kasaantuvat yhteen, eivätkä ne liiku vapaasti. Voimakkaasti paakkuuntuneet punasolut (Rouleau) estävät riittävän hapensaannin, koska punasolut eivät liiku tarpeeksi herkästi toimittaakseen happea sinne, missä sitä tarvitaan. Pandemian alkuvaiheessa newyorkilaiset lääkärit totesivat, että näytti siltä, että koronapotilaat oli kuljetettu 10 000 metrin korkeuteen ja he olivat hapenpuutteessa.

Yhteenveto

Vesiasiantuntijat ja ympäristönsuojelijat voivat vain unelmoida puhtaista vesistöistä, mutta me voimme puhdistaa sisäiset vesistömme klooridioksidilla. Valitettavasti hallitus, FDA, lääkärit ja terveysviranomaiset ovat järjiltään, koska he ajattelevat, että on normaalia juoda kloorattua vettä, mutta sekoavat ajatuksesta, että ihmiset käyttäisivät klooridioksidia erinomaisena lääkkeenä.

Lisää klooridioksidista

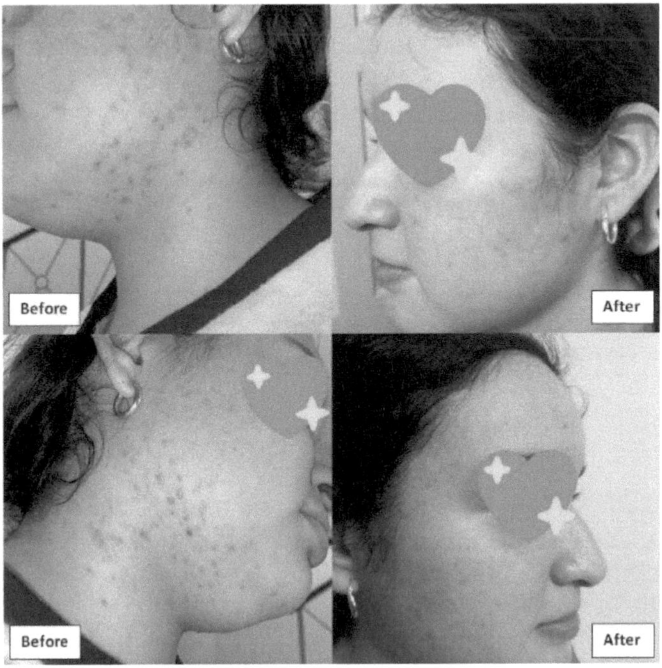

CDS otettiin (suun kautta) ja suihkutettiin (paikallisesti) kasvojen pesun jälkeen aamuin ja illoin 2 viikon ajan. Suun kautta annettiin 1 ml (20 tippaa) CDS:ää 100 ml:aan vettä 3 kertaa päivässä. Ilmeisesti klooridioksidi tekee iholle ihania asioita!

Detoksifikaatio ja kelaatio paranevat, kun puhdistat veren ja kudokset klooridioksidilla. Elämäsi moottori hurisee, kun se on puhtaampi. Hapettuminen on kaikkein perimmäisin myrkkyjen poistaja yksinkertaistamalla kaiken kemiallisesti.

Mikrobilääkeresistentit infektiot vaativat tällä hetkellä vähintään 50 000 ihmisen hengen vuosittain pelkästään Euroopassa ja Yhdysvalloissa ja satojatuhansia muita kuolee muilla alueilla maailmassa. Euroopassa 15 maassa yli 10% verenkierron Staphylococcus aureus infektioista aiheuttavat metisilliinille resistentit kannat (MRSA) ja useissa maissa resistenssiluvut ovat lähempänä 50%. Lisäksi, vaikka antibiootteja vastaan resistenttien sairauksien määrä kasvaa, uusien antibioottien määrä vähenee. Siksi etsitään uusia resistenssin hoitomuotoja.

Tutkimuksen lähtökohtana on käyttää MRSA:n hävittämiseksi luonnollisia aineita, jotka eivät aiheuta uutta resistenssiä. Käytetty klooridioksidi in vitro on ollut tutkimuksen pääkohde, koska se oli **tehokkain yhdiste** verrattuna muihin testattuihin luonnollisiin aineisiin.

Journal of Bacteriology & Mycology

Mitä klooridioksidi ei tee

Klooridioksidi on vasta nyt alkanut vallata alaa terveyden ja lääketieteen maailmassa, vaikka miljoonat ovat jo käyttäneet sitä. Ennen kuin nostamme klooridioksidin jalustalle, on hyvä pohtia ainakin hetki, mitä se ei paranna.

MMS ei paranna magnesiumin, jodin, seleenin ja bikarbonaattien puutetta. Näiden ja muiden alkuaineiden puutteet ovat syinä moniin sairauksiin. Kuninkaantie toipumiseen useimmista sairauksista alkaa kuitenkin poistamalla ensin virukset, bakteerit ja sienet. Se alkaa klooridioksidista purkautuvan hapen lisäämisellä.

FDA, joka hyväksyy mielellään koronarokotteiden kaltaisia vaarallisia lääkkeitä, ei välitä turvallisista ja edullisista vaihtoehdoista. FDA **vihaa** klooridioksidia ja liittovaltion hallitus heittää sinut vankilaan, jos markkinoit tai myyt sitä lääkkeenä mihin tahansa. Sitä voi kuitenkin ostaa laajalti natriumkloriittina ja valmistaa puhdasta klooridioksidiliuosta.

Vaikka ihmiset opettavat ihmisiä tekemään CDS:ää kotona, on EU:ssa hyväksytty saksalaisvalmisteinen tuote. Yritys sanoo selvästi: ”CDSplus on meidän äskettäin kehittämämme ja patentoitu 2-komponenttituotteemme. Aktivoinnin jälkeen se sisältää erittäin puhdasta ja kloorivapaata klooridioksidiliuosta (noin 0,29%) erittäin tehokkaana biosidina bakteerien, virusten, sienten, itiöiden ja levien punkkien, loisten, biofilmien ja muiden patogeenisten bakteerien, kuten vaarallisen legionellan torjumiseksi. CDSplus on jopa 99,9999% tehokas, minkä Robert Koch instituutti on vahvistanut. Muista kuitenkin, että mitään väitteitä ei esitetä ja se on hyväksytty vain veden puhdistukseen, ei sisäiseen käyttöön.

Sen jälkeen, kun on raportoitu klooridioksidin ihanteellisesta vaikutuksesta koronainfektioihin, suuri uutinen on tohtori George Georgioun laboratoriossaan tekemä erinomainen työ. Lymen tautia eli borrelioosia sairastaville hän kertoo: ”Olen juuri saamassa tieteellisen näytön klooridioksidin tehosta Borrelioosiin, joka on hankala pleomorfinen organismi ja jolla on suojaavia mekanismeja, mutta olemme lähestymässä 100% tuhoamista." Georgiou on jo julkaissut klooridioksidin tehoavan pahimpaan antibioottiresistenttiin bakteeriin.

Ei kannata uskoa sanaakaan FDA:n puheista. Jos et halua tehdä liuosta itse, voit saada Aquariuksen sivustolta 250 ml (250 annosta) maagista tavaraa viidelläkymmenellä eurolla. Jim Humble oli oikeassa kutsuessaan sitä maagiseksi mineraaliksi. Se tekee taikojaan vedelle ja koko kehon ympäristölle. Se on äärimmäinen lahja, jonka voit antaa itsellesi terveyden ylläpitämiseksi. Yhdysvalloissa voit ostaa pullon vielä halvemmalla yhdellätoista dollarilla.

CDSplus on hyväksytty juomaveden puhdistukseen, yleiseen desinfiointiin yksityisesti ja hygieniaan eläinlääkinnässä sekä rehu- ja ruokateollisuudessa. Joten sitä voi huoletta juoda. Puhdista sillä vettä ja juo puhdistettua vettä kehon puhdistamiseksi myrkyistä.

Erityishuomautus: Monet sanovat, että MMS1 (natriumkloriitti) ja CDS eivät ole täsmälleen vertailukelpoisia, koska CDS on jo aktivoitu. CDS on klooridioksidikaasu, joka on liuotettu veteen. Reaktioprosessi on jo tehty. Sitä voi vahvistaa vain liuottamalla lisää klooridioksidia veteen. (Se voi kuitenkin heikentyä ajan myötä.)

MMS1 on taas aktivoitu kuitenkin vain osittain nieltäessä. Loppu aktivoituminen ja sen tuottama klooridioksidin määrä riippuu kuinka paljon mahahappoa henkilöllä on. Se voi siis olla heikompaa tai vahvempaa, kuin CDS riippuen yksilön fysiologiasta.

Voimme siis verrata näitä kahta karkeasti, mutta se ei ole täysin tarkkaa, koska ihmiset ovat kaikki erilaisia.

Rakastan klooridioksidia

MMS ei paranna sairauksia. MMS tappaa taudinaiheuttajia ja tuhoaa (hapettaa) myrkkyjä. Kun taudinaiheuttajat ja myrkyt kehossa vähenevät tai poistuvat, voi keho toimia kunnolla ja parantua. Sanon usein: "Keho korjaa itsensä." MMS auttaa järjestämällä ympäristön suotuisaksi kehon korjautumiselle.
Jim Humble

Klooridioksidi on noin viisi kertaa liukoisempaa kuin kloori ja 50 kertaa liukoisempaa kuin otsoni. Vaikka klooridioksidi (ClO_2) on liukoista, se on kaasu ja Henryn laki määrää kaasun liukoisuuden. Pidän klooridioksidista, koska se repii taudinaiheuttajat palasiksi ottamalla samalla kertaa viisi elektronia ja kukistamalla ne hapella, kun kloridi irtoaa happiatomiparista.

Monia taudinaiheuttajia ympäröivä happamuus käynnistää ClO_2:n hajoamisen ja hapen vapautumisen. Yksittäinen happiatomi on erityisen voimakas hapettaja anaerobisille organismeille, koska se on vapaa radikaali, joka etsii ei vain yhtä, vaan kahta elektronia. Anaerobiset organismit eivät ole kehittäneet riittävää puolustusta happea, eivätkä etenkään atomaarista happea vastaan ja ne tuhoutuvat nopeasti tappavan vaikutuksen johdosta.

Kemoterapiakin on hapetusmenetelmä, mutta hapen sijasta siinä käytetään lähes tappavia myrkkyjä. Sytostaattihoidolla on yleensä merkittäviä sivuvaikutuksia, koska myrkyt eivät ole valikoivia. Se tappaa terveitä soluja samalla tavalla kuin syöpäsoluja.

Parantaakoklooridioksidi koronan?

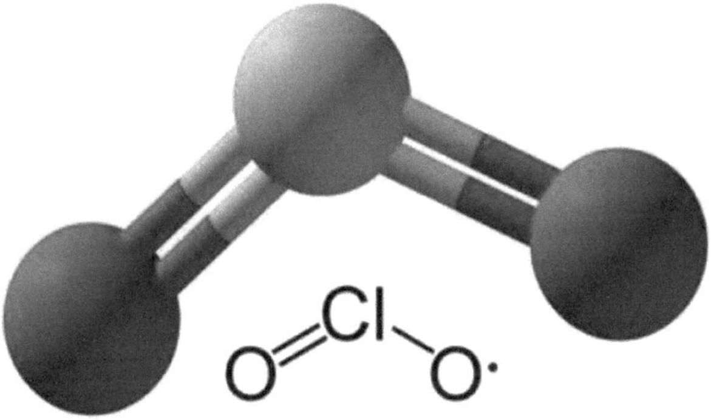

Se paransi minut riippumatta siitä, mikä korona on. Vietin yksitoista päivää Omicron helvetissä. Ensimmäisenä päivänä Omicron iski minuun kuin rekka, niin kovaa, etten muista juuri mitään, paitsi että kurkkuni oli niin kipeä, etten voinut juoda vettä. Vaimoni pelästyi nestehukan takia ja tilasi ystävällisestä apteekista ivermektiiniä ja siihen liittyviä lääkkeitä, antibiootin, steroidin, C- ja D-vitamiinia.

Toisena päivänä olin tajuissani, pakottauduin nielemään vettä ja minulla oli hengitysvaikeuksia. Minulla oli ongelmallinen yskä, joka aluksi oli jatkuvaa ja tulehdutti kurkkuani lisää. Lopulta kurkkukipu helpotti, mutta yskä jatkui.

Päivä toisensa jälkeen, olo oli huono (mutta ei tyypillisiä flunssaoireita eikä kuumetta) ja taistelin elämästä lääkkeiden jatkuvan sumutuksen ja vety/happi-inhalaation avulla. Kolme ensimmäistä päivää kului syömättä. Ortomolekyylilääkäri lähetti minulle sitten rekka-auton lisäravinteita ja sumutettavia aineita.

Noin viikon kuluttua olin vakaa kurjuudessani. Jatkoin hoitoja, mutta en ollut paranemassa. Yhdentenätoista päivänä olin epätoivoinen ja täysin kyllästynyt sairaana olemiseen. Sitten ystäväni tarjoutui antamaan minulle klooridioksidia, ainetta, jonka olemassaolon olen tiennyt ja jonka olen hylännyt jostain typerästä syystä jo yli kymmenen vuoden ajan.

Tein litran ensimmäisenä päivänä ja istahdin ottamaan ensimmäisen kulaukseni. Olin hermostunut, pelkäsin, että se saattaisi sekottaa vatsaani, mutta ei. Se meni alas kuin silkki ja päivän loppupuolella tunsin olevani melko riippuvainen sen miellyttävyydestä.

Kun heräsin seuraavana päivänä, kävelin vaimoni toimistoon ja aloin hyppiä ylös alas näyttääkseni hänelle, että hänen miehensä on palannut. Sanoisin, että parannuin 80% yhden päivän hoidolla. Samoin ystäväni, jotka käyttivät MMS:ää altistuttuaan täysin rokotetun koronatartunnan saaneen ystävänsä kanssa, välttyivät kokemaltani kärsimykseltä. He tunsivat olonsa paljon paremmaksi muutamassa tunnissa.

Neljäntenä päivänä ei tuntunut kipuja ja se oli ihmeellistä. Nyt viiden päivän jälkeen olen 99% parempi. Nyt otan jokaisella annoksella kolme kertaa niin paljon eli 3 ml. Minulla on hyvä käsitys siitä, mihin pitkäaikainen klooridioksidin käyttö vie minut, ehkä kuuhun.

Biofyysikko tohtori Andreas Kalcker on tutkinut klooridioksidia yli 13 vuotta. Vaikka hän tunnustaa tietävänsä klooridioksidista vain vähän kaikkien näiden vuosien jälkeen, hänen klooridioksidikäsittelyään käyttivät koronan aikana Boliviassa armeija, poliisi ja poliitikot, jotka kaikki toipuivat nopeasti. Sen jälkeen säädettiin laki, joka teki siitä maanlaajuisen hoidon. Seurauksena 100 kuolemantapausta päivässä laski lähes nollaan. Kliininen tutkimus vahvisti hoidon tehokkuuden koronaa vastaan.

Tohtori George Georgiou:

Pystyn käsittelemään noin 4 ml tunnissa kuuden peräkkäisen tunnin ajan ongelmitta. Tyypillinen määrä on 3 ml tunnissa 6-7 tunnin ajan koronaan ja hoitoa pitää jatkaa 4-5 päivää, jotta kaikki oireet poistuvat. Pitkällä aikavälillä on parasta tehdä tätä kolmena peräkkäisenä päivänä viikossa noin kahdeksan viikon ajan.

Siedin jopa 6 ml tunnissa kuukausia myöhemmin, mutta en koskaan yli viittä annosta. Ivermektiini/luonnollinen allopaattinen hoitomenetelmäni piti minut hengissä ja poissa sairaalasta. Mutta se ei ollut tarpeeksi vahva pelastaakseen minut tarkoituksella kehitetyltä bioaseelta, jonka epäinhimilliset miehet ja naiset olivat luoneet.

Ostin melkein gallonan jokaista kemikaalia ja aloin valmistaa klooridioksidia jaettavaksi kaikille tutuilleni. Jos juot vettä, haluat laittaa siihen klooridioksidia. Luulin, että vety olisi ratkaisu, mutta tämä on *nestemäistä elämää, nestemäinen rokote*. Klooridioksidi on pieni ja ripottelee happea jokaiseen punasoluun ja puhdistaa pois mädän, virukset, bakteerit ja sienet. Se hukuttaa happamat alueet. Se on vaikuttava ja jos teet sitä itse, se on halpaa. Voit ostaa siitä valmiina, mutta haluat kuitenkin paljon, kun olet aloittanut.

Muista, että kaikki on helppoa, kun olet oppinut asiat ja ohjeeksi on selkeä video, miten tehdä tätä. Se tunnettiin alun perin nimellä MMS, Magical Mineral Supplement. Kyllä, se on maaginen. Jim Humble tiesi, mitä hänellä oli käsissään sen jälkeen, kun hän huomasi, että se paransi malarian luotettavasti. Lääke ei tästä parane, kun meillä on nyt puhdas klooridioksidi, CDS.

On rakkaudellinen asia valmistaa klooridioksidia ja antaa sitä rakkailleen, jopa tuntemattomille. Sinut kastetaan automaattisesti klooridioksidienkeliksi, jos lahjoitat sitä. Olen kymmenen vuotta kieltänyt tämän kemiallisen enkelin, mitä kadun ja haluan enemmän kuin hyvittää sen.

Uusi klooridioksidi, CDS tekee kaikesta helppoa, turvallista ja edullista. Kaksi tuntemaani lääkäriä, jotka ovat käyttäneet klooridioksidia jo vuosia, raportoivat voimakkaasta vaikutuksesta henkiseen suorituskykyyn. Joten lähden tälle matkalle kuuhun. Ja kun saan valmiiksi *Kielletyt lääkkeet* kirjan, tunnen oloni paremmaksi kuin kertaakaan yli vuosikymmeneen. Vetyinhalaatiolla pääsin puoliväliin nuoruuden lähteelle, klooridioksidilla loppumatkan.

”CDS:n ottaminen toi minulle superterävät aivot ja muistini on parantunut valtavasti”, kirjoitti Paul Rogers.

”Olen käyttänyt sitä lähes kymmenen vuotta. Sain tietää CDS:stä, kun ystävälläni oli haimasyöpä. Olen nähnyt, miten se auttoi häntä elämään kaksi vuotta pidempään, kuin lääkärit sanoivat. En ole ollut sairas sen jälkeen, kun sain tietää MMS:stä. Aina kun tunnen sairautta, otan kuuden tipan protokollan viikon ajan. En ole ollut poissa työpäivääkään 10 vuoteen sairauden takia. Sen se on tehnyt minulle”, Terry Johnston kirjoittaa.

Miksi eräs henkilö ei voi käyttää MMS:ää: ”Minulla ei ole enää vatsaa, eikä myöskään mahahappoja, jotka auttaisivat kehoani käyttämään sitä. CDS ei ole ongelma, mutta MMS repii suolistoni palasiksi ja päädyn massiivisiin Crohnin taudin oireisiin. Crohnin paheneminen voi johtaa kolostomiapussiin hetkessä. Olen oppinut arvokkaan läksyn. En voi syödä mitään, minkä täytyy sulaa vatsassa, vain sellaista, joka sulaa suolistossa. Annoin lääkäreiden muuttaa kehoani ”hyvän terveyden” nimissä vuosia sitten. Yritän kumota heidän aiheuttamansa vahingot parhaani mukaan.”

”Aloitin CDS:n vain kaksi viikkoa sitten. Nyt voin huomata, että laihdun, mikä on ihanaa! En tarvitse enää sokeria tai kahvia; monet kivut ovat poissa ja energiatasoni on korkealla. Ensimmäisellä viikolla oli vain pientä päänsärkyä, mutta nyt se on poissa.”

”Nyt voin työskennellä 8 tuntia päivässä kaksi kertaa viikossa pellolla ja kasvattaa ruokaa miehelleni, lapsilleni ja itselleni ilman selkäkipuja, särkeviä sormia tai jäykkiä jalkoja! Suomalaiset metsät ovat täynnä kypsyviä mustikoita!”

Jaana Kenlie

Ei mitään parannuskeinoa?

Kun keskustellaan mahdollisesta koronan parantamisesta, on ensinnäkin huomattava, että terveysviranomaiset tai poliitikot eivät ole kiinnostuneita parannuskeinosta. Siksi minkäänlaisen lääketieteellisen järjen tai totuuden odottaminen FDA:lta siitä, mikä on turvallista ja tehokasta koronan hoidossa tai parantamisessa ja mikä ei ole, on huono ajatus. FDA:han luottaminen on sama, kuin luottaisi varkaaseen tai patologiseen valehtelijaan. Siksi *Kielletyt lääkkeet* kirjan yhdessä viimeisistä luvuista puhutaan FDA:n lakkauttamisesta!

On valtava, ammottava kuilu todellisuuden ja sen välillä, mitä lääkeyhtiöt haluavat meidän uskovan terveydestä ja lääketieteellisistä hoidoista. Vuosikymmeniä lääketeollisuuden propaganda on vääristänyt ihmisten käsitystä todellisuudesta niin vakavasti, että ainakin puolet väestöstä on unissakävelijän tapaan ottanut kokeellisia rokotteita, jotka ovat niin vaarallisia, että henkivakuutusyhtiöt voivat pitää niihin kuolemista itsemurhana.

He tekivät sen. Siihen ei tarvittu aseita eikä keskitysleirejä. Olemme nähneet, miten he tekivät kahdessa vuodessa maailmasta keskitysleirin, aika vaikuttavaa, liikkumisrajoitukset mukaan lukien. Sairaalat olivat yksi heidän ensisijaisista aseistaan. Ei ole epäilystäkään siitä, etteikö lääketieteellinen terrorismi olisi täysin toiminnassa. Ihmiset alkavat kuitenkin herätä ja viisastua. Vuonna 2021 Pariisissa, Ranskassa, kuvatulla videolla näkyy tuhansia mielenosoittajia Pfizerin pääkonttorin ympärillä maan pääkaupungissa huutamassa ”murhaajat!”

Kaikki nykyään elossa olevat alkavat ymmärtää, että geenitekniset koronarokotteet eivät paranna; **ne eivät pysäytä tartuntaa**. Ilmeisin todiste toimimattomuudesta on tehosteiden tarve ja maailmanlaajuiset taivaallisen korkeat tartuntaluvut rokotetuilla. Lisäksi miljoonat raportoidut haittavaikutukset ja lukemattomat rokotekuolemat. Koronarokotteiden pitäminen parannuksena on vastenmielinen lääketieteellinen perversio.

Ison-Britannian hallitus on myöntänyt, että kun sinut on rokotettu kahdesti, et voi enää koskaan saada täydellistä luonnollista immuniteettia koronavariantteja vastaan... tai mahdollisesti mitään muutakaan virusta vastaan.

Ison-Britannian kansallinen tilastokeskus (ONS) on julkaissut tietoja, jotka osoittavat **koronarokotuksia saaneiden lasten kuolleisuuden olevan 54-kertaa suurempi, kuin rokottamattomien ikätovereidensa.**

Alussa kaikki mahdolliset hoitomuodot hylättiin rokotteiden vuoksi, joiden oletettiin ratkaisevan kaiken. Eivät ne ratkaisseetkaan. On ehdotettu monia menestyksekkäitä koronatartuntojen hoitotapoja, ivermektiinistä sinkkiin, antibiootteihin ja steroideihin, hydroksiklorokiiniin, jodiin, C- ja D-vitamiiniin aina natriumbikarbonaatin sumutukseen saakka teho-osaston koronapotilaille. Ehdotetut hoidot auttavat, jotkin valtavasti, mutta sairaalat (kuolemanleirit) suosivat Remdesivirin kaltaisia lääkkeitä, jotka lisäävät potilaiden kuolleisuutta 3%.

Remdesivirin sivuvaikutukset

- kova päänsärky, jyskytys niskassa tai korvissa;
- nopeat, hitaat tai jyskyttävät sydämenlyönnit;
- hengityksen vinkuminen, hengitysvaikeudet;
- kasvojen turvotus;
- pahoinvointi;
- kuume, vilunväristykset tai vapina;
- kutina, hikoilu
- pyörrytyksen tunne, kuin voisit pyörtyä.
- kuolema

Hapettava hoito

Oksidatiivisessa hoidossa kehoa hoidetaan erilaisilla hapen muodoilla. Singlettihapella, O_2:lla ja O_3:lla, joka on otsonia. Biohapettava lääkitys käyttää happea ensisijaisena tai tukihoitona kroonisissa sairauksissa, kuten infektioissa, tulehduksissa, syöpään liittyvissä ongelmissa sekä kudosten ja solujen palauttamisessa ja elvyttämisessä. Euroopassa biohapettavia hoitoja on käytetty tehokkaasti lähes 100 vuoden ajan sairauksien hoitoon infektioista sydänsairauksiin, neurologisiin sairauksiin, autoimmuunisairauksiin ja kipuun.

Hengitys on hapettava prosessi, jonka ensisijainen tehtävä on antaa energiaa solujemme mitokondrioille (energiatehtaille), pakottaen ne muuttamaan sokeria energiaksi (ATP).

Oksidatiivinen hoito auttaa suuresti immuunijärjestelmää, kun se puhdistaa elimistöä viruksista, bakteereista ja sienistä. Hapen lisääminen helpottaa immuunijärjestelmän työtä ja samalla vahvistaa immuunijärjestelmää. Lisäksi on tärkeää huomata, että hapettava terapia parantaa solujen myrkkyjenpoistoa. Lisäämällä happea soluihin, solut alkavat hapettaa myrkkyjä ja poistaa niitä uudistaen ja nuorentaen kudoksia.

Happi on voittamaton kyvyssään antaa tai ottaa elämä pois, mikä pätee yhtä lailla syöpäsoluihin kuin terveisiin ihmissoluihinkin. Happi voi parantaa ja tappaa. Se on täydellinen infektioihin, kun halutaan käyttää happea tappamiseen. Sama pätee myös syöpään.

Positiivisella puolella, happihoito on loistava, koska se lisää solujen energiaa, parantavaa energiaa ja energiaa, joka auttaa meitä tuntemaan olomme rentoutuneeksi ja suoriutumaan elämästä paremmin.

Hapettuminen on kriittinen energiaa tuottava kemiallinen reaktio kehossa. Ei ole elämää ilman hapettumista, vaikka on olemassa haitallisia organismeja, patogeenejä ja *syöpäsoluja*, jotka menestyvät melko hyvin ilman happea. Tutkijat ovat löytäneet monimutkaisia eläimiä, joiden tiedetään elävän ilman happea syvällä Välimeren syvyyksissä. Aiemmin luultiin, että vain virukset ja yksisoluiset mikrobit voisivat selviytyä ilman happea pitkään. Mutta miksi virukset tarvitsisivat happea? Ne EIVÄT ole eläviä organismeja. Myöhemmin tulevassa luvussa keskustelemme siitä, mitä ne ovat.

Vähäistä tai estynyttä hapettumista seuraa yleensä sokerin fermentaatio soluissa, mikä sitten johtaa tilaan, josta syöpä, infektio- ja tulehdusprosessit saavat ravintonsa.

Hapettava aine varastaa elektroneja muilta organismeilta, mikä pakottaa ne menettämään niille välttämättömiä elektroneja. Hapettava aine saa elektronit ja pelkistyy itse. Happi, O_2 on elämän tärkein hapettava aine. Kaikki energiansiirto biologisissa järjestelmissä tapahtuu pelkistys-hapetusreaktioiden (redox-reaktioiden) kautta. Esimerkiksi ruuansulatus ja hengittäminen ovat hapetusprosesseja. Hapettuminen tuottaa energiaa, jota tarvitaan kaikkien solujen toimintoihin ja luo ensimmäisen puolustuslinjan taudinaiheuttajia vastaan.

Hapettuminen vaatii happea. Ironista kyllä, vaikka happi on toiseksi yleisin alkuaine ilmakehässä, useimmat meistä eivät saa sitä tarpeeksi ja toimivat vähähappisessa tilassa. Hypoksia on hapenpuutteen tila ja se on pääasiallinen tila, joka aiheuttaa syöpää. Hapenpuutteeseen on monia syitä, joita käsitellään seuraavassa luvussa.

Mutta ennen kuin alhainen happipitoisuus aiheuttaa syövän, arvatkaa, kuka rakastaa happivajeista ympäristöä? Bakteerit, loiset, virukset, sienet ja muut anaerobiset patogeenit. Immuunijärjestelmä käyttää hapettumisesta saatavaa energiaa bakteerien, virusten, hiivan ja loisten tuhoamiseen. Silti se epäonnistuu työssään aivan liian usein ja tarvitsee apua vieraiden tunkeutujien hävittämiseen.

Tarjoa riittävästi happea, niin armagedonin aika koittaa viruksille, bakteereille, sienille ja jopa syöpäsolut voidaan hävittää, jos niiden kurkkuun tungetaan riittävästi happea. Terveyden optimoinnin kultainen avain on luoda ja ylläpitää ympäristö, jossa taudinaiheuttajat eivät voi menestyä. Taudinaiheuttajat inhoavat korkeahappisia ympäristöjä, joten happihoito eliminoi ne tehokkaasti.

> Tri Robert Rowan sanoo: ”Tri Otto Warburg korosti, että solua ei voi saada käymään, ellei siihen liity hapen puutetta. Vuonna 1955 kaksi amerikkalaista R.A. Malmgren ja C.C. Flanigan vahvistivat Warburgin havainnot. He havaitsivat, että hapenpuute on AINA läsnä syövän kehittyessä.” Muuttuneen happiaineenvaihduntansa vuoksi syöpäsolut pystyvät käsittelemään happihoitojen hapetusstressiä huonommin, kuin normaalit solut.

Happi myös muuttaa myrkkyjen kertymistä elimistöön. Kun happea ei ole riittävästi, hidastuu myrkkyjen poisto. Liian suuri myrkkykuorma kehossa johtaa tietenkin vakaviin sairauksiin ja entistä suurempaan hapenpuutteeseen.

Erityisesti monet uskovat, että happihoito on uusi keino eliminoida antibiooteille vastustuskykyiset bakteerit, jotka ovat seurausta antibioottien liikakäytöstä ihmisillä ja eläimillä. Otsoni, ylipainehappihoito (HBOT), ultraviolettisäteilytys, (UVBI), EWOT (Exercise with Oxygen Therapy), vetyperoksidi ja klooridioksidi ovat kaikki happihoitoja, jotka parantavat ja poistavat myrkkyjä samanaikaisesti. Lisäksi suonensisäistä suurten annosten C-vitamiinihoitoa, vaikka se onkin antioksidantti, pidetään joidenkin mielestä oksidatiivisena hoitona.

Northeastern Universityn tutkijat ovat havainneet, että täydentävän 40-60% hapen hengittäminen verrattuna ilman 21%:n happipitoisuuteen - voi tehostaa immuunijärjestelmää ja herättää kasvainten vastaisia soluja. Uusi, noin 30 vuotta kehitelty lähestymistapa, voisi vähentää merkittävästi kuolleisuutta syöpään, joka tappaa vuosittain noin 8 miljoonaa ihmistä. Läpimurtotulokset julkaistiin *Science Translational Medicine* lehdessä.

Tri Michail Sitkovsky, Northeasternin yliopiston immuunifysiologian tutkija, havaitsi, että lisähappi estää hapenpuutteeseen liittyvän adenosiinin kertymisen kasvaimen mikroympäristössä ja heikentää immunosuppressiota. Se voisi parantaa syövän immunoterapiaa ja kutistaa kasvaimia vapauttamalla kasvaimen vastaiset T-lymfosyytit ja luonnolliset tappajasolut.

Soluihin kertyneet happojäämät
ajavat pois hapen.

”Lisähapen hengittäminen avaa kasvainlinnan portit ja herättää 'nukkuvat' kasvainten vastaiset solut, jolloin sotilaat pääsevät linnoitukseen ja tuhoavat sen,” selitti Sitkovsky, Eleanor W. Blackin professuurin haltija ja immunofysiologian sekä farmaseuttisen biotekniikan professori Bouvé College of Health Sciences, Department of Pharmaceutical Sciences.

Sitkovsky ja kollegat tarkastelivat yhtä kasvainten erityisominaisuutta. Ne voivat elää ilman runsasta happea niin sanotuissa vähähappisissa ympäristöissä. ”Koska kaikkien ongelmien taustalla on hapenpuute kasvaimissa, on yksinkertainen ratkaisu antaa kasvaimille enemmän happea”, Sitkovsky kertoi NBC Newsille.

Syöpäsolut on helpompi tappaa kun happipitoisuutta nostetaan.

Sitkovsky havaitsi, että immuunisolujen pinnalla oleva A2A adenosiinireseptori on vastuussa siitä, että T-solut eivät pääse tunkeutumaan kasvaimiin ja että tappajasolut, jotka pääsevät kasvaimiin voidaan ”laittaa nukkumaan”. Hänen viimeisin työnsä osoittaa, että lisähappi heikensi kasvaimia suojaavaa signalointia A2A adenosiinireseptorin kautta ja herätti T-solut, jotka pystyvät tunkeutumaan keuhkokasvaimiin.

Tutkimus, jonka otsikko on ”Happihoidon kasvaimia heikentävien vaikutusten immunologiset mekanismit” oli tulosta vankasta tieteidenvälisestä yhteistyöstä lääkäreiden ja tutkijoiden välillä joissakin maan arvostetuimmissa yliopistoissa, sairaaloissa ja lääketieteellisissä tiedekunnissa.

”Tämä on jännittävää työtä”, sanoi tohtori Susanna Greer, American Cancer Societyn kliinisen tutkimuksen ja immunologian johtaja. ”Tämä on sellaista tietoa, joka varmasti saa sinut hengästymään hieman. Se voisi olla yksinkertainen tapa parantaa syöpähoitojen tehoa, erityisesti immunoterapiaa,” sanoi Greer.

”Etsin ratkaisua ongelmaan, joka liittyy kasvainten ja tappajasolujen olemassaoloon potilaassa”, sanoi tutkimusta johtanut Michail Sitkovsky. Sitkovsky ei ole ensimmäinen tutkija, joka on havainnut hapen kasvaimia torjuvat ominaisuudet. Muut ovat havainneet, että happi heikentää syöpäsoluja, jolloin ne ovat alttiimpia muille hoidoille. Muut tutkijat UT Southwesternissä raportoivat, että hapen lisääntyminen liittyy merkittävään kasvaimen kasvun hidastumiseen säteilytetyssä eläinmallissa.

Vähähappiset syövät ovat kolme kertaa vastustuskykyisempiä sädehoidolle.

Lukuisat tutkimukset ovat osoittaneet, että kasvaimen hypoksia, jossa osassa kasvainta on huomattavan alhaisia happipitoisuuksia, liittyy

aggressiivisempaan kasvaimen käyttäytymiseen ja huonompaan ennusteeseen. Lisäksi lisääntynyt hypoksia merkitsee suurempaa vastustuskykyä hoidolle ja lisääntynyttä taipumusta etäpesäkkeiden muodostumiseen. Siksi jokainen syöpäpotilaan tulisi tehdä mahdollisimman paljon työtä happipitoisuuksien nostamiseksi, mikä on tehtävä useilla tavoilla samanaikaisesti.

Mitä hyötyä happihoidoista

Happihoidot voivat tarjota monia hyötyjä eri potilaille, mukaan lukien mutta ei rajoittuen niihin, jotka kärsivät seuraavista sairauksista:

Autoimmuunisairaus
Bakteeri-infektiot
Syöpä
Sydän- ja verisuonisairaudet
Krooninen väsymysoireyhtymä
Masennus
Diabetes
Fibromyalgia
Sieni-infektiot
Lymen tauti
Hengityselinten sairaudet
Unihäiriöt
Virusinfektiot

Koska jokainen meistä on yksilöllinen, happihoitojen hyödyt ovat yksilöllisiä, mutta yleisesti ottaen ne:

Aktivoivat vapaita radikaaleja tuhoavia entsyymejä
Virusten, bakteerien, loisten ja sienten tuhoaminen
Verenkierron tehostaminen
Kudosten hapensaannin lisääminen
Kasvaimia ruokkivien uusien verisuonten kasvun estäminen
Solujen ja kudosten hapenkäytön optimointi
Myrkkyjen hapettaminen
Paranemisen ja palautumisen edistäminen rasituksen jälkeen
Autonomisen hermoston säätely
Valkosolujen (immuunisolujen) tuotannon kiihdyttäminen

Voittamaton happi &klooridioksidi

On monta tapaa lisätä hapen kulkeutumista soluihin terveyden ja elinvoiman parantamiseksi ja tukahduttamaan syöpäsoluja liiallisella hapella. Suosikkitapani ovat bikarbonaattien käyttö, vetyinhalaatiohoito hapen kanssa, liikunta happiterapian kanssa (EWOT), klooridioksidia (MMS), Homozonea (erityisen tehokas suolistoon) ja hidas hengittäminen. Muita suosittuja menetelmiä ovat otsoni- ja ylipainehappihoito. Älä kuitenkaan koskaan unohda, että jodi, seleeni, magnesium ja rikki ovat kaikki välttämättömiä hapen saamiseksi soluihin.

Rikki mahdollistaa hapen kulun solukalvojen läpi.

Koska rikki on jaksollisessa järjestelmässä suoraan hapen alapuolella, näillä alkuaineilla on samanlaiset elektroniverhot. Rikki muodostaa monia yhdisteitä, jotka ovat samankaltaisia happiyhdisteiden kanssa ja sillä on ainutlaatuinen vaikutus kehon kudoksiin. Se alentaa painetta solun sisällä. Poistettaessa nesteitä ja myrkkyjä rikki vaikuttaa solukalvoon. Kaikki edellä mainitut mineraalit ovat tärkeitä hapen kuljetukselle ja hyödyntämiselle.

Mineraalien puutteet auttavat luomaan happivajaita olosuhteita, erityisesti silloin, kun niitä tarvitaan neutraloimaan kemiallisia- ja raskasmetallimyrkkyjä. Tiettyjä mineraaleja tarvitaan myös punasoluihin, jotta ne voivat tehdä työnsä tehokkaasti. Magnesiumpuutteinen ruokavalio johtaa merkittäviin vähennyksiin punasolujen (RBC) ja hemoglobiinin pitoisuuksissa ja lopulta vähentää koko veren rautapitoisuutta.

Happi on sairaaloissa eniten määrätty lääke, vaikka se on ravinne. Kun solut kamppailevat saadakseen riittävästi happea, jotkut solut luopuvat hapettumisesta (hapen käytöstä) ja turvautuvat energian lähteenä käymiseen selviytyäkseen. Toisin sanoen ne muuttuvat syöväksi.

Korkeampi happipitoisuus johtaa terveyteen ja elinvoimaisuuteen. Sen puute johtaa syöpään ja kuolemaan. Näin ollen hapen lisääminen ja solujen hapensaannin ja -käytön helpottaminen johtaa pidempään ja terveempään elämään. Lääketieteellisen järjestelmäni uusin aine, joka tarjoaa happea kehon hapettomille alueille, on klooridioksidi.

Tohtori Robert Rowan sanoo: ”Tohtori Otto Warburg korosti, että solua ei voi saadä käymään, ellei siihen liity HAPEN Puute. Vuonna 1955 kaksi amerikkalaista tiedemiestä, R.A. Malmgren ja C.C. Flanigan, vahvistivat Warburgin havainnot. He totesivat, että hapenpuute on AINA läsnä syövän kehittyessä.”

Klooridioksidia tulisi käyttää syövän hoitoon sen tuottaman hapen vuoksi. Myös, kuten jokainen vesihuollon ammattilainen tietää, se tappaa kaikki virukset, bakteerit ja sienet, jotka ovat usein vakavia ongelmia syöpäpotilaille.

Sairaankuljetushenkilökunta on usein pitänyt happea lähes ihmelääkkeenä. Happi on aina ollut hengenpelastava lääke ja nyt lääkärit ja potilaat voivat tehdä paljonkin enemmän hengenpelastusta, koska he voivat antaa paljon enemmän happea nopeasti ja halvalla klooridioksidin avulla.

Syövän mattopommitus voittamattomalla hapella

https://drsircus.com/cancer/the-key-cause-of-cancer-is-oxygen-deficiency/

Näin haluat tehdä syöpäkasvaimille. Niihin halutaan räjäyttää happea. Kun lähetämme loputtomia happiaaltoja syöpäsoluihin, aivan kuten sodankäynnissä, voimme mattopommittaa niitä hapella. Syöpätutkimuslaitoksen tutkijat (MRC Gray Institute for Radiation Oncology & Biology Oxfordin yliopistossa) ovat huomanneet, että **happi tekee syöpäsoluista heikkoja ja vähemmän vastustuskykyisiä hoidolle**.

Tulehduksia rauhoittavassa happiterapiassa esittelin hapen perimmäisenä kemoterapiana. Hapen avulla lääkärit voivat räjäyttää syöpäsolut kappaleiksi ja potilaat voivat tehdä sen mukavasti kotonaan. Syövällä on yhteinen haavoittuvuus virusten, bakteerien ja sienten kanssa, ne kaikki vihaavat korkeita happipitoisuuksia.

Olen hiljattain muuttanut ”rikkaan ja köyhän miehen syöpähoitoani” ruokasoodasta (natriumbikarbonaatista) yhdistelmään, jossa käytetään bikarbonaatteja ja klooridioksidia. Yhdessä muiden hyödyllisten lääkkeiden kanssa niitä voidaan pitää turvallisena ja edullisena kemoterapian muotona. Ne murskaavat syövän puolustuksen ja luovat happirikkaan ympäristön, joka on tappava syöpäsoluille.

Bikarbonaatit tunkeutuvat syöpäsolujen sisälle ja pakottavat ne kääntämään takaisin päälle vuorokausirytmin, mikä on niille haitaksi, koska ne eivät voi kuluttaa niin paljon glukoosia. Bikarbonaatti myös muuttaa syöpäsolujen lähiympäristön emäksiseksi, estäen kasvun ja laajenemisen.

Täsmäterapia

Hait suunnistavat kohti verta riippumatta siitä, kuinka kaukana se on ja klooridioksidi pommittaa syöpäsoluja kuin ohjukset, jotka hakeutuvat maitohappoon ja repivät ne palasiksi, samoin kuin se tekee viruksille, bakteereille ja sienille. Syöpäsolujen ja sienten välillä on monia yhtäläisyyksiä. Niillä on nimittäin sama aineenvaihdunta, joka perustuu käymiseen. Näin ollen jotkut ajattelevat, että syöpäsolut ovat sienisoluja. Oli, miten oli, klooridioksidi on niille todellinen uhka.

Muistakaa, ettei jokainen haihyökkäys pääty tappoon. Kun taistelemme syöpää vastaan, vastassamme on voimakkaita soluja, jotka menestyvät meidän kustannuksellamme. Syöpäsolut taistelevat selviytyäkseen, mutta happi tekee niistä haavoittuvia. **Vähähappiset syövät ovat kolme kertaa vastustuskykyisempiä sädehoitoa vastaan**. Sitä vastoin happipitoisuuden palauttaminen normaalin solun happipitoisuuden tasolle tekee kasvaimet kolme kertaa herkemmiksi hoidolle.

Tohtori Ralph Masonin johtamat U.T. Southwestern yliopiston tutkijat raportoivat Magnetic Resonance in Medicine julkaisussa, että hypoksisten ja aggressiivisten kasvainten torjunta ”happihaasteella” - hapen hengittämisellä ja samalla kasvaimen vasteen seuraamisella - liittyy **kasvaimen kasvun merkittävään hidastumiseen**.

Professori Ian Tannock ja hänen kollegansa Toronton yliopistossa ovat kirjoittaneet: ”Kiinteiden kasvainten on havaittu kehittävän happaman solunulkoisen ympäristön.” Sen ”uskotaan johtuvan maitohapon kertymisestä, joka syntyy aerobisen ja anaerobisen glykolyysin aikana”. Kirjoittajat kuitenkin huomauttavat myös, että maitohapon tuotanto ei ole ”ainoa mekanismi, joka on vastuussa happaman ympäristön kehittymisestä kiinteässä kasvaimessa” (Newell 1993). Toinen mekanismi saattaa olla veren huono virtaus kasvainten ympärillä (Robey 2009).

Tutkijat (University of Colorado Cancer Center) sanoivat, ”Näyttää, kuin kasvain ilman happea kutistuisi. Lukuisat tutkimukset ovat kuitenkin osoittaneet, että kasvaimen hapenpuute, jossa osassa kasvainta on huomattavan alhainen happipitoisuus, liittyy aggressiivisempaan kasvaimen käyttäytymiseen ja huonompaan ennusteeseen. Aivan kuin sen sijaan, että antautuisi lempeästi happivajeelle, niin hapenpuute, joka syntyy, kun kasvaimen verenkierto jää pieneksi, saa aikaan kasvaimen kasvun ja etäpesäkkeiden muodostuksen etsiessään uusia hapen lähteitä - esimerkiksi happivajeiset virtsarakkosyövät todennäköisesti metastasoituvat keuhkoihin, mikä on usein tappavaa."

Tohtori Paolo Michieli ja hänen kolleganssa Torinon yliopiston lääketieteellisestä tiedekunnasta Italiasta havaitsivat, että kasvaimet tukeutuvat happivajeeseen laajentumisensa edistämiseksi. Happivaje on ratkaiseva tekijä, joka ohjaa kasvaimen etenemistä.

Washingtonin yliopiston ja Washingtonin osavaltion yliopiston tutkijat ovat myös todenneet. *Anticancer Research* lehdessä hiljattain, että puhdasta happea sisältävässä ympäristössä kolme ja puoli kertainen ilmanpaine lisää merkittävästi luonnollisen yhdisteen tehoa, jonka on jo osoitettu tappavan syöpäsoluja.

Scientific American lehdestä luemme, että tohtori Jeanne Drisko Kansasin yliopistollisesta sairaalasta kertoi, että suonensisäisesti annettu C-vitamiini voi vaikuttaa vetyperoksidin muodostumiseen. "Syöpäsolut ovat erityisen alttiita reaktiivista **happea sisältävien yhdisteiden** aiheuttamille vaurioille.

Yhteenveto

Happi on voittamaton elämän antamisessa ja ottamisessa, mikä koskee niin syöpäsoluja, kuin terveitä ihmissolujakin. Happi voi sekä parantaa että tappaa, joten se sopii erinomaisesti infektioiden hoitoon. Jokainen otsonin käyttäjä tietää sen. Maan päällä ei voi pysyä fyysisesti läsnä ikuisesti, mutta kestävä nuoruus voi olla meidän, jos meillä on riittävästi happea, kunnes aikamme on ohi.

Lääkinnän etulinja klooridioksidi & bikarbonaatit

Klooridioksidin käyttäjillä on laaja internetyhteisö, joka tuntee klooridioksidin hyvin ja käyttää tätä biosidia, jota tarvitaan, kun antibiootit pettävät meidät ja ne ovat menettämässä tehoaan. Sitä edistetään pääasiassa käyttämällä DMSO:ta, joka on rikkipohjainen liuotin. DMSO on kaunis klooridioksidin avustaja ja rikki on yleisesti ottaen tärkeä ravitsemuksellinen ja lääkinnällinen aine, joka auttaa ajamaan klooridioksidia syvemmälle kudoksiin.

Mutta natriumbikarbonaatti on vieläkin enemmän linjassa klooridioksidin tarkoituksen, toiminnan ja toimintatavan kanssa. Kun natriumbikarbonaatti ja klooridioksidi työskentelevät sopusoinnussa, ne moninkertaistavat toistensa vaikutuksen. (Kalium- ja magnesiumbikarbonaatti myös.)

”Minusta tuntui hyvältä korvata yksi keskimmäinen annokseni klooridioksidia ruokasoodalla. Ja ruokasooda-annos tunnin ennen CDS-protokollaani ja ruokasooda-annos sen jälkeen.”

Universal Antidote Videos Chat

Modus operandi on latinankielinen ilmaisu, joka tarkoittaa ”toimintatapaa”. Tiedetään että klooridioksidilla on useita eri toimintatapoja. Ensimmäinen on sen sisäinen navigointijärjestelmä, joka ohjaa ClO_2:n happamille alueille pudottamaan happi- ja kloridi-ioni hyötykuormat. Cl-ionit repivät virusten, bakteerien ja sienten soluseinät kappaleiksi varastamalla niiden elektronit. Samalla vapautuvan hapen runsaus (joka on riippumaton punasolujen kuljetuksesta) toimittaa runsaasti happea happamiin, vähähappisiin soluihin.

Klooridioksidi ja natriumbikarbonaatti hyökkäävät ja musertavat syöpäsoluja ja kasvaimia muuttamalla radikaalisti pH:ta ja pommittamalla hapella.

Kliinisissä olosuhteissa alhainen happipitoisuus ja alhainen hiilidioksidipitoisuus esiintyvät yleensä yhdessä. Ne ovat kuin perimmäinen Yin Yang -pari, jonka on oltava tasapainossa. Ongelmana on, että klooridioksidi ei lisää alhaisia hiilidioksidipitoisuuksia, eikä sen tarvitsekaan lisätä, koska me voimme bikarbonaattien avulla lisätä hiilidioksidia ja siten happea. Siksi hapen syöttäminen klooridioksidilla ja hapen vapauttaminen lisäämällä CO_2:ta bikarbonaattien avulla on synergistä.

Koska natriumbikarbonaatti voi inaktivoida myrkkyjä ja edistää niiden poistumista virtsaan, olisi virhe käyttää klooridioksidia ilman bikarbonaattien apua. Älä vain ota niitä samanaikaisesti, ellet halua nostaa klooridioksidin pH:ta hieman sen tehon kustannuksella. Käytä silloin vain ripaus natriumbikarbonaattia.

Maailman valtameret voidaan ajatella laimeana liuoksena, jossa on natriumbikarbonaattia (yhdessä muiden vähäisempien happo-emäslajien kanssa) suolaisen veden seassa.

Nopeampi ruokasoodan imeytyminen

Sitruuna muuttaa bikarbonaatin välittömästi hiilidioksidiksi, joten sinun ei tarvitse olla riippuvainen vatsahaposta. Sitruuna on hyvä sellaisenaan ja vaikka se onkin hapan, sanotaan, että sillä on emäksinen vaikutus, mutta ei vielä lasissa eikä vatsassa. Kun otamme bikarbonaattia, röyhtäilemme jos vatsahappomme tekee tehtävänsä bikarbonaattiin. Joillakin ihmisillä on kuitenkin vähän mahahappoa, joten sitruuna voi olla välttämätön.

Olen ottanut ruokasoodaa melko säännöllisesti ja uskon sen auttaneen. Kun sain sytostaattihoitoa, kehittyi joka päivä 2 tai 3 suuhaavaa, kunnes minulle sanottiin, että lääkkeen happamuus aiheutti sen. Kärsin yhdeksän kuukautta ja pystyin tuskin syömään, puhumaan tai työskentelemään. Asia parani kuin taikaiskusta, kun aloin käyttää emäksistä vettä.

Desmond Liew

Tohtori Thomas Hesselink uskoo, että klooridioksidi on yksi parhaista syöpähoidoista. Hän kuitenkin sanoo, että jos otat myös natriumbikarbonaattia ja otat klooridioksidia, pystyy klooridioksidi etsimään syöpäsoluja nopeammin ja reagoi niihin voimakkaammin.

Näyttää siltä, että bikarbonaatti saa syöpäsolut erottumaan paremmin. Tiedämme nimittäin, että bikarbonaatit tekevät syöpäsoluista haavoittuvampia, koska ne joutuvat kääntämään emäksisessä ympäristössä takaisin päälle vuorokausirytminsä, joten ne eivät voi kasvaa 24/7, kuten ne mielellään tekevät.

Lisäksi bikarbonaatit heikentävät syöpäsolujen ekspansiivisia taipumuksia, koska syöpä kasvaa, kun sitä ympäröi vähähappinen, hapan ympäristö. Natriumbikarbonaatti on jokaisen syöpähoito, koska se puuttuu happamuuteen, joka aiheuttaa syöpää. Tieteellinen ja lääketieteellinen logiikka syövän hoidossa käytettävien bikarbonaattien taustalla on vankka.

Klooridioksidi on tehokas ase. Sen käyttöikä elimistössä on kuitenkin lyhyt. Jokainen molekyyli on kuin kamikaze, joka tuo mahdollisimman nopeasti mahdollisimman paljon happea elimistön happamiin kudoksiin.

Bikarbonaatit menevät happamuuden perään hitaammin kuin klooridioksidi ja ovat pitkävaikutteisempia. Näyttää siltä, että bikarbonaatilla on synerginen suhde klooridioksidin kanssa. Kumpikin auttaa toista kuin typpioksidin lisääminen bensiiniin; ne tehostavat toistensa tehoa. Lisäksi natriumbikarbonaatti lisää elimistön emäksisyyttä, jolloin ClO_2 ei reagoi liian aikaisin (ennen kuin se pääsee kasvainkohtiin).

Käytämme esimerkkinä syöpää, mutta voisimme puhua mistä tahansa sairaudesta, kuten rokotevaurioista, joita aiheutuu jokaisesta koronarokotteesta.

Käytännön annosteluyhdistelmä

”Täytyy sanoa, tohtori Sircus, että päivän aloittaminen ruokasoodalla ja vedellä on erinomaista.

Sen jälkeen CDS-protokolla (klooridioksidi veteen liuotettuna kaasuna), jossa on mukana ruokasooda-annos keskellä, on erinomaista. Kumpikin niistä on yksinään OK, mutta kun vuorottelen, ne todella antoivat minulle valtavasti energiaa ja puhdistivat poskiontelotulehdukseni yhdessä, vaikka kumpikaan ei yksin tehnyt sitä. Myös virtsarakkoni oli rauhallinen tavanomaisen lievän happaman pistelyn sijasta.”

”Otin 1 tl ruokasoodaa tunti aamukahvin jälkeen.”

”Aloitin CDS-protokollan 1,5 ml CDS:ää 100 ml:aan vettä tunnissa 3 tunnin ajan.”

”Tunnin kuluttua otin toisen ruokasooda-annoksen.”

”Puolen tunnin kuluttua otin 1,5 ml CDS:ää 100 ml:ssa vettä vielä kahden tunnin ajan. Sitten ruokasooda-annos ennen nukkumaanmenoa.”

Klooridioksidista emäksistä bikarbonaatilla

Yksi nimetön tutkija (JP) kirjoitti: ”Laitoin kolme aktivoitua tippaa 120 ml:aan vettä. Sitten lisään ripauksen ruokasoodaa nostamaan pH:n noin 7+:aan. Hyppysellinen ruokasoodaa alentaa klooridioksidin ppm-arvoa. ppm kuitenkin edelleen riittää desinfiointiin erinomaisin tuloksin. Olen mitannut ppm-häviön.”

”Kun aktivoin kolme pisaraa natriumkloriittia (22,4% liuos) kolmen pisaran kanssa suolahappoa (4% liuos), saan lopulta 50 ppm klooridioksidia 120 ml:ssa tislattua vettä. Lisäämällä hyppysellisen ruokasoodaa liuokseen vähenee klooridioksidin pitoisuus puoleen (25 ppm).”

”Tulos on ihanteellinen niille, jotka etsivät klooridioksidia sisältävää suuvettä ilman hapanta pH:ta (kiilteen suojelemiseksi). Tuo ripaus ruokasoodaa nostaa pH:n noin 7,5:een, säilyttäen noin 25 ppm:n klooridioksidikaasun pitoisuuden. Kuten edellä todettiin, se on enemmän kuin tarpeeksi desinfioimaan suun erinomaisin tuloksin.” Toinen tutkija kertoi mittaavansa myös 50% pitoisuuden laskun, vaikka he käyttivät ruokasoodaa enemmän kuin hyppysellisen.

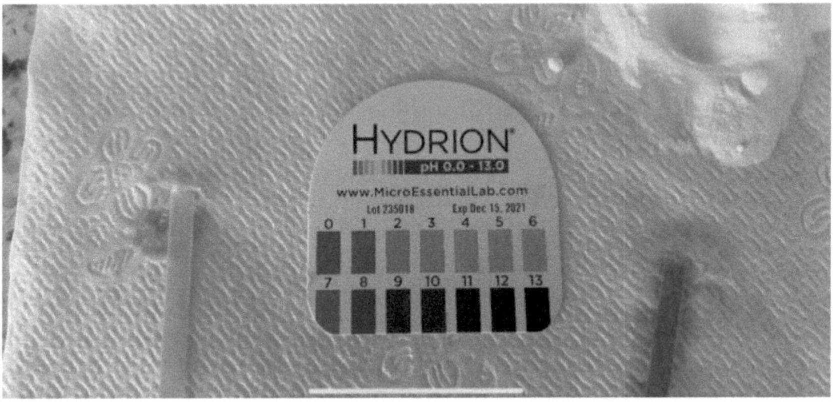

”Valokuvassa klooridioksiditestin liuskat. Vasemmanpuoleinen mittasi 50 ppm (ei ruokasoodaa) ja oikeanpuoleinen mittasi 25 ppm (lisätty ruokasooda). Vasemmanpuoleinen mittasi 4,5 ja oikeanpuoleinen mittasi noin 7,5.

Bikarbonaatin tärkeys

Tutkimuksessa, joka julkaistiin hiljattain *Clinical Journal of the American Society of Nephrology* (Amerikan munuaisyhdistyksen lehti) lehdessä havaittiin, että tasapainoinen bikarbonaattipitoisuus elimistössäsi vähentää ennenaikaisen kuoleman mahdollisuutta. Tutkimuksessa tarkasteltiin tietoja, jotka oli koottu *Health, Aging, and Body* (Terveys, ikääntyminen ja keho) tutkimukseen osallistuneista 2287 henkilöstä.

Tutkimuksen tekijä Tri Kalani Raphael, munuais- ja verenpainetautien apulaisprofessori ja erikoislääkäri Utahin yliopistossa ja kollegat tutkivat pH:n, hiilidioksidin ja bikarbonaatin yhteyttä pitkäaikaiseen eloonjäämiseen. Valitettavasti, hän sanoi, ”kriittisesti sairailla potilailla, joilla on vakavia happo-emäspoikkeavuuksia, on hyvin pieni todennäköisyys selvitä hengissä sairaudesta.”

Tohtori Raphael havaitsi, että alhaiset bikarbonaattipitoisuudet ovat yhteydessä 24% lisääntyneeseen riskiin kuolla ennenaikaisesti. ”Havaitsimme, että yleisesti ottaen terveillä iäkkäillä ihmisillä, joilla oli alhainen bikarbonaattipitoisuus, oli suurempi riski kuolla”, Raphael sanoi. Tutkimuksen tulokset auttaisivat lääkäreitä arvioimaan paremmin potilaiden ennenaikaisen kuoleman riskiä analysoimalla veren bikarbonaattipitoisuuksia tarkemmin, mitä lääkärit eivät koskaan tee.

Raphael sanoo, että yksi terveyden salaisuuksista on riittävä bikarbonaattipitoisuus. Valitettavasti bikarbonaatin puutteet lisääntyvät ikääntyessämme. Näiden puutteiden korjaaminen kolmen bikarbonaattityypin avulla varmistaa, että elämme terveempinä ja pidempään.

Lopputulos. Bikarbonaatit ovat ihmelääkkeitä ja halpoja! Älä jätä ruokasoodaa huomiotta ikääntymistä hidastavana hoitona. Käytän näitä bikarbonaattituotteita.

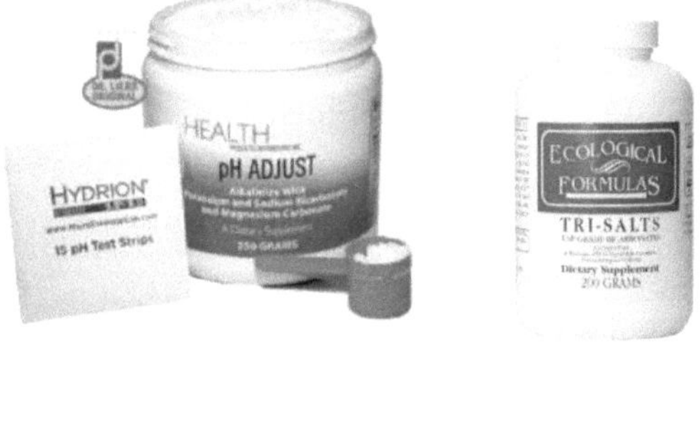

Pidän paljon enemmän pH Adjustista, koska siinä ei ole kalsiumia vaan natriumbikarbonaattia kaliumbikarbonaatin ja magnesiumin lisäksi. Lisäsin pienen paketin natriumbikarbonaattia Tri-Saltsin kanssa tasapainottaakseni kaavaa. Voi käyttää myös tavallista ruokasoodaa yksinään, mutta se on minun makuuni hieman liian suolaista.

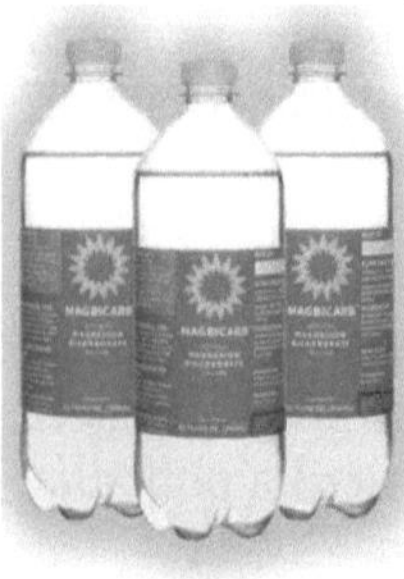

Yksi parhaista vaihtoehdoista on magnesiumbikarbonaatti. Magnesiumbikarbonaatti on monimutkainen hydrattu suola, joka esiintyy vedessä vain tietyissä olosuhteissa. Magnesiumioni on Mg^{+2} ja bikarbonaatti-ioni on HCO_3^{-1}. Magnesiumbikarbonaatissa on siis oltava kaksi bikarbonaatti-ionia: $Mg(HCO_3)_2$. Se on uskomatonta ja eläinlääkäri, tohtori Russell Beckett, joka havaitsi sitä tulevan maasta maatilallaan, tarkkaili lehmiensä elämää. Odotettavissa oleva elinikä piteni huikeat 30-50%, kun ne joivat magnesiumbikarbonaattivettä.

Magnesiumbikarbonaattia voi valmistaa itse yhdistämällä magnesiumhydroksidin ja hiilihappoisen veden. Kutsun magnesiumbikarbonaattia täydelliseksi mitokondrioiden cocktailiksi. Se on kuin ihmisen rakettipolttoainetta, kun meillä on paras magnesiumin ja bikarbonaatin yhdistelmä.

Magnesiumbikarbonaatti tapauskertomus

Curious Outlier sanoi: ”Aloitin äskettäin magnesiumbikarbonaatin käytön. Teen tiivisteen hiilihapotetusta vedestä ja magnesiumhydroksidista. Kaksi päivää sitten vahingossa täyden kupillisen tiivisteen laimentamatta sitä. Tajuttuani, mitä että olin tehnyt, join nopeasti pari kuppia lisää vettä.”

”Loppupäivän ajan minulla oli todella mielenkiintoinen hyvän olon tunne. Lisäksi jotain mielenkiintoista tapahtui. Olen 50-vuotias ja viimeiseen kymmeneen vuoteen en ole tuntenut itseäni nälkäiseksi, kuten nuorena. Myöhemmin iltapäivällä tuona päivänä tuli nälkä ja oli pakko syödä iso ateria. Tunsin itseni myös pirteäksi ja energiseksi. Tunne oli hienovarainen, mutta todellinen.”

Syöpä rokotteesta - klooridioksidi auttaa

Meillä on nyt käsittämätön koronarokotteiden aiheuttama syöpätapausten kasvu. Varhain 2022 senaattori Ron Johnson järjesti Washingtonissa konferenssin nimeltä ”Second Opinion”. Yksi puhujista tässä viime maanantaina pidetyssä 5-tuntisessa nauhoitetussa tilaisuudessa oli asianajaja Thomas Renz. Hän todisti hänelle varatussa lyhyessä ajassa, että kolme sotilaslääkäriä oli ryhtynyt ilmiantajiksi vaarantaen uransa kertoakseen tietoja, jotka sisältyivät puolustusministeriön lääketieteelliseen tietokantaan. Valan velvoittamana ja rangaistuksen uhalla hän totesi keskenmenojen räjähdysmäisesti lisääntyneen lähes 300% vuonna 2021, **syöpätapaukset lisääntyivät lähes 300%** ja neurologiset vammat yli 1000%. Renz totesi: ”Sotilaillamme tehdään kokeita, heitä vahingoitetaan ja he saavat vammoja ja joskus mahdollisesti kuolevat koronarokotteiden johdosta.”

Vaikka ”rokotuksen jälkeisen syövän todellinen esiintyvyys ei ole vielä selvä”, Tri Roger Hodkinsonin mukaan, ”on selvää, että maailmanlaajuisesti on olemassa riittävästi anekdoottisia raportteja jotka viittaavat vahvasti siihen”, että syöpiä aiheutuu koronarokotteiden seurauksena.

Tohtori Hodkinson arvelee, että koronavirusinjektio saattaa heikentää immuunijärjestelmää, kuten ikääntyminenkin. ”Rokotuksilla on syvällinen vaikutus immuunijärjestelmämme elinvoimaisuuteen”, lääkäri sanoo, ”syvä huoli on siitä, että jotkut näistä syövistä, joita on raportoitu rokotteen jälkeen, tai ehkä kaikki niistä johtuvat 'immuunikadosta', jolloin immuunijärjestelmä on periaatteessa ollut pois valmiustilasta jonkin aikaa.”

On mahdollista, että rokotteen jälkeen immuunijärjestelmä on heikentynyt, mikä voimistaa syövän ”lisääntymään tavalla, jota se ei normaalisti olisi tehnyt”. Tämä täysin uskottava skenaario ”voisi johtaa sairauksien tsunamiin; syöpään ja muihin sairauksiin, jotka ovat aiheutuneet nimenomaan ja tahattomasti tästä rokotusohjelmasta,” Tohtori Hodkinson jatkoi.

Mitä kukaan voi sanoa syövän, geeniteknisten rokotteiden ja lähes kaikkialla esiintyvien koronatartuntojen suman kohdatessaan?

Tarvitsemme tehokkaiden luonnonlääkkeiden prikaatin, joskin yksi aine voisi olla ratkaiseva syöpäpotilaille - klooridioksidi.

Ensimmäinen potilas, jolla on metastaattinen haiman adenokarsinooma, on päättänyt kieltäytyä kemoterapiasta ja hoitaa itseään lipoiinihapolla sekä hydroksisitraatilla yhdistettynä klooridioksidiin suun kautta. Seurauksena hänen verikokeensa ja radiologiset tutkimukset ovat lähes normalisoituneet ja sairaus on pysynyt vakaana 18 kuukautta.

Toisella potilaalla, jolla oli hormoniresistentti metastaattinen eturauhassyöpä, on PSA-taso laskenut voimakkaasti ja terveydentila parantunut.

Mayo-klinikan kouluttama lääkäri raportoi syöpätapausten lisääntymisestä

Ihmisoikeusasianajaja Leigh Dundas kertoi *The Epoch Timesille:* ”Tammikuussa 2021 otettiin rokotteet käyttöön ja määrättiin ne Yhdysvaltain armeijan jäsenille. Jo rokotusvuoden kymmenen ensimmäisen kuukauden aikana ahdistustapaukset nousivat aikaisemmin tyypillisestä 37 000:sta 931 791 tapaukseen. Se oli siis yli 2400 % kasvu.”

Hänen mukaansa rintasyöpä oli ”melko kaavamainen” ja rintasyövän esiintyminen vaihteli 500:sta 900:aan tapaukseen viiden pakollisia rokotuksia edeltävän vuoden aikana. ”Ensimmäisenä kymmenenä kuukautena 2021 niitä oli 4068 tapausta, missä oli noin 450 % kasvu.

”Ruokatorven syövän esiintyminen Yhdysvaltain armeijassa oli hyvin minimaalista: 25-26 tapausta, ehkä huonona vuonna 39 tapausta. Rokotusten jälkeen tapauksia on jo yli 200”, Dundas sanoi.

Tohtori Ryan Cole

Idahon osavaltion hallituksen maaliskuussa tuottamassa videossa tohtori Ryan Cole, joka johtaa tunnetuinta riippumatonta testilaboratoriota Idahossa, sanoi, että sen jälkeen, kun Idahossa otettiin käyttöön rokotteet, hän on havainnut syöpien huikean lisääntymisen niiden keskuudessa, jotka ovat saaneet sikiöiden saastuttamia rokotteita.

”Tammikuun 1. päivän jälkeen laboratoriossani on havaittu 20-kertainen lisäys kohdun limakalvojen syöpiä verrattuna siihen, mitä näen vuosittain”, Cole kertoi videoleikkeessä. ”En liioittele lainkaan, koska kun katson lukuja vuosi vuodelta, ajattelen: Jukra, en ole koskaan ennen nähnyt näin paljon kohdun limakalvosyöpiä.” Kuuntele tohtori Cole tästä linkistä:

https://www.brighteon.com/b22a9872-c1ed-43d6-b8c9-369f8c9065d4

Cole selitti, että koronarokotteet näyttävät vaikuttavan immuunijärjestelmän toimintaan, joka on vastuussa syöpäsolujen ja muiden virusten kasvun torjumisesta, viitaten ilmiöön ”käänteisenä HIV-vasteena”.

Cole selitti, että rokotteet aiheuttavat ”tappaja-T-solujen” tukahduttamisen samalla tavalla kuin HIV tukahduttaa ”auttaja-T-solut”. Molemmat solutyypit ovat olennainen osa immuunijärjestelmää syöpäsolujen ja muiden vahingollisten virusten torjunnassa.

Endometrisyövän lisäksi Cole raportoi melanoomien, herpeksen vyöruusun ja mononukleoosin ”noususta” sekä ”valtavasta noususta” HPV:ssä, minkä hän selittää kokeellisten rokotteiden aiheuttamilla vahingoilla immuunijärjestelmälle.

Klooridioksidi olennainen syövän hoidossa

On tärkeää säilyttää nesteytys, hengittää normaalisti, pysyä lämpimänä, syödä hyvin ja harrastaa liikuntaa mahdollisuuksien mukaan. Tässä ovat kriittiset edellytykset onnistuneelle syöpähoidolle. Ottaisin mukaan bikarbonaatteja, magnesiumia, seleeniä ja rikkiä. Seleeni ei ole mukana pieninä lisäravinneannoksina, vaan tehohoitotason lääkkeenä suurina annoksina. Mutta syistä, jotka tulemme näkemään, klooridioksidia ei vain lisätä tähän ryhmään, vaan sen on annettava johtaa hyökkäystä.

Klooridioksidi hakeutuu syöpäsoluihin kuin magneetti syövän tuottamaan paikallisen maitohapon avulla. Kun klooridioksidi joutuu kosketuksiin maitohapon kanssa, se vapauttaa happea suoraan sinne, missä sitä eniten tarvitaan. Syöpäsolujen tiedetään tuottavan suuria määriä maitohappoa. Se johtuu syöpäsolujen mitokondrioiden huonosta toiminnasta, mikä estää niitä käyttämästä sitruunahappokiertoa.

On raportoitu, että syöpäsolut voivat tuottaa 40 kertaa enemmän maitohappoa kuin normaalit solut. Sen seurauksena niiden aineenvaihdunta on likaista ja ne myrkyttävät ympäröiviä soluja lisääntyvässä määrin happamuudella.

Hapan keho hapan syöpä

Syöpään liittyy hallitsemattomien solujen ja ympäröivän kudoksen välinen vuorovaikutus, on tohtori Mina Bissellin selkeä viesti. Ympäröivien solujen terveys tai sairaus ja ympäröivä solunulkoinen matriisi ovat vuorovaikutuksessa ja muokkaavat syöpäsolujen käyttäytymistä, kuten polariteettiä, migraatiota ja lisääntymistä.

Syöpäsolut muodostuvat rutiininomaisesti useimpien kehossa matalajännitteisissä, vähähappisissa ja happamissa pH-alueissa. Lopputulos: mitä happamammat olosuhteet, sitä aggressiivisempi syöpä. Hypoksia ja solunulkoinen happamuus liittyvät syvästi solujen mikroympäristöön ja syövän leviämiseen.

Solut eivät pysty puhdistautumaan ilman riittävää happea, joten happoja kertyy. Ilman riittävää happea solut turvautuvat käymiseen vaihtoehtoisena energialähteenä selviytyäkseen, mikä lisää happamuutta tuottamalla maitohappoa. Ilman riittävää happea solut muuttuvat syöväksi tai kuolevat.

On useita tapoja tunkea happea mitokondrioiden kurkusta alas. Yksi parhaista ja edullisimmista tavoista on klooridioksidi. Klooridioksidi on aine, joka tuottaa happea kudoksiin ja kaikkiin kehon nesteisiin ja aktivoi solujen mitokondriot tuottamaan enemmän energiaa, jonka avulla elimistö voi toipua.

Tohtori Andreas Kalcker sanoo: ”Monet heikentävät sekundaariset infektiot myrkkyineen tulevat neutralisoiduiksi, jolloin maksan ja munuaisten toiminta helpottuu. Lisäksi kehossa on paljon enemmän happea ja siten paljon enemmän energiaa. Klooridioksidi tarjoaa siten parempaa elämänlaatua nopeasti.”

Rintasyövän hoito CDS:llä

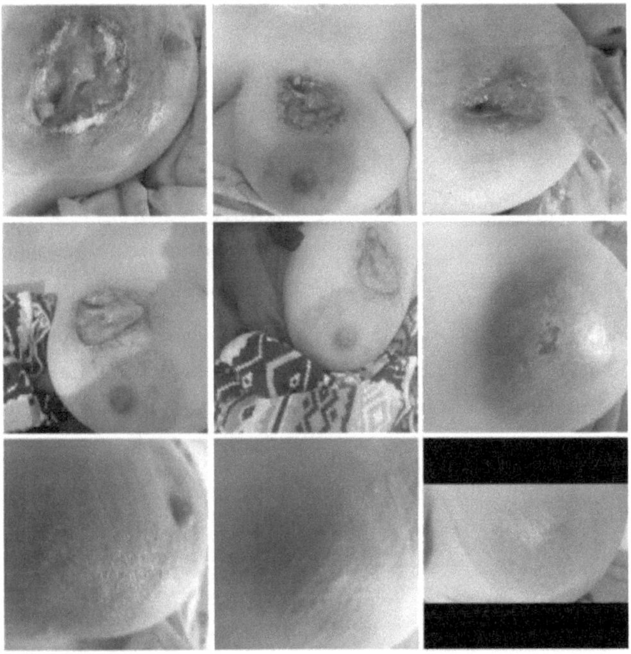

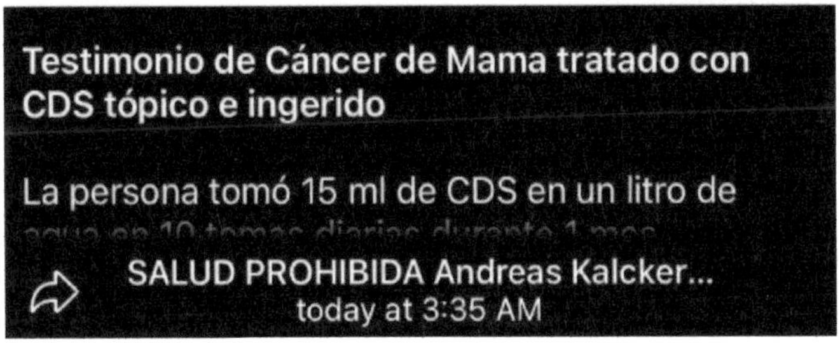

Testimonio de Cáncer de Mama tratado con CDS tópico e ingerido
La persona tomó 15 ml de CDS en un litro de
SALUD PROHIBIDA Andreas Kalcker...
today at 3:35 AM

Henkilö otti 15 ml CDS:ää litraan vettä 10 päivittäisenä annoksena kuukauden ajan ja käytti puhtaita CDS-tyynyjä paikallisesti aamulla ja illalla. Kuvissa näkee syövän kehittymisen.

Klooridioksidilla on syöpää ja viruksia ehkäiseviä vaikutuksia, mikä johtuu todennäköisesti sen happiradikaaleja lisäävästä vaikutuksesta. Klooridioksidi osoitti merkittävää myrkyllisyyttä kahta rintasyöpäsolulinjaa (MCF-7, MDA-MB-231) ja kolmea kolorektaalisyöpäsolulinjaan vastaan. (LoVo, HCT-116, SW-480). Myrkyllisyys näytti liittyvän klooridioksidin kykyyn lisätä reaktiivisten happilajien (ROS) tuotantoa.

Klooridioksidin ruiskutuksesta suoraan syöpäkasvaimeen on patentti. Klooridioksidi ruiskutetaan suoraan syöpäkasvaimeen heti ja toistetaan usein. Tuloksena kasvain häviää tehokkaasti potilaasta, mikä kestää yhdestä päivästä useaan päivään ja muutamaan viikkoon. Joskus syöpä tuhoutuu muutamassa päivässä eikä uusiudu.

Yhteenveto

Yksi poikkeuksellisimmista asioista klooridioksidin suhteen on se, että triljoonat molekyylit vapautuvat verenkiertoon suoraan mahalaukun seinämän läpi, kuin heinäsirkat, jotka hakeutuvat happamille alueille.

Elimistön happamat alueet ovat vähähappisia hypoksia-alueita. Tällaisille alueille joutuneilla soluilla on alhainen soluenergia ja alentunut mitokondrioiden aktiivisuus, koska pH on solujännitteen mitta.

Koronarokotteen aiheuttamaa syöpää koskien lääkäreiden ja potilaiden tulee kiinnittää huomiota siihen, mitä kiirehditty, vaarallinen ja perusteellisesti testaamaton geenitekninen rokote aiheuttaa verelle. Klooridioksidi vaikuttaa samanaikaisesti verihyytymien käsittelyssä ja kulkeutuu syöpäkohtiin neutralisoimaan syöpään liittyviä happoja ja vähähappisia olosuhteita.

On vaikea jäljittää tarkkoja fysiologisia mekanismeja siitä, miten koronarokotteet aiheuttavat syövän sen lisäksi, että ne tuhoavat verta ja heikentävät immuunijärjestelmää.

Seleenin käyttö elohopean keskellä

Kaikkien nykyajan ihmisten on oltava huolissaan seleenistä, koska se on osittainen vastalääke elohopealle. Valitettavasti elämme elohopean saastuttamassa maailmassa, joka pahenee vuosittain, koska maailmanlaajuiset hiilivoimalat päästävät noin 15-20 tonnia elohopeaa ilmakehään päivittäin. Seleeni olisi siis lisättävä mineraaliluetteloon, jota klooridioksidin käyttäjät tarvitsevat, koska se on välttämätön elohopean sitoja. Mutta ei ihan mikä tahansa seleeni, vaan aivan erityinen lipidipohjainen seleeni.

Kirjassaan ”Seleeni. Saatko tarpeeksi seleeniä vähentämään syöpäriskiäsi?”. Edgar N. Drake, FT toteaa: ”Seleeniglutationi tappaa syöpäsoluja niin tehokkaasti, että sen steriilit liuokset on patentoitu suoraa injektiota varten syöpäsoluihin.”

Syyskuussa 2006 julkaistun *National Wildlife Federationin* raportin mukaan elohopeasaasteet kulkeutuvat lähes jokaiseen elinympäristöön Yhdysvalloissa ja altistavat lukemattomat luonnonvaraiset eläinlajit mahdollisesti haitallisille elohopeapitoisuuksille. ”Laululinnuista alligaattoreihin, kilpikonniin, lepakoihin, kotkista saukkoihin, elohopeaa kerääntyy lähes jokaiseen ravintoketjun osaan”, sanoo Catherine Bowes, National Wildlife Federationin projektijohtaja ja raportin pääkirjoittaja.

”Raportti antaa vakuuttavan kuvan elohopean aiheuttamasta saastumisesta Yhdysvalloissa ja paljon useammat lajit ovat vaarassa kuin olemme aiemmin luulleet. Valitettavan pitkään luultiin kalojen olevan avainlaji elohopean vaikutuksen kohteena, mutta kalat ovat vain jäävuoren huippu.” Ihmiset unohtavat aivan liian helposti, että myös ihmiskunta on eläinlaji ja sama asia tapahtuu myös meille. Nyt on kulunut kuusitoista vuotta ja tuo elohopeajäävuori ruhjoo meitä armottomasti.

Suurin osa tästä elohopeasta on peräisin hiilivoimaloista. Silti ilmaston lämpenemisen fanaatikot eivät koskaan mainitse mitään muuta kuin hiilidioksidipäästöt, jotka vain pitävät planeettamme lämpimänä, kun aurinko viilenee. Ihmisen kohtalo on törmäyskurssilla elohopean, ei hiilidioksidin kanssa.

Arvio elohopean vuotuisesta maailmanlaajuisesta päästöstä ilmakehään kaikista lähteistä, mukaan lukien luonnolliset, ihmisen

aiheuttamat ja valtameripäästöt vuonna 1995 oli 5 500 tonnia.
Yhdysvaltain ympäristönsuojeluvirasto

Kaikista ilmastohälytyksistä huolimatta kivihiilen käyttö kasvaa, ei vähene ja niin myös Intian ja Kiinan hiilivoimalat. Intian ja Kiinan hiilituotanto kasvaa 700 miljoonalla tonnilla vuodessa: Se on enemmän kuin Yhdysvaltojen koko hiilituotanto.

Ei tarvitse venyttää mielikuvitusta ymmärtääkseen, mitä tapahtuu laululinnuille, tapahtuu myös lapsillemme. Koska elohopea on hermomyrkky, joka saa aikaan neurologisia ongelmia, sitä pidetään vaarallisena ilmansaasteena, mikä asettaa sen oikeudelliseen rikoisasemaan. Elohopea on hermomyrkky, joka pieninäkin pitoisuuksina aiheuttaa terveysongelmia. Jos yksi gramma elohopeaa voi saastuttaa 20 hehtaarin suuruisen järven tai tappaa lapsen, kuvittele, että mitä 8-10 miljardia grammaa elohopeaa voisi aiheuttaa.

Elohopea nousee korkealle ja kulkee ympäri maapallon ilmakehässä, josta on tullut elohopean saastuttama mannertenvälinen liukuhihna. Ympäristönsuojeluvirasto arvioi, että tiettyinä päivinä lähes 25% ilmassa olevista hiukkasista Los Angelesin yläpuolella on peräisin Kiinasta. Jotkut asiantuntijat ennustavat, että Kiina voi jonain päivänä aiheuttaa kolmanneksen Kalifornian ilmansaasteista.

”Jopa alueet, joilla ei ole merkittäviä elohopeapäästöjä, kuten arktinen alue, kärsivät elohopeapäästöistä elohopean mannertenvälisen ja maailmanlaajuisen kulkeutumisen vuoksi”, raportoi Yhdistyneiden Kansakuntien ympäristöohjelma (UNEP). FDA totesi lähes kaksi vuosikymmentä sitten, että 2000 - 3000 tonnia metallista elohopeaa vapautuu ilmaan ihmisen valmistamista lähteistä. Elohopea on levinnyt ilmakehään ja valtameriin, joissa sen myrkyllisyys lisääntyy metylaation johdosta. Elohopean myrkyllisyys lisääntyy kalojen, nisäkkäiden ja bakteerien avulla. Elohopea kertyy elolliseen luontoon ja käy läpi biologista suurentumista.

Osavaltioissa, jotka raportoivat suurimmista elohopeapäästöjen määristä on myös eniten kehityshäiriöitä, kuten autismia.
Tohtori John Palmer

Olemme luoneet maan päälle kemiallisen helvetin, raskasmetallihelvetin, jossa on lupauksia jatkuvasti pahenevista olosuhteista. Mutta jos pääset lähellekään FDA:ta, kuulet, kuinka elohopea on turvallista. Onko hyväksyttävää, että hammaslääkärit laittavat hermomyrkkyä tuuman päähän potilaiden aivoista ja lastenlääkärit ruiskuttavat sitä rokotteidensa mukana kolmannen maailman maissa?

Kemiallinen radioaktiivisuus on sopiva ilmaus kuvaamaan elohopean ja muiden kemikaalien aiheuttamaa tautien lisääntymistä. Lisäksi tilanne pahenee, kun satoja miljoonia tonneja myrkyllisiä kemikaaleja tuotetaan ja lisätään biosfääriin vuosittain.

Kaikkien on nyt elettävä ja hengitettävä vaarallisen kemikaalipilven keskellä, jonka laskeuma tunkeutuu ihomme läpi. Vaikka emme ole onnistuneet tuhoamaan itseämme atomipommien radioaktiivisilla pilvillä, olemme onnistuneet rämpimään ja uhkaamaan itseämme kemikaalien ja raskasmetallien saasteilla.

Elohopean myrkyllisyys, entsyymit ja rikkisidokset

Meidän on oletettava, että elohopea ja ravitsemukselliset puutteet ovat aina yhdessä.

Entsyymit ovat proteiineja ja kuten kaikki proteiinit, ne koostuvat aminohappoketjuista. Ketjujen on laskostuttava tietyllä tavalla, jotta entsyymi voi toimia. Rakenne varmistetaan monissa entsyymeissä aminohappoketjujen ristisidoksilla. Ristisidokset koostuvat kaksoisrikkisidoksista. Rikkisillat ovat kovalenttisia S-S-sidoksia kahden kysteiiniaminohapon välillä, jotka ovat yleensä melko vahvoja. Rikkisidokset vahingoittuvat myrkytyksissä.

Elohopea sitoutuu S.H.-ryhmiin (sulfohydryyliryhmiin), mikä johtaa rikkisidosten passivoitumiseen, estää entsyymitoiminnot ja tuottaa hyvin myrkyllisiä rikkiyhdisteitä, joita elimistön on vaikea käsitellä. Rikki on välttämätön entsyymeissä, hormoneissa, hermokudoksessa ja punasoluissa. Rikkisidokset ovat ratkaisevan tärkeitä ihmisen biologialle.

Insuliinissa on kolme rikkiä sisältävää ristisidosta ja insuliinireseptorissa on tyrosiinikinaasin sisältämä rikkisidos, jotka ovat ensisijaisia sidontakohteita sekä elohopealle että lyijylle. Jos elohopea kiinnittyy johonkin näistä kolmesta rikkisidoksesta, se häiritsee insuliinimolekyylin normaalia biologista toimintaa.

Tiolimyrkyt, erityisesti elohopea ja sen yhdisteet, reagoivat proteiinien S.H.-ryhmien kanssa ja johtavat erilaisten entsyymien heikentyneeseen aktiivisuuteen. Se aiheuttaa häiriöitä monien elinten ja kudosten toiminnassa.
Professori I.M. Trakhtenberg

Elohopea on voimakkain entsyymin estäjä; se kuuluu omaan luokkaansa ja ansaitsee oman tittelinsä myrkyllisimpänä ei-radioaktiivisena alkuaineena. Koska elohopea ja lyijy kiinnittyvät proteiinien erittäin haavoittuviin solmukohtiin, niillä on poikkeuksellisen suuri kyky aiheuttaa elimistössä biokemiallisia ja morfologisia muutoksia.

Kun elohopea estää tioliryhmiä, soluproteiinit menettävät reaktiiviset ominaisuutensa ja kykynsä suorittaa rutiinitehtäviänsä. Yleinen insuliinin aktiivisuusmalli osoittaa, että yksi insuliinimolekyyli tarttuu reseptorin kysteiinipitoiseen alueeseen, koskettaa proteiiniketjun kumpaakin puolta, jotka disulfidisidos erottaa toisistaan. Jos reseptorin geometria on muuttunut elohopean vaikutuksesta, viestiä, että insuliini on saapunut, ei saada.

Candida ja elohopean myrkyllisyys

Tutkimusten mukaan noin 80% ihmisiä, jotka kärsivät Candida-oireista on kohonneita elohopeapitoisuuksia elimistössään. Sienen kasvu on elimistön vaste elohopeamyrkytykseen, koska sienet yhdistyvät raskasmetalliin, mikä varastoi ne turvallisesti. Candida ja loiset syövät raskasmetalleja ja sokeria ja varastoivat ne biofilmiin.

Tonnikalassa on runsaasti seleeniä

Tonnikalassa on tasaisen runsaasti seleeniä. Lähes 300 tieteellistä tutkimusta on osoittanut, että seleeni suojaa elohopea-altistukselta. Joten kaikki ryhmät, jotka moittivat elohopeaa kalassa puhumatta seleenistä, peittävät puolet tarinasta.

Kun seleeni, jota on useimmissa kaloissa ja elohopea esiintyvät yhdessä, ne muodostavat uuden yhdisteen. Se vaikeuttaa elohopean imeytymistä ihmiskehoon yksin. Tutkijat ovat myös merkinneet, että kaloissa oleva kysteiini sitoutuu elohopeaan, mikä tekee siitä turvallisempaa syödä. Kun elohopea ”sitoutuu” seleeniin tai kysteiiniin, se ei enää voi vapaasti ”sitoutua” mihinkään muuhun - kuten aivo- tai munuaiskudokseen.

Silti ”elohopean terveysriskeistä on tarpeeksi vahvaa näyttöä, jotta ihmiset, erityisesti lapset ja hedelmällisessä iässä olevat naiset olisivat varovaisia sen suhteen, kuinka paljon ja mitä kalaa he syövät”, toteavat tutkijat maailmanlaajuisessa elohopeaa käsittelevässä kahdeksannessa kansainvälisessä konferenssissa *Elohopea saastuttajana.*

Kirjoitin 15 vuotta sitten, että elohopean ja kroonisten sairauksien välinen yhteys on hyvin dokumentoitu tieteellisessä kirjallisuudessa. Etsimällä elohopean ja sydän- ja verisuonitautien välistä yhteyttä, löytyy 358 tieteellistä artikkelia, jotka ovat esimerkki kytköksestä. Elohopean ja syövän välisestä suhteesta löytyy 643 tieteellistä artikkelia. Yhteys elohopean ja hermoston rappeutumissairauksien välillä on merkittävin ja viitteitä on eniten 1445.

Elohopeasta on muistettava, että se on kertyvä myrkky, joten yksi saastumisalue ei ole erillään toisesta. Jos esimerkiksi raskaana oleva nainen syö paljon kalaa, hänellä on paljon amalgaamipaikkoja ja hän saa elohopeaa sisältäviä rokotteita, riski hänen ja kehittyvän sikiönsä terveydelle moninkertaistuu huomattavasti.

Ensimmäinen seleenilääkäri

Revici-menetelmä on epätavanomainen syövän hoitomenetelmä, jonka kehitti Emanuel Revici, MD. Revici oli ensimmäinen lääkäri, joka kehitti seleeniyhdisteet, joiden myrkyllisyys oli niin alhainen, etta niitä voitiin antaa syöpäpotilaille annoksina, jotka ylittivät huomattavasti tavallisten seleeniyhdisteiden turvallisuusrajat. Hän teki sen sitomalla mineraaliseleenin kemiallisesti lipidiin.

Seleeni auttaa pysäyttämään vaurioituneiden DNA-molekyylien lisääntymisen, eli estää kasvainten kehittymisen. ”Se edistää syöpien ja syövän esiasteiden kuolemista. Kuolema näyttää tapahtuvan ennen kuin ne lisääntyvät, mikä auttaa pysäyttämään syövän heti alkuunsa”, sanoo tohtori James Howenstine kirjassaan *A Physician's Guide to Natural Health Products That Work.*

Arizonan yliopistossa toimivan tohtori Larry Clarkin vuonna 1996 tekemä tutkimus osoitti, kuinka tehokkaasti seleeni voi suojata syövältä. Tutkimuksessa, johon osallistui 1 300 iäkästä ihmistä, syövän esiintyminen väheni 42% niillä, jotka ottivat 200 mikrogrammaa seleeniä päivittäin noin seitsemän vuoden ajan, verrattuna lumelääkettä saaneisiin.

Syöpäkuolemat vähenivät seleeniä käyttäneillä lähes puoleen, kertoo tutkimus *Journal of American Medical Association* lehdessä. Lisäksi seleeniä käyttäneillä oli 63% vähemmän eturauhassyöpiä, 58% vähemmän paksu- ja peräsuolen syöpiä, 46% vähemmän keuhkosyöpiä ja kaiken kaikkiaan 37% vähemmän syöpiä. Lisäksi seleenin havaittiin vähentävän keuhkosyövän riskiä enemmän, kuin tupakoinnin lopettaminen.

Toinen tutkimus esiteltiin vuonna 2013 *American Association for Cancer Research* tapahtumassa (AACR) Washingtonissa. Tutkijat havaitsivat, että korkeammat seleenipitoisuudet varpaankynsissä olivat yhteydessä huomattavasti pienempään eturauhassyövän riskiin ja miehillä, joilla oli korkeimmat pitoisuudet, riski oli 63% pienempi (riskisuhde 0,37). Samaan aikaan 23. päivä toisessa tutkimuksessa raportoitiin, että seleenilisäys vähentää ja viivästyttää rintasyövän etäpesäkkeiden muodostumista, mutta vääränlainen seleeni voi pahentaa sitä.

Revici, joka kuoli kypsässä 101 vuoden iässä, joutui aikansa viranomaisten jahtaamaksi. Dr. Seymour Brenner, arvostettu sädehoitolääkäri, joka harjoitti yksityisvastaanottoa New Yorkissa, todisti Revicin puolesta. Hän oli tutkinut monia potilaita, joiden syöpä oli edennyt hyvin pitkälle, jotka olivat parantumattomia tavanomaisin keinoin ja jotka Revici oli saattanut pitkiin paranemisvaiheisiin. Dr. Brenner sai riippumattoman patologipaneelin vahvistamaan diagnoosin ja sijainnin ennen jokaisen potilaan ensimmäistä käyntiä Revicin luona. Hän todisti, että hänen havaintonsa vahvasti viittasivat siihen, että Revicillä on syöpähoito, joka ansaitsee lisätutkimuksia.

Glutationi ja seleeni

”Jos glutationin puutteessa oleva ottaa klooridioksidia suonensisäisesti, hallitsematon hapetusstressi voi vahingoittaa häntä. Tieto on peräisin CDS:ää käyttävältä lääkäriltä. Ihmisten vointi huononi CDS:llä, kun glutationista oli puutetta. Kuitenkin glutationin täydennyksen jälkeen, voi sietää CDS:ää”, kirjoitti Curious Outlier, Telegramin suurimman klooridioksidiryhmän omistaja.

Magnesiumin puutos aiheuttaa glutationin ehtymistä. Glutationin tuotanto riippuu magnesiumista ja vaatii lisäksi glutamyylikysteiiniä, glysiiniä, ATP:tä ja magnesiumioneja muodostaakseen glutationia. Tohtori Russell Blaylockin mukaan alhainen magnesiumpitoisuus liittyy vapaiden radikaalien dramaattiseen lisääntymiseen ja glutationin ehtymisen. Seleenin terveyshyödyt perustuvat sen ratkaisevaan antioksidanttitehtävään osana glutationiperoksidaasia (GPx).

Tohtori Pedro Chavez suosittelee kolme viikkoa klooridioksidia ja sen jälkeen viikko glutationia. Tai sitten otetaan klooridioksidia päivän alkupuolella ja glutationia päivän jälkipuoliskolla.

Tapauksissa, joissa on seleenin puute ja glutationiperoksidaasien heikentynyt toiminta, vaarallinen vetyperoksidi hajoaa vielä vaarallisemmiksi hydroksyyliradikaaleiksi, jotka vahingoittavat solukalvoja ja DNA:ta ja johtavat lopulta vakaviin sairauksiin. Seleeni osallistuu suoraan solukalvojen ja DNA:n eheyden säilyttämiseen.

Seleenin hyödyt ovat seurausta glutationin toiminnasta kehossamme. Seleenillä tehdyt tutkimukset todistavat tämän yhteyden. Alhaisia seleenipitoisuuksia on todettu terveysongelmissa, joissa esiintyy alhaisia glutationitasoja. Kaikkien näiden sairauksien eteneminen ja hoitojen onnistuminen riippuvat glutationitasoista ja asianmukaisesta glutationiperoksidaasien toiminnasta.

Muita seleenin hyötyjä ovat osallistuminen proteiinisynteesiin, DNA:n synteesiin, kilpirauhashormonien muodostumiseen, terveiden hiusten ja ihon ylläpitoon (glutationiperoksidaasit suojaavat soluja UV-vaurioilta) ja suojaavat anemialta (glutationiperoksidaasit suojaavat punasoluja hapettumiselta ja kuolemalta).

Valmisteluprotokollana neuvoisin uusia klooridioksidin käyttäjiä valmistautumaan ottamalla korkeita annoksia magnesiumia, bikarbonaattia, jodia, rikkiä ja seleeniä. Kun sanon korkeita, en tarkoita tavanomaisia lisäravinteiden tasoja vaan terapeuttisia lääkinnällisiä tasoja, joilla saadaan aikaan korkeampi glutationitaso mahdollisimman nopeasti.

Minkä tyyppistä seleeniä tulisi käyttää?

Revici kehitti uudenlaisen tekniikan kaksoissidosten avaamiseksi tyydyttymättömien rasvahappojen molekyyleissä liittääkseen tarkkoihin kohtiin eri metallielementtejä. Hänen vallankumoukselliset tekniikkansa muuttivat myrkylliset aineet turvallisiksi syöpälääkkeiksi. Revicin seleenin käyttö syövänhoidossa tapahtui yli kaksikymmentä vuotta ennen kuin valtavirran kiinnostus tätä mineraalia kohtaan heräsi. Seleeni on yksi tärkeimmistä hivenaineista, josta on aina puutetta syöpäalttiissa väestöissä. Tutkimukset ovat kuitenkin osoittaneet, että sillä on arvoa paitsi syövän ehkäisyssä myös sen hoidossa. Revici käytti ainutlaatuista seleenin molekyylimuotoa (bivalentti-negatiivinen seleeni), joka on liitetty rasvahappomolekyyliin.

Tässä muodossa hän saattoi antaa jopa 1 gramman seleeniä päivässä, mikä vastaa seuraavia määriä 1 miljoona mikrogrammaa päivässä, tiettävästi ilman myrkyllisiä sivuvaikutuksia. Sitä vastoin liika seleeniitti (kuusiarvoinen positiivinen seleeni) vahingoittaa eläimiä, joten kaupallisen seleenin saanti on rajoitettu vain 100-150 mikrogramman annokseen suun kautta. Tohtori Revici usein antoi myrkyttömän seleenimuotonsa injektiona, joka on yleensä neljä kertaa tehokkaampi kuin suun kautta annettu muoto.

Vuoteen 1948 mennessä Revici oli alkanut tutkia seleenin käyttöä syövän hoidossa ja säteilyvaurioiden vähentämisessä. Hänen lupaavat säteilyä koskevat löydöksensä kiinnostivat Yhdysvaltojen laivaston tutkijoita, jotka testasivat A-pommeja Tyynellämerellä. Tutkijat kutsuivat hänet mukaansa tutkimaan säteilyn haitallisia vaikutuksia.

Kirjani seleenistä on ainoa kattava lääketieteellinen kirja, joka on kirjoitettu aiheesta. Suurten seleeniannosten ottaminen on mahdollista, kun käytetään lipidimuotoa. Lipidi korvaushoito voi palauttaa ja auttaa ylläpitämään mitokondrioiden kalvojen toimintaa korvaamalla vaurioituneita kalvoja, joten täydellinen seleenin muoto olisi seleeni lipidiin sidottuna.

Revicin tutkimus on osoittanut, että lipidit kiinnittyvät kasvaimiin ja muihin epänormaaleihin kudoksiin. Tämän vuoksi lipidit tai lipidien kaltaiset synteettiset yhdisteet jotka annetaan potilaalle joko suun kautta tai injektiona, kulkeutuvat suoraan kasvaimeen tai vaurioon.

Seleeni on syövän hoidon perusta

Eräässä korealaisessa tutkimuksessa tutkittiin klooridioksidin käyttöä syöpää ja viruksia vastaan. Tulokset osoittavat, että klooridioksidilla on syöpää ja viruksia ehkäiseviä vaikutuksia todennäköisesti ROS-tuotantoa indusoivan vaikutuksen vuoksi.

Tiede tietää, että ihmiset, jotka asuvat alueilla, joilla on runsaasti seleeniä tai magnesiumia sisältävä maaperä, sairastuvat harvemmin syöpään. Esimerkiksi Kiinassa, jossa maan maaperän seleenipitoisuudet vaihtelevat paljon enemmän kuin Yhdysvalloissa ja väestö liikkuu vähemmän, saatiin vuonna 1985 tehdyssä ekologisessa tutkimuksessa dramaattisia tuloksia liittämällä syöpä seleenin puutteeseen. Matalan seleenipitoisuuden luokittelussa kuoli kolme kertaa enemmän ihmisiä syöpään kuin korkean seleenipitoisuuden luokassa.

Syöpäkuolemat vähenivät seleenillä lähes puoleen, ilmenee *Journal of American Medical Association* lehdessä vuonna 1996. Lisäksi seleeniä saaneilla oli 63% vähemmän eturauhassyöpiä, 58% vähemmän paksunsuolen ja peräsuolen syöpiä, 46% vähemmän keuhkosyöpiä ja 46% vähemmän keuhkosyöpiä ja 37% vähemmän syöpiä. Lisäksi seleenin havaittiin vähentävän keuhkosyöpäriskiä enemmän, kuin tupakoinnin lopettaminen.

Tiedot viittaavat siihen, että runsaasti seleeniä sisältävä ruokavalio suojaa vatsa-, rinta- ja ruokatorven syöviltä, keuhko-, eturauhas-, paksu- ja peräsuolen syövältä. Tohtori Harold Fosterin mukaan Yhdysvalloissa syöpäkuolemia on vähemmän, kun veren seleenipitoisuus on korkea. Kriittisessä tutkimuksessa havaittiin, että korkeat veren seleenipitoisuudet ovat yhteydessä neljä- tai viisinkertaiseen eturauhassyövän riskin vähenemiseen. Stanfordin yliopiston tutkijat tutkivat 52 miestä, joilla oli ollut eturauhassyöpä ja vertasivat heitä 96 mieheen, joilla ei ollut eturauhassyöpää. Yksi yllättävä havainto oli, että veren seleenipitoisuus laski yleensä iän myötä. Tiedetään hyvin, että riski sairastua eturauhassyöpään kasvaa dramaattisesti iän myötä.

Maantieteellisiä eroja tutkineet ovat havainneet, että matalan seleenipitoisuuden alueilla kuolleisuus oli suurempaa pahanlaatuisiin lymfoomiin ja kielisyöpiin, ruokatorven, mahalaukun, paksusuolen, peräsuolen, maksan, haiman, kurkunpään, keuhkojen, munuaisten ja virtsarakon syöpiin. Lisäksi syöpäpotilailla, joilla on alhainen seleenipitoisuus, tauti leviää laajemmalle, tauti uusiutuu useammin ja he kuolevat aikaisemmin.

Kiinassa, jossa maaperän seleenipitoisuudet vaihtelevat paljon dramaattisemmin kuin Yhdysvalloissa ja missä väestö on vähemmän liikkuvaa, osoitti vuonna 1985 tehty ekologinen tutkimus dramaattisia tuloksia syövän ja seleenin puutteen liittymisestä toisiinsa. Tohtori Shu-Yu Yu mittasi veripankkeihin varastoidun veren seleenipitoisuutta 30 alueella Kiinassa. He luokittelivat alueet korkeaan seleenipitoisuuteen, keskinkertaiseen seleenipitoisuuteen ja matalaan seleenipitoisuuteen.

Sitten he vertasivat syöpäkuolemia seleenipitoisuuksiin ja havaitsivat tarkan korrelaation. Esimerkiksi **alhaisen seleenipitoisuuden ryhmässä kuoli ihmisiä syöpään kolme kertaa enemmän, kuin korkean seleenipitoisuuden ryhmässä**.

Länsi-Afrikassa Senegalissa on maaperässä korkeita seleenipitoisuuksia ja siten myös elintarvikkeissa ja odotetusti senegalilaisilla miehillä on maailman alhaisimmat luvut henkitorven, keuhkoputkien ja keuhkojen, mahalaukun ja paksusuolen syövissä sekä neljänneksi vähiten eturauhassyöpää ja kuudenneksi vähiten ruokatorven syöpää. Samoin senegalilaisilla naisilla on vähiten henkitorven, keuhkoputkien ja keuhkojen, ruokatorven, mahalaukun ja paksusuolen syöpiä, toiseksi vähiten rintasyöpää ja viidenneksi vähiten kohtusyöpä.

Seleeni on epäilemättä välttämätön terveydelle ja se suojaa syövältä ja muilta sairauksilta. Seleeni, pääasiassa jodin, C-vitamiinin, E-vitamiinin ja beetakaroteenin kanssa, estää kemiallisia reaktioita, jotka synnyttävät elimistössä vapaita radikaaleja (jotka voivat vahingoittaa DNA:ta ja aiheuttaa solujen rappeutumismuutoksia, jotka johtavat syöpään). Seleeni sitoutuu voimakkaasti myös elohopeaan, joka suojaa meitä sen haitallisilta vaikutuksilta.

Mikään alla oleva ei pidä paikkaansa lipidiseleenillä

”Koska seleeniin liittyy hyvin dokumentoitua myrkyllisyyttä, jota kutsutaan selenoosiksi, haittoja voi ilmetä jo 250 µg:n päiväannoksella ja vakavia ongelmia yli 1000 µg:n päiväannoksella. Oireita ovat hiustenlähtö, kynsien epämuodostumat, valkosipulinhajuinen hengitys ja neurologiset ja ruoansulatuskanavan häiriöt. Seleenin myrkyllisyyden vuoksi seleenin täydentämisestä ja annoksista olisi keskusteltava lääkärin kanssa.”

Viimeinen henkilö, jonka kanssa sinun pitäisi puhua seleenistä, on lääkärisi. Mahdollisuus, että hän tuntee lipidiseleenin, on suunnilleen nolla.

Annostelu klooridioksidin kanssa

Ehdottaisin, että seleenipitoista *Tungöljyä* voi ottaa jo tunnin kuluttua klooridioksidiannoksesta. Tungöljyn annokset riippuvat siitä, mitä hoidat, kunnostasi ja painostasi. Ensimmäisellä kerralla, kun otin sitä, join 28 tippaa ilman ongelmia. En ole koskaan laskenut tippoja sen jälkeen. Laitan sen vain kielen alle ja huuhtelen sen sitten jodivedellä.

Glutationi lääkkeenä

Hoito-ohjesivullani https://drsircus.com/protocol/ olen suositellut kolmea eri glutationivalmistetta, yhtä sumutettavaksi natriumbikarbonaatin kanssa ja yhtä otettavaksi suun kautta, mutta sen imeytyminen vaihtelee. Glutationisupot ovat tehokkaita ja erityisen hyviä intensiivisissä lääketieteellisissä tilanteissa.

Poikkeuksellinen tuote, joka luonnollisesti auttaa kehoa tuottamaan enemmän glutationia, on nimeltään MaxOne. Se on ihanteellinen antamaan soluille, mitä ne tarvitsevat tuottaakseen glutationia luonnollisesti.

Tohtori Boyd Haley kehitti parhaan ja turvallisimman elohopean kelaattorin. Haleyn kelaattori NBMI on hämmästyttävä ja sen pitäisi olla lähellä syöpä- ja neurologisten potilaiden hoitoprotokollien kärkeä (ajatelkaa autismia, Alzheimerin tautia ja Parkinsonin tautia) ja kaikille, jotka ovat saaneet elohopeapaikkoja hampaisiinsa sekä niille, jotka asuvat tuulen alapuolella hiilivoimaloiden, kaupungin jätteenpolttolaitosten ja krematorioiden lähellä. NBMI pääsee veri-aivoesteen yli ja se vetää raskasmetallit pois aivoista, luista ja kaikista muista kudoksista.

Syvällinen lääke

Seleeni parantaa mitokondrioiden toimintaa jopa hapetusstressin puuttuessa. Seleenillä on suotuisia vaikutuksia endogeeniseen antioksidanttitoimintaan GP:n kautta, mitokondrioiden toiminnan elvyttämisen ja uudistamisen avulla ja se myös vähentää hapetusstressin aiheuttamaa tulehdusta. Seleeni suojaa neuroneja hapenpuutteen aiheuttamilta vaurioilta vähentämällä hapetusstressiä, parantamalla mitokondrioiden toimintaa ja stimuloimalla mitokondrioiden biogeneesiä. Seleeni palauttaa kriittisten antioksidanttientsyymien aktiivisuuden ja vähentää rasvojen hapettumista. Seleenin lisäys vähensi glutamaatin aiheuttamaa ROS/happiradikaalien tuotantoa, esti mitokondriaalista hyperpolarisaatiota, säilytti hapenkäytön, säilytti mitokondrioiden dynaamisen tasapainon ja paransi autofagian aktivaatiota, mikä osoittaa hermoston suojelua glutamaatin myrkyllisyydeltä.

Kudosvaurio 2,4,6-trinitrobentseenisulfonihapon (TNBS) aiheuttamassa paksusuolen tulehduksessa liittyy mitokondriohengityksen pysähtymiseen, mitokondrioiden DNA:n häviämiseen ja ydinkoodattujen mitokondrioproteiinien tuotantoon. Seleeni suojaa tehokkaasti paksusuolen mitokondrioita ja ehkäisee tulehduksellisia ja nekroottisia muutoksia. Suurena annoksena seleeni on potentiaalinen terapeuttinen aine tulehduksellisissa suolistosairauksissa.

Tohtori R. Donaldson St. Louisin veteraanisairaalasta raportoi vuonna 1983, että joillakin potilailla, joita pidettiin kuolemansairaina ja joilla oli vain viikkoja elinaikaa jäljellä, ei ollut enää lainkaan merkkejä syövästä neljän vuoden kuluttua; kaikilla potilailla kasvaimen koko ja kipu olivat vähentyneet.

Hengitä elääksesi pidempään

Luonnollisen lääkehoitoni haastavin osa on hengittäminen, koska se ei ole, mitään otettavaa. Se on jotakin, joka on tehtävä. Lääkkeiden ottaminen, nukkuminen biomatolla, vedyn hengittäminen ja klooridioksidiannosten säätäminen oikeiksi on helppoa verrattuna siihen, että on sitouduttava hidastamaan hengityksen villisti kompuroivia hevosia.

Villiä sikäli, että useimmat meistä ovat lähteneet kilpailemaan hengitysnopeuden suhteen. Kompurointia koska liian harva aikuinen tekee palleahengitystä. Kamppailevaa, koska harva pystyy odottamaan edes puoli sekuntia uloshengityksen jälkeen ennen seuraavan hengityksen aloittamista. Epätoivo ja ahdistus kulkevat hengityksen mukana.

Hengitys on elintärkeää, jotta pysymme hengissä. Se on elintärkeää myös terveyden palautumisen kannalta. Sanomalla, että se on tärkeää, on vähättelyä, sillä on mahdotonta olla tai pysyä terveenä, jos hengittää liian nopeasti. Siksi kerron potilailleni, että heidän seuraava hengenvetonsa on elämän tärkein asia. Jos et ota sitä, kuolet muutamassa minuutissa, joten se, miten otat seuraavan henkäyksen ja miten hengität, on enemmän kuin tärkeää.

Kerron myös syöpäpotilailleni, että paras tapa todistaa itsellesi ja läheisillesi, että haluat elää ja että haluat voittaa syöpäsi, on käyttää yhä enemmän aikaa hengityksen kesyttämiseen. On naurettavaa, että lääkärit ja jopa vaihtoehtohoitajat jättävät huomiotta tärkeimmän asian, jota heidän potilaansa tekevät: hengittämisen.

Hengittäminen on yksinkertaista, mutta jotenkin useimmat meistä onnistuvat sotkemaan sen ja maksamme siitä terveydellämme. Mikään ei ole tärkeämpää elämällemme tai terveydellemme, kuin hengitys, mutta harva oivaltaa sitä. Kun hengitämme oikein, elämme pidempään ja olemme paljon terveempiä.

Hengitys- tai hengitystaajuus määritellään hengityskertojen määräksi, jonka henkilö ottaa yhden minuutin aikana levossa. Tutkimukset viittaavat siihen, että hengitystaajuuden tarkka rekisteröinti on olennaisen tärkeää vakavien lääketieteellisten tapahtumien ennustamisessa. Koska monet tekijät voivat vaikuttaa tuloksiin, on välttämätöntä ymmärtää, miten tarkka mittaus tehdään. Kun katsot kelloa, laske hengityskertoja kahden minuutin aikana. Tee kolme kokeilua ja laske keskiarvo. Jaa kahdella löytääksesi keskimääräisen hengityskertojen määrän minuutissa.

Hengitystaajuus on mitattava levossa, ei sen jälkeen, kun joku on ollut ylhäällä ja kävellyt ympäriinsä. Tietoisuus siitä, että hengityksiä lasketaan, voi tehdä tuloksista epätarkkoja, sillä ihmiset usein muuttavat hengitystapaansa, jos he tietävät, että hengitystä seurataan. Sairaanhoitajat ovat taitavia ongelman ratkaisemisessa hienovaraisesti tarkkailemalla kuinka monta kertaa rintakehä nousee ja laskee - usein samalla kun he teeskentelevät mittaavansa pulssia.

Keuhkoasiantuntija tohtori Lynne Eldridge sanoo: ”Yleisesti ottaen lasten hengitysnopeus on nopeampi kuin aikuisilla ja naiset hengittävät useammin kuin miehet. Eri-ikäisten normaaliarvot

ikäryhmille on lueteltu alla:

▪ Vastasyntynyt: 30-60 hengitystä minuutissa

▪Vauvaikäiset (1-12 kk): 30-60 hengitystä minuutissa

▪Pikkulapsi (1-2 vuotta): 24-40 hengitystä minuutissa

▪Esikoululainen (3-5 vuotta): 22-34 hengitystä minuutissa

▪Koululainen (6-12 years): 18-30 hengitystä minuutissa

▪Nuorisoikäinen (13-17 vuotta): 12-16 hengitystä minuutissa

▪Aikuinen: 12-18 hengitystä minuutissa.

Lääketieteellisten oppikirjojen mukaan aikuisten säännöllinen hengitystaajuus on vain 12 hengitystä minuutissa levossa. Vanhemmissa kirjoissa annetaan usein pienempiä arvoja (esim. 8-10 hengitystä minuutissa), mutta kuten tohtori Eldridge ja muut ovat todenneet, nykyisin useimmat aikuiset hengittävät paljon nopeammin (12-15 hengitystä minuutissa) kuin tavallisesti. Syöpään sairastuneiden ja muiden vakavasti sairaiden potilaiden hengitysnopeus on yleensä korkea.

Don Campbell ja Al Lee, Perfect Breathing: *Transform Your Life One Breath at a Time* kirjan kirjoittajat, sanovat: ”Me kaikki tulemme maailmaan osaten hengittää täysipainoisesti ja vapaasti, mutta vanhetessamme unohdamme, miten hengitetään oikein.”

Kun hengitämme nopeammin kuin pitäisi, menetämme liikaa hiilidioksidia verestä, mikä vähentää kehon hapensaantia verisuonten supistumisen ja tukahdutetun Bohrin efektin vuoksi, joka johtuu hypokapniasta (hiilidioksidin puutteesta). Mitä nopeammin hengitämme, sitä alhaisempi on happipitoisuutemme ja sitä enemmän solumme kärsivät hypoksiasta (heikentyneestä hapensaannista).

Hitaampi, helpompi hengitys parantaa solujen happipitoisuutta. Kutsumme tätä vatsaontelohengitykseksi tai palleahengitykseksi, koska pallea painaa alaspäin ja vatsa turpoaa ulos, kuten näemme vauvojen hengittäessä.

Ihanteellinen hengitysnopeus

Paras nykylääketieteen havaitsema säännöllinen hengitystaajuus on kahdeksan hengitystä minuutissa ja se on kultainen standardi, jota kannattaa tavoitella. Mutta ovatko kahdeksan hengityskertaa ihanne, vai veisikö vielä hitaampi hengitysrytmi meidät taivaalliseen terveyteen?

Olen suositellut Frolovin hengityslaitetta jo vuosia, koska se rikkoo hengitysrytmin. Kun käytän Frolovia, harjoittelen yleensä kolmella korkeintaan neljällä hengityksellä minuutissa vuosien käytön jälkeen. Kun en harjoittele, säännöllinen hengitystaajuuteni on noin yhdeksän hengitystä minuutissa. Kun suhtaudun vakavasti hengitykseeni, voin vähentää rytmini hetkellisesti kahteen hengitykseen minuutissa.

Health state	Type of breathing	Degree	Pulse, beats/min	Breathing frequency/min	CO2 in alveoli, %	AP, s	CP, s	MP, s
Super-health	Shallow	5	48	3	7.5	16	**180**	210
		4	50	4	7.4	12	**150**	190
		3	52	5	7.3	9	**120**	170
		2	55	6	7.1	7	**100**	150
		1	57	7	6.8	5	**80**	120
Normal	Normal	-	60	8	6.5	4	**60**	90
Disease	Deep	-1	65	10	6.0	3	**50**	75
		-2	70	12	5.5	2	**40**	60
		-3	75	15	5.0	-	**30**	50
		-4	80	20	4.5	-	**20**	40
		-5	90	26	4.0	-	**10**	20
		-6	100	30	3.5	-	**5**	10

Tohtori Sheldon kirjoittaa, että ”hengittäminen on kriittisin asia, jonka teet elämässäsi. Ja oikein hengittäminen on tärkein yksittäinen asia, jonka voit tehdä elämäsi parantamiseksi.”

Mitä eroa terveydessämme on, kun hengitämme vähemmän? Michael White on kerännnyt 85 000:n hänen laatimansa kyselylomakkeen täyttäneen ihmisen tiedoista seuraavan taulukon elintärkeät tiedot:

B.Complete Breaths vs. K1.Diagnosed Conditions

B/K1	d.Anxiety or panic attacks			f.Attention issues			t.High blood pressure		
	% of total test takers	% of test takers with row choice	% of test takers with column choice	% of total test takers	% of test takers with row choice	% of test takers with column choice	% of total test takers	% of test takers with row choice	% of test takers with column choice
5-6	1.4	13.8	6.5	0.2	1.8	3.9	1.4	13.8	9.2
7-8	3.0	22.0	14.3	0.5	3.3	9.8	2.2	16.0	14.7
9-11	5.1	22.0	24.2	0.7	3.1	15.7	3.4	15.0	23.3
12-24	9.5	22.0	45.5	2.6	6.1	56.9	6.1	14.0	41.1

B/K1	ee.Sleeping disorders			m.Depression			z.Overweight/Obese		
	% of total test takers	% of test takers with row choice	% of test takers with column choice	% of total test takers	% of test takers with row choice	% of test takers with column choice	% of total test takers	% of test takers with row choice	% of test takers with column choice
5-6	0.5	4.6	4.7	0.8	8.3	5.4	1.5	15.6	8.3
7-8	1.2	8.7	12.1	2.3	16.7	14.9	2.6	19.3	14.1
9-11	2.4	10.6	25.2	3.1	13.4	20.2	4.3	18.5	22.8
12-24	4.2	9.6	43.0	7.6	17.6	50.0	9.0	20.8	48.1

Tuijota tätä taulukkoa ja anna sen tietojen painua mieleesi. Näet, että hitaasti hengittävillä on terveyttä ja nopeasti hengittävillä on vaikeaa kehonsa ja elämänsä kanssa. Nopeat hengittäjät kärsivät paljon enemmän ahdistuksesta, masennuksesta, unihäiriöistä ja korkeasta verenpaineesta kuin hitaasti hengittävät.

Tohtori Fred Muench sanoo: ”Kun menet alle kymmeneen hengitykseen minuutissa, alat aktivoida parasympaattista hermostoa, joka auttaa kehoa rentoutumaan, kun se on kiihtynyt”. Hidas hengitys aktivoi vagushermon, ensisijaisen kallohermon, joka liittyy toipumistilaan.” Ehkä vielä tärkeämpää on, että hitaalla hengityksellä on taipumus nostaa sykkeen vaihtelua toiminnan aikana. Vaihtelua voi lisätä hengittämällä hitaasti.”

Liika hengittäminen väsyttää

Henkilö, joka hengittää neljä kertaa minuutissa, hengittää vain noin 5760 kertaa päivässä. ”Normaalilla” kahdeksan hengenvetoa minuutissa tuo määrä kaksinkertaistuu 11520 kertaan päivässä. Kun hengitysnopeus on 16, se nousee 23 000 kertaan päivässä. Kun hengitysnopeus on 25 hengitystä minuutissa, on se jo 36 000 hengitystä päivässä.

Tohtori Buteyko havaitsi, että lähes kaikilla sairailla (astma, keuhkoputkentulehdus, sydänsairaudet, diabetes, syöpä jne.) on kiihtynyt hengitys. Nopean hengityksen aikana, hiilidioksidi vähenee, hapen kulkeutuminen soluihin vähenee, hengityksen pidättämisaika lyhenee ja luonnollinen automaattinen tauko puuttuu jokaisesta hengityksestä. Buteyko arvosti sitä, että hengitys ohjaa ja säätelee kehon sydän- ja verenkiertoelimistön, immuunijärjestelmän, hermoston ja ruoansulatusjärjestelmän toimintaa.

Hengitystaajuutemme on terveyden, sairauden ja pitkäikäisyyden ennustaja. Kolmenkymmenen vuoden kuluttua tutkittuaan yli 5 000 potilasta Framingham-tutkimuksissa, lääkärit Bostonin yliopiston lääketieteellisestä tiedekunnasta sanoivat voivansa ennustaa sekä pitkäaikaisen että lyhytaikaisen kuolleisuuden hengityksen perusteella. Tohtori William Kannel sanoi, että hengityksen perusteella voimme ”poimia ihmiset, jotka kuolevat 10, 20 tai 30 vuoden kuluttua”.

Nopea hengitys aiheuttaa syöpää

Hengitys ansaitsee tarkimman huomion, kun terveydessä on haasteita, kuten syöpä. Olen aina suositellut Frolovin hengityslaitetta alkuun pääsemiseksi. Se helpottaa vasta-alkajien hengityksen uudelleenharjoittelua, mutta ei vie täydelliseen hengitykseen.

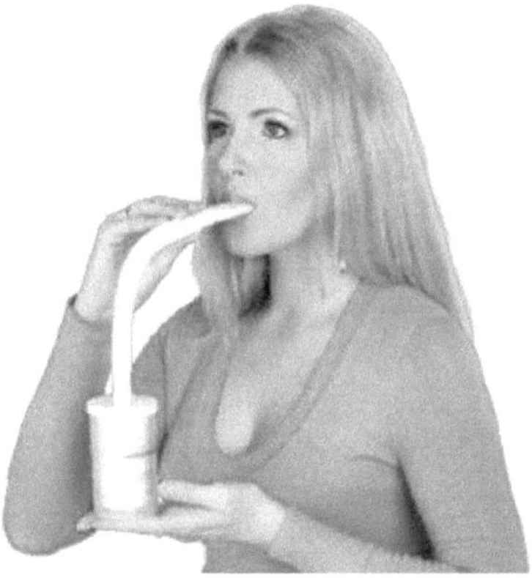

Tätä laitetta kannattaa käyttää hengityksen uudelleenopetteluun. On ihanaa puhaltaa kuplia ja lisätä solujen ja kudosten hapensaantia. Mutta valitettavasti se on peräisin Venäjältä, joten sitä voi olla vaikea saada länsimaissa.

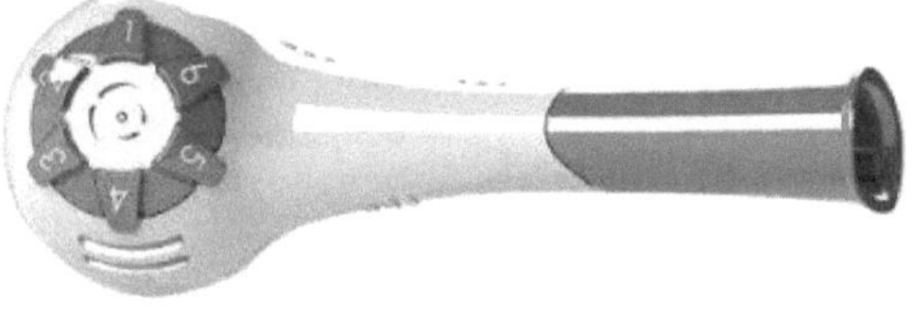

Breather on toiseksi paras laite. Monet tuotemerkit näyttävät ja toimivat samoin.

Hidas, rauhallinen & kevyt hengitys

Vakavasti sairaat, joilla on vaarallisia akuutteja infektioita hyötyvät välittömästi seuraavasta keuhkoihin ja keuhkoista ulos menevän ilman määrän kontrolloimisesta yksinkertaisella hengitysmenetelmällä. CO_2-fysiologiaan perustuvalla laitteella 20 minuutissa päivässä. Yksi voi aloittaa, melko nopeasti saada hallintaan useita kriittisiä lääketieteellisiä parametreja, joista tärkein on hapen toimittaminen soluihin ja kudoksiin.

Joillekin ihmisille hengityksen uudelleenharjoittelu on kuin seisoisi vaunuissa, joissa on neljä villihevosta ja vetäisi ohjaksista. Ajatuksena on rajoittaa ilmavirtaa hidastamalla kaikkea. Näin tekemällä lisätään elektronien virtausta ja nostetaan solujen jännitettä, pH:ta, hapenottoa ja hiilidioksidipitoisuutta.

Kun annamme hiilidioksidipitoisuuden nousta normaalille tasolle, annamme myös happipitoisuuden palata takaisin normaaliksi. Kun käsittelemme hengitystä, voimme puuttua nopeasti kaiken perustana oleviin fysiologisiin perusparametreihin, jotka vaikuttavat solujen terveyteen.

Heti kun kiinnitämme huomiota hengitykseemme, hengityksemme muuttuu ja kun olemme emotionaalisesti järkyttyneitä, voimme huomata, kuinka nopeasti tietoinen hengitys voi palauttaa takaisin rauhallisuuden tunteen.

Vähemmän on enemmän

Lääketieteelliset tutkimukset ovat osoittaneet, että mitä enemmän hengitämme, sitä vähemmän happea saadaan elimistön elintärkeisiin elimiin. Kuulostaako se nurinkuriselta? No, se on kuitenkin totta. Ideaalinen hengitys on pitkäkestoista, kevyttä ja helppoa pallea- eli vatsahengitystä, joka useimpien ihmisten on opeteltava uudelleen.

On vaikea toipua mistään, kun hengitämme väärin. Palleahengityksen avulla voi hengittää normaalisti ja samalla maksimoida hapen määrän verenkierrossa.

Kiinalaiset ja muinaiset intialaiset sivilisaatiot kehittivät satoja hengitystekniikoita. Nyt nykyaikainen tiede on päässyt mukaan hengityslaitteilla, jotka vain 20 minuutin käytöllä päivässä, lisäävät ihmisen happitasoa ja solujännitettä, varsinkin kun valjastetaan bikarbonaatit auttamaan prosessia. Klooridioksidi auttaa myös nostamaan happitasoa, mutta kohdennetummin.

Kun pyrimme toipumaan sairaudesta, erityisesti syövästä, meillä ei ole varaa jättää huomiotta keskeistä kysymystä hapesta ja sen tehokkaasta toimittamisesta soluillemme, mitä osittain hengitys ohjaa. Mutta valitettavasti useimmilla farmaseuttisen paradigman loukkuun jääneillä lääkäreillä ei ole aavistustakaan siitä, että ihmiset voivat päästä pitkälle terveysongelmiensa ratkaisemisessa korjaamalla hengityksensä.

Mantak Chia kirjoitti: ”Tuhansien vuosien ajan taolaiset mestarit ovat opettaneet luonnollista hengitystä, jonka avulla voimme parantaa sydämemme, keuhkojemme ja muiden sisäelinten sekä järjestelmien toimintaa ja tehokkuutta. Voimme auttaa tasapainottamaan tunteitamme. Voimme muuttaa stressin ja negatiivisuuden energiaksi, jota voimme käyttää itsemme parantamiseen ja kehittämiseen. Ja pystymme paremmin saamaan ja imemään energiaa, jota tarvitsemme henkiseen kasvuun ja riippumattomuuteen.”

Hengitämme joka päivä, joten voimme yhtä hyvin tehdä sen oikein.

American Academy of Cardiology sanoo: ”Stressi voi aiheuttaa hengenahdistusta tai pahentaa sitä. Hengenahdistus hermostuttaa ja ahdistaa, mikä pahentaa hengenahdistusta entisestään. Ahdistuneisuus kiristää hengityslihaksia, mikä saa hengittämään nopeammin. Ahdistuksen lisääntyessä hengityslihakset väsyvät. Se aiheuttaa entistä enemmän hengenahdistusta ja lisää ahdistusta. Tässä vaiheessa saatat joutua paniikkiin.”

”Stressin tyhjentäminen tai hallinta voi helpottaa välttämään ahdistuskierrettä. Voit oppia rentoutumaan ja hengitystekniikoita, joilla saat enemmän ilmaa keuhkoihisi.

American Academy of Cardiology

Terve hengitys

1. Hengitys detoksifioi ja vapauttaa myrkkyjä
2. Hengitys vapauttaa jännitystä
3. Hengitys rentouttaa mieltä/kehoa ja tuo selkeyttä
4. Hengitys lievittää tunne-elämän ongelmia
5. Hengitys lievittää kipua

6. Hengitys hieroo elimiäsi
7. Hengitys kasvattaa lihaksia
8. Hengitys vahvistaa immuunijärjestelmää
9. Hengitys parantaa ryhtiä
10. Hengitys parantaa veren laatua
11. Hengitys tehostaa ruoansulatusta ja ruoan imeytymistä
12. Hengitys parantaa hermostoa
13. Hengitys vahvistaa keuhkoja
14. Oikea hengitys vahvistaa sydäntä
15. Oikea hengitys auttaa painonhallinnassa
16. Hengitys lisää energiatasoa ja parantaa kestävyyttä
17. Hengitys parantaa solujen uudistumista
18. Hengitys kohottaa mielialaa

Jopa *Valitut Palat* on kirjoittanut hengittämisestä sanoen: ”Mikä voisi olla olennaisempaa kuin hengittäminen? Hengitä sisään, hengitä ulos, toista, eikö niin? Ei aivan. Vaikka länsimainen tiede ja lääketiede keskittyvät hengitykseen eloonjäämiseen olennaisesti liittyvänä kehon toimintana, itämaiset terveystieteet lähestyvät sitä sekä kehon että hengen ravintona. Kiinalaiset uskovat, että tietoisesta hengittämisestä tai hengitystyöstä on lukuisia hyötyjä, kuten keskittymisen ja tehokkuuden paraneminen, lisääntynyt positiivisuus sekä suurempi fyysinen ja henkinen energia.”

Hengityksen alkeet

Ensihoidon ja tehohoidon ammattilaiset ymmärtävät hengityksen tärkeyden. Happi ja hiilidioksidi ovat elämän ja kuoleman välissä, joten seuraavalla hengenvedolla on merkitystä. Kuitenkin vasta kuoleman kynnyksellä, lääkärit vihdoin kiinnittävät huomiota hengitykseen.

Mitä nopeammin hengitämme, sitä nopeammin kuolemme. Mitä kiivaammin hengitämme, sitä vähemmän happea saamme ja sitä nopeammin kehomme alkaa kärsiä yhdestä tai toisesta kroonisesta vaivasta. Kahdeksan hengenvetoa minuutissa on hyvin terveellistä, vaikka harva hengittää nykyään hitaammin kuin 12. Syöpäpotilaat hengittävät yleensä 15-25 hengenvetoa minuutissa.

Vernon Johnston paransi itsensä syövästä (eturauhas- ja luusyöpä) hyvällä ruokavaliolla ja ruokasoodalla saadakseen pidettyä virtsan pH:n kahdeksassa ja neljän tunnin tietoisella hengityksellä päivässä. En ole kuluneiden vuosien aikana sen jälkeen puhunut kenenkään kanssa, joka olisi yltänyt vastaavaan saavutukseen. Häneltä meni vain kuukausi päästä eroon syövästä.

Kivun ja stressin hallinta

Jooga liittyy hengitykseen. Voit tehdä monia asioita rentoutuaksesi ja jooga-asennot ovat yksi tapa rentoutua.

Varoitus: Vaivan vakavuudesta ja tyypistä riippuen potilaat voivat vahingoittaa terveyttään, ryhtymällä intensiivisiin hengitysharjoituksiin liian aggressiivisesti. Jotkut kriittisesti sairaat potilaat voivat saada jopa verenpaineen nousua, paniikkikohtauksia ja migreenipäänsärkyä aggressiivisista ja nopeista hengityksen muutoksista.

Miksi JODI on niin tärkeä

Monet lääkärit tunsivat jodin 1800-luvulla empiirisenä lääkkeenä, luonnollisena "sankarilääkkeenä", lääketieteen lahjana ihmiskunnalle. Nobelpalkittu Albert Szent Györgyi, lääkäri, joka löysi C-vitamiinin vuonna 1928, kommentoi: "Kun opiskelin lääketiedettä, jodi oli yleinen lääke. Kukaan ei tiennyt, mitä se teki, mutta se teki jotain ja teki sen hyvin."

"Jodi on elintärkeää elämälle. Mitään elämää ei voi olla olemassa ilman sitä. Sen koti on meri, jossa alkuperäinen elämä syntyi. Ihminen tarvitsee sitä kohdusta kävelykeppiin asti, nauttiakseen optimaalisesta terveydestä, tuottaakseen energiaa ja ajatellakseen selkeästi, kirjoittaa Miriam Hodosy tulevassa kirjassaan *IODINE*. Hän kutsuu jodia "maagiseksi jodiksi", joten kun kutsumme jodin ja klooridioksidin välistä jumalallista avioliittoa, yhdistämme kaksi ainetta, jotka monet tietävät sydämessään olevan maagisia.

Tohtori Gabriel Cousens sanoi: "Vuonna 1950 japanilaisilla oli 100 kertaa enemmän jodia ruokavaliossaan kuin amerikkalaisilla. Vuonna 2001 heillä oli 202 kertaa enemmän jodia kuin amerikkalaisilla. He käyttivät jopa 13,8 **milli**grammaa päivässä, kun Yhdysvalloissa jodin saanti oli keskimäärin 0,425 milligrammaa. Valitettavasti koskaan ei ole tehty todellista tutkimusta siitä, mikä on jodin optimaalinen turvallinen annos. Mutta, jälleen kerran, **kukaan ei ole koskaan kuollut jodin yliannostukseen tai allergisiin reaktioihin**."

Tiesimme jo sata vuotta sitten, että tarvitsemme lisää jodia ja hallitukset alkoivat lisätä sitä hivenen ruokasuolaan. Se ei kuitenkaan riittänyt ja Fukushiman onnettomuuden jälkeen tarvitsemme lisää, koska radioaktiivista jodia vapautui ympäristöön. Siksi 2000-luvun ihmiset tarvitsevat ehdottomasti jodia lääkkeenä, joka on hieman intensiivisempi kuin pelkkä jodi lisäravinteena. Jodi on yksi pienestä lääkkeiden ryhmästä, joka on antibiooteille vastustuskykyisen helvetin ja meidän välissämme. Klooridioksidi on toinen ja seleeni, magnesium ja bikarbonaatit tarjoavat elintärkeää apua.

Tohtori David Brownstein kertoo, että "jodinpuutteen epidemia lisääntyy, koska altistumme yhä enemmän myrkyllisille halogeeneille, fluorille ja bromille". Myrkylliset halogeenit kilpailevat jodin kanssa ja estävät sen toimintaa elimistössä. Vesihuoltomme on saastutettu fluoridilla ja elintarvikkeisiin on lisätty (ei Suomessa) bromia jauhoihin ja kasviöljyihin. Bromidia on myös monissa yleisesti käytetyissä kulutustavaroissa palonestoaineena."

Tri Brownstein raportoi myös, että jodin saanti ravinnosta on vähentynyt jyrkästi Yhdysvalloissa 1970-luvulta lähtien ja jodin puutetta on ilmennyt uudelleen herkissä ryhmissä, kuten lisääntymisikäisillä naisilla.

Tohtori Tina Kaczor raportoi: "Ensimmäinen raportti, että maantieteellisillä struuma-alueilla on korkeampi syöpäkuolleisuus, julkaistiin vuonna 1924. Jatkuvasti epidemiologiset tiedot ovat vahvistaneet yhteyden goitrogeenisten (jodipuutteisten) alueiden ja syöpätapausten ja -kuolleisuuden, erityisesti mahasyöpien välillä. Epidemiologiset todisteet viittaavat myös siihen, että kilpirauhasen toimintahäiriöt, erityisesti struuma, voivat olla yhteydessä rintasyövän ilmaantuvuuteen ja/tai kuolleisuuteen. Muita syöpiä, jotka liittyvät jodin puutteeseen, ovat eturauhasen, kohdun limakalvon ja munasarjojen, paksusuolen ja kilpirauhasen syöpä. On epäselvää, johtuvatko yhteydet taustalla olevasta kilpirauhasen vajaatoiminnasta, piilossa olevista immuunijärjestelmän ongelmista vai jodin puutteesta itsestään."

Ensimmäinen asia, joka tapahtuu naiselle, kun hänelle kehittyy jodin puute, ovat lisääntymiselimiin liittyvät ongelmat: rintojen epämuodostumat ja yleinen kalkkeutuminen. Tohtori David Miller sanoo: "Jodia tarvitaan mikrogrammamäärinä kilpirauhaseen, milligrammamäärinä rinnoille ja muille kudoksille ja sitä voidaan käyttää terapeuttisesti grammamäärinä."

Tohtori David Derry sanoo: "Lugolin jodiliuosta on lääketieteellinen ammattikunta käyttänyt jo 200 vuoden ajan. Yksi tippa (6,5 mg per tippa) Lugolin liuosta päivittäin veteen, appelsiinimehuun tai maitoon, poistaa vähitellen syövän kehittymisen ensimmäisen vaiheen, nimittäin rintojen fibrokystisen sairauden niin, ettei uusia syöpiä pääse syntymään. Se myös **tappaa epänormaalit solut, jotka kelluvat kehossa alkuperäisestä syövästä kaukana olevissa paikoissa**. Lähestymistapa näyttää toimivan eturauhassyöpään, sillä eturauhassyöpä muistuttaa rintasyöpää monessa suhteessa. Se auttaa todennäköisesti useimpien syöpien hoidossa.

Klooridioksidi, happi ja jodi

Voimme nähdä, miten jodi on elintärkeää syövän hoidossa, koska se aiheuttaa solujen apoptoosia ja tappaa viruksia, bakteereja ja sieniä kosketuksesta (infektiot aiheuttavat jopa 40% syövistä) ja myös siksi, että jodi on ratkaisevan tärkeä aineenvaihdunnassa ja hapen toimittamisessa soluihin. Mikä tahansa alkuaine, joka uhkaa kehon hapenkuljetuskykyä, edistää syövän kasvua. Vastaavasti minkä tahansa hapenkuljetusta parantavan hoidon voi odottaa parantavan elimistön puolustuskykyä syöpää vastaan.

Harva yhdistää jodia ja happea ja lääketieteen valtavirrassa vielä harvempi näkee, että klooridioksidi toimittaa happea juuri niihin kohtiin elimistössä, jotka kipeimmin tarvitsevat raitista ilmaa. Jodi voimistaa klooridioksidin vaikutuksia, koska jodia sisältävät kilpirauhashormonit ovat välttämättömiä happipohjaiselle aineenvaihdunnalle.

Ensinnäkin jodin ja kilpirauhashormonien lisäys lisää punasolujen massaa ja hemoglobiinin kuljettaman hapen määrää. Kilpirauhashormoneilla on merkittävä vaikutus erytropoieesiin, joka on prosessi, jossa syntyy punasoluja (erytrosyyttejä).

Yleisimmät kilpirauhasen toimintahäiriöt, kilpirauhasen vajaatoiminta ja kilpirauhasen liikatoiminta vaikuttavat verisoluihin ja aiheuttavat eriasteista anemiaa. Lisäksi kilpirauhasen toimintahäiriöt ja jodin puute aiheuttavat muita vaikutuksia verisoluihin, kuten erytrosytoosia, leukopeniaa, trombosytopeniaa ja harvinaisissa tapauksissa pansytopeniaa. Se muuttaa myös punasolujen indeksejä, mukaan lukien MCV, MCH, MCHC ja RDW.

Kilpirauhashormoni lisää hapenkulutusta ja mitokondrioiden kokoa, määrää ja kriittisiä mitokondrioiden entsyymejä. Jodi lisää plasmakalvojen Na-K ATPaasin aktiivisuutta, voimistaa heikkoa lämpöenergian tuotantoa ja vähentää superoksididismutaasin aktiivisuutta.

Happitasot ovat herkkiä lukemattomille vaikutuksille. Esimerkiksi myrkyllisyys, emotionaalinen stressi, fyysiset traumat, infektiot, ilmakehän hapen väheneminen, ravitsemustila, liikunnan puute ja erityisesti epäasianmukainen hengitys vaikuttavat elimistön happipitoisuuksiin.

Tohtori Otto Warburg sai lääketieteen Nobel-palkinnon vuonna 1931. Yksi hänen merkittävimmistä löydöistään oli, että syöpä syntyy vapaan hapen puuttuessa. Se tarkoittaa, että syöpä johtuu vapaan hapen puutteesta elimistössä ja se, mikä aiheuttaa vapaan hapen vähenemisen, on syövän perimmäinen syy.

Hypoksemiaa tai niin sanottua "estynyttä hapettumista" seuraa sokerin käyminen soluissa, mikä johtaa tilaan, joka ruokkii syöpää, tartuntatauteja ja tulehdusprosesseja. Virukset ovat "anaerobisia" olentoja, jotka viihtyvät ilman happea. Hiivat, homeet ja sienet elävät anaerobisessa ympäristössä. Useimmat haitalliset bakteerikannat (ja syöpäsolut) ovat anaerobisia, eivätkä viihdy korkeammassa happipitoisuudessa, joten lääkäreiden on helpompi tappaa syöpäsoluja, kun happipitoisuuksia nostetaan.

Kriittisin tekijä oikean pH:n luomisessa on hapen lisääminen, koska mitkään jätteet tai myrkyt eivät voi poistua elimistöstä ilman, että ne ensin hapettuvat. Mitä emäksisempi olet, sitä enemmän happea nesteesi pystyvät sitomaan ja säilyttämään. Happi myös puskuroi/hapettaa aineenvaihdunnan jätehapot, mikä auttaa pitämään sinut emäksisempänä. Siksi jodin riittävyys on yksi ratkaiseva avain hapen riittävyyteen.

Hiilidioksidin, bikarbonaattien ja elektronien lisääntyminen johtaa hapen lisääntymiseen. Nopein tapa lisätä happea ja pH:ta on natriumbikarbonaatin antaminen ja siksi bikarbonaatti on aina ollut ensiavun ja tehohoidon peruspilari. Mutta kun nostamme hapen ja pH:n tasoja, nostamme samalla solujännitettä.

Syitä, miksi tarvitsemme jodia runsaasti.

Ensimmäinen on sen antibioottiset, sieniä ja viruksia vastustavat ominaisuudet. Vaikka se tappaa 90% iholla olevista bakteereista 90 sekunnissa, sen käyttöä antibioottina ei ole otettu huomioon. Jodi ehkäisee bakteereita, homeita, hiivoja, alkueläimiä ja monia viruksia. Kaikista ihmiselle, eläimille sekä kudoksille käytettävistä antiseptisistä valmisteista, vain jodi kykenee tappamaan kaikki patogeeniluokat: gram-positiiviset ja gram-negatiiviset bakteerit, mykobakteerit, hiivat ja alkueläimet. Useimmat bakteerit kuolevat 15-30 sekunnin kuluessa kosketuksesta.

Näin ollen voidaan odottaa vielä parempia tuloksia, kun klooridioksidin poikkeuksellinen teho käytetään taudinaiheuttajiin. Jodin ja klooridioksidin käyttäminen yhdessä on yhtä kuin maailmanlaajuinen vakuutus antibiooteille ja sienille vastustuskykyisiä infektioita vastaan. Tästä syystä ja kaikkien jäljempänä lueteltujen syiden lisäksi jodia ei voi jättää pois klooridioksidihoidoista.

Toiseksi jodi on elintärkeä syövän hoidossa. Jodi on välttämätön kilpirauhas-, rinta-, munasarja- ja eturauhassyöpää vastaan, koska rauhaset keräävät jodia enemmän kuin muut kudokset. Jodin puute jättää rauhaset haavoittuviksi. Jodi on myös välttämätön hoidettaessa mitä tahansa iholla, jopa ihosyöpää, pääasiassa siksi, että se tappaa kosketuksesta kaiken ylimääräisen.

Kolmanneksi jodi suojaa radioaktiiviselta jodilta. Emme voi ymmärtää, miten tärkeää se on, ennen kuin tiedämme, miten vakava uhka säteily on. Tohtori John W. Gofman, molekyyli- ja solubiologian emeritusprofessori Kalifornian yliopistossa Berkeleyssä, on kirjoittanut laajalti pyrkimyksestä vähätellä matalatasoisen säteilyn uhkaa. Ydinvoima- ja lääketeollisuuteen liittyvät henkilöt väittävät valheellisesti, että ”ei ole mitään todisteita siitä, että altistuminen pienille säteilyannoksille aiheuttaisi syöpää, riski on vain teoreettinen” tai ’riski on täysin mitätön’ tai ”satunnaiset altistumiset ovat alle turvallisen tason” ja jopa ”on kohtuullisen hyvää näyttöä siitä, että altistuminen matala-annoksiselle säteilylle on hyödyllistä ja alentaa syöpätapauksia”. Millä tahansa kohtuullisella mittapuulla arvioituna tieteellinen näyttö osoittaa ratkaisevasti, että ionisoiva säteily voi aiheuttaa syöpää, jopa pienimmällä mahdollisella annoksella ja annosnopeudella, mikä tarkoittaa, että riski ei ole koskaan teoreettinen.

Radioaktiivisen jodin eri isotooppeja, joista yhdellä on uskomattoman pitkä puoliintumisaika, päästettiin ympäristöön Fukushiman ydinvoimalaitoksen sulamisen seurauksena. Jodipuutteiset aikuiset ja lapset ovat helppoja maalitauluja jodin radioaktiivisille serkuille, varsinkin jos he syövät maitoa ja juustoa, koska radioaktiivista jodia joutuu karjan syömään ruohoon. Se nousee ravintoketjussa aina kotiovelle asti.

Neljänneksi jodi on ehdottoman välttämätön aineenvaihdunnassa. Ihmisen elämä ei ole mahdollista ilman jodia. Tämä totuus on olennainen jokaiselle kehomme solulle.

Viides on jodin rooli hormonien tuotannossa. Jodi auttaa syntetisoimaan kilpirauhasen hormoneja ja ehkäisee sekä kilpirauhasen vajaa- että liikatoimintaa. Jodin riittävyys kumoaa kilpirauhasen vajaaja liikatoiminnan. Jodi elvyttää hormonaalista herkkyyttä, mikä parantaa merkittävästi myös insuliiniherkkyyttä. Jodi kiinnittyy insuliinireseptoreihin ja parantaa glukoosiaineenvaihduntaa. Jodi on paras ravitsemuksellinen tuki kilpirauhasellesi. Kilpirauhasesi ohjaa aineenvaihduntaasi ja aineenvaihduntasi tehokkuus on suoraan yhteydessä immuunijärjestelmäsi tehokkuuteen.

Kuudes on sen rooli immuunijärjestelmässä. Pitkäaikainen jodin puute haittaa elimistön kykyä vastustaa infektioita ja sairauksia. Heikko immuunivaste on suoraan sidoksissa kilpirauhasen heikentyneeseen toimintaan; jodin puute voi vaikuttaa merkittävästi immuunijärjestelmän toimintaan, koska alhainen jodipitoisuus johtaa kilpirauhasongelmiin.

Jodi puhdistaa vettä ja se tekee samaa työtä verenkierrossa. Jodi siis puhdistaa koko kehon verenkierron (mitä kilpirauhanen tekee 17 minuutin välein), mikä tarkoittaa, että riittävä jodipitoisuus, erityisesti lapsilla, pitää elimistön vapaana taudinaiheuttajista; rokotteita ei tarvita!

Tohtori Gabriel Cousens luettelee monia muita jodin keskeisiä tehtäviä.

1. Jodi ehkäisee sydänsairauksia
2. Jodi poistaa elimistöstä myrkyllisiä halogeeneja (mukaan lukien radioaktiivinen I-131)
3. Jodi tukee apoptoosia
4. Jodi aktivoi hormonireseptoreita ja auttaa ehkäisemään tiettyjä syöpämuotoja
5. Jodi suojaa ATP:n toimintaa ja tehostaa ATP:n tuotantoa
6. Jodi ehkäisee rintojen fibrokystista sairautta
7. Jodi vähentää diabeetikoiden insuliinin tarvetta
8. Jodi auttaa tukemaan proteiinisynteesiä
9. Jodin puute on maailmanlaajuinen terveysuhka
10. Jodi tuhoaa taudinaiheuttajia, homeita, sieniä, loisia ja malariaa
11. Jodia tarvitaan langattomien puhelimien, matkapuhelinten ja nyt myös älykkäiden sähkömittareiden käytön myötä kilpirauhasen vajaatoiminnan ehkäisemiseksi
12. Jodi tukee raskautta (koska sikiö käy läpi enemmän apoptoosia kuin mitään muuta kehitysvaihetta)
13. Jodi säätelee estrogeenin tuotantoa munasarjoissa
14. Jodi on antimukolyyttinen (eli se vähentää liman muodostusta)
15. Jodi neutraloi hydroksyyli-ioneja ja hydratoi soluja
16. Jodi tekee meistä älykkäämpiä

17. Suuria jodiannoksia voidaan käyttää haavojen, makuuhaavojen, tulehdus- ja traumaattiseen kipuun sekä hiusten kasvun palauttamiseen paikallisesti käytettynä
18. Jodi auttaa vähentämään kudosten arpeutumista, keloidimuodostumia ja Dupuytrenin ja Peyronien kontraktuuria, jotka ovat hyperarpia
19. Suuria jodiannoksia voidaan käyttää tiettyjen sairauksien korjaamiseen
20. Jodi tukee henkistä kehitystä.

Olen aina suositellut nestemäistä jodia Nascent Jodin muodossa, jota olen suositellut lapsille ja jodiherkille potilaille, joiden on aloitettava hyvin alhaisilla jodipitoisuuksilla ja Lugolin jodia, joka on ollut käytössä lähes kaksi vuosisataa. Kiinteitä tabletteja on saatavilla.

Jodilääkkeet

Lääkärit ja heidän lääketieteellisten koulujen opettajansa ovat unohtaneet jodin ja sen merkityksen terveydelle ja lääketieteelle. Heidän jääräpäisyytensä, ylimielisyytensä ja tietämättömyytensä jodista luovat käsittämättömän kivun ja kärsimyksen, joka monilla päättyy syöpäkuolemaan. Jos haluat jonkun kuolevan syöpään, älä anna hänelle jodia. Valitettavasti se tarkoittaa, että useimmat syöpälääkärit toivovat potilaidensa kuolemaa, koska haluavat maksimoida mahdollisuuden, että heidän hoitonsa eivät tehoa.

Ennen kuin lääkärit joutuivat lääkeyhtiöiden ja myyntimiesten valtaan, jodi oli yksi yleisimmin määrätyistä lääkkeistä. Nyt, antibioottiresistenttien infektioiden aikakaudella on tärkeämpää kuin koskaan muistaa jodi, koska se tappaa viruksia, bakteereja ja sienisoluja, joihin antibiootit eivät enää pysty.

Koko modernin lääketieteen rakennelma todennäköisesti romahtaa, kun antibiootit tulevat käyttökelvottomiksi, koska tulee olemaan mahdotonta kävellä sairaalaan ilman, että kirjaimellisesti vaarantaa henkensä.

Hammaslääkärit käyttävät klooridioksidia

Klooridioksidia (ClO_2), joka on voimakas biosidi, on käytetty kunnallisen veden desinfiointiin jo monien vuosikymmenten ajan. Nyt hammaslääkärit käyttävät sitä merkittävästi suuontelon olosuhteiden hallinnassa. Lääketiede suosittelee avoimesti klooridioksidia ja sitä käytetään haavojen puhdistukseen ja suun terveysongelmien hoitoon.

ClO_2 on luultavasti historian laajimmin testattu desinfiointiaine. Se on turvallinen ja tehokas biosidi. Sitä on käytetty veden patogeenien eliminoimiseen ja se on erinomainen hävittämään biofilmit. Siksi sitä käytetään kaupallisissa veden jäähdytystorneissa. Se toimii niin hyvin, että lääkeyhtiöiden oli vakuutettava hallitukset ympäri maailmaa tekemään sen nieleminen laittomaksi, koska se pilaisi niiden liiketoiminnan. On lainvastaista mainostaa sitä lääkkeenä, vaikka hammaslääkärit tietävät sen olevan sitä ja käyttävät sitä auttaakseen potilaitaan.

Biofilmien hävittämisen johdosta hammaslääkärit rakastavat sitä, koska se saa hampaat kiiltävän puhtaaksi, sillä hampaisiin muodostuva kalvo (joka on vastuussa plakin kiinnittymisestä) hajoaa. Sen teho valkaisussa ja raikastamisessa ei johdu taikuudesta vaan kemiasta. Vieläkin tärkeämpää on, että 7 päivässä klooridioksidia sisältävä suuvesi vähentää tehokkaasti plakkia, kielipeitteen kerääntymistä ja Fusobacterium nucleatumin määrää syljessä. Kuten olettaa saattaa, se poistaa pahanhajuista hengitystä tehokkaasti.

Klooridioksidia käytetään juomaveden desinfiointiin kaikkialla maailmassa ja Ympäristönsuojeluvirasto (EPA) on hyväksynyt sen käytön ja se on sisällytetty Maailman terveysjärjestön (WHO) juomaveden laatua koskeviin ohjeisiin. Yhdysvaltain elintarvike- ja lääkevirasto (FDA) on myös hyväksynyt klooridioksidin käytön tietyissä elintarvikkeissa sekä reseptivapaiden ja reseptilääkkeiden osalta. Klooridioksidi auttaa tuhoamaan bakteerit, virukset, sienet ja tietyntyyppiset loiset, jotka voivat sairastuttaa ihmisiä, kuten Cryptosporidium parvum ja Giardia lamblia.

Klooridioksidia voidaan käyttää suuvesissä ja hammashoitotuotteissa hapettavana biosidiyhdisteenä. Sen päästäminen suuhun on laillista, mutta Jumala varjelkoon nielemästä sitä, koska silloin FDA kutsuu SWAT-joukkonsa ja murtaa ovenne. Ehkä heidän on laitettava kamera jokaiseen kylpyhuoneeseen varmistaakseen, ettei sitä nielaista.

Koska klooridioksidia lisätään rutiininomaisesti juomaveteen, ruiskutetaan elintarvikkeisiin, käytetään hammastahnassa ja suuvedessä ja se on hyväksytty ainesosa käsikauppalääkkeissä ja reseptilääkkeissä, tiedotusvälineiden luoma hysteria siitä, että klooridioksidi on "myrkyllinen valkaisuaine", on helppo kumota.

https://www.youtube.com/watch?v=MNQUTeLz7vs

Se, mitä se tekee suuontelossa, se tekee saman koko keholle, jos sen nielee. CDS (klooridioksidi) suuvesinä yhdessä DSMO:n kanssa on laajalti käytössä hammaslääketieteessä ja jotkut yritykset valmistavat CDS-suuvesiä.

Hammaslääkärit rakastavat klooridioksidia

DioxiBriten aktiivinen klooridioksidihammastahna sisältää ominaisuuksia, joita ei koskaan ole ollut hammastahnoissa aiemmin. Se päihittää kaikki suuret merkit, koska se käyttää klooridioksidia.

- Nopeasti vaikuttava: Se tappaa kaikki suun bakteerit yhdessä minuutissa
- Poistaa tahrat ja valkaisee hampaat luonnollisesti
- Se tappaa pahaa makua ja hajua aiheuttavat bakteerit, raikastaa välittömästi hengityksen
- Estää hammaskiven ja plakin muodostumisen, joka on hampaiden reikiintymisen ja iensairauksien pääsyy
- Parantaa kiillettä antaen sinulle vahvat, terveet hampaat
- Tunkeutuu nopeasti hampaan pintojen ja ikenien väliin, parantaen ientulehduksen
- Vähentää suun bakteereja, viruksia, hiivoja ja itiöitä
- Auttaa pitämään hammasharjasi puhtaana ja bakteerittomana
- Ei herkistä hampaita ja siinä on raikas luonnollinen maku.

Tohtori Syed Ahmed Raheel kirjoittaa: "Klooridioksidin (ClO_2) vesiliuoksia on käytetty tehokkaasti viruksia ehkäisevänä hoitona suuvesissä jo pitkään. Vesiliuoksena ClO_2 tappaa kaikki suuontelossa olevat patogeenit. Noss et al. (1986) osoittivat ClO_2:n vaikutukset viruskapsidiproteiineihin, kysteiiniin, tyrosiiniin ja tryptofaaniin, sillä ne reagoivat helposti ClO_2:n kanssa. Ogata (2007) pitää ClO_2:n antimikrobisen aktiivisuuden syynä pääasiassa proteiinien denaturoitumista, josta seuraa tyrosiinin ja tryptofaanin hapettuminen ja muutos. Jodilla kurlaamisesta on ollut apua myös koronan ja muiden suuontelon patogeenien poistossa.

Mielenkiintoista on, että SARS_CoV-2 piikkiproteiinit sisältävät tyrosiiniä, tryptofaania ja kysteiiniä. Siksi tohtori Raheel uskoo, että klooridioksidin käyttö suussa voi ehkäistä koronatartuntoja (ja se olisi laillista), mutta se olisi nieltävä, jos tartunta on jo saatu. (Älä tee sitä, ellet halua puhdistaa kehoasi koronasta nopeasti.)

Stabiloitua klooridioksidia sisältävät tuotteet ovat hyödyllisiä syöpäpotilaille. Ne eivät sisällä alkoholia, eivät aiheuta värjäytymistä tai muuta makua ja niitä voidaan käyttää pitkäaikaisesti ilman reseptiä. Pullossa klooridioksidia sisältävät tuotteet menettävät kuitenkin tehonsa kahdessa viikossa avaamisen jälkeen, eikä niillä sitten ole enää bakteereja tuhoavaa vaikutusta. Kaksiosainen järjestelmä, kuten OraCare, yhdistää ainesosat ja aktivoituu 30 sekunniksi ennen huuhtelua, mikä ratkaisee ongelman.

OraCare-huuhtelu lievittää joitakin syöpähoidon yleisimpiä suussa ilmeneviä haittavaikutuksia. Lähes kaikki solunsalpaajahoitoa ja sädehoitoa saavat potilaat kokevat suussa hoidon haittavaikutuksia, kuten suun kuivumista, lisääntynyttä kariesta, suun haavaumia ja sieni-infektioita.

OraCare hyödyntää aktivoitua klooridioksidia ja ksylitolia, joiden ominaisuudet sopivat moniin käyttötarkoituksiin. Se eliminoi bakteerit, virukset ja sienet, mikä tekee siitä ihanteellisen esihuuhteluun. Sitä suositellaan yleisesti kotihoitoon, kudosten hoitoon, pahanhajuiseen hengitykseen, ientulehdukseen, parodontiittiin, hampaiden reikiintymisen vähentämiseen, suun kuivuminseen, suun haavaumiin ja sieni-infektioihin. Sattumalta ne ovat joitakin yleisimpiä syöpähoitojen suussa ilmeneviä haittavaikutuksia.

”OraCare keksittiin yleishygieniapotilaita varten paremmaksi vaihtoehdoksi klooriheksidiinihuuhteluille. Lähes välittömästi aloimme kuitenkin kuulla syöpäpotilailta, että se tarjoaa uskomattoman helpotuksen epämiellyttäviin sivuvaikutuksiin. Me aloitimme OraCare Cares -ohjelman nimenomaan auttaaksemme useampia näistä potilaista”, sanoo tohtori Robert Martino, OraCaren toimitusjohtaja.

Catherine N. Quebecistä sanoo:

> Olen parhaillaan kemoterapiahoidossa rintasyövän vuoksi. Joitakin sivuvaikutuksia ovat suun haavaumat, suun kuivuminen ja metallinen maku, joka ei tunnu koskaan häviävän huolimatta useista päivittäisistä harjauksista. Ainoa asia, joka antaa minulle jonkinlaista helpotusta kaikkiin näihin oireisiin on OraCare. Se paransi kaksi suun haavaumaa päivässä ja auttoi helpottamaan suun kuivumista joka kerta, kun sain sytostaattihoitoa.

Aiemmin on käytetty sekä vetyperoksidia että klooriheksidiinihuuhteluja. Kumpaakaan ei suositella nyt. Vetyperoksidia ei suositella, koska se voi viivästyttää haavojen paranemista, aiheuttaa oksentelua, aiheuttaa demineralisaatiota, edistää sienikasvustoa ja lisätä suun kuivumista, janoa ja epämukavuutta. Klooriheksidiiniä ei suositella, koska se voi häiritä paranemista, muuttaa suun kasvustoa, edistää bakteerien (pseudomonas) kasvua, maistuu epämiellyttävältä ja aiheuttaa makuvirheitä, värjää hampaita ja kosmeettisia korjauksia sekä sisältää alkoholia. Klooriheksidiini ei tehoa veren tai hammastahnan kanssa ja nystatiini vähentää sen tehoa.

Tapauskertomus

”Olen kehittänyt suuhygieniaan uuden protokollan nimeltä Protocol-MT&T. Siinä yhdistyvät ClO_2 ja ruokasooda luodakseen lievästi emäksisen 50 ppm:n liuoksen, joka on mielestäni juuri sopiva käytettäväksi suuvetenä, hampaiden harjausliuoksena ja kurlaukseen kahdesti päivässä niin pitkään kuin halutaan. Sivuhyötynä käytöstä kahdesti päivässä, viikosta viikkoon ja kuukaudesta kuukauteen on, että uskon käyttämisen toimivan myös ennaltaehkäisynä kaikkia hengitystieviruksia, myös koronaa vastaan ja se on saattanut auttaa välttämään koronan koko pandemian ajan.”

Lääkäreiden tulisi määrätä klooridioksidia suun hoitoon

Lääkäreiden tulisi olla erityisen kiinnostuneita suosittelemaan klooridioksidia kaikille potilaille, jotta he voisivat hallita suunsa kasvustoa, mikä on tärkeää ientulehduksen ja siten yleisen tulehduksen ja lisääntyneiden sydänsairauksien poistamiseksi. Tutkijat ovat löytäneet vuosien varrella vakuuttavan yhteyden iensairauksien syöpien sekä sydänsairauksien välillä.

Lääkäreiden olisi tutkittava, mitä hammaslääkärit jo nyt tekevät. He käyttävät klooridioksidia lieventämään vakavaa parodontiitti sairautta. Se on lääkäreiden mahdollisuus tehdä loistavaa työtä sairauksien ehkäisyssä. Mahdollisuus pysäyttää infektiot kerralla. Myös mahdollisuus estää syöpien piina. Hammaslääkärit eivät kuitenkaan suosittele potilailleen klooridioksidia nieltäväksi, mutta lääkäreiden pitäisi. Se on ihanteellista kaikille kudoksille, joihin se laskeutuu, jos se sopii suuonteloon.

Tässä on kaiken a ja o, sillä ”Tutkimuksemme tarjoaa ensimmäisen vahvan todisteen siitä, että parodontiitti lisää haimasyövän riskiä”, sanoo tutkimusta johtanut tohtori Dominique Michaud Harvardin kansanterveyskoulusta Bostonista. Miehet, joilla on ollut parodontiitti, oli 64% suurempi riski sairastua haimasyöpään kuin miehillä, joilla ei ole ollut tätä sairautta.

Henkilöillä, joilla parodontiitin vaikeusaste oli lisääntynyt ja jotka olivat hiljattain menettäneet hampaansa, oli merkittävin riski. Parodontiittia sairastavilla on kohonneita tulehdusmarkkereita, kuten C-reaktiivinen proteiini (CRP) veressä. Merkkiaineet ovat osa varhaista immuunijärjestelmän vastetta jatkuvaan tulehdukseen ja ne on yhdistetty haimasyövän kehittymiseen. Syöpää aiheuttavien yhdisteiden korkeat pitoisuudet, joita esiintyy parodontiittia sairastavien suussa lisäävät haimasyövän riskiä.

Journal of Periodontology lehdessä julkaistu tutkimus vahvistaa viimeaikaiset havainnot siitä, että ihmiset, joilla on parodontiitti, on suurempi riski sairastua systeemisiin sairauksiin ja parodontiitti näyttää olevan sydänsairauksien ja aivohalvauksen riskitekijä. Parodontiittia sairastavilla miehillä oli 72% suurempi riski sairastua sepelvaltimotautiin. Ientulehdukseen liittyi 42% lisääntynyt riski miehillä. Vuonna 1996 tehdyssä tutkimuksessa, johon osallistui yli 1 100 henkilöä, todettiin, että sepelvaltimotaudin, kuolemaan johtavan sepelvaltimotaudin ja aivohalvausten esiintyvyys liittyivät kaikki merkittävästi parodontiitin lähtötilanteeseen.

Suusyöpä

Sama bakteeri, jota on viljelty plakista, esiintyy valtimoissa. *Archives of Otolaryngology-Head and Neck Surgery* lehdessä julkaistun artikkelin mukaan krooninen parodontiitti liittyy lisääntyneeseen riskiin sairastua kielen syöpään miehillä. Buffalon yliopiston ja Roswell Park Cancer Instituten tutkijat ovat havainneet saman asian.

Suusyövän esiintyvyys on kasvussa. Tämänhetkisten arvioiden mukaan lisääntymisvauhti on noin 11% ja noin 34 000 ihmistä Yhdysvalloissa sairastuu suusyöpään vuosittain. Näistä 34 000:sta äskettäin diagnosoidusta henkilöstä vain puolet on elossa viiden vuoden kuluttua. Suusyöpä voi jäljitellä tavallisia suuhaavoja, mikä tarkoittaa, että useimmilla potilailla ei ole havaittavia oireita tautiprosessin alkuvaiheessa ja se on vaarallista.

Elohopeahöyryt

Useimmilla syöpäpotilaillamme on
paljon amalgaamitäytteitä.
Professori W. Kostler
Itävallan onkologiyhdistyksen puheenjohtaja

Elohopeahöyryt suussa, antibioottien lisääntynyt käyttö, parodontiitti, epäasianmukainen suunhoito, hiiva- ja sienikasvustot sekä immuunijärjestelmän heikkeneminen yhdistyvät ja vahvistavat toisiaan alaspäin suuntautuvassa kehityksessä, joka johtaa sairauksiin ja syöpään. Yli 50 miljoonaa amerikkalaista kärsii parodontiitista.

https://www.youtube.com/watch?v=pB8RgBF1JsQ

Kaasuta ja tapa ne, niin me teemme viruksille
kun käytämme klooridioksidia hoitona.

Parodontiitin perimmäiset syyt ovat tartunnanaiheuttajia, kuten virukset, bakteerit, spirokeetat, ameebat ja sienet. Parodontiitti on mikroilmasto, joka heijastaa koko kehon makroilmastoa. Parodontiitissa taudinaiheuttajat muodostavat tahmeaa, väritöntä plakkia (biofilmiä) jatkuvasti hampaillemme; muutkin tekijät voivat aiheuttaa parodontiitin (iensairauden) tai vaikuttaa sen etenemiseen. Harvard Medical Schoolin tutkijat tutkivat pitkäikäisyyttä ja havaitsivat, että yksi tärkeimmistä tekijöistä, joka vaikuttaa *parodontiitin ja ientulehduksen ehkäisyyn on päivittäinen hammaslangan käyttö, koska se poistaa bakteerit hampaista ja ikenistä.*

Suun candidaasi, sieni-infektio suussa, esiintyy useammin diabeetikoilla ja proteeseja käyttävillä. Jos tupakoit, sinulla on korkea verensokeri tai käytät usein antibiootteja, sinulla on todennäköisemmin ongelmia suun sieni-infektioiden kanssa. Suun candidaasi on myös yleisempi immuunipuutteisilla, kuten HIV:iä tai aidsia sairastavat, raskaana olevat ja kemoterapiaa tai sädehoitoa saavat.

LOPETA FLUORATUN HAMMASTAHNAN KÄYTTÖ! Kaupalliset hammastahnat ovat kelvottomia parantavina suun terveyteen vaikuttavina aineina, vaikkakin se vaatii vakavaa mielen säätämistä heittää pois nuo tuubit, jotka ovat olleet käytössä siitä lähtien, kun pystyimme kävelemään ja puhumaan.

Natriumbikarbonaattia käytetään vähentämään kemoterapian ja sädehoidon aiheuttamia suun limakalvojen tulehduksia. Tulehdus ilmenee tyypillisesti eryteemana tai haavaumina.

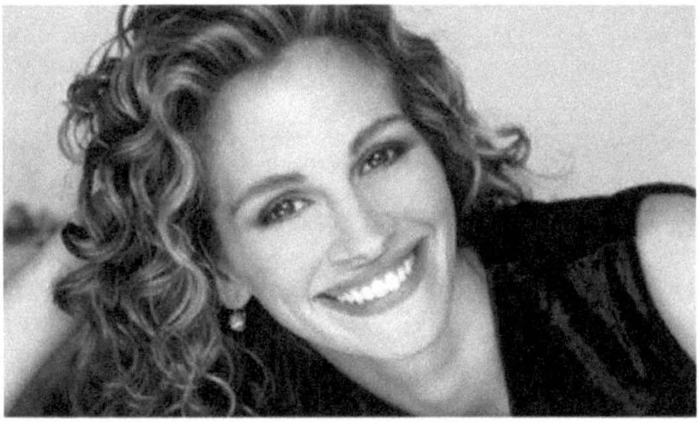

Julia Roberts on kuuluisa kirkkaasta hymystään ja näyttelijä sanoo olevansa sen velkaa isoisälleen vinkistä käyttää ruokasoodaa. ”Harjaan [hampaani] ruokasoodalla. [Minun isoisäni] laittoi ison kasan sitä hammasharjaansa. Hänellä oli vain yksi reikä koko elämänsä aikana”, Roberts sanoi.

ClO_2, bikarbonaatti ja jodi antibioottiresistenssiin

Antibiooteille ja sienilääkkeille vastustuskykyisiä infektioita käsiteltäessä halutaan kaikki varmistukset onnistuneiden hoitotulosten saamiseksi. Valitettavasti tarttuvat taudit leviävät nopeasti potilaasta toiseen, kun sairaita kerääntyy yhteen. Siksi sairaalainfektioita esiintyy lähes kaikissa sairaaloissa. Kaikki niistä eivät vielä ole antibiooteille vastustuskykyisiä, mutta antibiootit eivät ole pitkällä aikavälillä osoittautuneet kovinkaan hyväksi ideaksi. Ensin ne pelastivat paljon ihmisiä, mutta nyt ne ovat kasvattaneet kokonaisen armeijan taudinaiheuttajia, jotka ovat vastustuskykyisiä kaikille antibiooteille ja sienilääkkeille. Ihmisen tekemät voimakkaammat virukset ja kokeelliset geneettiset rokotteet ovat suurin uhka viruspuolella.

CDC ilmoitti vuonna 2019, että ”antibiooteille vastustuskykyiset bakteerit ja sienet aiheuttavat yli 2,8 miljoonaa infektioita ja 35 000 kuolemantapausta Yhdysvalloissa vuosittain.

New York Timesissa on huolestuttava epidemiaraportti antibiooteille vastustuskykyisistä ”superbakteereista”, jotka tappavat kymmeniä tuhansia vastasyntyneitä Intiassa. ”Vastasyntyneillä on bakteeri-infektioita, jotka ovat vastustuskykyisiä useimmille tunnetuille antibiooteille ja tutkimuksen mukaan yli 58 000 kuoli viime vuonna sen seurauksena. ”Viisi vuotta sitten näimme harvoin tällaisia infektioita”, sanoi tohtori Neelam Kler, joka on vastasyntyneiden osaston johtaja New Delhin Sir Ganga Ram -sairaalassa, joka on yksi Intian arvostetuimmista yksityisistä sairaaloista. ”Nyt lähes kaikilla meille lähetetyistä vauvoista on moniresistenttejä infektioita. Se on pelottavaa.”

Vauvat ovat osa huolestuttavaa epidemiaa. Yhä useammat tutkijat sanovat, että merkittävä osa Intiassa esiintyvistä bakteereista, sen vedessä, jätevesissä, eläimissä, maaperässä ja jopa äideissä, ovat immuuneja lähes kaikille antibiooteille.

Yhdistyneen kuningaskunnan ylilääkäri Dame Sally Davies, joka pitää antibioottiresistenssiä yhtä vakavana uhkana kuin terrorismia, julkaisi hiljattain kirjan nimeltä *Drugs Don't Work*, jossa hän kuvaa maailmaa, jossa infektio on niin vaarallinen, että jokainen, jolla on vähäisiäkin oireita, suljettaisiin eristykseen, kunnes hän toipuu tai kuolee.

Salon Magazine julkaisi: ”Yli 95% lääkäreistä on huolissaan antibioottiresistenssistä, selviää Consumer Reportsin kyselystä. Ja heillä on siihen hyvä syy. Maailmanlaajuiseksi uhaksi ja CDC:n entisen johtajan Thomas Friedan mukaan ”seuraavaksi pandemiaksi” kutsuttu antibioottiresistenssi uhkaa heidän kykyään tehdä työtään. Kuvittele, että olet lääkäri ja kerrot potilaalle, jolla on yleinen mutta vakava sairaus, kuten keuhkokuume, virtsatietulehdus tai tippuri, että **et voi tehdä mitään hänen auttamisekseen**.”

Jokainen lääketieteen ammattilainen, jolla on edes puolet aivoista, tietää, että klooridioksidi tekisi työn, kuten se tekee vedenpuhdistuslaitoksissa kaikkialla maailmassa. Julkisen vedenkäsittelyn ammattilaiset eivät ole tyhmiä, he rakastavat klooridioksidia sen laajakirjoisen kyvyn vuoksi poistaa kaikkiin luokkiin kuuluvat taudinaiheuttajat ja jättää samalla niin ohuen myrkkyjäljen, että tarvittaisiin Hubble-teleskooppi sen havaitsemiseksi.

Tämän luvun tehtävänä ei ole käsitellä yksityiskohtaisesti luonnollisten (bikarbonaattien ja jodi) ja puoliksi luonnollisten lääkkeiden (klooridioksidi) mekanismeja. Tässä kuitenkin esitetään niiden kipeä tarve. Olemme melkein siinä pisteessä, missä ihmiskunnan tulevaisuus ja itse asiassa, sairaaloiden turvallisuus riippuu niistä. Nykyään, jopa antibioottienkin avulla hoidettuna, yksinkertaiset leikkaukset ja naarmut voivat pahentua dramaattisesti.

Hälytyskellot soivat ympäri maailmaa. Valtavirran tiedotusvälineet raportoivat tästä: ”**Superbakteerien nousu tapahtuu juuri nyt - ja viimeinen puolustuksemme on juuri alkanut romahtaa. Maailma on antibioottiapokalypsin partaalla**. Uusi pimeä lääketieteen aikakausi häämöttää. Isoisovanhempiemme maailma saattaa olla palaamassa. Se on maailma, jossa yksi 200 äidistä kuolee synnytyksen jälkeen infektion vuoksi. Se on maailma, jossa yksi yhdeksästä ihmisestä, joka sai tulehtuneen viillon tai naarmuun, sairastui ja kuoli. Mutta siinä ei ole kaikki. Onko kurkku kipeä? Se voi johtaa sydänkohtaukseen. Entä vatsavaivoja? Kuivuminen. Sitten kuolema.”

Tilanne pahenee, koska lääketieteellis-teollinen kompleksi vastustaa henkeä pelastavaa klooridioksidia, jodia ja natriumbikarbonaattia.

Paha lääketieteellinen karma

Hiljattain useiden kiinalaisten, brittiläisten ja yhdysvaltalaisten yliopistojen tutkijat ilmoittivat *Lancet Infectious Diseases* lehdessä, että he ovat tunnistaneet uuden resistentin bakteerin viimeistä tehokasta lääkettä, kolistiinia, vastaan. Bakteeria esiintyy sekä lihaeläimissä että ihmisissä. Kolistiinille resistentti bakteeri on todennäköisesti peräisin kyseisen lääkkeen maatalouskäytöstä. Vastustuskyky voi siirtyä nopeasti bakteereiden välillä ja se saattaa jo nyt levitä rajojen yli. Tanskalaiset tutkijat pelkäävät, että hoitoja vastustava superbakteeri on nyt juurtunut Eurooppaan.

Kolistiini, lääketieteen viimeisen resistenteille superbakteereille tehoavan antibiootin teho on murenemassa. Se on häviämässä taistelun. *New Scientist* kirjoittaa: ”Viimeinen lääke on kaatunut. Bakteereita, joiden geenit antavat niille mahdollisuuden vastustaa polymyksiinejä, joidenkin infektioiden viimeisiä antibiootteja, on löydetty Tanskasta ja Kiinasta, mikä on saanut aikaan maailmanlaajuisen etsinnän geenin löytämiseksi. Löytö tarkoittaa, että gramnegatiiviset bakteerit, jotka aiheuttavat yleisiä suolisto-, virtsa- ja veri-infektioita, voivat nyt muuttua ”pan-resistenteiksi” geeneillä, jotka kukistavat kaikki saatavilla olevat antibiootit.”

Vaarallisuudestaan huolimatta fluorokinolonit ovat yleisimmin määrätty ryhmä antibiootteja Yhdysvalloissa. Se johtuu siitä, että millään muulla antibiootilla ei ole yhtä korkea mahdollisuus aiheuttaa vakavia, pysyviä vammoja ja jopa kuolemaa kuin fluorokinoloneilla.

Sieniviholliset

Ennen koronaa sairaaloissa ympäri maailmaa vallitsi vaimea paniikki, kun tappava sieni levisi ja tappoi monia. Yksittäiset laitokset, kansalliset, osavaltiolliset ja paikalliset hallitukset olivat haluttomia julkistamaan lääkkeille vastustuskykyisen infektion puhkeamisia, koska ei ole mitään syytä pelotella potilaita, tai potentiaalisia potilaita, mikä tarkoittaa, että he eivät halua pelotella potilaita menemästä sairaaloihin.

Tohtori Johanna Rhodes, Lontoon Imperial Collegessa työskentelevä tartuntatautiasiantuntija, sanoi: ”Me torjumme tätä viljelykasvien sienitautien torjunta-aineilla, eikä meillä ole aavistustakaan siitä, mistä se on peräisin”. Emme ole koskaan kuulleet siitä. Se on vain levinnyt kulovalkean tavoin.”

New York Timesin mukaan mikrobilääkkeiden liikakäyttö oli pohjustanut suhteellisen uuden pöpön syntyä, joka saalistaa ihmisiä, joilla on heikentynyt immuunijärjestelmä. CDC:n mukaan infektio - Candida Auris -niminen sieni tappaa lähes puolet kaikista, jotka saavat sen 90 päivän kuluessa ja se on vastustuskykyinen tärkeimmille sienilääkkeille. Se kuvattiin ensimmäisen kerran vuonna 2009, kun Tokion sairaalaan saapui 70-vuotias japanilainen nainen, jonka korvakäytävässä oli C. Auris bakteeri. Infektio levisi ympäri Aasiaa ja Eurooppaa ja saapui Yhdysvaltoihin vuonna 2016.

Yksinkertaisesti sanottuna sienet kehittävät puolustusmekanismeja, joilla ne vastustavat nykyaikaisia lääkkeitä ja selviytyvät niistä. ”Se on valtava ongelma”, sanoo Lontoon Imperial Collegen sieniepidemiologian professori Matthew Fisher, joka on ollut mukana laatimassa tieteellistä katsausta vastustuskykyisten sienten yleistymisestä. ”Meillä ei ole muuta lääkettä, millä hoitaa näitä potilaita, kuin sienilääkkeillä”, jotka eivät enää tehoa tähän tartuntaan.

Science Daily sanoi: ”Tartuntataudit ovat maailman ykköskuolemansyy ja sairauksia aiheuttavat sienet ovat vastuussa vaarallisista infektioista. Maailmanlaajuisesti yli 6 miljardia euroa käytetään vuosittain sienilääkkeisiin. Lääketieteellisen hoidon kustannusten patogeenisten sienten aiheuttamien tartuntatautien hoidosta arvioidaan olevan satoja miljardeja euroja.”

Viittäsataa lääkäriä haastateltiin ja 85% heistä kertoi hoitaneensa potilasta, jolla oli ollut vahvistettu tai epäilty antibiooteille vastustuskykyinen infektio; 35% nähneensä potilaansa kärsivän vakavasta komplikaatioita tai kuolevan. Siksi tarvitsemme klooridioksidia, jodia ja bikarbonaatteja. Tarvitsemme turvallisia hoitotoimenpiteitä, mutta se on viimeinen asia, jonka FDA tai CDC hyväksyvät.

Tohtori Brad Spellberg UCLA:n David Geffenin lääketieteellisestä tiedekunnasta kirjoitti kirjan ”Rising Plague: The Global Threat from Deadly Bacteria and Our Dwindling Arsenal to Fight Them,” joka käsittelee lääketieteellistä turhautumista ja vihaa, joka johtuu antibioottien tehottomuudesta. ”Kun istut perheen kanssa ja yrität selittää, ettei sinulla ole enää mitään keinoa hoitaa heidän kuolevaa sukulaistaan, se jättää lähtemättömän jäljen”, hän sanoo. ”Kyseessä ei ole syöpä, vaan tartuntatauti, jota on hoidettu vuosikymmeniä.” Ja se on hoidettavissa vielä nykyäänkin, jos käytetään klooridioksidia, jodia ja bikarbonaatteja.

Cardiffin yliopiston professori Timothy Walsh kertoi BBC Newsille, että MCR-1:n löytyminen tarkoittaa, että **antibioottien käyttö on pian tarpeetonta**. ”Jos MRC-1 tulee maailmanlaajuiseksi, mikä on vain ajan kysymys ja geeni sopii yhteen muiden antibioottiresistenssigeenien kanssa, mikä on väistämätöntä, olemme hyvin todennäköisesti saavuttaneet antibioottien jälkeisen aikakauden alun," hän sanoi. "Siinä vaiheessa, jos potilas on vakavasti sairas, vaikkapa sairastaa E. Coli -bakteerin takia, silloin ei voi tehdä käytännössä mitään."

Vuonna 2014 David Cameron "Vannoi, että Britannia johtaa maailmanlaajuista taistelua antibioottiresistenttejä superbakteereja vastaan." Mutta valitettavasti valtavirta ei tehnyt mitään ja FDA ja kaikki muukin terveysviranomaiset haluavat mieluummin, että kuolet kuin otat klooridioksidia.

Erysipelas (bakteeritulehdus) ja klooridioksidi

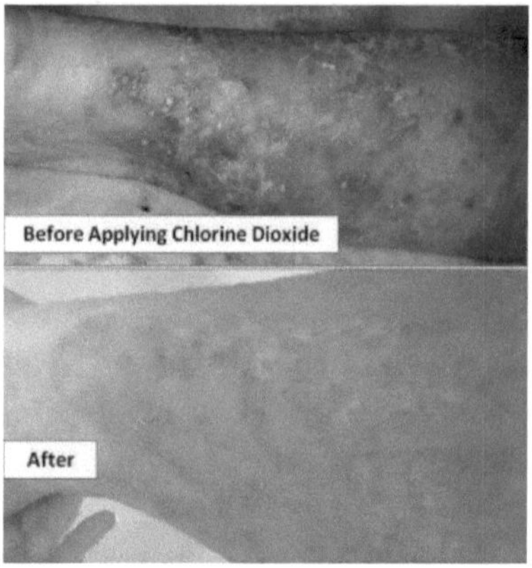

Tällä naisella oli erysipelas (ihon ylempien kerrosten infektio) ja hän parani neljässä päivässä, kun sitä oli suihkutettu klooridioksidilla.

Klooridioksidi (ClO_2) voi tuhota (hapettamalla) tauteja aiheuttavat mikro-organismit, jotka voivat olla ihmiskehossa tai sen sisällä, mutta ei vahingoita kehoa. Lisäksi klooridioksidin kemiallisesta luonteesta johtuen se tuhoaa taudinaiheuttajat ja samalla myös se itse hajoaa, jättäen jälkeensä vain vähän tavallista ruokasuolaa, happiatomeja ja kuolleita mikro-organismeja, jotka elimistö voi pestä pois.

Klooridioksidi tappaa kaikki taudinaiheuttajat, kuten jokainen vedenpuhdistamon asiantuntija tietää. Jodi suurina annoksina tekee saman. Leiriläiset käyttävät molempia hävittääkseen kaikki tartunnanaiheuttajat käsittelemättömästä vedestä ja bikarbonaatit vetävät maton pois infektioiden alta, koska useimmat niistä ovat pH-herkkiä.

Tohtori George Georgiou on julkaissut *Journal of Bacteriology & Mycology* lehdessä, että klooridioksidi hävitti tehokkaasti MRSA:n. Se päihitti kaikki muut testatut luonnolliset aineet. In vitro käytetty klooridioksidi oli tutkimuksen pääkohteena. Hän on myös julkaisemassa Lymen tautia koskevan menestyksensä, jossa Borrelia-bakteeri muodostaa biofilmiä suojellakseen itseään. Klooridioksidi pilkkoo biofilmit kappaleiksi.

Viruksen aiheuttama painajainen

Viruslääkkeiden virallinen tarina menee jotakuinkin näin. ”Erilaisia lääkkeitä on saatavilla virusinfektioiden hoitoon. Vaikka lääkkeet eivät välttämättä poista infektiota, ne ovat usein tehokkaita vähentämään sen vakavuutta. Monet virussairaudet ovat lieviä ja paranevat ilman hoitoa, koska terveet pystyvät yleensä torjumaan infektion nopeasti. Joskus viruslääkkeet auttavat lievittämään oireita ja nopeuttamaan toipumista. Kuitenkin, koska virukset tunkeutuvat kehon soluihin lisääntyäkseen, viruslääkkeet voivat vahingoittaa kehon soluja ja kohteena olevia viruksia. Siksi käyttö rajoittuu yleensä vaikeiden tai toistuvien infektioiden hoitoon.”

Klooridioksidi, jodi ja bikarbonaatit ovat täysin turvallisia lääkkeitä eivätkä vahingoita soluja. Mutta valitettavasti virologia johtaa harhaan ja farmaseuttisen terrorismin liukumäki. Virologialla on fasistinen pakkomielle rokotteisiin ja viruslääkkeisiin, joista on enemmän haittaa kuin hyötyä. Koronan kohdalla mikä tahansa on parempi kuin geenitekniset rokotteet tai lääkkeet, kuten remdesivir, joita käytetään tätä laboratoriossa pahanlaatuiseksi kehitettyä virusta vastaan.

Rokote- tai virusperäisen sydänlihastulehduksen hoito

Seuraavaksi esitellään lääketieteellinen löytö, joka on merkittävä koronarokotteista ja virusperäisestä sydänlihastulehduksesta kärsiville. Täydellinen, perustavanlaatuisin sydänlihastulehduksen hoito on magnesiumkloridi ja klooridioksidi. Magnesium, koska sydänlihastulehdus on sydänkudosten tulehdus. Vaikka lääkärit jättävät sen mielellään huomiotta, magnesium rauhoittaa tulehduksen ja on paras sydänlääke.

Klooridioksidia tulisi käyttää sydänlihastulehdukseen ensinnäkin siksi, että sydänlihastulehduksen aiheuttavat yleensä virukset, bakteerit ja muut taudinaiheuttajat, joita klooridioksidi voi helposti poistaa. Toinen syy on, että klooridioksidi vähentää myös tulehdusta ja kolmanneksi, että se kiidättää happea sydänkudokseen.

Elämme lääketieteen uudella aikakaudella, koska modernin lääketieteen vanha aikakausi on juuri tehnyt itsemurhan, eikä sen apuun voi luottaa. Tämä itsemurha alkoi koronan tarkoituksellisesta väkevöinnistä laboratoriossa hullujen työllä. Ja sitten ihmiskunta altistettiin 10 miljardille annokselle kokeellista geneettistä rokotetta. Näin terveysmaailman maisema on muuttunut. Ihmiskunta maksaa kalliin hinnan äkkikuolemien valtavana lisääntymisenä ja poikkeuksellisen korkeina syöpätapausten ja muiden sairauksien määrinä. Tämän lisäksi sairaaloista on tullut kuolemanleirejä, joissa potilaita kohdellaan huonosti, hämmästyttävän julmasti ja väärin.

Kaikkien on muutettava käsitystään, jos turvallinen ja tehokas lääketiede on rakas sydämen asia. Tarvitsemme yleispätevän hoidon, joka on tehokas sekä koronaviruksiin että vaarallisiin koronarokotteisiin. Harmi, että tuhoisille hallituksille ja lääkintäviranomaisille ei ole hoitoa.

Viruksen ja rokotteiden yhteinen nimittäjä on piikkiproteiinit. On tärkeää huomata, että klooridioksidi estää piikkiproteiineja tarttumasta ACE2-reseptoreihin verisuonissa, joten klooridioksidi soveltuu koronainfektioihin ja koronarokotteiden piikkiproteiinien aiheuttamiin vaurioihin, joita koronarokotteet käskevät elimistön tuottaa.

Koronarokotteet ja sydänlihastulehdus

Raporttien mukaan sydänlihastulehduksen kehittymisen ja mRNA koronarokotteiden välillä on yhteys. Sydänlihastulehdukseen arvioidaan kuitenkin sairastuvan tuhansia aikuisia ja lapsia Yhdysvalloissa ja eri puolilla maailmaa vuosittain. Vuonna 2017 diagnosoitiin 3,1 miljoonaa sydänlihastulehdustapausta (Lancetissa julkaistu tilasto, marraskuu 2018).

Yhdysvaltain armeijan oma Defense Medical Epidemiology Database (DMED) osoittaa tautitapausten nousun:

- Akuutit sydäninfarktit 343% enemmän
- Akuutit sydänlihastulehdukset 184% enemmän
- Akuutit sydänpussitulehdukset 70% lisää
- Keuhkoemboliat 260%:n kasvu
- Ei-traumaattiset lukinkalvon alaiset verenvuodot 227% lisää

Myökardiitti eli sydänlihastulehdus aiheuttaa nimensä mukaisesti sydänlihaksen tulehduksen. Tulehdus suurentaa ja heikentää sydäntä, luo arpikudosta ja pakottaa työskentelemään kovemmin verten ja hapen kierrättämiseksi koko kehossa. Tulehdus vähentää sydämen pumppauskykyä ja aiheuttaa nopeita tai epäsäännöllisiä sydämenlyöntejä (rytmihäiriöitä).

Sydänlihastulehduksen yleisiä oireita voivat olla:

- Hengenahdistus, erityisesti liikunnan jälkeen tai makuulla
- Väsymys
- Sydämen tykytys
- Rintakipu tai -paine
- Huimaus
- Turvotus käsissä jaloissa, nilkoissa ja jalkaterissä
- Äkillinen tajunnan menetys

Magnesium - paras lääke sydämelle

Alhainen magnesiumpitoisuus voi ennustaa sydänsairauksia.

Koska magnesium on välttämätön verisuonten terveelle toiminnalle, verenpaineen säätelylle ja sydämen säännöllisille supistuksille, lisää magnesiumin puutos riskiä esimerkiksi endoteelin toimintahäiriöihin, verenpainetautiin, sydämen rytmihäiriöihin[iv] ja sydänpysähdyksen aiheuttamaan äkkikuolemaan.

Magnesium on välttämätön sydämen hyvälle toiminnalle. Magnesiumin merkitys sydänsairauksien ja aivohalvausten ehkäisyssä on yleisesti hyväksytty, mutta kardiologit eivät kuitenkaan ole päässeet vauhtiin sen käytön kanssa. Magnesiumilla osoitettiin ensimmäisen kerran olevan arvoa sydämen rytmihäiriöiden hoidossa vuonna 1935. Sittemmin lukuisat kaksoissokkotutkimukset ovat osoittaneet, että magnesium on hyödyksi monissa rytmihäiriöissä kuten eteisvärinässä, kammioiden ennenaikaisissa supistuksissa, kammiotakykardiassa ja vaikeissa kammiorytmihäiriöissä. Magnesiumlisästä on apua myös angina pectoriksen yhteydessä, joka johtuu joko sepelvaltimon kouristuksesta tai ateroskleroosista.

Magnesiumin puute liittyy läheisesti sydän- ja verisuonitauteihin. Sydänkohtauspotilailla on todettu tavallista alempia magnesiumpitoisuuksia ja magnesiumin antaminen on osoittautunut hyödylliseksi kammioperäisten rytmihäiriöiden hoidossa. Kuolemaan johtavat sydänkohtaukset ovat yleisempiä alueilla, joilla vedessä on magnesiumin puutetta. Keskimääräinen saanti ravinnosta on usein huomattavasti pienempi kuin 200-400 milligrammaa magnesiumia, joka tarvitaan päivittäin.

Jos sinut joskus kiidätetään sairaalaan sydänkohtauksen vuoksi, suonensisäinen magnesium voisi pelastaa henkesi. Vuonna 1995 tehdyssä tutkimuksessa tutkijat havaitsivat, että sairaalassa kuolleiden osuus magnesiumia suonensisäisesti saaneista, oli neljäsosa verrattuna pelkkää tavanomaista hoitoa saaneisiin.

Vuonna 2003 samoja potilaita koskeva seurantatutkimus osoitti, että magnesiumhoidon vaikutus oli pysyvä. Lähes kaksi kertaa useampi potilas tavanomaisen hoidon ryhmässä oli kuollut verrattuna magnesiumia saaneisiin. Lisäksi lumelääkeryhmässä oli huomattavasti enemmän sydämen vajaatoimintaa ja heikentynyttä sydämen toimintaa. Sydänkohtauksesta selviytymisen lisäksi suonensisäisesti annettava magnesium tasoittaa rytmihäiriöitä ja auttaa potilaita, joille tehdään pallolaajennus ja asetetaan stentti.

Magnesium auttaa kuljettamaan ravintoaineita soluihin ja soluista ulos ja vaikuttaa siten elintoimintoihin. Koska magnesiumilla on kalvoja stabiloiva vaikutus, sitä voidaan käyttää sydämen rytmihäiriöiden hoidossa. Paras käyttöaihe on torsades de pointesin hoito, mutta magnesiumia käytetään myös kammioperäisten rytmihäiriöiden hoitoon, jotka liittyvät digitalismyrkytykseen ja trisyklisten masennuslääkkeiden yliannostukseen. Kriittisesti sairailla potilailla magnesiumin anto osoittautui amiodaronia tehokkaammaksi akuuttien eteisperäisten rytmihäiriöiden hoidossa.

Magnesium moduloi tulehduksen solutapahtumia.

Kehon osa, jossa tulehdus aiheuttaa eniten tuhoa, on sydän. Sydänkohtauksen jälkeisiä pysyviä sydänvaurioita syntyy merkittävästi sairaalassa reperfuusiohoidon (verenkierron palauttamiseen tähtäävän hoidon) liiallisista tulehdusreaktioista.

Sydämen tulehduksia on kolmea päätyyppiä: endokardiitti, sydänlihastulehdus ja sydänpussitulehdus. Endokardiitti on sydämen kammioiden sisäkalvon ja läppien tulehdus. Sydänlihastulehdus on sydänlihaksen tulehdus. Perikardiitti on tulehdus kudoksissa, jotka muodostavat sydämen ympärillä olevan pussin.

Patologian tohtori William Muller: ”Yksinkertaisesti sanottuna tulehdus on kaiken patologian perusta. Kun tajusin, että kroonisesta tulehduksesta tulee sairaus sen sijaan, että tulehdus parantaisi sairauden, ajattelin, että oli tärkeää oppia, miten tulehdusta voidaan säädellä.”

Magnesium on tulehdusprosessin ytimessä. Magnesiumin puute aiheuttaa tulehduksen. **Solunulkoisen magnesiumpitoisuuden lisääntyminen vähentää tulehdusreaktiota**, kun taas solunulkoisen magnesiumin väheneminen johtaa tulehdukseen. Tulehdus aiheuttaa endoteelin toimintahäiriöitä ja aktivoitunut endoteeli helpottaa syöpäsolujen[v] tarttumista ja migraatiota.

Magnesium hillitsee tulehdusta. Sydänsairaudet alkavat tulehduksellisista kemikaaleista, jotka riehuvat kuin kuume verisuonissa. Jäähdytä kuumuus saamalla suositeltu päivittäinen vähimmäismäärä magnesiumia, suosittelevat Medical University of South Carolinan tutkijat. He mittasivat veren tulehdusarvoja - käyttäen C-reaktiivista (CRP) -testiä 3 800 miehellä ja naisella ja havaitsivat, että ne, jotka saivat magnesiumia alle 50% RDA-arvosta (310-420 mg), oli lähes kolme kertaa todennäköisemmin vaarallisen korkeat CRP-tasot kuin niillä, jotka saivat sitä riittävästi. Yli 40-vuotiaalla ja ylipainoisella ja magnesiumia alle 50% suositellusta annoksesta nauttineella on yli kaksinkertainen riski saada verisuonia vahingoittava tulehdus[vi].

Tohtori A. Mazur ym.[vii] sanoo: ”Magnesiumin puute liioittelee immuunistressin vastetta ja hapetusstressi on tulehdusreaktion seuraus”.

Klooridioksidia sydämelle

Ylivoimaisesti yleisin sydäninfektio, joka voi johtaa sydänlihastulehdukseen, on virusperäinen. Kun elimistö havaitsee viruksia elimistössään, se tuottaa sytokiineja taistellakseen niitä vastaan. Sytokiiniproteiinit on suunniteltu häiritsemään viruksen signalointia ja lisääntymistä. Huonona puolena on kuitenkin se, että sytokiinit voivat myös tulehduttaa sydäntä.

Kuten edellä mainittiin, klooridioksidi on voimakas tulehdusta ehkäisevä aine. ”Sen lisäksi, että nopeuden ja laajakirjoisen aktiivisuuden lisäksi klooridioksidi ehkäisee tulehdusta hapettamalla vapaita radikaaleja ja sytokiineja, joita elimistöstä vapautuu haavan tai tulehduksen seurauksena[viii]. Näiden molekyylien deaktivointi vähentää arpia, kipua ja ärsytystä.”[ix]

Yleisin sydänlihastulehdusta Yhdysvalloissa aiheuttava virus on coxsackievirus. Se on enterovirustyyppi, joka vaikuttaa luonnollisesti suolistoon ja aiheuttaa vatsaflunssaa. Jos coxsackievirus karkaa suolistosta ja pääsee sydämeen, se voi aiheuttaa sydänlihastulehduksen. Euroopassa sydänlihastulehduksen yleisimmät syyt ovat puolestaan parvovirukset ja adenovirukset. Aasiassa yleisin syy on C-hepatiittivirus, kun taas Afrikassa esiintyy paljon HIV-tartuntoja. Yleisin sydänlihastulehduksen aiheuttaja on kuitenkin maailmanlaajuisesti SARS-CoV-2, joka aiheuttaa koronan.

Bakteerien aiheuttamat sydäninfektiot

Bakteeri-infektiot eivät ole yhtä yleisiä kuin virusinfektiot. Useimmiten bakteerit läpäisevät verenkierron aiheuttamatta infektiota. Kuitenkin tietyntyyppiset bakteerit voivat tarttua sydämen jo vaurioituneisiin osiin.

Yleensä tämä johtuu suussa, kurkussa tai suolistossa elävistä bakteereista. Muita yleisiä syitä ovat tuberkuloosi, streptokokki- tai stafylokokkibakteerit.

Tulehdus voi johtua mistä tahansa elimistössä olevasta vihamielisestä aineesta, sienistä loisiin, myrkkyihin ja muuhun. Jotkut sydänlihastulehdustapaukset johtuvat jopa yliherkkyydestä tietyille lääkkeille tai hyönteisten puremille sekä parantumattomista sydänvammoista.

Klooridioksidi ei ainoastaan poista kaikkia tämäntyyppisiä infektioita, vaan se myös vähentää sydämen rasitusta edistämällä muiden elinten terveyttä. Sydän on erittäin herkkä ja reagoi lyönti lyönniltä (Heart Rate Variability-HRV) siihen, mitä muualla kehossa tapahtuu.

Älä unohda jodia

Tohtori Michael Donaldson sanoo: ”Jodi vakauttaa sydämen sykkeen, alentaa seerumin kolesterolia, alentaa verenpainetta ja sen tiedetään myös ohentavan verta, päätellen lääkäreiden havaitsemista pidemmistä hyytymisajoista. Jodi ei ole vain hyväksi sydän- ja verisuonijärjestelmälle, vaan se on elintärkeää.”

Jodi tappaa bakteerit, homeet, hiivat, alkueläimet ja monet virukset; itse asiassa kaikista antiseptisistä valmisteista, jotka soveltuvat käytettäväksi suoraan ihmisiin, eläimiin ja kudoksiin, vain jodi kykenee tappamaan kaikki patogeeniluokat: grampositiiviset ja gramnegatiiviset bakteerit, mykobakteerit, sienet, hiivat, virukset ja alkueläimet. Useimmat bakteerit kuolevat 15-30 sekunnin kuluessa kosketuksesta.

Tohtori David Brownstein sanoo, että jodi on välttämätöntä paitsi infektion torjumiseksi, se on välttämätöntä myös immuunijärjestelmän asianmukaiselle toiminnalle. Mikään bakteeri, virus, loinen tai sieni ei ole tiettävästi vastustuskykyinen jodille.”

Ensiapuun magnesium

Ensiapuun saavuttaessa päivystyspoliklinikat haluaisivat pistää suoneen magnesiumia; vielä parempi, että ambulanssihenkilökunnalla pitäisi olla sitä. Tohtori Sarah Myhill sanoo: ”Jos olisin auttaja, tarkistaisin pulssin ja verenpaineen ja jos pulssi ei ole liian hidas eikä verenpaine liian matala, ruiskuttaisin 50% magnesiumsulfaattia 4ml:n verran suoraan laskimoon 2-3 minuutin aikana. Se avaa kaikki verisuonet, joten potilas tuntee olonsa punaisen kuumaksi. Se parantaa huomattavasti sivukiertoa sydänlihakseen (ts, avaa muut verisuonet) ja parantaa sairastuneen lihaksen verenkiertoa."

Tohtori Myhill jatkaa sanomalla, että "magnesium on myös rytmihäiriöitä ehkäisevä; se estää verihyytymiä ja lievittää sydämen vajaatoimintaa. Yleensä sydänkohtauksen aiheuttama kipu lievittyy muutamassa minuutissa suonensisäisen magnesiumin antamisen jälkeen. Lisäksi magnesium on erittäin hyvä suoja reperfuusiovauriolta. Hoidettuani 15 vuotta akuutteja sydäninfarkteja, en ole koskaan nähnyt potilaan kuolevan infarktin jälkeen, joka on hoidettu suonensisäisellä magnesiumilla."

"Kun magnesiumin puute on olemassa, lisää stressi paradoksaalisesti sydän- ja verisuonivaurioiden, korkean verenpaineen, aivo- ja sydäninfarktin, rytmihäiriöiden sekä sydänpysähdyksen aiheuttaman äkkikuoleman (SCD) riskiä", kirjoitti tohtori Mildred S. Seelig, kansanterveystieteen ja lääketieteen koulu, University of North Carolina, Chapel Hill.

Sydän tarvitsee optimaalista polttoainetta toimiakseen optimaalisesti; se tarvitsee magnesiumia. Magnesium on sydämen ravintoöljy; se voitelee ja helpottaa sen toimintaa. Kun magnesiumpitoisuus laskee, sydänlihaksen kouristelun mahdollisuus kasvaa.

Useimmilla on magnesiumin puute

Massachusetts Institute of Technologyn mukaan tutkimukset osoittavat, että kaksi kolmasosaa amerikkalaisista ei käytä riittävästi magnesiumia. 19% amerikkalaisista ei käytä edes puolta hallituksen suosittelemasta päivittäisestä magnesiumin saannista.

Transdermaalinen hoito ihon läpi

Transdermaalinen hoito tuo lääkkeet täsmälleen vamman/kivun kohdalle.

Transdermaalinen, lääkkeiden imeytys ihon läpi sopii erinomaisesti kivunhoitoon, urheiluun ja lasten lääkintään. Se on yksi parhaista tavoista antaa lääkkeitä nopeasti ja tehokkaasti. Transdermaalisella annostelulla lääkkeet imeytyvät suoraan ihon läpi. Geelit, emulsiovoiteet, suihkeet ja huulirasvapuikot ovat helppokäyttöisiä ja tehokkaita lääkkeiden nopeassa imeyttämisessä elimistöön.

Perinteiset lääkemenetelmät, kuten tabletit tai kapselit, vesittyvät ja muuttuvat paljon tehottomammiksi mahahappojen ja ruoansulatusentsyymien vaikutuksesta, ennen kuin ne lopulta päätyvät verenkiertoon. Mahalaukun ja maksan ohittamalla pääsee vaikuttavasta aineesta paljon suurempi osa suoraan verenkiertoon, missä sitä tarvitaan. Transdermaaliset menetelmät auttavat usein välttämään mahdollisia haittavaikutuksia, kuten vatsavaivat tai uneliaisuus. Valitettavasti nykyaikainen lääketiede ei ole vielä tutkinut koko transdermaalisen hoidon potentiaalia, vaikka sitä on harjoitettu tuhansia vuosia kuumissa lähteissä ympäri maailmaa.

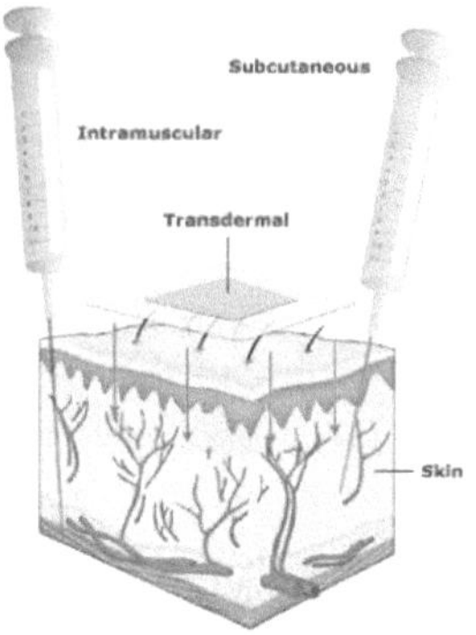

Lääkkeet voidaan annostella eri kerroksiin lihaksensisäisesti, ihonalaisesti tai ihon läpi annostelemalla.

Yleisimmät lääkkeiden antotavat ovat suun kautta (aspiriinitabletin nieleminen), lihaksensisäinen (flunssarokotuksen antaminen käsivarren lihakseen), ihonalainen (insuliinin pistäminen juuri ja juuri ihon alle), laskimonsisäinen (solunsalpaajahoidon saaminen laskimon kautta) tai ihon kautta tapahtuva lääkkeenotto (iholaastarin käyttö). Kun otetaan huomioon ihon suuri pinta-ala, ei ole yllätys, että kun ainetta levitetään koko kehoon, nopea imeytyminen ja siitä johtuva ja vaikutus riittävät nostamaan transdermaalisen annostelun samalle tasolle muiden lääkkeiden antotapojen kanssa.

Transdermaalinen hoito vie meidät takaisin lääketieteen perusasioihin ja aineisiin, joita ei voida patentoida tai myydä törkeän voiton tavoittelemiseksi. Ihmisillä, jotka asuvat lähellä merta, jossa vesi on puhdasta ja lämmintä (meitä ei ole kovin montaa) on etulyöntiasema muihin nähden, koska heillä on ilmaisia ja tehokkaita transdermaalisia lääkehoitoja meren rannalla.

Jokaiseen kuutiometriin merivettä on kätketty tarpeeksi parantavaa lääkettä lääketehtaiden lopettamiseen.

Rannalla saa kaikki meren hyödyt, korkeat magnesiumpitoisuudet vedessä ja jodia ilmassa, joka imeytyy keuhkoihin. Tarvitaan melkoinen määrä magnesiumkloridihiutaleita, jotta kylpyveden saa meriveden pitoisuuteen, mutta se on vaivan ja kustannusten arvoista upeiden terveyshyötyjen johdosta.

Kuolleessa meressä on suurin magnesiumpitoisuus.

Ennen ensimmäistä matkaansa Kuolleellemerelle 40-vuotias Rhonda Dupras ei omistanut edes shortseja. Dupras kärsi koko vartalon psorista ja hän pukeutui yleensä pitkiin hihoihin ja pitkiin housuihin piilottaakseen punaisen, laikukkaan ja hilseilevän ihonsa uteliailta katseilta ja kysymyksiltä. Mutta kun hän oli kolme viikkoa nauttinut Kuolleenmeren auringonpaisteesta lääkärin hoidossa terveyshotellissaan Israelissa, Duprasin iho oli ruskettunut, hehkuva, sileä ja lähes puhdas laikuista. Hän itki kuin vauva, hän sanoo ja osti heti shortsit juhliakseen. ”Päädyin näyttämään ihoani kaikille. En vain voinut itselleni mitään.” hän sanoo. Paraneminen kesti neljä huimaa kuukautta. Hän ei tiennyt, että Kuolleenmeren olosuhteet voi luoda omaan kylpyammeeseensa!

Ihanteellinen transdermaalinen hoitomme sisältää auringon parantavan säteilyn kaikkine D-vitamiinipitoisuuden nousuineen ihon kautta. Ihotautilääkärit ovat tuhonneet mielikuvan paranemisesta rannalla auringon takia. He haluaisivat käyttää transdermaalista lääkintää pahimmillaan myrkyllisillä aurinkovoiteilla, jotka estävät D-vitamiinin muodostumisen. Samalla synteettisiä kemiallisia aineita tihkuu kehoon.

Aurinko on terveydelle tärkeämpi kuin luulisi ja se on todellisuudessa yksi parhaita syövänvastaisia aineita. Totuus on täsmälleen päinvastoin, kuin mitä lääkärit haluavat meidän uskovan, mikä tekee ihotautilääkäreistä loistavia valehtelijoita. (Katso D-vitamiinia ja aurinkoa koskeva luku).

Kuvittele saavasi lääketieteellistä hoitoa mukavasti omassa kodissasi, jos et pääse lämpimään meriveteen.

Transdermaalinen magnesiumhoito **sopii erinomaisesti kivunhoitoon**. Yhdistelmä lämpö ja magnesiumkloridi lisäävät verenkiertoa ja jätteiden poistumista. Magnesiumkylpyjen terapeuttinen vaikutus on tulehduksen vetäminen pois lihaksista ja nivelistä. Suoraan iholle levitettynä magnesiumkloridi imeytyy ihon läpi ja vaikuttaa lähes välittömästi kipuun.

Mikä olisikaan parempi tapa vähentää tai poistaa kipua kuin yksinkertaisesti terapeuttinen kylpy tai hieromalla magnesiumkloridia nestemäisessä muodossa suoraan iholle kipeään kohtaan? Urheiluvammoista alaselkäkipuun ja iskiakseen, päänsärkyyn, helpotukseksi munuaiskiviin, levottomien jalkojen kipuun, nivelkipuihin ja lähes kaikkiin kivuliaisiin kuviteltavissa oleviin sairauksiin auttavat todennäköisesti paikallisesti käytettävät lääkkeet.

Suun kautta otetut lääkkeet kulkevat maksan läpi ennen kuin ne imeytyvät verenkiertoon. Muut lääkkeiden antotavat ohittavat maksan ja pääsevät suoraan vereen.

Magnesiumöljyä voidaan levittää suoraan tulehtuneille alueille.

Transdermaalinen magnesiumhoito tarjoaa jännittävän läpimurron urheilulääketieteessä. Valmentajat voivat nyt hoitaa vammoja, ehkäistä niitä ja lisätä urheilusuoritusta, kaikkia samaan aikaan. Transdermaalinen magnesiumkloridi tehostaa toipumista urheilusta tai vammoista. Se vähentää kipua ja tulehdusta ja edistää samalla kudosten nopeampaa uusiutumista. Magnesiumkloridin paikallinen käyttö lisää joustavuutta, mikä auttaa välttämään vammoja. Se lisää myös voimaa ja kestävyyttä. Transdermaalinen magnesiumhoito on siunaus urheilijoille, valmentajille ja lääkäreille, jotka harjoittavat urheilulääketiedettä.

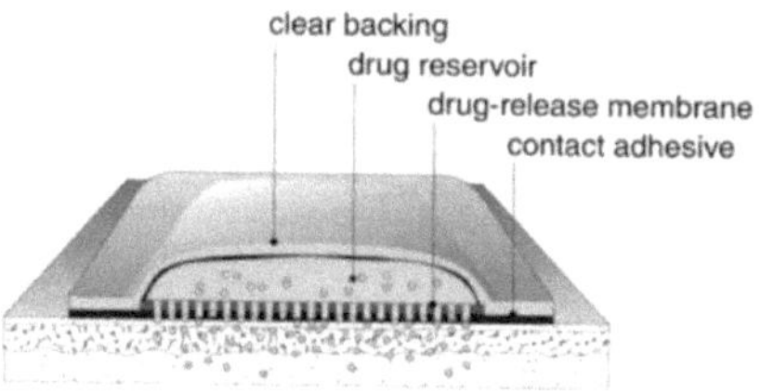

Transdermaalisten laastareiden[1] käyttö on suhteellisen uutta. Laastarit (kuten kuvassa) sisältävät lääkesäiliön, joka annetaan potilaalle ihon kautta. Transdermaalisen lääkkeenantoreitin arvo osoittaa toimivuutensa uudessa teknologiassa jota kehitetään jopa suurten molekyylien, kuten insuliinin, antamiseksi ihon läpi.

Transdermaalista lääkkeiden antoa pidetään yleisesti turvallisempana, tehokkaampana, kätevämpänä ja kivuttomampana, kuin injektioita tai suonensisäisiä lääkkeitä.

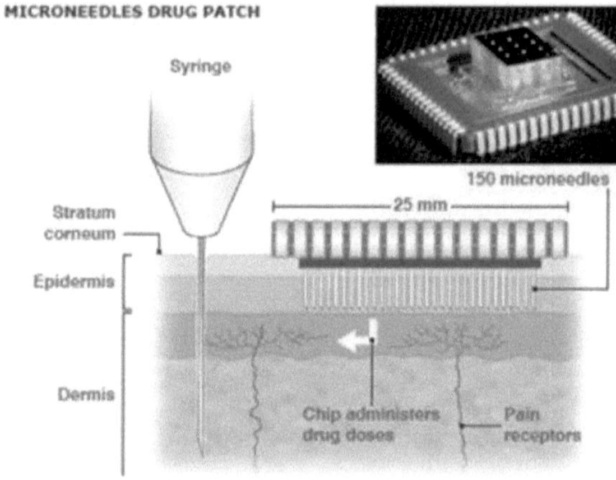

Iholaastari insuliinin annosteluun verrattuna injektioon.

Imeytyminen

Lääkkeet voivat joutua elimistöön monella eri tavalla ja ne imeytyvät kulkeutuessaan antopaikasta elimistön verenkiertoon. Lääke kohtaa kuitenkin suurimmat esteet imeytymisen aikana. Esimerkiksi suun kautta otetut lääkkeet sukkuloivat tietyn verisuonen kautta ruoansulatuskanavasta maksaan, jossa aineenvaihduntaentsyymit voivat tuhota merkittävän määrän niin sanotussa ”ensikierrosvaikutuksessa”. Muut lääkkeiden reitit ohittavat maksan ja päätyvät joko suoraan, ihon tai keuhkojen kautta verenkiertoon.

Iho on kuin tiiviisti kudottu kangas, joka näyttää tiiviiltä, mutta on mikroskooppisella tasolla huokoinen. Miljoonien aukkojen kautta keho erittää hikeä ja imee itseensä iholle levitettyjä aineita.

Jotta paikallisesti vaikuttava aine olisi tehokas, sen on ensin imeydyttävä. Lääkkeen on päästävä riittävänä pitoisuutena vaikutuskohtaan, jotta se saa aikaan halutun vasteen. Iho osallistuu dynaamiseen vaihtoon sisäisen ja ulkoisen ympäristön välillä hengityksen, imeytymisen ja poistumisen välityksellä. Se on erittäin huokoinen vaikka se pystyykin säilyttämään ratkaisevan tärkeän bakteeriesteen ympäristöön nähden.

> ” Työkaverini RN kärsii niveltulehduksesta, erityisesti käsissä ja hänellä on lihaskramppeja/kouristuksia jaloissaan. Eilen sain puhelinsoiton ja hän pyysi minua tuomaan sairaalaan magnesiumöljyä, koska hänen kätensä olivat niin krampissa ja kivuliaat, että hän tuskin pystyi jatkamaan työskentelyä.
>
> Kun saavuin paikalle, hänen kätensä ja sormensa olivat kouristuneet. Hänen sormensa olivat käpristyneet ja jäykät ja hänen jalkansa kramppasivat pahasti. Hän kertoi, että ne olivat olleet näin koko päivän ja kipu sai hänet itkemään. Hän levitti välittömästi magnesiumöljyä käsiinsä. Olimme raportissa ja hän halusi sitä käsiinsä heti, joten koko hoitohenkilökunta katseli ja 5 minuutissa näki hänen sormiensa ojentuvan takaisin normaaliksi ja sormien liikkeen palautuvan.
>
> Näimme rentoutumisen tapahtuvan. Muutamassa minuutissa hänen kätensä olivat täysin rentoutuneet ja toimintakykyiset ja ne pysyivät sellaisina koko loppuillan.” Claudia French RN

Imeytymiseen vaikuttavia ensisijaisia tekijöitä ovat annoksen pitoisuus, kehon pinta-ala ja aika iholla. Kun lääkeaineen pitoisuus kasvaa, myös ihoon ja elimistöön imeytyvä kokonaismäärä kasvaa. Samoin annoksen pinta-alan kasvattaminen kasvattaa myös imeytynyttä määrää. Imeytyminen tapahtuu hitaasti. Mitä pidempään aine on iholla, sitä enemmän imeytyy. Transdermaalisia lääkkeitä käytettäessä on huomioitava, että kun ainetta käytetään enemmän, imeytyminen lisääntyy. Lapsen iho on läpäisevämpi imeytymiselle, kuin aikuisten iho.

Transdermaalinen hoito ja ihosyöpä

Tohtori Tullio Simoncini toteaa: ”Jokainen ihokasvain voidaan poistaa kokonaan käyttämällä 7%:n joditinktuuralla, jota sivellään useita kertoja (10-20) päivässä."[7] Kun kuori on muodostunut, älä ota sitä pois, vaan hoida aluetta jatkuvasti ja odota, kunnes se putoaa ilman muita toimenpiteitä paitsi joditinktuuraa. Kun kuori putoaa kolmannella kerralla, on potilas on parantunut.”

"Tapauksissa, joissa kasvain on tunkeutunut ihon ja limakalvon väliseen siirtymävyöhykkeeseen, kuten peräaukko, silmäluomet, emätin tai suu", Simoncini jatkaa, "on tarpeen suorittaa limakalvoalueen alustava hoito natriumbikarbonaatilla ja sitten, kun siellä olevien pesäkkeiden hävittämisen jälkeen jatketaan cutis-alueen hoitoa jodiliuoksella". On aiheellista korostaa, että samantyyppistä hoitoa on sovellettava myös psoriin ja tunnettuihin sienitauteihin. Ero ihon mykoosin, psorin ja kasvainten välillä on vain aggressiivisuuden ja siten juurtumisen syvyyden vaihtelu, koska aiheuttaja on aina sama: sieni. Joskus hoitona voidaan käyttää elimistössä, muita syövyttäviä suoloja sijainnin mukaan."

Transdermaali hoito ja lääkekylvyt.

Transdermaalinen magnesiumhoito-kirjani sivulla 201 suosittelen 50 - 200g magnesiumöljyä kokovartalokylpyyn, noin 100 litraan. Magnesiumin osuus kylvyssä on vain 45-180 mg/l magnesiumia. Siksi alkuperäiset suositukseni kylpylöille olivat liian alhaiset. Kuolleessameressä ja muissa suolajärvihoidoissa magnesiumpitoisuus on jopa 40 000 mg/l ja ihmiset kylpevät päivittäin näissä vesissä.

Transdermaalinen hoito savi ja sauna

Meidän on autettava kehoa puhdistautumaan ja ihoa on käytettävä merkittävänä välineenä ja poistumistienä kertyneille raskasmetalleille. Ihon käyttäminen elimistöä häiritsevien myrkkyjen poistumisreittinä on osa transdermaalista lääketiedettä.

National Geographic raportoi monta vuotta sitten, että Espanjassa sijaitsevien sinooperikaivosten työläiset käyttivät työn jälkeen hikikylpyjä puhdistautuakseen.

Vertaisarvioitu kirjallisuus osoittaa, että hikoilu saunahoidon aikana poistaa korkeita pitoisuuksia myrkyllisiä metalleja, orgaanisia yhdisteitä, dioksiinia ja muita myrkkyjä. Saunahoito sopii erinomaisesti mobilisoimaan myrkkyjä piilopaikoistaan.- Tohtori Dietrich Klinghardt

Bentoniittisavea voidaan käyttää imemään myrkyt ihon läpi ja se voi olla valtavan hyödyllistä ja samalla tehdä kokonaishoidoista tehokkaampia ja turvallisempia. Todisteita menetelmän myrkkyjen imemisestä ihon läpi ei löydy tieteellisestä kirjallisuudesta, vaan kehästä ammeen ympärillä.

Olennaiset kolme sanaa, jotka kuvaavat savea, ovat ”pinta-aktiivisuus”, ”imeytyminen” ja niiden juurisana ”sorptio”. ”Pinta-aktiivisuus eli adsorptio” on kiinteän tai nestemäisen aineen ominaisuus vetää puoleensa ja pitää kiinni kaasua, nestettä, liuennutta ainetta tai suspensiota pinnalleen. Se on tarttumista erittäin ohuessa kerroksessa molekyylien pinnoille kiinteisiin kappaleisiin tai nesteisiin, joiden kanssa ne ovat kosketuksissa.

Savi, kun se tuodaan elimistöön, tulee osaksi dynaamista vaihtoa ympäristön kanssa ruuansulatuskanavassa ja sen takana olevissa kudoksissa.

”Imeytyminen” taas merkitsee aineiden todellista liikkumista ja imeytymistä saven sisään ja se on yleinen periaate ihmisen fysiologiassa. ”Sorptio” on prosessi, jossa yksi aine ottaa tai pitää toisen aineen joko imeytymällä tai adsorptiolla. Saven absorptiokyky on varsin voimakas ja se vetää myrkkyjä saven sisäiseen rakenteeseen ja tiloihin. Niinpä toksiinit, jotka aiemmin olivat tarttuneet vain saven ulkopinnan rakenteeseen ionisidoksen kautta, voidaan vetää saven molekyylin sisälle. Mitä enemmän aineita tarttuu saven sisäiseen rakenteeseen, sitä enemmän savi laajenee ja turpoaa.

Kirurgi tohtori Vesna Humo antaa kaikkien potilaidensa käyttää savea mastektomian ja sädehoidon jälkeen. Hän neuvoo potilaita käyttämään savea suoraan iholle ihovaurioiden välttämiseksi ja on nähnyt erinomaisia tuloksia. Erityisesti hän käyttää savea makuuhaavoihin ja kaikkiin nekroottisiin ja septisiin haavoihin erinomaisin tuloksin.

Vain vinkki siitä, miten saan tyttäreni kylpemään ”mutaan”. Kutsun sitä merihiekaksi ja käsken häntä teeskentelemään, että hän on meressä. Nyt hän pyytää päästä kylpemään merihiekkaan.

”Yhdeksänvuotiaalla tyttärelläni oli tuhansia rakkuloita vesirokossa. Hänellä oli paha tauti ja rakkulat olivat juuri tulleet. Hän oli tulossa hulluksi kutinasta. Levitin häneen bentoniittisavea. Voit alkaa ymmärtää, miksi rakastan savea, puhdasta savea. Puhdas savi antaa meille äiti maan parantavan voiman”, Ana Raunigg kirjoitti.

Transdermaalisen jodin teho

Legendaarisin dokumentaatio transdermaalisesta jodihoidosta, jota sovelletaan kuuluisaan henkilöön Amerikan sisällissodassa: ”Syyskuun

29. päivänä 1862 eversti John B. Gordon piti kenraali Leen armeijan keskusta-asemaa.

Antietamin eli Sharpsburgin taistelussa ensimmäinen laukaus pohjoisen linjoilta lähetti Gordonin oikean jalan pohkeen läpi; pian sen jälkeen toinen meni reisilihasten läpi. Kolmas lävisti hänen vasemman käsivartensa, repi jänteitä ja lihaksia. Neljäs repi hänen olkapäänsä jättäen vaatekappaleen upotettuna olkapäähän jälkensä. Silti luita ei murtunut; mutta Gordonin viipyessä tulilinjalla, kuten hän itse sanoo, "mukana, mutta heikommin, kuin tavanomaisesta voimastani", viides kuula osui häntä suoraan kasvoihin."

"Tohtori Weatherly 6. Alabaman rykmentistä, joka oli vastuussa lääkinnällisistä järjestelyistä, siirrätti everstin tukikohdan sairaalaan ja määräsi joditintinktuuraa maalattavaksi luuhun kolme tai neljä kertaa päivässä. Tapaus ei ollut lupaava. Gordonin silmäluomet olivat turvonneet, toinen silmä oli täysin kiinni, toinen melkein; hänen leukansa oli liikkumaton ja kaiken kukkuraksi erysipelas (stafylokokki-infektio) oli puhjennut vasempaan käsivarteen."

"Rouva Gordon, hänen vaimonsa, joka hoiti häntä - hänen nimensä oli Fanny ja hän oli tuolloin kaunis 25-vuotias tyttö - tulkitsi ohjeensa vapaamielisesti ja maalasi haavat, ei kolme tai neljä kertaa päivässä, vaan, kuten Gordon itse sanoo: "Luulen, että kolme-, neljäsataa kertaa päivässä." Fannyn ahkeruus ja omistautuminen palkittiin. Hänen aviomiehensä selvisi hengissä sodasta ja hänestä tuli Georgian kuvernööri, kenraali ja Yhdistyneiden Konfederaatioveteraanien ylipäällikkö. Hän kuoli vuonna 1904."

Vuonna 1932 Nyiri ja Jannitti Rutgersin yliopiston farmasian korkeakoulusta kirjoittivat, "Jodia käytetään laajalti ennaltaehkäisevänä ja terapeuttisena aineena, levittämällä ihoon ja se on säilyttänyt paikkansa lääketieteessä vuosikymmeniä."[8]

Minulla oli äskettäin kova kurkkukipu (en pystynyt nielemään), ja hyvä ystäväni ehdotti ranteeni sisäpuolen maalaamista jodilla. Pidin häntä hulluna. Mutta se toimi! Kipu oli kokonaan poissa seuraavana päivänä. Pian sen jälkeen poikani sairastui pahaan flunssaan. Vaikka hän suositteli jodia kipeään kurkkuun, käytin sitä 3-vuotiaaseen poikaani ja hän oli seuraavana päivänä 100% parempi.

Tohtori Derry sanoo: "Jodin lisääminen rupiin auttaa järjestämään kudoksen täydellisen korjautumisen. Kaikki pahanlaatuiset vauriot ja muut ihokummallisuudet näyttävät reagoivan tähän uudistumisprosessiin, joka käynnistyy sivelemällä paikallisesti jodia."

Tohtori Daniel H. Duffy sanoi: "Olen käyttänyt IODEXia, jodia sisältävää tahnaa, jota levitetään suoraan iholle viimeisten kolmenkymmenenkahden vuoden ajan lievittääkseni interkostaalista ja rintalastan kohdalla tuntuvaa kipua, joka vaivaa suurta osaa keskilännessä, erityisesti kilpirauhasen vajaatoiminnasta kärsiviä naisia."

Transdermaalinen on paras tapa täydentää solujen magnesiumtasoja. Jokainen kehon solu kylpee ja ravitsee itsensä siinä ja jopa DHEA-tasot nousevat luonnollisesti.
Tohtori Norman Shealy

Viitteet

[1] Jos lääke voi vaikuttaa pieninä annoksina, ihon läpi imeytyvä pieni määrä voi riittää systeemiseen vaikutukseen. Joitakin lääkkeitä voidaan antaa aikuisille ihon kautta – nimittäin, nitroglyseriini angina pectorikseen, hyossiini matkapahoinvointiin, klonidiini verenpainetautiin ja estrogeenit korvaushoitoon (Yhdistyneessä kuningaskunnassa on saatavilla vain nitroglyseriiniä). Lääkeaineen jakelujärjestelmä on liimalaastari, joka sisältää (ulkopuolelta ihon pintaan päin) okklusiivisen taustalevyn, lääkeaineen, lääkesäiliön, mikrohuokoisen kalvon ja liiman. Mikrohuokoinen kalvo on vähemmänläpäiseevä kuin iho ja siksi se rajoittaa lääkkeen vapautumista hallitusti. Tällainen lääkkeenantomenetelmä ei ole pelkkä utelias kikka. Se on kätevä, vaatii vähemmän annostelua kuin suun kautta annostelu, tuottaa ennustettavampia ja tasaisempia pitoisuuksia veressä, oksentavat potilaat voivat ottaa sen ja se voidaan poistaa kerralla. Valitettavasti useimmat lääkkeet, joita annetaan kroonisesti (kouristuslääkkeet, antibiootit ja keuhkoputkia laajentavat lääkkeet) vaativat liian suuren annoksen ollakseen tehokkaita ihon läpi annettuina. Lääkkeiden imeytyminen ihon kautta: Archives of Disease in Childhood, 1987, 62, 220-221.

[2] Mikroneulat: http://gtresearchnews.gatech.edu/newsrelease/needlespnas.htm

[3] Passilaastari; http://www.alteatherapeutics.com/

[4] Vaihteleva ultraääniaaltomuoto suurentaa ihohuokosten halkaisijaa ja mahdollistaa suurten molekyylien pääsyn ihon (stratum corneum) läpi dermikseen. Sieltä lääke pääsee verenkiertoon. Ultraääni pakottaa lääkkeen kulkemaan jompaakumpaa kahdesta reitistä: (1) hiusfollikkeleihin tai (2)

hikihuokosiin. Ultraääntä käytetään ”laajentamaan” ihohuokosia ja sitten ajamaan lääke aukon läpi.

Mekaanisesti lääkeaine seuraa karvatuppia verenkiertoon (lähellä IV-injektiota) tai rasvakudoksen hikihuokosiin (Sub-Q-injektio).

[5] Annos on kerralla annettavan lääkkeen määrä ja hoito on tiukasti säännelty ohjelma. Käytettävän annoksen pitoisuus, kehon pinta-ala ja kulunut aika, jonka aikana kemikaali on iholla, ovat tärkeimmät imeytymiseen vaikuttavat seikat. Kun lääkkeen pitoisuus kasvaa, lisääntyy myös ihoon ja elimistöön imeytyvä kokonaismäärä. Pinta-alan kasvattaminen lisää myös tunkeutumista. Penetraatio tapahtuu ajan myötä. Mitä kauemmin aine on iholla, sitä suurempi on imeytyvä määrä. Mahdollisuus myrkyllisyyteen voi ilmetä, kun väkevää lääkettä levitetään laajalle ihoalueelle.

[6] Marks R M, Barton S P, Edwards C (1988). The Physical Nature of the Skin. Lancaster: MTP Press.

[7] ”Epitelioomien, basalioomien ja melanoomien hoidoksi valitaan jodiliuos, jonka pitoisuus on 7%, koska se pystyy saostamaan sienen rungon proteiinit ja tuhoamaan ne kokonaan lyhyessä ajassa. Jos vauriot ovat melko pieniä, ne on maalattava liuoksella ensin 10-20-30 kertaa ja sitten kahdesti päivässä viiden päivän ajan sekä sitten kerran päivässä vielä kymmenen päivän ajan, jotta niistä tulee hyvin tummia. Kun rupea on muodostunut ja se on epidermistä tasoa korkeammalla, on jatkettava maalaamista sen alle ja yläpuolelle, vaikka aluksi tuntuisi voimakasta kipua.”

[8]
http://www.optimox.com/pics/Iodine/updates/UNIOD-02/UNIOD_02.htm#1

Kotiapteekki ja tehohoito

Riippumatta siitä, mitä teet valitessasi syöpähoitoa, auttaisi, jos aloittaisit hoitamaan itseäsi kotona. Se pätee kaikkiin sairauksiin, joita saatat kohdata. Syöpäpotilaiden osalta, vaikka suunnittelisit meneväsi maailman parhaalle klinikalle, kun valmistaudut syövänhoitomatkalle, sinun on aloitettava itsestäsi huolehtiminen ja jatkettava sitä, kun pääset kotiin. Epäonnistuminen sen ymmärtämisessä voi merkitä eroa elämän ja kuoleman välillä.

Kaikilla on myös hiipivä tunne, että edessä on vaikeita aikoja, eikä ole niin helppoa matkustaa ja kuluttaa omaisuuksia klinikoilla. Kotihoitoon panostaminen on siis paras vaihtoehto.

Kotona annettavan tehohoidon ajatus ja vapaus tavoitella turvallisia ja tehokkaita vaihtoehtoisia hoitomuotoja on olennaisen tärkeää. Tohtori Cynthia J. Koelker sanoo: ”Maallikko voi hankkia itselleen monia taitoja, joita aiemmin pidettiin vain terveydenhuollon ammattilaisten toimialana. Näin ollen ensimmäinen askel näiden taitojen hankkimisessa on uskoa, että pystyy siihen.”

Tohtori David Brownstein sanoo: ”Perinteinen lääketiede on enemmän kuin turhauttavaa. Se on rikki ja tarvitsee kiireellista korjausta. Et voi luottaa kehenkään muuhun kuin itseesi lääketieteellisiä päätöksiä tehdessäsi. On parempi ryhtyä koulutetuksi potilaaksi kuin luottaa pelkästään terveydenhuollon tarjoajaan.”

On paljon syitä perustaa kotihoitokeskus ja varastoida lääkkeet, joita tarvitset syövän ja muiden sairauksien hoitoon. Ja kun katsomme tulevaisuuteen ja näemme, miten taloudet voivat romahtaa, kuten olemme nähneet Kreikassa ja Venezuelassa, lääkkeiden ja terveyspalvelujen saanti voi tulla mahdottomaksi. Asiat ovat herkkiä maailmassa, joten on älykästä varautua pahimpaan.

Jokainen hyvä kotiapteekki alkaa keittiöstä, eikä vanha sanonta, että ruoka olkoon lääkkeesi, ole mikään vitsi. Työssäni on kyse elintarvikkeiden tiivistämisestä siihen pisteeseen, että niistä tulee lääkkeitä.

Hoito kotona

Luonnollinen allopaattinen lääketiede puolustaa kotisairaalahoitoa ja lääketieteellistä vapautta pyrkiä turvalliseen ja tehokkaaseen hoitoon, joka on riippumaton liian kontrolloivasta ja hallitsevasta terveydenhoidon julkisesta järjestelmästä.

Sairaalat kotiuttavat nykyään potilaita nopeammin kuin koskaan ennen, mikä antaa potilaille ja heidän perheilleen vastuun jatkaa hoitoja itsenäisesti. Se johtuu osittain suuresta infektioriskistä sekä kustannus- ja vakuutuskysymyksistä. Valitettavasti terveydenhuoltojärjestelmä luopuu usein potilaasta, mikä on siunaus, jos potilas valitsee tehokkaampia ja turvallisempia luonnollisia hoitoja.

Tohtori Cynthia J. Koelker kysyy: ”Jos yhteiskunta romahtaa ja olet omillasi, mitkä lääketieteelliset taidot tuntuvat kaikkein tärkeimmiltä? Vastaus riippuu todennäköisesti iästäsi, terveydentilastasi ja elämänvaiheestasi. Hedelmällisessä iässä oleville kätilötaidot saattavat olla ensiarvoisen tärkeitä. Korkeassa iässä oleville kroonisten sairauksien diagnosointi ja hoito ovat ensisijaisia. Muuten nuorille ja terveille, vammojen ja infektioiden hoito on tärkeintä.”

”Nykyinen lokeroitunut yhteiskuntamme on katsonut, että lääkäreiden pitäisi suorittaa ne, vaikka reviirisotia on paljon siitä, mitä sairaanhoitajat, lääkäriavustajat, farmaseutit, ensihoitajat ja muut saavat laillisesti tehdä. Viime vuosikymmeninä on myös nähty suuntaus kohti kotihoitoa suonensisäisessä hoidossa, sumutinhoidoissa, dialyysissä ja monessa muussa. *Kotiin vietävä opetus on*: Maallikko voi hankkia monia taitoja, joita ennen pidettiin pelkästään terveydenhuollon ammattilaisten toimialana. Ensimmäinen askel näiden taitojen hankkimisessa on siis uskoa, että pystyy siihen” jatkoi tohtori Koelker.

Syövän hoito vankeja ottamatta

Hoitofilosofiana saada syöpäsolut tappavaan ristituleen

Kuvittele, että syöpäsolusi julmassa ristitulessa. Sotilaat ymmärtävät sodan taktiikat ja sen, miten vihollinen saadaan parhaiten vangittua ansaan, josta ei ole pakotietä. *Conquering Cancer* esittelee aggressiivisen myrkyttömän menetelmän sodan voittamiseksi syöpää vastaan.

Jokainen haluaa maksimoida mahdollisuutensa toipua syövästä ja se onnistuu ymmärtämällä ensin ajatus syöpälääkkeiden käytöstä, jossa jokainen osa tuottaa raskasta lääketieteellistä tulivoimaa. Päällekkäisillä tulialueilla (farmakologiset vaikutukset), nostamme nopeutta, jolla näemme positiivisia terapeuttisia vaikutuksia, mikä tarkoittaa syöpäsairauksien parantumista/pysähtymistä tai häviämistä.

Parhaiden panssariosastojen kutsuminen

Jokainen kenraali olisi enemmän kuin innoissaan, jos hänellä olisi käytössään armeija lääkkeitä, jotka aiheuttavat vakavia vaikeuksia viholliselle (syöpäsoluille) ja ovat samalla erittäin ystävällisiä omille joukoille (terveille soluille).

Sodassa on katastrofi, jos joukkoihin kohdistuu omien joukkojen tulitusta ja juuri näin tapahtuu tavanomaisissa syöpähoidoissa, jotka ovat niin myrkyllisiä, että ne voivat tappaa isäntäkehon samalla kun ne hävittävät syövän. Kemoterapia ja sädehoito voivat tuhota vihollisen, mutta tappamalla samalla myös ystävällisiä, terveempiä soluja.

Koska ravitsemuslääketiede on luonteeltaan myrkytöntä, voimme kerrostaa hoitoja ja hyökätä kaikilta puolilta samanaikaisesti kohti syöpää, joka uhkaa elämää.

Enää ei ole tarkoituksenmukaista tarkastella lääkkeitä tai ravitsemuslääkkeitä erillisinä. Lääkehoidot edellyttävät sellaisten aineiden yhdistämistä, joita ei ole testattu yhdessä. Yhdistelmähoidot ovat teoriassa mahdottomia reseptilääkkeillä, koska on mahdotonta ennustaa, miten myrkylliset kemikaalit ja myrkyt (lääkkeet) vaikuttavat keskenään.

Yhdistelmähoitoon keskittyminen antaa meille mahdollisuuden kattaa ja hallita useita riskitekijöitä. Moniulotteinen alkusyiden etsintä edellyttää useita terapeuttisia toimenpiteitä.

Kylpylätyyppiset syöpähoidot

Useimmat protokollan kohteet voidaan ottaa suun kautta, ihon läpi tai epätoivoisissa lääketieteellisissä tilanteissa lääkäri tai sairaanhoitaja voi antaa ne suonensisäisesti. Transdermaalisiin sovelluksiin kuuluu paikallinen levitys suoraan iholle, magnesiumhieronnat, lääkinnälliset kylvyt, sumuttaminen keuhkoihin ja glutationi peräpuikot, kuten kahvi-, yrtti- ja merivesiperäruiskeet sekä paksusuolen puhdistukset.

Kaikki aineet, joita annostelemme, parantavat ravitsemusta täydentämällä, joka on älykkäämpää ja rationaalisempaa kuin lääkkeisiin perustuva lääketiede, joka on väärän ja petollisen saastuttamaa. Voit laillisesti hakea kaikki lääkkeet paikallisesta luontaistuotekaupasta, apteekista tai verkosta ja niin kauan kuin et pistä itseäsi tai ketään muuta, voit hoitaa itseäsi tai läheisiäsi laillisesti. Kokonaisuutena, hoitomenetelmä antaa potilaille paljon kaivattua etua hoidettaessa laajoja erilaisia sairauksia, kuten syövät, borrelioosi, fibromyalia, krooninen väsymys, sydänsairaudet, diabetes, infektiot, autoimmuunisairaudet ja useimmat neurologiset sairaudet.

Äidin kanakeitto

Tohtori Elizabeth Lee Vliet sanoo: ”Naisia ja naisten terveyttä vastaan käydään sotaa. Naiset muodostavat puolet väestöstä. He tekevät myös 90% lääketieteellistä hoitoa koskevista päätöksistä lastensa, aviomiestensä ja ikääntyvien vanhempiensa hoidosta. He ymmärtävät, miten tärkeää on voida valita lääkärinsä ja hoitonsa.” Hoitomenetelmä antaa valtavasti voimaa naisten käsiin ja antaa heille kipeästi kaivattua varmuutta siitä, että he tekevät oikean ratkaisun läheistensä hyväksi.

Äitien odotetaan kaikkialla olevan etulinjassa diagnosoinnissa ja hoidossa. Heidän on tiedettävä, tarvitseeko heidän läheisensä aspiriinia vai onko hänet vietävä päivystyspoliklinikalle. On laillista ehdottaa aspiriinia ja on laillista ehdottaa kaikkea tässä hoitomenetelmässä olevaa, sillä se on lääkevalikoima, joka on vapaasti saatavilla verkossa tai luontaistuotekaupoista ja vaihtoehtoisista apteekkiliikkeistä.

Toisen maailmansodan aikana laivaston lääkärit käyttivät merivettä verensiirtoihin, kun verivarastot loppuivat, ja monia ihmishenkiä pelastettiin.

Luomme lääkkeitä, kun tiivistämme luonnon aineita. Lääkeyritykset keskittyvät synteettisiin aineisiin, jotka eivät toimi hyvin potilaiden kannalta. Luonnollinen allopaattinen lääketiede keskittyy luonnon aineisiin, joiden tutkijat ovat todenneet parantavan tehokkaasti tauteja ilman myrkyllisiä sivuvaikutuksia.

Ehkä oikea sana syövästä puhuttaessa ei ole ”selviytyä” vaan ”menestyä”, mikä tarkoittaa, että opettelemallamme lääketieteen avulla on mahdollisuus palata kukoistavaan terveyteen - tilaan, jossa sairauden on vaikea saada yliotetta.

Terveys on suurin kaikista omaisuuksista ja jokaisen miehen ja naisen tulisi olla kiinnostunut siitä, miten hoitaa itseään ja läheisiään palauttaakseen terveyden tai säilyttääkseen sen haastavimpina aikoina.

Farmakologian painopisteen on siirryttävä 2000 luvulla pois myrkkytaakkaa lisäävistä lääkkeistä, kohti lääkkeitä ja hoitoja, jotka vähentävät elimistön rasituksia. Turvallisen ja tehokkaan hoidon salaisuus (hyvän terveyden ylläpito tai siihen palaaminen) löytyy kärsimättä käyttämiemme lääkkeiden sivuvaikutuksista (myrkyistä). Mikään parantava järjestelmä ei ole tehokkaampi kuin se, jossa käytetään luonnon alkuaineita, materiaaleja, jotka ovat niin puhtaita ja lähellä luontoa, että ne tuottavat hyötyjä ilman useimpien lääkkeiden tyypillisiä sivuvaikutuksia.

Innovatiivinen tehohoito

Teho-osastolla hoidetaan ihmisiä, joilla on henkeä uhkaavia sairauksia, kuten vakava vamma tai sairaus. Heitä seurataan ja hoidetaan ympäri vuorokauden. Henkilö otetaan todennäköisesti teho-osastolle, jos hänen tilansa on kriittinen ja hän tarvitsee jatkuvaa tarkkailua ja erikoishoitoa. Näin voi tapahtua suuren leikkauksen, onnettomuuden, vakavan palovamman, myöhäisvaiheen syövän, sydämen tai munuaisten vajaatoiminnan, aivohalvauksen, sydänkohtauksen, keuhkokuumeen, sepsiksen yhteydessä ja vauvan syntyessä ennenaikaisesti tai vakavasti sairaana.

Päivystys- ja tehohoitolääketieteen salaisuudet pitävät sisällään avaimet täsmälääketieteen harjoittamiseen. Hoitojen on oltava turvallisia päivystyspoliklinikalla ja teho-osastolla samalla, kun niiden on oltava välittömästi henkeä pelastavia ja parantavia. Harmi, että sairaalat lopettivat tällaisen hoidon ja tarjosivat sen sijaan tappavia hoitoja koronapotilaille.

Jos lääkkeet, kuten magnesiumsuolat ja natriumbikarbonaatti, ovat riittävän turvallisia ja tehokkaita hätätilanteissa, ne auttavat meitä myös kroonisissa ja akuuteissa sairauksissa.

Länsimaisen lääketieteen ytimessä on viisaus ja voima, jonka terveydenhoitoviranomaiset ja heidän takanaan seisovat lääkeyhtiöt ovat tahallaan ja tietoisesti estäneet.

Päivystys- ja teho-osastoilla, joissa monet uskovat harjoitettavan tarkinta lääketiedettä, on tavallisia, mutta poikkeuksellisen turvallisia ja tehokkaita *luonnollisia* aineita, jotka pelastavat ihmishenkiä joka päivä.

Tohtori Paul Marik nousi otsikoihin ympäri maailmaa sepsiksen hoidolla, jonka hän uskoo pelastavan ihmishenkiä. Hän soveltaa maalaisjärjellä toimivaa peruslääketieteen lähestymistapaa, joka tuottaa kysteiinimyrskyjä C-vitamiinin, hydrokortisonin ja tiamiinin infuusioilla.

Lisäämme hänen kaavaansa vetyä

Vetykaasu on lupaava uusi hoitomenetelmä ensiavussa ja tehohoidossa. Vedyllä on terapeuttinen vaikutus erilaisissa sairaustiloissa, akuuteista sairauksista, kuten iskemia-reperfuusiovaurio, sokki ja vaurioiden paraneminen, aina kroonisiin sairauksiin, kuten metaboliseen oireyhtymään, nivelreumaan ja neurodegeneratiivisiin sairauksiin.

Tutkijat ovat raportoineet, että vetykaasu auttaa akuutissa sydäninfarktissa, sydän- ja keuhkopysähdysoireyhtymässä, sepsiksessä, kontrastin aiheuttamassa akuutissa munuaisvauriossa ja verenvuotosokissa. Vetykaasua on jopa käytetty hapetusstressin lieventämiseen rotan subaraknoidaalivuodoissa.

Mekaaninen ventilaatio voi aiheuttaa hapetusstressiä ja tulehdusreaktioita sekä aiheuttaa sen jälkeen ventilaattorin aiheuttaman keuhkovaurion, joka on merkittävä potilaiden kuolleisuuden ja sairastavuuden syy tehohoitoyksikössä. Hengitetty vety voi toimia uutena terapeuttisena antioksidanttisena kaasuna. Lääketieteen tutkijat ovat havainneet, että hengitetty vetykaasu vähentää tehokkaasti keuhkovaurioon liittyviä tulehdusreaktioita sekä paikallisesti että kehon systeemisellä tasolla antioksidanttisten, anti-inflammatoristen ja antiapoptoottisten vaikutustensa ansiosta.

First-in-Human-pilottitutkimus osoittaa, että vetykaasun inhalaation turvalliseksi sydänpysähdyksen jälkeisessä oireyhtymässä. Tammikuun 2014 ja tammikuun 2015 välisenä aikana 21 henkilöä 107:stä sydänpysähdyspotilasta sai verenkierron palautettua spontaanisti. Mitään ei-toivottuja vetykaasusta johtuvia vaikutuksia ei havaittu.

Mikä on innovatiivinen tehohoito

Jokainen tehohoidon parissa työskentelevä lääkäri tuntee magnesiumkloridin, natriumbikarbonaatin, jodin, kaliumin ja jopa injektoitavan seleenin. Näitä välttämättömiä mineraaleja voidaan käyttää ihmishenkien pelastamiseen sekä sairaalassa että kotona turvallisesti.

Natriumbikarbonaattia, kaliumkloridia ja kalsiumkloridia käytetään pH:n ja elektrolyyttien pitämiseksi normaaliarvoissa tehohoitoyksiköissä. Magnesium on tärkein kivennäislääke sydänsairauksissa sekä aivohalvauksessa ja sepsiksen yhteydessä suonensisäinen C-vitamiini ja vetykaasuinhalaatiohoito voivat pelastaa tilanteen.

Näitä vankkoja luonnonlääkkeitä voidaan käyttää kotona monta kertaa päivässä suurina annoksina, jotta saadaan turvallisesti aikaan suuria muutoksia ihmisen lääketieteellisessä tilassa, vaikka hän olisi lähellä kuoleman porttia.

Lähes kymmenen vuotta sitten tohtori Mark Hyman kirjoitti: ”Minusta on hauskaa, että useammat lääkärit eivät ole perillä magnesiumin hyödyistä, vaikka käytämme sitä perinteisessä lääketieteessä. Emme koskaan pysähdy miettimään, miksi tai miten tärkeää se on yleiselle terveydellemme tai miksi se auttaa kehoamme toimimaan paremmin.” Magnesium on ihmiselle sama, kuin öljy on hyvin toimivalle autolle.

Magnesiumin puute aiheuttaa paljon kipua ja kärsimystä, joten emme halua olla tietämättömiä. Miljoonat ihmiset ovat kuolleet sydänpysähdykseen viime vuosikymmeninä, koska kardiologit eivät määrää magnesiumia. Myös leikkauksia on tehty turvallisemmiksi magnesiumilla. Elämä on turvallisempi ja pidempi, jos soluissa ja veressä on riittävästi magnesiumia.

Alhaiset seerumin ja solunsisäiset magnesiumpitoisuudet ovat yhteydessä insuliiniresistenssiin, heikentyneeseen glukoosinsietokykyyn ja vähentyneeseen insuliinin eritykseen. Magnesium parantaa insuliiniherkkyyttä ja alentaa siten insuliiniresistenssiä. Magnesium ja insuliini tarvitsevat toisiaan.

Ilman magnesiumia haimamme ei eritä riittävästi insuliinia - tai insuliini jota se erittää ei ole tarpeeksi tehokasta verensokerin hallitsemiseksi. Insuliiniresistenssi ja magnesiumin puute johtavat noidankehään, jossa insuliiniresistenssi pahenee ja solunsisäinen magnesiumpitoisuus Mg^{2+} laskee.

Ihmisiä ei tarvitse vakuuttaa siitä, että magnesium on merkittävä ja elintärkeä mineraali. Magnesiumille ei ole vastinetta eikä ainakaan korviketta. Mitä enemmän käytät magnesiumia ruokavaliossasi ja runsaasti lisäravinteena, sitä pidempään elät. Niin yksinkertaista se on. Kuvitelkaa, että vaihtaisitte öljyn autoonne tuhannen kilometrin välein ja auto kestää pidempään. Kehollemme on parasta, että täydennämme magnesiumtasojamme joka päivä.

Kirjoittaessani *Kielletyt lääkkeet*-kirjaani kommunikoin kahden eri ihmisyhteisön kanssa. Toisella puolella ovat kaikki ne, jotka lukevat sanojani, mutta eivät ole koskaan käyttäneet klooridioksidia ja toisella puolella on useita tuhansia tai miljoonia, jotka ovat jo käyttäneet sitä terveytensä hyväksi.

"Tein Adreas Kalckerin loisprotokollaa kolmen kuukauden ajan, joka päättyi huhtikuussa. En saanut dramaattisia tuloksia. Pysyin vain illalla hereillä pidempään. Sitä vastoin vaimoni sai nuoruutensa takaisin! Hän muuttui kroonisesti väsyneestä aamulenkkeilijäksi."

Klooridioksidista on helppo innostua. Niin hyvä se on. Meidän pitäisi kuitenkin vastustaa ylilyöntejä (fanaattisuutta) ja pysyä rationaalisina nähdäksemme ja ymmärtääksemme parhaat tavat käyttää tätä ihmemolekyyliä. Laaja-alaista tietoa klooridioksidista ja kaikista sen kumppaneista, kuten magnesiumista ja bikarbonaateista, on saatava miljardeille ihmisille, jotka tarvitsevat sitä.

Klooridioksidin johtajat ovat väärässä.

Magnesiumin osalta emme voi luottaa Mark Grenoniin, Jim Humbleen tai Andreas Kalckeriin. Grenon esimerkiksi sanoo: "Hanki magnesiumia ja muita ravintoaineitasi oikeista elintarvikkeista, kuten Jumala on tarkoittanut ja lakkaa tuhlaamasta rahaa vitamiineihin ja lisäravinteisiin! Runsaasti magnesiumia sisältäviä ruokia ovat tummat lehtivihannekset, siemenet, pavut, kala, täysjyvävilja, pähkinät, tumma suklaa, jogurtti, avokadot, banaanit jne.".

> Scientific Americanin mukaan vuosikymmeniä sitten kasvatetut hedelmät ja vihannekset olivat paljon vitamiini- ja kivennäisainepitoisempia kuin ne lajikkeet, joita useimmat meistä nykyään saavat. Suurin syyllinen tähän huolestuttavaan ravinnemuutokseen on maaperän köyhtyminen: Nykyaikaiset maanviljelymenetelmät ovat poistaneet yhä enemmän ravinteita maaperästä, jossa syömämme ruoka kasvaa. Valitettavasti jokainen peräkkäinen sukupolvi nopeasti kasvavaa, tuholaisia kestävää porkkanaa on todellakin vähemmän hyvä kuin edellinen."

Andreas Kalcker suosittelee merivettä käytettäväksi CDS:n kanssa, mutta se ei ole tarpeeksi hyvä tyydyttämään elimistön magnesiumin tarvetta. Pitäisi juoda paljon merivettä, jotta saisi riittävästi magnesiumia. Kerri Rivera, joka työskentelee MMS:n ja autististen lasten parissa, varoittaa, että merivesi ei ehkä ole hyvä ajatus, koska merivedestä voi nyt löytyä saasteita ja säteilyä, erityisesti Tyynellämerellä. Hän suosittelee sen sijaan fulvisia mineraaleja. Ne tulevat magnesiumöljyn tavoin syvältä maan alta, joten ne ovat poikkeuksellisen puhtaita. Valitettavasti kaikki maanpäällinen on saastunut kemikaaleilla ja raskasmetalleilla, joista elohopea ansaitsee kriittisen huomion.

Jim Humble varoittaa lisäravinteiden ottamisesta yleensä. ”Voi itse asiassa olla apua välttää ravintolisien käyttöä jonkin aikaa. Se johtuu siitä, että myös taudinaiheuttajat hyötyvät hyvästä ravinnosta, joten tavallaan, jos otat ravintolisiä, kun taudinaiheuttajia ovat vielä elossa, toisella kädellä rakennat ja toisella purat. Lisäksi jotkut ravintolisät neutraloivat MMS:ää", Jim Humble kirjoittaa. Anteeksi Jim, mutta se on käsitteellistä juoksuhiekkaa. Ei ole koskaan syytä olla antamatta keholle sitä, mitä se tarvitsee.

Raskasmetallien osalta en näe kirjallisuudessa mitään sellaista, joka saisi minut ilmoittamaan, että klooridioksidi poistaisi tehokkaasti raskasmetalleja tai edes siirtäisi niitä - ei mitään todellisia testejä tai ennen ja jälkeen -mittauksia. Tässä kirjassa näet kohtia, jotka viittaavat siihen, mitä klooridioksidi ei tee, joka on **tärkeää tietää, jos sitä halutaan käyttää oikein**.

Raskasmetallien kelaatio on siis ainoa toivo klooridioksidiyhteisössä, joka ei perustu todisteisiin. On kuitenkin helppo uskoa, että klooridioksidi auttaa elimistöä käsittelemään rasitteena olevia raskasmetalleja, vaikka se ei niistä eroon pääsisikään.

Jos klooridioksidi ei tee kaikkea ja me selvitämme, mitä se ei tee, voimme mukauttaa protokolliamme siten, että niihin sisällytetään aineita, jotka tekevät sitä, mitä klooridioksidi ei voi tehdä. Esimerkiksi CDS tai MMS eivät voi tehdä sitä, mitä magnesium tekee. Näin ollen **magnesium pitäisi sisällyttää kaikkiin klooridioksidin hoitomenetelmiin**.

Ainoa kysymys magnesiumin osalta on, mikä annos on tarpeen, jotta se voi tehdä tehtävänsä jokaiselle. Kun määrään gramman magnesiumannoksen päivässä, puhun magnesiumista lääkkeenä, en magnesiumlisänä. Vain harvat tietävät tai ymmärtävät, että magnesiumia voidaan ja pitäisi käyttää ensisijaisena lääkkeenä. Puhumme annostelusta, annostussuosituksista ja lisäravinteista myöhemmin kirjassa, mutta kun puhun ihmisille, sanon heille, että heidän on kyllästettävä kehonsa magnesiumilla.

Magnesium palvelee satoja olennaisia toimintoja elimistössä ja yksi niistä liittyy punasolujen tehokkuuteen ja kykyyn kuljettaa happea.

Asianmukaisten annosten tunteminen on tärkeää lääkäreille ja potilaille, koska annokset ovat ratkaisevia terapeuttisten vaikutusten saavuttamisen kannalta. Pienillä annoksilla ei saada kliinisiä tuloksia! Vuosien varrella olen nähnyt ihmisten tekevän toistuvasti virheen, joka on aliannostelu. Magnesiumin kaltaisista parantavista aineista tulee etulinjan lääkkeitä, kun annostellaan tasolle, jota lääkärit saattavat käyttää sydänpysähdyksen aikana teho-osastolla ja päivystysosastoilla. Jos tavalliset lääkkeet eivät siis tee työtä ja potilas on kuolemassa, järkevä päivystyslääkäri turvautuisi magnesiumiin. He pistäisivät sitä suoneen tai antaisivat sitä tiputuksessa suonensisäisesti.

Yleinen vastalääke

Kolmea ensimmäistä lääkettä luonnon allopaattisessa hoitomenetelmässäni edustavat kolme supersankaria, lääketieteellistä ainetta, jotka yhdistyvät tasavertaisina lääketieteen silmissä. Ja sitten hyvästä syystä lisäämme jodin ja seleenin, jotta saamme yhteen viisi jättiläismäistä lääkeainetta aineet terveyden palauttamiseksi. Kaikki ovat välttämättömiä terveelle olemassaololle ja on vaikea olla kokematta syvää paranemista, kun niitä annetaan yhdessä.

Klooridioksidiin tutustuville ensimmäinen paikka, jota ehdottaisin, on Curious Outlierin The Universal Antidote Documentary ja sitten hänen videosarjaansa aloittelijoille. Sitten pitäisi katsoa Jim Humblen ja Andreas Klackerin työt tietäen, että he antavat loistavaa tietoa annosteluista, mutta he voivat olla harhaanjohtavia muiden aineiden osalta, joten kannattaa suhtautua varauksella.

Vähentääkö klooridioksidi magnesiumia?

Joku kysyi minulta, heikentääkö klooridioksidi magnesiumtasoja. Vastasin: Kyllä, elämä kuluttaa magnesiumia, joten kaikki, mikä stimuloi energiaa, kuluttaa magnesiumia, mutta myrkyt kuluttavat magnesiumia paljon enemmän, koska magnesium kuluu loppuun myrkkyjen poiston yhteydessä. Kliininen todellisuus on se, että ainakin 30% magnesiumtasot ovat jo kriittisen alhaiset. Pienikin pudotus ja usein tulee vaikeuksia.

Rokotteet ovat aggressiivisia toimenpiteitä ja ne usein järkyttävät elimistöä. Magnesiumpuutteiset elimistöt eivät reagoi hyvin stressiin, joten magnesiumin puute voi olla joillekin elämän ja kuoleman kysymys.

Munuaisilla on poikkeuksellinen kyky vähentää magnesiumin menetystä virtsassa ja siten saavuttaa magnesiumtasapaino monenlaisella saannilla. Silti tasapaino on vain veressä, jotta vältetään välitön sydänpysähdys, jonka veren magnesiumpitoisuuden romahdus aiheuttaisi. Elimistö varastaa aina magnesiumia luista ja soluista pitääkseen veren pitoisuuden vakaana, minkä vuoksi lääkärit, jotka käyttävät veren seerumin magnesiumtestejä, antavat harhaanjohtavia tuloksia elimistön magnesiumtasosta.

Magnesiumin puute diagnosoidaan usein väärin, koska se ei näy verikokeissa - vain 1% elimistön magnesiumista on veressä.

Useimmat lääkärit ja laboratoriot eivät edes sisällytä magnesiumia rutiininomaisiin verikokeisiin. Näin ollen useimmat lääkärit eivät tiedä, milloin heidän potilaillaan on magnesiumin puute, vaikka tutkimukset osoittavat, että suurimmalla osalla amerikkalaisista on matala magnesiumpitoisuus. Tohtori Norman Shealy toteaa: "Jokainen tunnettu sairaus liittyy magnesiumin puutteeseen. Magnesium on kriittisin mineraali, jota tarvitaan kehon jokaisen solun sähköiseen vakauteen. Siksi magnesiumin puute saattaa olla vastuussa useammasta sairaudesta kuin mikään muu ravintoaine."

Koska magnesiumin puute on suurelta osin unohdettu, miljoonat amerikkalaiset kärsivät siitä tarpeettomasti. Magnesiumin janon tai nälän merkit on tunnistettava itse, koska useimmat lääkärit ovat tässä suhteessa hukassa. Hapen, veden ja perusruoan jälkeen magnesium saattaa olla elimistömme elintärkein elementti. Silti miljoonat kärsivät päivittäin magnesiumin puutteesta tietämättään.

Yli kymmenen vuotta sitten heitettiin numero 67% kuvaamaan koko magnesiumpuutteisen väestön kokoa. Ja se riippui paljon väärästä verikokeesta, jolla sitä mitattiin. Sanoisin, että "kaikki tarvitsevat lisää magnesiumia". Se on turvallinen lääketieteellinen oletus. On vaikea löytää ihmisiä, jotka syövät pinaattia koko päivän, sillä niin pitäisi tehdä, jotta magnesiumpitoisuudet pysyisivät yllä kroonisen myrkkyaltistuksen ja nykyaikaisen elämän lisääntyneen stressin vastapainoksi.

Saattaa olla lievää liioittelua, mutta olettaisin silti, että 95% olisi jonkin verran magnesiumin puutteita soluissa (ei veriseerumissa). On vaikea pysyä perässä, ellei lisäravinteilla kateta päivittäistä magnesiumin tarvetta. Vaikka olisimme vain vähän magnesiumpuutteessa, puute kasvaa ajan mittaan, jolloin syntyy syviä kroonisia puutteita, jotka altistavat meidät sairauksille.

Magnesiumvajeen oireet

Puutoksen ensimmäiset oireet voivat olla hienovaraisia - koska suurin osa magnesiumista varastoituu kudoksiin jalkakrampit, jalkakipu tai lihasnykäykset voivat olla ensimmäinen merkki. Muita varhaisia puutosoireita ovat ruokahaluttomuus, pahoinvointi, oksentelu, väsymys ja heikkous. Magnesiumin puutteen pahentuessa ilmenee puutumista, pistelyä, kouristuksia ja persoonallisuuden muutoksia, epänormaaleja sydämen rytmihäiriöitä ja sepelvaltimokouristuksia.

Tohtori Sidney Baker. "Magnesiumin puute voi vaikuttaa lähes kaikkiin elimistön elimiin. Luustolihaksissa voi esiintyä nykimistä, kramppeja, lihasjännitystä ja lihaskipuja, kuten selkäkipuja, niskakipuja, jännityspäänsärkyä ja leukanivelen (tai TMJ) toimintahäiriöitä. Lisäksi voi esiintyä rintakehän kireyttä tai omituista tunnetta, että ei voi hengittää syvään. Joskus henkilö saattaa huokailla paljon."

"Oireita, joihin liittyy sileiden lihasten heikentynyt supistuminen, ovat esimerkiksi ummetus; virtsankarkailua; kuukautiskramppeja; nielemisvaikeuksia tai pala kurkussa erityisesti sokerin syönnin aiheuttamana; valonarkuus, erityisesti vaikeus sopeutua vastaantulevan auton valoihin silmäsairauden puuttuessa; ja stapedius-lihaksen kireyden aiheuttama kovaääniherkkyys."

"Muut magnesiumin puutteen oireet ja merkit sen suhteen, miten se vaikuttaa keskushermostoon, ovat unettomuus, ahdistuneisuus, hyperaktiivisuus ja levottomuus, jatkuva liikkuminen, paniikkikohtaukset, agorafobia ja kuukautisia edeltävä ärtyneisyys. Magnesiumin puutteesta johtuvia oireita, jotka koskevat ääreishermostoa, ovat muun muassa tunnottomuus, pistely ja muut epänormaalit tuntemukset, kuten värinä."

Magnesium on kriittinen, koska sillä on elintärkeä rooli sadoissa entsyymijärjestelmissä ja toiminnoissa, jotka liittyvät solujen aineenvaihdunnan reaktioihin. Se on välttämätön proteiinien syntetisoinnissa ja rasvojen ja hiilihydraattien hyödyntämisessä. Lisäksi magnesiumia tarvitaan erityisten myrkkyjä poistavien entsyymien tuottamiseen ja se on myös ratkaisevan tärkeä solujen energiantuotannossa, joka liittyy myös solujen myrkkyjen poistoon. Siksi magnesiumin puute voi vaikuttaa ja vaikuttaa lähes kaikkiin elimistön järjestelmiin.

Kuten vettä, tarvitsemme magnesiumia joka päivä. Magnesiumin tarve on ikuinen, kuten myös veden ja kun Magnesiumia on vedessä, elämä ja terveys paranevat.

Yksi tärkeimmistä syistä, miksi lääkärit kirjoittavat miljoonia reseptejä rauhoittavia lääkkeitä vuosittain, on hermostuneisuus, ärtyneisyys ja levottomuus, jotka johtuvat pääasiassa riittämättömästä ruokavaliosta, josta puuttuu magnesiumia. Henkilöt, joilla on vain vähäinen magnesiumin puute, tulevat ärtyneiksi, hyvin jännittyneiksi, herkiksi melulle, ylivilkkaiksi, huolestuneiksi ja riitaisiksi. Jos puutos on vakavampi tai pitkittynyt, he voivat saada nykimistä, vapinaa, rytmihäiriöitä, unettomuutta, lihasheikkoutta, suonenvetoja sekä jalkakramppeja.

Jos magnesiumin puute on vakava, se vaikuttaa erityisesti aivoihin. Sumea ajattelu, sekavuus, voimakas masennus ja jopa delirium tremens oireyhtymän aiheuttamat kauhistuttavat hallusinaatiot korjautuvat, kun saadaan magnesiumia.

Magnesiumin puutteen varhaiset varoitusmerkit:

Fyysinen ja henkinen väsymys
Elohiiri silmien lähellä
Jännitys yläselässä, hartioissa ja niskassa
Päänsärky
Kuukautisia edeltävä nesteen kertyminen ja rintojen arkuus.

Magnesiumin puutteen mahdollisia ilmenemismuotoja ovat

Heikko energia
Väsymys
Heikkous
Sekavuus
Hermostuneisuus
Ahdistuneisuus

Ärtyneisyys
Kohtaukset (ja raivokohtaukset)
Huono ruoansulatus
PMS ja hormonaalinen epätasapaino
Kyvyttömyys nukkua
Lihasjännitys, kouristukset ja krampit
Elinten kalkkeutuminen
Luiden heikkeneminen
Rytmihäiriöt

Vakava magnesiumin puute voi johtaa veren alhaisiin kalsiumpitoisuuksiin (hypokalsemia). Magnesiumin puute liittyy myös veren alhaisiin kaliumpitoisuuksiin (hypokalemia). Lisäksi magnesiumpitoisuudet laskevat yöllä, mikä johtaa huonoihin REM (Rapid Eye Movement) unisykleihin ja virkistämättömään uneen. Päänsärky, sumea näkö, suun haavaumat, väsymys ja ahdistuneisuus ovat varhaisia merkkejä vajauksesta.

Kuulemme koko ajan, että sydänsairaudet ovat maan suurin terveyskriisi, että korkea verenpaine on "hiljainen tappaja" ja siitä, että jatkuvasti kasvavan ihmisjoukon elämä ja heidän perheidensä elämän tuhoaa diabetes, Alzheimerin tauti ja lukuisat muut krooniset sairaudet.

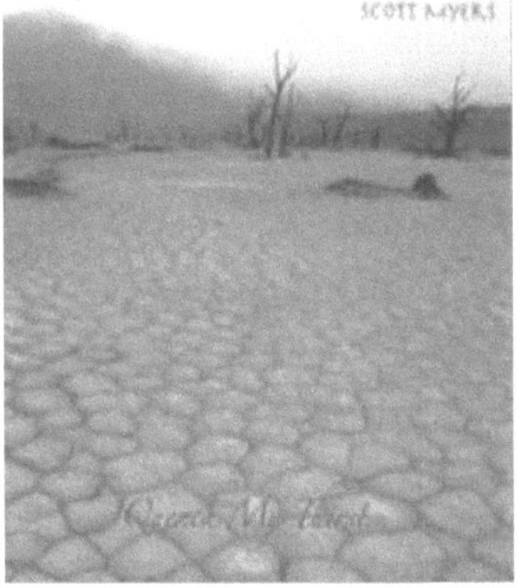

Vakavan magnesiumin puutteen merkkejä ovat mm:

Äärimmäinen jano
Äärimmäinen nälkä
Tiheä virtsaaminen
Hitaasti paranevat haavat tai mustelmat
Kuiva, kutiseva iho
Selittämätön laihtuminen
Sumea näkö, joka muuttuu
Epätavallinen väsymys tai uneliaisuus
Käsien tai jalkojen pistely tai puutuminen

Usein esiintyvät tai toistuvat iho-, ien-, virtsarakon- tai emättimen hiivatulehdukset

Mutta hetkinen, eivätkö nuo ole diabeteksen oireet?

Monet sairastavat diabetesta noin viisi vuotta ennen kuin heillä ilmenee voimakkaita oireita. Tuona aikana joillakin ihmisillä on jo silmä-, munuais-, ien- tai hermovaurioita, jotka johtuvat solujen tilan heikkenemisestä insuliiniresistenssin ja magnesiumin puutteen vuoksi. Jos alkusyiden sekaan lisätään hieman elohopeaa ja arseenia, saadaan nopeasti aikaan tautitila, jota kutsumme diabetekseksi.

Magnesiumin puute on diabeteksen synonyymi ja se on monien, ellei kaikkien, sydän- ja verisuoniongelmien taustalla.

Magnesium on perimmäinen sydänlääke

Neljäkymmentä prosenttia kaikista ensimmäisistä sydänkohtauksista päättyy kuolemaan! Magnesiumin ratkaisevin vaikutus on sen verisuonia laajentavat vaikutukset, jotka parantavat hapenpuutteisten alueiden verenkiertoa ja vähentävät infarktin kokoa. Walesissa tehdyssä 2 182 miehen kymmenvuotisessa tutkimuksessa havaittiin, että vähän magnesiumia ruuasta saavilla oli 50% suurempi riski kuolla äkillisesti sydänkohtaukseen, kuin niillä, jotka saivat ruuasta kolmanneksen enemmän magnesiumia. Magnesiumin puutteesta johtuen sydänlihakseen voi kehittyä kouristuksia tai kramppeja ja sydän voi pysähtyä. Useimmat ihmiset, lääkärit mukaan lukien, eivät tiedä sitä, mutta ilman riittävää magnesiumia me kuolemme. Kun joku kuolee sydänkohtaukseen, ei koskaan sanota: "Hän kuoli magnesiumin puutteeseen."

Magnesiumilla luultavasti mentäisiin pitkälle urheilijoiden ja nuorten kanssa, jotka kärsivät koronarokotteiden aiheuttamista sydäntulehduksista.

Lääkitys ja määrät

Annokset ja hoitomenetelmät eivät ole tarkkaa tiedettä, sillä ne vaihtelevat henkilöittäin ja lääketieteellisestä tilanteesta toiseen. Lisäksi on otettava huomioon painoerot, eli lapset eivät saa samoja annoksia kuin aikuiset.

Klooridioksidin hoitomenetelmät ovat annostussuosituksia ja menetelmiä klooridioksidin ja joskus DMSO:n käyttöön. Tässä kirjassa hoitomenetelmät tarkoittavat eri parantavien aineiden yhdistelmiä, ei kunkin aineen annostusta.

Luonnonlääketieteen oppiminen vaatii vain vähän koulutusta, kun taas lääkärit saavat muodollisen koulutuksen myrkyttääkseen "turvallisesti". Lääkkeet ovat mitokondrioiden myrkkyjä, joilla on sivuvaikutuksia, jotka ovat todellisuudessa päävaikutuksia, jos totta puhutaan. Luonnonlääketiede ja ravitsemuksen lait toimivat yhden säännöstön mukaan ja lääkeyritykset ja niiden tuotteet toisilla säännöillä.

Luonnonlääkkeiden pienillä annoksilla ei saada kliinisiä tuloksia! Vuosien varrella virhe, jonka olen nähnyt ihmisten tekevän toistuvasti, on **aliannostelu**. Kuitenkin, kun otetaan jotakin lääkettä ensimmäistä kertaa, on aloitettava pienimmällä annoksella, kuin laittaisit varpaasi kuumaan kylpyyn tarkistaaksesi lämpötilan. Koska jokainen aine hoitomenetelmässä tarjoaa vahvan lääketieteellisen tulivoiman ja jokainen toimii synkronisesti muiden aineiden kanssa, se muuttaa laskelmiamme ja riippuvuuttamme yhdestä yksinään toimivasta aineesta. Silti me joudumme usein luopumaan annosteluohjeesta hätätilanteissa, jotka vaativat korkeampia aloitusannoksia.

Antotapojen yhdistäminen on paras tapa maksimoida luonnollisten lääkkeiden saanti. Voidaan esimerkiksi käyttää infuusioita, lääkekylpyjä, ottaa suun kautta, käyttää peräruiskeita, sumuttaa ja levittää paikallisesti suoraan iholle riippuen siitä, mitä hoitomenetelmän aineista käytät ja mitä hoidat ja mikä on sen vakavuusaste.

On huolehdittava siitä, että kiinnität huomiota omaan kehoosi ja toimit sen mukaan, miltä sinusta tuntuu. Kehosi olotila antaa arvokasta palautetta, joten kiinnitä huomiota kehoosi ja sen reaktioihin. Keittokirja-akupunktio on sitä, kun hoito tulee suoraan kirjasta, se ei ole läheskään yhtä hyödyllistä kuin akupunkturisti, joka käyttää tietoisuuttaan valitessaan pisteitä, joihin pistää neuloja. Teen parhaani tässä antaakseni yleisen/ideaalisen protokollan, mutta on silti vielä päätettävä, mitä lääkeaineita käyttää, kuinka paljon ja mihin aikaan päivästä.

Antotavat

Yksi kauneimmista asioista *Kielletyt lääkkeet*-kirjan voimakkaimmissa lääkkeissä ovat monipuoliset käyttötavat. Tärkeimmät lääkkeet ovat myös nestemäisiä, kuten klooridioksidi, magnesiumbikarbonaatti, magnesiumöljy (magnesiumkloridi), jodi, lipidiseleeni, natriumbikarbonaatti, DMSO ja useimmat superfoodit.

Klooridioksidi on luultavasti kaikkein monipuolisin, mutta magnesium on heti perässä. Näiden lääkkeiden juominen on yleisin menetelmä. Peräruiskeet ja peräpuikot ovat vahvoja levitysmenetelmiä, koska paksusuoli imee nopeasti kaiken, mitä siihen laitetaan. Lisäksi lääkekylvyt ovat rentouttava mutta tehokas antotapa lääkkeille ja myrkkyjen poistoon.

Nestemäisten lääkkeiden sumutus sopii kaikenlaisiin iho-ongelmiin. DMSO:n lisääminen kuljetusaineeksi klooridioksidin tai magnesiumöljyn kanssa helpottaa imeytymistä ihon läpi syvemmälle ja nopeammin.

Nesteet muuttuvat nopeasti kaasuiksi, joten niitä voidaan käyttää huoneilman desinfiointiin ja välttää tartuntoja. Klooridioksidi ja jodi tulevat tässä yhteydessä mieleen. Kuitenkin, kun käytämme sumutusta, voimme käyttää magnesiumöljyä, glutationia, natriumbikarbonaattia ja jodia mutta ei klooridioksidia. Sumutukseen vetyperoksidi on parempi kuin klooridioksidi.

Suonensisäiset tai lihaksensisäiset injektiot ovat usein tarkoituksenmukaisia. Klooridioksidia, magnesiumkloridia, glutationia ja C-vitamiinia voidaan käyttää. Näitä menetelmiä varten on oltava käytettävissä lääketieteen ja terveydenhuollon ammattilaisia.

Mitä sinun on tiedettävä hoidoista

Paras tapa hoitaa syöpää on stimuloida elimistön voimavaroja. Immuunijärjestelmä on avain sekä syövän torjuntaan että ennaltaehkäisyyn. Se on nestemäinen verkosto, joka on suunniteltu suojaamaan meitä taudinaiheuttajilta. Sen ensisijainen tehtävä on vastustuskyvyssä ja palautumisessa. Immuunijärjestelmän on oltava erittäin herkkä havaitsemaan pintaominaisuudet solujen ja aineiden pinnoilla.

Ensisijaisesti hoidossamme käsitellään potilaiden bikarbonaatti- ja magnesiumpuutteet sekä edelleen jodin, seleenin ja rikin puutteet. Kaikki viisi mineraalia tasoittavat tietä klooridioksidille. Kuitenkin koronainfektioiden ja rokotevaurioiden kaltaisissa tapauksissa klooridioksidin käyttö halutaan aloittaa välittömästi. Joten jos olet Amazonin viidakossa, kuten yksi parhaista ystävistäni, vierailemassa alkuperäisheimon luona ja heillä kaikilla on malaria, hyppää heti klooridioksidin kimppuun. Mutta muutoin keho on saatava emäksiselle puolelle bikarbonaateilla muutaman päivän ajaksi ennen kuin aloitat klooridioksidin käytön.

Kahden tunnin sääntö ei ole järkevä

Haastavinta hoitomenetelmässä on työskennellä hapettimien ja antioksidanttien kanssa. Emme halua käyttää niitä niin, että ne kumoavat toisensa. Klooridioksidille on tähän asti annettu niin suuri merkitys, että kaikki muu jää sivuun kahden tunnin säännön vuoksi, jonka mukaan antioksidantteja ei saa ottaa kahteen tuntiin ennen ja jälkeen kymmenen tunnin klooridioksidiannosten ottamisen. Se kestää jopa 14 tuntia päivässä, joten jäljelle jää vain vähän aikaa muille tarpeellisille lääkkeille.

Jim Humblen kahden tunnin sääntö on taivaasta, ei lääketieteestä. Suurin osa niellystä klooridioksidista pääsee vereen erittäin nopeasti. Se ei halua odotella pitkään. Joissakin protokollissa CDS annostellaan 15 minuutin välein. Se ei keräänny, kuten 15 minuutin annostelut osoittavat.

Kahden tunnin sääntö on yksi klooridioksidiyhteisön uskomuksista. Se on teoria, joka perustuu joihinkin havaintoihin, mutta se ei tarkoita, että se olisi totta tai kuvaisi tarkasti todellisuutta, jota meidän on noudatettava.

Kahden tunnin sääntö OLETTAA paljon. Ensimmäinen olettamus on, että klooridioksidi on yksin supersankari, joka ansaitsee päänäyttämön, vaikka valot sammuisivat. Se olettaa että kaikki muu on vähemmän tärkeää, vaikka se ei ole totta.

Kahden tunnin sääntö tarkoittaa, että klooridioksidi on heikko terapeuttinen aine, joka lannistuu helposti tehtävässään. Se ei pidä paikkaansa. Klooridioksidi on voittamaton. Kysy keneltä tahansa vesilaitoksen asiantuntijalta.

Säännön mukaan klooridioksidi on hidasvaikutteista, vaikka se kulkeutuu vereen suoraan mahalaukun seinämien läpi. Sen vaikutus veressä on myös salamannopea, joten me voisimme turvallisesti sanoa, että 99% sen vaikutuksesta on ohi tunnissa, mahdollisesti lyhyemmässä ajassa.

Voimme hyvinkin tulla järkiimme ja tehdä siitä yhden tunnin säännön ja monien lääkkeiden kohdalla jopa vain 15 minuutin säännön. Antioksidantit ovat aina elimistössämme ja ovat yhtä välttämättömiä elämälle, kuin hapettimet. Mutta C-, A- ja E-vitamiinia ei kannata antaa ennen kuin lopetat päivittäisen klooridioksidiprotokollan. Noudata siis "yhden tunnin sääntöä" äläkä käytä niitä ennen klooridioksidivalmisteen käyttöä aamulla.

Joskus vain magnesium riittää

Sain vuonna 2007 kirjeen George Eby -nimiseltä ammattikollegalta, jossa todettiin, että hänen tyttärensä vahingoittui erityisen antibioottityypin, fluorokinolonien käytöstä. Hän sanoi: "Tyttäreni sairastui tähän kauheaan sairauteen. Cipro-herkkyys aiheuttaa pitkäaikaista (useiden vuosien, jopa elinikäisen) kroonista kipua, heikkoutta ja jänteiden heikkoutta, joka johtaa jänteiden katkeamiseen ja moniin muihin kauheisiin vaikutuksiin, joista osa on fyysisiä ja osa henkisiä. Se on asia, mikä kaikkien pitäisi tietää. Cipro on tuhonnut meidät. En usko, että kukaan voi tehdä muuta kuin antaa hänelle magnesiumia, joka on jonkinlainen vastalääke. Olen järkyttynyt, mutta en ole menettänyt toivoa. Mutta olen realistinen. Osa jänteen vaurioista on nekroottisia ja pysyviä. Kuitenkin, meillä on tutkimuksia kalkkarokäärmeen myrkyllä, joka aiheuttaa nekroosia eläimissä ja paikallisesti käyttämällä magnesiumia (kloridia) ja sinkkiä (glukonaattia), nekroosi häviää." Kymmenen päivää myöhemmin sain Georgelta sähköpostin:

”Magnesiumkloridia 10 päivän ajan = terve tytär”

Magnesiumkloridissa on voima, jota ei voi verrata mihinkään muuhun lääketieteessä. Magnesiumia ei voi korvata mikään ihmisen fysiologiassa; mikään ei tule lähellekään sen vaikutusta solujen yleiseen fysiologiaan.

Hämmästyttävin asia, jonka melkein kuka tahansa voi tehdä, on hukuttaa itsensä transdermaalisesti magnesiumkloridin. George Eby käytti pieneen tyttäreensä noin 30g iholle levitettynä päivässä. Kerron kaikille potilailleni, että olen tänään elossa, koska olen saanut enemmän magnesiumhierontoja kuin kukaan muu elossa oleva.

Annos määrää vaikutuksen, kun käytetään ravitsemuksellisia lääkkeitä, kuten magnesiumkloridia, jodia, natriumbikarbonaattia, C-vitamiinia ja alfalipoiinihappoa. Perinteisessä allopaattisessa lääketieteessä sanotaan, että annos tekee lääkkeestä myrkyn. Luonnollisessa allopaattisessa lääketieteessä emme kuitenkaan käytä myrkkyjä. Siksi voimme usein ottaa erittäin suuria määriä ilman lääketeollisuuden lääkkeissä esiintyviä sivuvaikutuksia, jotka ovat jatkuva vaara hyvin pienilläkin annoksilla.

Yleissääntönä on, että aloitetaan matalalta, totutellaan kuhunkin aineeseen ja nostetaan hitaasti lääkemäärä parhaiten vaikuttavalle tasolle. Se, mitä käyttämäsi aineen pullossa lukee, on hyvä ohje aloitusannokseksi. Nascent Iodine on hyvä esimerkki. Pullossa lukee 1-3 tippaa kolme kertaa päivässä. Kymmenen tippaa päivässä on vain 4 mg. Annoin kolmevuotiaalleni 15 tippaa joka kerta antibioottien sijaan. Pidän Nascent Jodista, joka on parhaimmillaan kilpirauhasongelmien kanssa. Suosittelen silti Lugolin jodia ihmisille, jotka käyttävät suuria jodiannoksia. Se on paljon edullisempaa ja parasta vartalomaalaukseen.

Kun otat jotakin ensimmäistä kertaa, on parasta aloittaa pienimmällä annoksella vaikutusten tarkistamiseksi. Hätätapauksissa, kun ei ole aikaa nostaa määriä hitaasti ylöspäin, on parasta työskennellä terveydenhuollon ammattilaisen kanssa.

Kardiologi, tohtori Thomas Levy sanoi: "Kolme tärkeintä näkökohtaa tehokkaassa C-vitamiinihoidossa ovat annos, annos ja annos. Jos et ota riittävästi, et saa toivottuja vaikutuksia." Tehokkaat annokset ovat usein satoja kertoja suuremmat kuin Amerkassa suositeltu ravinneannos (Recommended Dietary Allowance, RDA) tai päivittäinen viiteannos (Daily Reference Intake, DRI).

Tohtori Abram Hoffer sanoi: "Tohtorit Wilfrid Shute ja Evan Shute suosittelivat päivittäisiä 400-8000 IU annoksia E-vitamiinia. Tavallinen annosalue oli 800-1600 IU, mutta he raportoivat antaneensa 8 000 IU:ta havaitsematta mitään myrkyllisyyttä." Shutet hoitivat menestyksekkäästi yli 35 000 potilasta E-vitamiinilla.

Vaikka voisitkin päättää aloittaa kymmenen lääkettä, et halua aloittaa kaikkia kymmentä lääkettä samana päivänä. Kun käytät näitä lääkkeitä, hyödynnät kehosi reaktioita ja tuntemuksia navigoidaksesi ylöspäin kohti suurempia annoksia. Kehomme tietää eron hyvän ja pahan välillä.

Voi odottaa alkavansa tuntea jotain positiivista jo päivien kuluessa *koko* ydinlääkityksen aloittamisesta.

Erityishuomautus: Edulliset hoidot eivät välttämättä ole vähemmän tehokkaita kuin kalliit. Joissakin lääketieteellisissä tilanteissa edulliset lääkkeet, kuten natriumbikarbonaatti, jodi ja klooridioksidi ovat tehokkaampia kuin vahvimmatkaan lääketeollisuuden lääkkeet.

Pidä se yksinkertaisena

Erään pojan vakava glykogeenin varastointitauti vaati vain yksinkertaisen hoidon, kun ongelma oli diagnosoitu. "Tohtori David Weinstein suostui ottamaan Peterin potilaaksi ja suorittamaan DNA-testin. Hän neuvoi Mathiasenia korvaamaan nukkumaanmenojogurtin juomalla, joka sisältää useita ruokalusikallisia maissitärkkelystä. Yksi halvimmista ainesosista supermarketissa alle 2 dollaria laatikolta, **maissitärkkelys on hitaasti vapautuvaa glukoosia**. Viikkojen kuluessa Peterin kohtaukset hävisivät suurelta osin."

> "Yksi ongelmistamme on ollut se, että hoidot eivät ole hienoja - maissitärkkelys on kastikkeen sakeuttamisaine", huomautti Weinstein, jonka mukaan hänen ohjelmansa on hoitanut 400 lasta 31 maasta ja lähes jokaisesta osavaltiosta. "Useimmat ovat sitä mieltä, että jos sitä ei hoideta hienoilla lääkkeillä, se ei ole todellinen sairaus.

Joskus helpotus tuntuu jo muutamassa tunnissa. Esimerkiksi kun laittaa magnesiumöljyä iholle, se lievittää kipua usein muutamassa minuutissa. Sama koskee lääkemarihuanasalvoja ja klooridioksidia. Laita sitä palovammaan ja katso, kuinka nopeasti kipu katoaa.

Nestemäinen syöpähoito

Luonnollisessa lääkehoidossa on se hyvä puoli, että suurin osa siitä on nestemäistä. Niille, jotka eivät pysty juomaan mutta joita ei ole luovutettu kuolemalle, tätä protokollaa voidaan antaa syöttöletkujen kautta ja suonensisäisesti. Me muut voimme tehdä sen kotona milloin tahansa, kun nostamme lasin vettä huulillemme.

Yksi avain on juoda riittävästi nestettä, jotta saavutetaan 100% nesteytys, jotta virtsataan usein ja vaaleankeltaista tai joskus kirkasta virtsavirtaa, vaikka se ei ehkä ole niin kirkasta, koska veteen on lisätty ravinteita.

Monet loistavat lääkärit ovat kirjoittaneet siitä, miten vesi voi parantaa; jopa kaikkein skeptisin lääkäri myöntää, että vesi on täydellinen lääke nestehukkaan. Voisin kirjoittaa koko päivän tästä ja se on kirjassani Water Medicine, mutta voit lukea tohtori Fereydoon Batmanghelidjin kirjoja vedestä ja tohtori Gerard Pallackin kirjaa The Fourth Phase of Water. Se, mitä vedessä on, tekee vedestä mahdollisen syövän ja kaikkien muidenkin sairauksien parannuskeinon.

Me kerrostamme veteen luonnollista alkuperää olevia lääketieteellisiä aineita. Ensimmäinen kerros on tehdä sisäisistä vesireiteistämme emäksisiä. Tulvimme kehoon vettä, joka on täynnä bikarbonaatteja ja magnesiumia heräämisestä nukkumaanmenoon asti. Kun käytät magnesiumbikarbonaattivettä, sitä on yksinkertaista ja helppo nauttia. Vedellä voimme tehdä paljon.

Kaikkien vaihtoehtojen ja annostusten laskeminen ei ole yksinkertaista, mutta kriittinen kohta on peruskäsitteiden ymmärtäminen.

Päivittäinen protokolla

Sopivien annosten tunteminen on lääkäreille ja potilaille elintärkeää, koska annokset ovat kriittisiä terapeuttisten vaikutusten saavuttamisen kannalta. Siksi meidän kaikkien on arvioitava annoksia. Ensimmäinen on veden saanti. Mikä on oikea vesimäärä (annos), joka tulisi juoda päivittäin? Paljonko tarvitaan aurinkoa? Valitettavasti lääkärit vastaavat usein väärin näihin olennaisiin kysymyksiin.

Kaiken lisäksi klooridioksidia sisältävän protokollan luominen ei ole kaikkein helpoin tehtävä. Meidän on oltava sekä älykkäitä että intuitiivisia, kun yhdistämme vahvan hapettimen ja antioksidanttisia ravinteita.

Kriittisten annosten mittaaminen, kun käytetään luonnollista lääkettä on usein maksimi, joka voidaan ottaa. Se määrä tarvitaan halutun terapeuttisen vaikutuksen saavuttamiseksi.

Voimme usein ottaa erittäin suuria annoksia ilman sivuvaikutuksia. Salaisuus turvalliseen ja tehokkaaseen lääkitykseen on käyttää lääkeaineita, joilla ei ole sivuvaikutuksia, koska ne eivät ole myrkkyjä. Turvallinen on jotakin, joka ei vahingoita eikä aiheuta haittaa. Lääkelääketieteessä tärkein tapa mitata kriittinen annos on mitata terapeuttisen vaikutuksen edellyttämä vähimmäismäärä.

Tylenolin yliannostusten vuoksi tehdään vuosittain yli 75 000 päivystyskäyntiä, jotka aiheuttavat vakavia hätätilanteita, kuten maksan vajaatoimintaa ja kuolemia. Jodin yliannostukseen ei ole kuollut kukaan 50 vuoden aikana, mutta silti on paljon lääkäreitä, jotka eivät uskalla määrätä jodia.

Päivittäinen rutiini

Päivittäinen rutiini alkaa heti aamulla. Piirrän kuvan siitä, mitä pidän parhaana tapana hallita kaikkia eri lääkkeitä, mutta on silti valittava, mitä lääkkeitä käytetään, mitä lääkinnällisiä laitteita käytetään, mihin päiväkirjamerkintöihin keskitytään ja kuinka korkeita annoksia otetaan.

Jotkut saattavat käyttää vetyinhalaatiokonetta ja ovat hengittäneet vety- ja happikaasua koko yön, joten heidän hoitonsa jatkuu yön ajan. Uni paranee, jos myös käyttää infrapunapatjaa. Kehon ravitseminen yön aikana vedyllä ja lämmöllä on miellyttävää ja parantavaa. Vetyhoitoa ei aloiteta kuin vasta tunti klooridioksidiannosten lopettamisen jälkeen.

Mutta herätessä, jo ennen hampaiden harjaamista, olisi otettava lasillinen syötävää savea. Jos puhdistautuu klooridioksidin avulla, on hyvä käyttää savea, että myrkyt varmasti poistuvat elimistöstä. Savi puhdistaa ja parantaa suolistoa. Syötävä savi on uskomattoman puhdasta, joten sillä on voimakas myrkkyjen imeytyskyky. Lasillinen savivettä myös ennen nukkumaanmenoa on hyvä idea vakavasti myrkyttyneille.

Viisitoista minuuttia myöhemmin ottaisin puolet bikarbonaattiteestä, sitten laittaisin Tungöljyä (seleeni) kielen alle ja huuhtelisin alas lasillisella vettä, jossa on jodia ja ensimmäinen annos magnesiumia samoin. C-, E- tai A-vitamiinia ei saa ottaa ennen kuin tunti sen jälkeen, kun on lopettanut päivittäiset klooridioksidiannokset.

Aloita klooridioksidin käyttö puoli tuntia sen jälkeen, kun olet ottanut aamulla muiden lääkkeiden annokset. Klooridioksidin annos riippuu siitä, mitä yhdistettä käytetään. MMS:ää annostusta varten katso Jim Humble ja liity Telegramin klooridioksidiryhmään CDS annosten ohjeita varten ja tutustu Andreas Kalckerin työhön.

Ensimmäiseksi annokseksi ota kulaus ja jatka sitten. Annokset voivat olla tiheämmässä, erityisesti akuuteissa oireyhtymissä, kuten korona. Enimmäismäärä, jota olen käyttänyt mielelläni, on 6 ml tunnissa.

Ensimmäisen klooridioksidiannoksen ottamisen jälkeen tai sitä odotellessa olisi hyvä aika tehdä hengityksen uudelleenoppimista Frolovin tai muun laitteen avulla, joka auttaa hengityksen hidastamiseen. Se tulisi tehdä kaksi tai kolme kertaa päivässä tai jopa useammin, jos haluaa voittaa syövän.

Vaikka paastoan mieluummin aamulla klooridioksidia ottaessani, voi syödä puolien tunnin kuluttua kevyesti klooridioksidiannosten jälkeen ja ennen niitä. Vaikka on olemassa muitakin lääkkeitä, jotka kannattaa ottaa heti aamulla, varaa tunti klooridioksidin jälkeen ennen kuin jatkat muiden lääkkeiden ottamista.

BioMat-istuntoja voi tehdä milloin tahansa päivän aikana ja tehdä hengityksen opettelua.

Magnesiumbikarbonaattivettä voi ottaa milloin tahansa paitsi samaan aikaan klooridioksidiannosten kanssa.

CDS-standardi on 8-10 tuntia päivässä, mutta se voi vaihdella. Kun potilas tottuu siihen, annostusta voi suurentaa ja aikaa lyhentää, jotta tilaa jää muille hoidoille.

Nestemäisen seleenin osalta aluksi pulloon merkitty annos kaksinkertaisena aluksi, sitten voi helposti mennä 5-10 tippaan ja jopa suurempaan määrään syöpäsairauksien myöhäisvaiheessa.

Jodin annokset vaihtelevat suuresti ja niitä voidaan käyttää korkeisiin jodimääriin asti. Tämä pätee yleensä lukuun ottamatta niitä, joilla on kilpirauhasen vajaatoiminta. Silloin jodia pitäisi ottaa hyvin varovaisesti. Kilpirauhaspotilaiden tulisi lukea tohtori David

Brownsteinin kirjat jodista (suomeksi https://buchshop.bod.de/miksi-jodia-tarvitaan-david-brownstein-9783769305876) ja kilpirauhasesta (englanniksi). Aloita kuitenkin aina hitaasti ja rakenna annokset päivä päivältä. Naiset, joilla on rintasyöpä tai jotka haluavat ehkäistä rintasyöpää, tulisi maalata rintoihinsa jodia ja pitää CDS-salvaa saatavilla, jos se joskus ärsyttää ihoa.

Natriumbikarbonaatin enimmäisannos on Arm and Hammersin pakkauksessa. Seitsemän kertaa puoli teelusikallista päivässä täysikasvuiselle aikuiselle. Täydellinen bikarbonaattihoito saa virtsan pH:n nousemaan kahdeksaan.

Magnesiumin ja muiden annokset esitellään erikseen.

Ensimmäinen klooridioksidiprotokolla

Protokolla DS: DS-protokollan ensimmäinen sääntö on, ettei sääntöjä ole. Toinen sääntö on kaataa CDS ilman mittauksia millilitroina. Arvioi pitoisuus värin, maun ja tuntuman perusteella, kun se menee kurkun ohi. Kolmas sääntö: ota silloin kun haluat. Ota sitä silloin, kun voit. Kun olet edistynyt paranemisessa ja myrkkyjen poistossa ja otat harvemmin annoksia, ota maksimiannos, jonka keho kestää. Näin olen tehnyt viime aikoina.

Lisää annoksista

Magnesiumin teho on annosherkkä

Ainoa kysymys magnesiumin suhteen on, mikä annos riittää? Kun ehdotan vähintään grammaa päivässä, puhun magnesiumista lääkkeenä, enkä lisäravinteena. Harva vielä tietää tai ymmärtää, että magnesiumia voi ja pitäisi käyttää ensisijaisena lääkkeenä.

Magnesium palvelee satoja olennaisia toimintoja elimistössä ja yksi niistä liittyy punasolujen toiminnan tehokkuuteen ja kykyyn kuljettaa happea.

Terveille ihmisille lisäravinteena 500 mg päivässä sopii luultavasti monien tarpeisiin. Ensin on kuitenkin otettava huomioon ylimääräinen stressi, jota lähes kaikki kokevat ja elintarvikkeiden sisältämien kivennäisaineiden arvon väheneminen. Jos kuitenkin tunnet olevasi voimakkaasti stressaantunut, sinulla on epäsäännöllisiä sydämenlyöntejä, tunnet ahdistusta rinnassasi, kärsit kivuista, sinulla on diabetes, syöpä, neurologinen sairaus jne., pidä grammaa vähimmäisannoksenasi.

Jos halutaan saada kaikki irti magnesiumista lääkkeenä sekä akuuttien että kroonisten sairauksien hoidossa, voidaan ajatella 1-3 grammaa päivässä jaettuna useisiin annoksiin, jotta suoliston sietokykyä ei saavuteta niin helposti.

Magnesiumia voidaan käyttää myös transdermaalisesti, eli sitä voi laittaa iholle, ottaa jalkakylpyjä ja magnesiumia sisältäviä täyskylpyjä. Sitä voi myös sumuttaa. Suosikkini on magnesiumhieronta.

Suun kautta nautittuna suoliston sietokyvyn mukaan: Magnesium on täydellinen lääke ummetukseen, koska korkeat pitoisuudet löysäävät suolistoa. Näin ollen voi navigoida suun kautta annosteltuna saavuttamalla saantitason, joka saa aikaan löysäävän ulosteen. Sen jälkeen annostusta voidaan pienentää, anna elimistön tottua siihen ja lisää hitaasti taas suolen sietokyvyn mukaan. Käytän magnesiumia kloridina tai magnesiumbikarbonaattina, mutta kaikki yhdisteet ovat hyödyllisiä jossain määrin.

Magnesiumin raskaat aseet

Tohtori Raul Vergini sanoo: ”Magnesiumkloridilla on ainutlaatuinen parantava vaikutus akuutteihin virus- ja bakteerisairauksiin. Se paransi polion ja kurkkumädän, jotka olivat pääaiheina magnesiumkirjassani. Muutaman tunnin välein muutama gramma magnesiumkloridia poistaa lähes kaikki akuutit sairaudet. Olen nähnyt monien flunssatapausten parantuneen 24-48 tunnissa 3 grammalla magnesiumkloridia 6-8 tunnin välein nautittuna.”

Tohtori Vergini kirjoitti: ”Etsin ratkaisua haavojen puhdistamiseen, koska tohtori Delbet oli havainnut, että perinteiset antiseptiset liuokset itse asiassa mädättävät kudoksia ja edistivät infektiota sen sijaan, että olisivat estäneet sitä. Hän testasi useita mineraaliliuoksia ja havaitsi, että magnesiumkloridilla on suuri vaikutus leukosyyttien aktiivisuuteen (lisää leukosyyttejä torjumaan infektioita) ja fagosytoosiin, joten se oli täydellinen ulkoisten haavojen hoitoon.”

Vuonna 1915 ranskalainen kirurgi, professori Pierre Delbet, kirjoitti: ”Käytännön näkökulmasta muistakaa, että millään muulla magnesiumsuolalla, kuin magnesiumkloridilla, ei ole 'sytofylaktista' aktiivisuutta. Käytettävä liuos on 2,5% magnesiumkloridiheksahydraattiliuos $MgCl_26(H_2O)$ (eli 25 grammaa 1 litrassa vettä, jossa on 3 g magnesiumia).”

Annokset ovat seuraavat:

- Aikuiset ja yli 5-vuotiaat lapset. . . . . 1,25 dl
- 4-vuotiaat lapset. 1,0 dl
- 3-vuotiaat lapset. 0,8 dl
- 1-2-vuotiaat lapset. . . . . 0,6 dl
- Yli kuuden kuukauden ikäiset lapset. . . . 0,3 dl
- Alle kuuden kuukauden ikäiset lapset. . . 0,15 dl

Koska suoliston sietokyky rajoittaa suun kautta annettavia annoksia, on hyödyllistä käyttää magnesiumkloridia iholle. Eräs eläkkeellä oleva lääkäri, jolla oli diabeettinen neuropatia, pystyi sietämään jopa 20 grammaa päivittäin neuropatiansa hallitsemiseksi. Hänen korkeat tasonsa olivat välttämättömiä, koska hänellä oli magnesiumia kuluttava aineenvaihdunnan sairaus.

Yleiseen käyttöön suosittelen magnesiumöljyä, eli kylläistä magnesiumkloridiliuosta. Sitä levitetään iholle, jotta se ohittaa ruoansulatuskanavan ja vältytään löysän ulosteen sivuvaikutukselta, joka rajoittaisi magnesiumin määrää. Säännöllisellä käytöllä puutteet helpottuvat. Voit käyttää 30g magnesiumöljyä koko kehollesi päivässä ilman huolta. Öljyä voidaan käyttää useita kertoja päivässä kipu- tai tulehdusalueille. Hiero sitä ihoon rentouttavaksi hoidoksi.

Yksi suihkaus Ancient Minerals Magnesium Oil -öljyä antaa 18-20 mg magnesiumkloridia.

Lääkinnälliset kylvyt

Suosittelen annoksia kylpylöille, jotka vaihtelevat 2-4 kilosta jopa 6 kiloon magnesiumhiutaleita tai hiutaleiden yhdistelmää Kuolleenmeren suolan kanssa ja ehkäpä myös Epsomsuolaa. En puhu mukavasta kuumasta magnesiumkylvystä yksinkertaista rentoutumista varten, vaan ammattimaisesta kylvystä, jolla on vahva terapeuttinen vaikutus. Natriumbikarbonaattia voidaan lisätä yhdestä kupista alkaen aina muutamaan kiloon asti. Katso esseeni kylpypommeista, jossa kerrotaan sitruunahapon lisäämisestä seokseen, joka muuttaa natriumbikarbonaatin hiilidioksidimikrokupliksi. Näitä kylpyjä voi ottaa 3 kertaa viikossa.

Lisää natriumbikarbonaatista

Annostus vaihtelee virtsan ja syljen pH-arvojen ja hoidettavan tilan mukaan. Enimmäisannos on merkitty Arm & Hammerin pakkaukseen: seitsemän kertaa puoli teelusikallista päivässä alle 60-vuotiaalle aikuiselle ja kolme kertaa puoli teelusikallista yli 60-vuotiaille. Päivittäinen pH-arvo on tarkistettava aamulla ja bikarbonaattikylvyn jälkeen, joka voi olla melko voimakas.

Lisää 0,5 kiloa tai enemmän kylpyveteen 2x/viikossa, jos tarvitset raskasta myrkkyjen poistoa säteilystä tai muusta voimakkaasta saasteesta. Kun hoidat syöpää, nosta virtsan pH-arvo 8,0:aan ja pidä se siinä kymmenen päivää, pidä sitten viikko taukoa ja aloita uudelleen 7-10 päivää. Tätä voi toistaa, kunnes syöpätesti on negatiivinen tai vain tuntee ettei tarvitse sitä, kun terveys palaa. Sama pätee myös infektioihin, kuten nuhaan tai flunssaan, mutta usein ne häviävät vain muutaman päivän bikarbonaatin käytöllä. Sen jälkeen bikarbonaatin käytön voi lopettaa. Aloita hitaasti ja tarkkaile kehosi reaktioita ja **ohjaa itseäsi aina pH-liuskoilla**. Bikarbonaattia voi ottaa paljonkin lyhyen ajanjakson aikana, joten älä epäröi.

Natriumbikarbonaatin käyttöä koskevat yleiset säännöt

Parhaiden tulosten saavuttamiseksi Arm & Hammer ruokasoodalla, on noudatettava tiettyjä yksinkertaisia sääntöjä. Materia Medica, farmakologia ja terapia (Bastedo, sivu 88) esittää säännöt selkeästi seuraavasti:

”Emäksisen aineen vaikutus vatsassa vaihtelee vatsan sisällön luonteen mukaan antohetkellä. Lepovaiheessa (ruoan sulattamisen jälkeen) natriumbikarbonaatti vain liuottaa limaa ja imeytyy bikarbonaattina vereen lisäten sen emäksisyyttä suoraan.

”Ruoansulatuksen aikana se vähentää mahanesteen eritystä, neutraloi osan suolahaposta, vapauttaa karminatiivista hiilidioksidikaasua ja imeytyy natriumkloridina.

”Käymistapauksissa tai 'happamassa mahassa' se voi neutraloida orgaanisia happoja ja siten johtaa kouristuksellisesti sulkeutuvaan pylorukseen (mahalaukun ja suoliston välinen portti); samalla se vähentää ilmavaivoja.

”Antoajankohta on siis valittava määrätietoisesti. Yleensä, hyperkloorihydriassa (happamuuden ylimäärissä) yksi tai kaksi tuntia aterian jälkeen on sopiva haitallisen happoylijäämän aikana.”

”Jatkuvassa liikahappoisuudessa ja fermentatiivisissa olosuhteissa annos tuntia ennen aterioita pyrkii valmistamaan vatsaa seuraavaa ateriaa varten; tai joskus annos on välttämätön heti ruokailun jälkeen, jos vatsa on epänormaalin hapan tai emäksinen. Keskivertoihmiselle suositellaan bikarbonaattiannosta puoli tuntia aterian jälkeen.

”Annos nukkumaanmenoaikaan pyrkii hillitsemään aamun happamuutta, tai annos herätessä puhdistaa mahalaukun haposta ja limasta ennen aamiaista.”

”Sen lisäksi, että natriumbikarbonaatti tekee hyvää hengitystievaivoissa, sillä on korvaamaton arvo ruuansulatuskanavan myrkytyksen, pyeliitin (lantion ja munuaisten tulehdus), virtsan liikahappoisuuden, virtsahappohäiriöiden, reumatismin ja palovammojen hoidossa. Satunnainen kolmen päivän kuuri natriumbikarbonaattia lisää veren emäksisyyttä, auttaa puhdistamaan myrkkyjä ja lisää elimistön vastustuskykyä kaikkia tartuntatauteja vastaan.”

Natriumbikarbonaatin käyttö vilustumiseen ja flunssaan

”Arm & Hammerin natriumbikarbonaatin arvoa terapeuttisena aineena osoittaa myös seuraava kirje, jonka on kirjoittanut lääkäri Dr. Volney S. Cheney, Church & Dwight Companylle:

”Vuosina 1918 ja 1919, kun taistelin influenssaa vastaan Yhdysvaltain kansanterveyslaitoksen kanssa, huomioni oli, että harvoin kukaan, joka oli perusteellisesti alkalisoitunut bikarbonaatilla sairastui tautiin ja ne, jotka sairastuivat, jos heidät oli alkalisoitu varhain, saivat poikkeuksetta lieviä kohtauksia. Siitä lähtien olen hoitanut kaikkia tapauksia, flunssaa, influenssaa ja LaGripeä antamalla ensin runsaita annoksia natriumbikarbonaattia ja monissa, monissa tapauksissa oireet katosivat 36 tunnin kuluessa täysin. Lisäksi omassa kotitaloudessani, ennen naisten kerhoja ja vanhempainyhdistysten kokouksia olen puolustanut natriumbikarbonaatin käyttöä ennaltaehkäisevänä lääkkeenä ”flunssan” ehkäisemiseksi. Tuloksena olen saanut monia raportteja, joissa todetaan, että ne, jotka ovat käyttäneet ”ruokasoodaa”, eivät ole sairastuneet. Sitä vastoin melkein kaikilla heidän ympärillään oli ”flunssa”. Arm and Hammer -yhtiön suosittelemat annokset flunssan ja influenssan varalta vuonna 1925 olivat:

- Ota ensimmäisen päivän aikana kuusi annosta noin kahden tunnin välein. Annos on puoli teelusikallista Arm & Hammer ruokasoodaa lasilliseen viileää vettä.
- Ota toisen päivän aikana neljä annosta samoin välein. Annos on puoli teelusikallista Arm & Hammer ruokasoodaa lasilliseen viileää vettä.
- Ota kolmannen päivän aikana annos aamulla ja illalla ja sen jälkeen joka aamu, kunnes flunssa on parantunut. Annos on puoli teelusikallista Arm and Hammer ruokasoodaa lasilliseen viileää vettä.

Munuaistauti

Natriumbikarbonaatin on osoitettu hidastavan kroonisen munuaissairauden etenemistä ja parantaa munuaispotilaiden ravitsemustilaa. Tutkimuksessa käytetyt annokset olivat 600-650 mg 2 tai 3 kertaa päivässä, mikä vastaa 1/8 teelusikallista natriumbikarbonaattia veteen sekoitettuna tai yhtä natriumbikarbonaattikapselia. Sitä käytetään yleensä kroonisesta metabolisesta asidoosista kärsiville. Huomattava krooninen metabolinen asidoosi kehittyy kroonista munuaissairautta sairastavilla potilailla, kun glomerulussuodatusnopeus laskee alle 25 ml/min/1,73 m2. Patogeeninen mekanismi näyttää häiritsevän tubulaarista bikarbonaatin tuotantoa, joka terveillä neutraloi nettohappotuotannon. Parhaillaan on meneillään uusia kliinisiä tutkimuksia, joissa selvitetään, kuka hyötyy ja kuinka paljon bikarbonaattia tarvitaan päivässä.

Natriumbikarbonaattiperäruiskeet

Natriumbikarbonaattia voidaan käyttää melko voimakkaasti Candidan ja syövän torjuntaan paksusuolessa. Suosittelen aloittamaan 30 grammalla bikarbonaattia kokonaiseen litraan vettä ja nostamalla vähitellen 120 gramman enimmäismäärään.

Natriumbikarbonaattiperäruiskeet voidaan aloittaa vähitellen, ehkä kerran joka toinen päivä candidan hoidossa ja jopa 3 kertaa päivässä, kun tehdään intensiivisiä natriumbikarbonaattihoitoja paksusuolen syövälle.

Jodi

Tohtori David Brownstein käyttää 200-300 milligrammaa jodia päivittäin vakavampiin ja vaikeampiin sairauksiin. Näennäisesti ”suuri” annos on silti vielä paljon alhaisempi kuin se, jonka *Encyclopedia Britannican* 11. painos 1910-1911 mainitsee jodin ”tavanomaisena” annoksena 300-900 milligrammaa (300 000-900 000 mikrogrammaa!) jodia päivittäin. Se on yli 2 000 kertaa enemmän kuin yleiset suositukset. ” Paljon suurempia annoksia, 6 grammaa jodia päivässä (joka on 6 miljoonaa µg/vrk tai 6 000 mg/vrk!), on käytetty parantamaan **kuppa, ihovaurioita ja kroonisia keuhkosairauksia**”, sanoo tohtori Gabriel Cousens.

Tohtori Michael B. Schachter sanoo: ”Hoitoannos puutteeseen on 12,5 ja 50 mg:n välillä päivittäin. Alustavat tutkimukset osoittavat, että jodivajeen korjaus kestää noin kolme kuukautta 50 mg:n jodiannoksia nauttimalla ja vuoden käyttämällä 12,5 mg jodia päivittäin. Potilasta on kuitenkin seurattava tiiviisti mahdollisista haittavaikutuksista ja myrkkyjen poistumisen reaktioista.”

Jodia voidaan käyttää myös paikallisesti ihosyövän päälle. On suositeltavaa käyttää 7% Lugolin liuosta ja maalata vaurio useita kertoja päivässä, kunnes rupi muodostuu ja sitten putoaa pois. Kun se putoaa, levitä jodia, kunnes uusi rupi muodostuu ja putoaa luonnollisesti. Älä poista rupea väkisin. Kun kolme rupea on lähtenyt, syövän pitäisi olla poissa. Jos käytät pienempää jodiprosenttia, käytä sitä useammin.

Seleeni

Lähes 100%:n säännöllisyydellä asiantuntevat lääkärit voivat nostaa veren seleenin määrän moninkertaiseksi antamalla 1000-2000µg seleeniä päivittäin ja sitten pudottamalla takaisin ylläpitoannokseen. Eräässä tapauksessa annostaso 2700µg/vrk kaksi kuukautta ja sen jälkeen kuusi viikkoa 5000µg/vrk tarvittiin veren seleenipitoisuuden nostamiseksi.

Tohtori Schrauzer, joka on kansainvälisesti arvostettu uraauurtavasta tutkimuksestaan vitamiineihin ja välttämättömiin hivenaineisiin, erityisesti seleeniin, liittyvistä näkökohdista, raportoi, että annokset 2000-5000µg päivässä aiheuttavat myrkytysoireita vasta useiden kuukausien kuluttua.

Koska seleenimyrkytyksen varhaiset oireet, kuten pahoinvointi, heikkous ja kynsien värimuutokset ovat helposti havaittavissa, suurten annosten ei ole raportoitu aiheuttaneen kuolemantapauksia. Mikään näistä ei kuitenkaan ole ongelma Tungöljyn kanssa. Jokainen pisara Tungöljyä sisältää 0,5mg seleeniä, 5-20 kertaa enemmän kuin muissa tuotteissa. Saatuani tietää lääkeyrityksestä, joka valmistaa injektoitavaa seleeniä teho-osastolle, kirjoitin kirjan seleenistä. Se on turvallista. Syöpäpotilaille suosittelen 10-20 tippaa päivässä. Ylläpitoannokset ovat viisi tippaa päivässä, joka toinen päivä tai jopa kerran viikossa tarpeen mukaan pitkällä aikavälillä. Yleiseen terveyden ylläpitoon suositeltu määrä on yksi tai kaksi tippaa päivässä. Muiden seleenityyppien ylläpitoannos olisi 200-600 µg.

Glutationi

Suositeltu hoito on kolme laatikkoa täysvahvuisia glutationiperäpuikkoja perusteellisen vaikutuksen saavuttamiseksi (45 glutationisuppoa). Tarvittava peräpuikkojen määrä riippuu myrkyllisyystasostasi, glutationitasostasi ja terveystavoitteistasi (Parkinsonin tauti, virusinfektio, syöpä, vanhuus jne.). Näitä voidaan ottaa joka päivä, mutta aloita hitaasti. Joka toinen päivä olisi parempi. Tilanteen parantuessa voi laskea määrää yhteen joka toinen tai kolmas päivä. Halvempia ja pienempiä annoksia sisältäviä peräpuikkoja on saatavilla.

Theranaturalsilta on saatavana L-Glutathione Plus -valmistetta myös sumutettavaksi bikarbonaatin kanssa. Noudata etiketin ohjeita.

C-vitamiini

C-vitamiinin mega-annostus on C-vitamiinin (askorbaatin) nauttimista (tai pistämistä) annoksina, jotka ovat verrattavissa useimpien muiden nisäkkäiden maksan tuottamiin määriin ja paljon yli nykyisen ruokavalion viiteannoksen. Jotkin C-vitamiinin mega-annoksia ottavat voivat käyttää jopa 20 grammaa päivässä suoliston sietokyvystä riippuen, uskoen, että se johtaa optimaaliseen terveyteen tai parantumiseen erilaisista sairauksista.

Annos jaetaan yleensä ja kulutetaan vähitellen päivän aikana. Jotkut lääkärit suosittelevat infuusioita 50 tai 100 g päivässä, tiettyjen sairauksien hoidossa, myrkytyksissä ja traumasta toipumisessa. Ihmiset, jotka harjoittavat C-vitamiinin mega-annostelua, voivat kuluttaa useita C-vitamiinipillereitä päivän mittaan tai liuottaa puhtaita C-vitamiinikiteitä veteen tai mehuun ja juoda sitä koko päivän ajan.

Lääketieteellinen marihuana

New England Journal of Medicine lehdessä vuonna 2013 julkaistussa tutkimuksessa todettiin, että lähes 8 lääkäriä kymmenestä hyväksyi lääkemarihuanan käytön. Nyt Kaliforniassa tehdyssä laajassa tutkimuksessa todetaan, että lääkemarihuanapotilaat ovat samaa mieltä: 92% sanoi, että lääkemarihuana lievittää sairauksia, heidän vakavien sairauksiensa oireita, kuten kroonista kipua, niveltulehdusta, migreeniä ja syöpää.

Kannabismarihuanaa voi inhaloida, mehustaa tai syödä raakana (elintarvikkeena) suurina annoksina ilman pelkoa vaarallisista sivuvaikutuksista. Se ei aiheuta haittaa vaan suojelee kehomme järjestelmiä ja se parantaa. Kannabis ei aiheuta vahinkoa, eikä kenenkään tiedetä kuolleen kannabiksen yliannostukseen. Annostus vaihtelee suuresti riippuen kannabiksen käytöstä ja herkkyydestä ja tietysti se riippuu käytetyn kannabiksen vahvuudesta ja siitä, mihin sitä käytetään.

Hamppuöljyn osalta potilaiden tulisi aloittaa kolmella päivittäisellä annoksella, jotka ovat noin puolen riisinjyvän kokoisia. Määrä vastaisi noin neljäsosaa pisarasta ja neljän päivän jälkeen tulisi nostaa annostaan hieman lisää neljän päivän välein, kunnes nautitaan noin 1 gramma päivässä, joten jokaisen määrän tulisi olla 1/3 gramma. Ihmisten herkkyys vaihtelee suuresti hamppuöljyn suhteen ja jälleen kerran koko ja paino on merkittävä tekijä. Täydellinen hoitojakso hamppuöljyllä, joka koskee syöpäpotilaita, on kolme kuukautta, jolloin käytetään yhteensä 60 grammaa.

Kannabisbalsamia tai voiteita voidaan levittää tarpeen mukaan päivän mittaan kivuliaille tai tulehtuneille alueille.

D-vitamiini ja aurinko

D3-vitamiini 50 000 IU:n (1250 µg) kapselissa maksaa vain 21 senttiä (21 dollaria 100 kapselin pullo Amazon US) ja mega-annos voi olla juuri se, mitä ihminen tarvitsee suojautuakseen virusinfektioiden tuhoilta. Sitä haluaa käyttää myös, jos on syöpä, diabetes, MS-tauti tai lähes mikä tahansa muu sairaus. Tyypillisesti D3:a myydään 5 000 IU:n yksiköissä, mutta tässä Biotechin tuotteessa on 50 000 IU-yksikköä. D-vitamiini vähentää kehon tulehduksia, joista Alzheimer-, MS-, syöpä- ja Parkinson-potilaat kärsivät. Valitettavasti 70%:lla Parkinsonin tautia sairastavilla arvioidaan olevan alhainen D-vitamiinitaso.

Yhden 50 000 IU:n D3-vitamiinikapselin ottaminen joka toinen viikko johtaa siihen, että 80% aikuisista veritasot yli 40 nanogrammaan millilitrassa, joka on optimaalinen taso hyvän terveyden kannalta. Yksi 50 000 IU:n kapseli vastaa D-vitamiinin määrää, joka saadaan kolmessa päivässä aurinkoisessa ilmastossa. Voit aluksi ottaa 4 päivää enemmän 2-4 kpl 50 000 IU:n pillereitä tunteaksesi hyödyt nopeammin.

Noin 20% aikuisista on suuri riski D-vitamiinin puutteeseen. Erityisesti lihavat, raskaana olevat, sisällä olevat, auringonottoa välttävät, tummaihoiset, ikääntyneet, kaukana päiväntasaajalta asuvat tai sairaudesta, vammasta tai leikkauksesta kärsivät. He tarvitsevat vähintään 2 kertaa enemmän D-vitamiinia.

Yksi kapseli HPDI:n D3-vitamiini Plus -valmistetta sisältää 5 000 IU D-vitamiinia, joka on peräisin erittäin puhdistetusta ja molekyylitislatusta kalanmaksaöljystä.

Noudata käytetyn tuotteen ohjeita, jos käytät D-vitamiinilisää. Ole varovainen; jos otat liikaa D3:a ja kalsiumia, seerumin kalsium voi nousta liian korkeaksi.

Viettämällä päivittäin 15 minuuttia auringonpaisteessa ja altistamalla auringolle mahdollisimman paljon ihoa, saa riittävästi D-vitamiinia, jos aurinko on riittävän korkealla.

John Cannell D-vitamiinineuvostosta toteaa nyt, että uusi tutkimus osoittaa, että se ei välttämättä ole riittävä määrä. Loka-marraskuussa 2012 tehdyssä tutkimuksessa, joka tehtiin noin Washingtonin leveysasteella, DC:n alueella (37 pohjoista leveysastetta), keskimääräiset 25(OH)D-pitoisuudet olivat aluksi 11ng/ml, eikä yhdenkään naisen pitoisuus ollut yli 20ng/ml tutkimuksen alussa. Naisille kehotettiin ottamaan 20 minuuttia keskipäivän auringonvaloa käsilleen, kyynärvarsiinsa ja kasvoihinsa joka arkipäivä neljän viikon ajan. Kasvojen aurinkovoide ja aurinkolasit olivat sallittuja.

Merivesi

Suositellut annokset

- Syntymästä vuoden ikään - 10 ml tuttipulloon joka toinen päivä.
- 1-4-vuotiaille - 10 ml päivittäin aterioiden yhteydessä.
- Yli neljävuotiaille - 10-40 ml päivittäin tarpeen mukaan.
- Aikuiset - 30-60 ml päivittäin tarpeen mukaan.
- Iäkkäät - 10-20 ml päivässä tai tarpeen mukaan.

Käyttöohjeet

Merivesi otetaan suun kautta tyhjään vatsaan 20-30 minuuttia ennen aterioita tai vähintään 1½-2 tuntia aterian jälkeen. Meriveden on oltava puhdasta (hypertonista) tai isotonista (laimennettu vedellä 2/3). Lapsille, joille tuote on liian suolainen, se voidaan laimentaa maitoon tai mehuun.

Vesi

Veden määrä arvioidaan virtsan virtauksen perusteella. Virtsan värin tulisi olla kirkas täysin nesteytettynä, vaaleankeltainen normaalisti ja tyhjennystiheyden tulisi olla säännöllinen ja ilman kipua tai epämukavuutta, kun vettä on nautittu riittävästi. Kun olo tuntuu epämukavalta, vesi on ensimmäinen lääke, johon pitäisi tarttua.

Orgaaninen rikki

Jotkut suosittelevat keskimäärin 10 grammaa orgaanista rikkiä päivittäin, vaikka monet ottavat paljon enemmän. Keskivertoihmiselle, jolla ei ole erityisiä terveysongelmia, pyöristetty teelusikallinen (noin 5 grammaa) kahdesti päivässä on ok, sillä ylimääräinen orgaaninen rikki poistuu elimistöstä noin 12 tunnissa. Tosin sen maku ei ole kovin herkullinen, joten käytän MSM-tabletteja.

Savi ja suoliston puhdistus

Intestinal Rejuvenation Formula on yksi parhaista, joita olen nähnyt. Intestinal Rejuvenation Formula on ylivertainen puhdistus- ja detoksifikaatiokaava suolistolle. Se irrottaa turvallisesti ja tehokkaasti pinttyneitä kerrostumia, imee myrkkyjä, rauhoittaa tulehtuneita kudoksia ja tarjoaa ravinteita ruoansulatuskanavan (GI) optimaalista toimintaa varten. Käytä ohjeiden mukaan.

Elävä savi (Living Clay). Se on niin puhdasta, että se maistuu puhtaalta! Syötävä savi saa detoksifiointikykynsä kalsiumbentoniitin ja montmorilloniittisaven suotuisasta vaikutuksesta ruoansulatuskanavaan keräämällä ja adsorboimalla erilaisia myrkkyjä, patogeenejä ja aineenvaihduntajätteitä ja raskasmetalleja. Se rauhoittaa ja puhdistaa suolistoa, tasapainottaa suoliston bakteereja ja auttaa alkalisoitumista. Yksi teelusikallinen riittää lasilliseen mehua tai puhdasta vettä kerran päivässä. Käytä tunti ennen ruokailua tai muiden lisäravinteiden ottamista.

Spirulina ja muut superruuat

Olen mainostanut spirulinaa siitä lähtien, kun se tuli markkinoille 40 vuotta sitten ja vuosien varrella olen nähnyt, mitä sen ravitsemuksellinen voima voi tehdä. Kymmenen grammaa päivässä riittää sairauden hoitoon ja muuten 3 g päivässä yleisen terveyden kannalta. Sitä voidaan käyttää tabletteina tai jauheena smoothieen sekoitettuna.

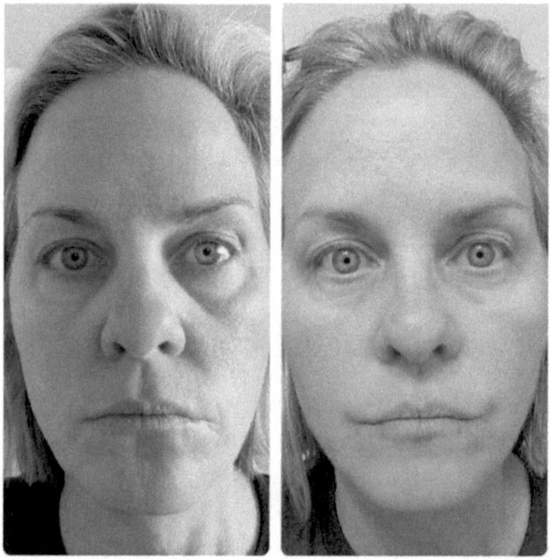

18 päivää! Kolme 3 ml annosta päivässä. Olen ihmeissäni!

Harjaantumattomalle silmälle näissä ennen ja jälkeen kuvissa ei ehkä ole suurta eroa, mutta minulle ne puhuvat kilometrejä ja osoittavat, mitä odotan. Jopa suupielet ovat kääntyneet hieman ylöspäin ja silmät näyttävät keskittyneemmiltä 18 päivän jälkeen.

Aivohalvaus

Jos et halua kuolla aivohalvaukseen, älä ota mitään koronarokotetta ja jos saat koronatartunnan, se on hoidettava välittömästi klooridioksidilla. Valitettavasti pelkkä koronarokotteen ottaminen lisää aivohalvauksen saamisen mahdollisuutta. Tri Patrick D. Lyden, neurologian professori Cedars-Sinai Medical Centerissä Los Angelesissa, sanoi, että lääkärit ovat raportoineet ”yllättävän monista erittäin vakavista aivohalvauksista tällä hetkellä” koronapotilailla. ”Olen nähnyt sen omin silmin, muuten terveitä nuoria, joilla oli koronatartunta ja aivohalvaus.”

Sydänkohtaukset ja aivohalvaukset ovat olleet kaksi johtavaa sairaalahoidon ja koronarokotteen saaneiden kuolinsyytä. Lisäksi olemme nähneet yhä useammin raportteja iskeemisestä aivohalvauksesta, hemorragisesta aivohalvauksesta ja aivovaltimoiden sinustromboosista (CVST) koronarokotusten jälkeen.

Niitä on vaikea peittää, mutta lääkintä- ja terveysviranomaiset ovat tehneet erinomaista työtä teeskennellessään, ettei mitään tällaista tapahdu. Siitä huolimatta koronapotilaat ovat yhä suuremmassa vaarassa saada vakavia aivohalvauksia, uuden tutkimuksen mukaan, aivohalvauksen kokonaisriski on suurempi nuoremmilla potilailla.

Tutkijat analysoivat tietoja 17 maassa asuvasta 432 koronapotilaasta, jotka kärsivät aivohalvauksista (=suurten verisuonten tukos) ja havaitsivat, että koronapotilailla oli aivohalvaus muuta väestöä useammin. Analyysit viittaavat siihen, että koronaviruspotilaat kärsivät useimmiten tappavimmasta aivohalvaustyypistä. Suurten verisuonten tukkeumat voivat tuhota suuria osia aivoista, jotka vastaavat liikkeistä, puheesta ja päätöksenteosta yhdellä iskulla, koska ne ilmenevät tärkeimmissä verta syöttävissä valtimoissa.

Lääkäreiden tulisi olla tietoisia aivohalvauksen kliinisestä esiintymisestä, diagnoosista ja hoidosta, joka liittyy koronarokotukseen. Silti tieto on salattu heiltä ja yleisöltä, koska mikään ei saisi estää kaikkien aikojen vaarallisimpien rokotteiden antamista.

Tohtori Ryan Cole: ”Tohtori Reisa Pretorius on osoittanut julkaisuissaan, että voidaan ottaa piikkiproteiinia ilman verihiutaleita, laittaa se verihiutaleista köyhään plasmaan ja aiheuttaa nopea proteiinien paakkuuntuminen ilman tätä pientä kaskadia, jonka läpi me aina menemme, hyytymän muodostamiseksi. Piikkiproteiini itsessään aiheuttaa siis hyvin epätavallisen proteiinien paakkuuntumisen verenkierrossa ja selittää osittain sen, miksi näemme verisuonitukksia."

Huomautus: Jos teet Google-haun näet, että tohtori Colen nimi ja maine on kyseenalaistettu. En usko sanaakaan siitä. Olen kuunnellut häntä pandemian alusta lähtien ja hänen rehellisyytensä vaikuttaa aidolta. Kaikki, mikä viittaa siihen, että koronarokotteet eivät ole yhtä turvallisia kuin omenapiirakka, tukahdutetaan internetissä. Sikäli kun olen seurannut koronarokotteita, ainakin 5% rokote-eristä on murhaavia. Raskaudenaikaiset ja vastasyntyneiden imeväiskuolemat ovat lisääntyneet maailmanlaajuisesti koronarokotusten aloittamisen jälkeen ja pelkästään Euroopassa ja Amerikassa viralliset rokoteilmoitusjärjestelmät kertovat yli 65 000 kuolemantapauksesta ja noin 5 miljoonasta haittavaikutuksesta, joista puolet on vakavia. Kun luvut kerrotaan viidellä tai kymmenellä, saadaan tarkka kuva siitä, mitä on tapahtumassa.

Koronarokotuksiin on lisätty 3 HIV-proteiinia antamaan maailmalle rokotteen aiheuttama aids.

Aivohalvaus, äkillinen verenkierron katkeaminen, on monimutkainen ongelma, johon liittyy lukuisia eri syitä ja ilmenemismuotoja. Se voi johtua sydänongelmista, tukkeutuneista valtimoista ja jopa päihteiden väärinkäytöstä. Minihalvaukset eivät useinkaan aiheuta pysyviä vaurioita ja voivat korjaantua itsenäisesti 24 tunnin kuluessa. Suuremmat aivohalvaukset voivat kuitenkin olla katastrofaalisia. Joten mitä nopeammin aivohalvaus hoidetaan, sitä paremmat ovat toipumismahdollisuudet, josta syystä kokeiltiin magnesiumin antamista ambulansseissa aivohalvauksen uhreille.

Aivohalvauksen oireiden nopea hoito on ratkaisevan tärkeää, mutta kun koronarokotteet aiheuttavat aivohalvauksia, klooridioksidi on ensisijainen hoitomuoto, jos eloonjäämisestä on toivoa. Siksi, jokaisen koronarokotuksen saaneen olisi välittömästi aloitettava klooridioksidin käyttö rokotevaurioiden välttämiseksi.

Veritulpat aiheuttavat aivohalvauksia

Verihyytymät ovat yhteinen tekijä, joka yhdistää monia koronan oireita. Saksalaiset tutkijat ovat havainneet, että virus muuttaa punaisten ja valkoisten verisolujen kokoa ja joustavuutta. Lisäksi muutokset voivat kestää kuukausia, mikä mahdollisesti selittää koronan loputtomilta tuntuvat oireet.

Joulukuussa 2021 Astra Zenecan tutkijat myönsivät vihdoin, mikä oli tiedetty jo monta kuukautta, että heidän rokotteensa aiheutti tappavia verihyytymiä. Äiti Utahista syyttää koronarokotteita, kun hänen 17-vuotias poikansa ja aviomiehensä joutuivat sairaalaan harvinaisten veritulppien vuoksi pian rokotusten saamisen jälkeen. ”Se on siis sittenkin totta. Lähes vuoden kestäneen jankkaamisen ja kieltämisen jälkeen he myöntävät virallisesti, että koronarokotteet voivat aiheuttaa veritulppia”, kirjoittaa Vasko Kohlmayer.

Vakavien koronainfektioiden vuoksi sairaalahoitoon joutuneet potilaat, joilla on korkeat veren hyytymistekijä V:n proteiinipitoisuudet, ovat suuressa vaarassa saada vakavia vammoja verihyytymien, kuten syvän laskimotromboosin tai keuhkoembolian johdosta, Harvard Medical Schoolin uuden tutkimuksen mukaan.

> ”Toisaalta kriittisesti sairaat potilaat, joilla on korona ja matalat tekijä V:n pitoisuudet näyttävät olevan suuremmassa vaarassa kuolla hyytymishäiriöön, joka muistuttaa disseminoitunutta intravaskulaarista koagulaatiota, tuhoisaa usein kuolemaan johtavaa poikkeavuutta, jossa verihyytymiä muodostuu pieniin verisuoniin kaikkialla kehossa, mikä johtaa hyytymistekijöiden ja hyytymistä säätelevien proteiinien ehtymiseen.” Jatkavat Harvardin lääketieteen tutkijat.

Monet lääketieteen tutkijat ovat tutkineet rokotettujen potilaiden verinäytteitä ja nähneet rokotteen aiheuttaman katastrofin. Myös palsamoijat ja hautausurakoitsijat ovat huomanneet hyvin epänormaaleja, ennen näkemättömiä verihyytymiä. Jopa Yhdysvaltain puolustusministeriö on ottanut kantaa näihin vaaroihin.

Ruumiinavaukset ovat osoittaneet, että joidenkin keuhkot ovat täyttyneet sadoista mikrotasoisista hyytymistä. Suurempia verihyytymiä voi irrota ja kulkeutua aivoihin tai sydämeen aiheuttaen aivohalvauksen tai sydänkohtauksen. Kun he avasivat joidenkin kuolleiden potilaiden keuhkot, he odottivat löytävänsä sieltä merkkejä keuhkokuumeesta ja vaurioita pienissä ilmapusseissa, jotka vaihtavat happea ja hiilidioksidia keuhkojen ja verenkierron välillä. Sen sijaan he löysivät pieniä hyytymiä kaikkialta. *Thrombosis Research* lehdessä 10. huhtikuuta julkaistussa hollantilaisessa tutkimuksessa saatiin näyttöä siitä, että ongelma on laajalle levinnyt, sillä siinä todettiin, että 38% :lla tehohoitoyksikön 184:stä koronapotilaasta veri hyytyi epänormaalisti.

Klooridioksidi on pelastava tekijä

Video https://www.bitchute.com/video/CGNArC0iaROR/

osoittaa, että punasolut saavat takaisin oikean kokonsa ja muotonsa klooridioksidin ottamisen jälkeen ja liikkuvat vapaasti veressä.

Klooridioksidi ei ohenna verta kuten verenohennuslääkkeet, kuten Coumadin. Se vain mahdollistaa hemoglobiinisolujen vapaamman virtauksen toistensa ympärillä. Se vähentää Rouleaux'n vaikutusta. Se ei vaikuta potilaan kykyyn muodostaa verihyytymiä normaalisti.

Magnesium auttaa klooridioksidia

Magnesiumilla on fibrinolyyttinen vaikutus, se pidentää hyytymisaikaa ja viivästyttää trombiinin huippuaikaa, hidastaa verihiutaleiden paakkuuntumista ja näyttää alentavan fibrinogeenipitoisuuksia, jotka kaikki estävät infarktin kehittymistä tai laajenemista. Lisäksi verisuonia laajentava vaikutus avaa kollateraalista verenkiertoa ja vähentää sydänlihasvaurioita.

Magnesiumin puute voi aiheuttaa metabolisia muutoksia
jotka voivat vaikuttaa sydänkohtauksiin ja aivohalvauksiin.
Kansallinen terveysinstituutti

Kuten N.Y. Timesin jutussa todettiin, lasten aivohalvauksen arvioidaan olevan kuudenneksi yleisin kuolinsyy lapsilla. Se tarkoittaa, että se vaikuttaa tuhansiin imeväisiin ja lapsiin vuosittain. Tutkimukset osoittavat, että tapausten määrä on kasvussa.

Aivohalvauksen uhka ei koske vain iäkkäitä aikuisia. American Heart Associationin/American Stroke Associationin tutkimuslaitoksen mukaan mukaan lapset sairastuvat yhä useammin. ”Aivohalvauksen saaneilla lapsilla ja nuorilla on huomattavia eroja oireissa verrattuna aikuisiin”, sanoo E. Steve Roach, M.D., joka on lausunnon kirjoittajaryhmän puheenjohtaja ja College of Medicine lastenneurologian professori, Ohion osavaltion yliopistossa.

Tutkimuksessa, johon osallistui yli 200 aivohalvauksen saanutta lasta, lähes 80% lapsista todettiin aivojen valtimoissa poikkeavuuksia. Poikkeavuudet johtuivat tulehduksesta, valtimoiden seinämien ahtaumasta tai repeämästä ja tutkijat uskovat, että erilaiset infektiot tai sairaudet aiheuttivat ne. Mutta he eivät tietenkään edes tarkastelleet taustalla olevaa magnesiumin puutetta tai häiriöitä, joita rokotteet aiheuttavat verisuonistossa.

Tohtori Tavia Mathers ja tohtori Renea Beckstrand Brigham Youngin yliopistosta julkaisivat *Journal of the American Academy of Nurse Practitioners* lehdessä vuonna 2009, että magnesiumin on julistettu vuoden 2010 varteenotettavimmaksi ainesosaksi ja he totesivat, että magnesium on hyödyllinen aivohalvausriskin vähentämisessä. Väestöpohjaiset tiedot viittaavat siihen, että ihmisillä, joilla on ruokavaliossa vähän magnesiumia, on suurempi riski saada aivohalvaus. Lisäksi kliininen näyttö viittaa siihen, että magnesium on hyödyllistä aivohalvauksen hoidossa.

Vetykaasu on välttämätöntä aivohalvauspotilaille

Jokaisen lääkärin ja potilaan tulisi tietää, että vedyllä on monia tarvittavia ominaisuuksia onnistuneeksi hermostoa suojaavaksi neuroprotektiiniksi: sitä on helppo valmistaa, se kulkee nopeasti lipidikalvojen läpi, on inertti ja turvallinen annostella ja se reagoi vain kaikkein aggressiivisimpien ROS-arvojen kanssa. Samaan aikaan se kuitenkin välittää useita patofysiologisia reittejä, jotka johtavat apoptoosiin ja solukuolemaan.

Vetyinhalaatiokaasu eliminoi vapaat hydroksyyliradikaalit ja peroksinitriittianionit, mikä tuottaa terapeuttisen vaikutuksen iskeemistä aivohalvausta sairastaville potilaille. Monet julkaistut tutkimukset osoittavat sen antioksidatiivisia, anti-inflammatorisia ja anti-apoptoottisia vaikutuksia.

> Lukuisat kokeelliset todisteet osoittavat, että vapaiden radikaalien muodostuminen aivohalvausvaurioissa lisääntyi, mikä johti ravitsemukselliseen hapetusstressiin. Iskemian aikana on useita vapaiden radikaalien tuotantomekanismeja, mukaan lukien solunsisäisen kalsiumin ylimäärä, mitokondrioiden toimintahäiriö, NMDAR-välitteinen eksitotoksisuus ja indusoituvan typpioksidisynteesin vapautuminen. Lisäksi liiat vapaat radikaalit, kuten happi- ja hydroksyyliradikaalit, voivat vahingoittaa solujen makromolekyylejä ja johtaa solujen autofagiaan, apoptoosiin ja nekroosiin vaikuttamalla

signalointireitteihin. Lisäksi vapaat radikaalit aiheuttavat DNA-vaurioita ja solujen vanhenemista.

Avain aivohalvauspotilaiden vetyhoidon onnistumiseen on vähentää vapaita radikaaleja, jotka ovat aivohalvauksen jälkeisen aivovaurion keskeisin patologinen mekanismi. Vähentämällä vahingollisten vapaiden radikaalien määrää, vähennetään aivovaurioita. Vetykaasuhoito kohdistuu hydroksyyliradikaaleihin, joita pidetään tärkeimpinä laukaisijoina vapaiden radikaalien ketjureaktioille.

Eräässä tutkimuksessa osoitettiin, että vedyn silmätipat vähensivät suoraan hydroksyyliradikaaleja verkkokalvon iskemian/reperfuusion yhteydessä. Vety voi myös vähentää 8-hydroksi-deoksiguaniinia, vähentäen DNA:n hapettumista.

Kliinisessä tutkimuksessa, johon osallistui 25 potilasta, joilla oli aivojen iskemia. Potilaille annettiin 3% vetyä inhalaationa tunnin ajan kahdesti päivässä seitsemän päivän ajan. Vetypitoisuus saavutti huipputasonsa 20 minuutissa, minkä jälkeen se laski 10% valtimo- ja laskimoveressä huipputasosta 6-18 minuutin kuluessa, kun hoito lopetettiin. Tutkimuksesta pääteltiin seuraavaa: On vahva näyttö solu-, eläin- ja ihmistutkimuksista, että vetyä voidaan antaa turvallisesti neuroprotektorina revaskularisaation aikana.

Pätkäpaasto ja klooridioksidi

Syömisen vähentäminen parantaa immuunijärjestelmää, vähentää tulehdustasoja koko kehossa, viivästyttää ikääntymiseen liittyvien sairauksien puhkeamista ja auttaa elämään pidempään. Se, miten syömme vähemmän, on suuri kysymys, sillä lähes kaikki haaveilevat laihduttavansa; mutta hyvin harva kuitenkaan onnistuu siinä pysyvästi.

Sanotaan, että ”olet sitä, mitä syöt”, mikä on jossain määrin totta. Iän myötä solujen tila riippuu vuorovaikutuksesta ympäristön kanssa, mukaan lukien se, mitä syömme ja kuinka paljon syömme ja jopa milloin syömme.

Yksi parhaista ja helpoimmista tavoista syödä vähemmän, jonka olen löytänyt, on yhdistää klooridioksidin ottaminen ja ajoittainen paastoaminen. Olin totuttelemassa tähän paastoon viimeisen vuoden aikana, mutta siitä on tullut paljon helpompaa sen jälkeen, kun aloitin klooridioksidin käytön. Minusta on aina ilo, kun voin yhdistää hoitomuotoja säästääkseni aikaa ja vaivaa. Kaikki, mikä helpottaa syömään vähemmän, pitäisi hyväksyä.

Syömisen vähentäminen parantaa immuunijärjestelmää, vähentää tulehdustasoja koko kehossa, viivästyttää ikääntymiseen liittyvien sairauksien puhkeamista ja auttaa elämään pidempään. Ainoa ongelma, joka liittyy klooridioksidihoidon ja ajoittaisen paaston yhdistämiseen, on, kuinka suuri osa hyödystä menee klooridioksidille ja kuinka paljon syömisen vähentämiselle?

Laboratorioeläinten kalorimäärän rajoittaminen pidentää elinikää. Yalen yliopiston tutkijat tekivät ensimmäisen kontrolloidun tutkimuksen, jossa ruokavalio-ohjelmaa tutkittiin terveillä ihmisillä. Tulokset vahvistavat, että kalorien rajoittaminen johtaa ”huomattaviin” pitkän aikavälin terveyshyötyihin.

Yalen yliopiston patologian professorin Vishea Deep Dixitin kliinisessä tutkimuksessa nimeltään Comprehensive Assessment of Long-term Effects of Reducing Intake of Energy (CALERIE) todetaan, ”Tiedämme, että krooninen matala-asteinen tulehdus on merkittävä laukaiseva tekijä monien kroonisten sairauksien taustalla ja siksi sillä on kielteinen vaikutus elinikään. On paljon keskustelua siitä, mikä ruokavalio on parempi ja uskon, että aika näyttää, mitkä näistä ovat tärkeitä. CALERIE-tutkimus osoittaa kalorien vähentämisen auttavan. Millään erityisellä ruokavaliolla ei ole huomattavaa vaikutusta biologiselta kannalta immuuni-metabolisen tilan muutokseen terveyttä suojelevaan suuntaan. Mielestäni se siis antaa toivoa kansanterveyden näkökulmasta.” Tutkimus julkaistiin *Science* lehdessä.

Bikarbonaattipaasto on uusi syövän hoito

Paastoaminen bikarbonaattien kanssa olisi varmaan edullisin syövänhoitomenetelmä maailmassa. Lähestymistavan perustana on yhdistää kaksi tehokasta hoitoa, paasto, pätkäpaasto ja ketogeeninen ruokavalio yhtenä osana ja toinen on elimistön täyttäminen erilaisilla bikarbonaattiyhdisteillä, jotka annetaan suun kautta ja ihon läpi.

Jo nyt on saatu yhä enemmän näyttöä, joka tukee paaston merkitystä sekä syövän hoidossa ja ennaltaehkäisyssä. Paastoaminen juomaveteen sekoitettujen bikarbonaattien kanssa syövän hävittämiseksi on uusi terapia, joka muuttaa pelin. Näemme jo nyt, miksi syöpäpotilaiden tulisi käyttää bikarbonaatteja. Lisäämme ikivanhan käytännön, kuten paastoamisen, tai uuden pätkäpaaston tai niin sanotun paastoa jäljittelevän ruokavalion. Kaikki paastoaminen tai ruokavalion rajoittamisen muodot ovat voimakkaita aseita arsenaalissamme taistellaksemme ja voittaaksemme syövän.

KetoFasting on tohtori Joseph Mercolan termi ja kirja, joka tarjoaa täydellisen järjestelmän, joka alkaa ajoittaisella paastolla ja syklisellä ketogeenisellä ruokavaliolla ja siirtyy sitten osittaiseen paastoon vesipaaston sijaan.

Vähintäänkin on lopetettava syöminen (vähintään 13-16 tuntia päivässä) ja aloitettava säätelemään bikarbonaattiannostusta pitämällä virtsan pH-arvo jatkuvasti pH 8 tuntumassa viikosta kymmeneen päivään. Joillakin potilailla pitkät paastot saattavat olla tarpeen ja toisille taas on käytettävä jotakin nestemäistä superruokaa.

Gersonin menetelmässä elimistöön tulvii hedelmä- ja vihannesmehuja, jotka ylläpitävät paaston dynamiikkaa, mutta näemme, että vesipaasto on erittäin tehokas syöpää vastaan.

Tutkijat ovat havainneet, että ajoittainen paastoaminen estää yleisimmän lapsuusiän leukemiatyypin kehittymistä. Seitsemän viikon jälkeen paastonneilla hiirillä ei ollut käytännössä lainkaan havaittavissa olevia syöpäsoluja, kun taas keskimäärin lähes 68% paastoamattomien hiirten koealueiden soluista oli syöpäsoluja, mikä julkaistiin *Nature Medicine* lehdessä verkossa. ”ALL-malliryhmän hiiret, jotka söivät normaalisti, kuolivat 59 päivän kuluessa, kun taas 75% paastonneista hiiristä selvisi hengissä yli 120 päivää ilman merkkejä leukemiasta', kertoo Chengcheng (Alec) Zhang, Teksasin yliopiston Southwestern Medical Centerin apulaisprofessori.

Loogisin, tehokkain, turvallisin, tarpeellisin ja edullisin tapa hoitaa syöpää on katkaista kasvainten ja syöpäsolujen ravinnonsaanti, näännyttämällä ne nälkään glukoosin puutteella. Sokeri ruokkii kasvaimia ja aiheuttaa yleistä tulehdusta, joka on syöpää edistävä, joten syöpäsolujen glukoosin riistäminen aktivoi aineenvaihdunnan signaloinnin vahvistussilmukan, mikä johtaa syöpäsolujen kuolemaan.

Etelä-Floridan yliopiston ja Boston Collegen tutkijat julkaisivat kesäkuussa 2013 artikkelin, jossa raportoivat hiirimalleja käyttäen, että "ketogeeninen ruokavalio yksinään merkittävästi alensi verensokeria, hidasti kasvaimen etenemistä ja pidensi keskimääräistä elinaikaa 56,7% hiirillä, joilla oli systeeminen metastaattinen syöpä". Vaikka ylipainehappihoito ei yksinään vaikuttanut syövän etenemiseen, niin ketogeenisen ruokavalion yhdistäminen ylipainehapen kanssa sai aikaan merkittävän laskun verensokerissa, kasvaimen kasvunopeudessa ja 77% lisäyksen keskimääräiseen elinaikaan, verrattuna kontrolleihin.

Ketogeeninen ruokavalio on hyvä vaihtoehto pitkäaikaiselle paastolle, jonka monet kokevat vaikeaksi. Syömisen voi silti lopettaa 13-16 tunnin ajaksi päivässä, mutta kun syö, ruoka on vähäsokerista ja runsasrasvaista ketogeenisen ruokavalion mukaan.

Bikarbonaatin yhdistäminen paastoon osuu syöpäsoluihin siellä, missä se sattuu. Manipuloimalla päivärytmiä bikarbonaatilla ja sammuttamalla glukoosiaineenvaihdunnan paastolla, voimme potkia syöpäsoluja nurin.

Paras bikarbonaatti on magnesiumbikarbonaatti, maaginen mineraaliyhdiste. Tutkijat Ludwigin syöpäkeskuksessa mittasivat syöpäsolujen muutoksia katsomalla, kuinka paljon bikarbonaatti muuttui hiilidioksidiksi hypoksisimmissa syöpäsoluissa. Kun bikarbonaatti muuttuu CO_2:ksi syöpäsoluissa, pH nousee, jolloin ne ovat helpompia kohteita muille syöpähoidoille. Se osoittaa, miten CO_2 on myös lääke ja terveyden mittari, kun sitä on veressä riittävästi. Kun hiilidioksidipitoisuus laskee veressä, myös happi vähenee.

Natriumbikarbonaatti voi nopeasti alkalisoida kehosi paljon tehokkaammin kuin ruokavalio, mutta se ei ole paras yhdiste pitkäaikaiseen käyttöön liiallisen natriumin vuoksi. Magnesiumbikarbonaatilla ei ole tällaisia ongelmia ja sitä voi käyttää pitkäaikaisesti. Totuus on, että magnesiumin on vaikeampi imeytyä elimistöön, ellei sitä ole liitetty bikarbonaatti-ioniin. Siksi ihmiset tuntevat lisäpotkua, kun he lisäävät magnesiumbikarbonaattia juomaveteen.

Kymmenen päivän detox-puhdistus natriumbikarbonaatilla

Sain lyhyen suosittelun lukijalta, joka aloitti sanomalla:

"En ole sairas. Mutta äskettäin päätin aloittaa hyvin yksinkertaisen 10 päivän natriumbikarbonaattipuhdistuksen. Olen paastonnut ja puhdistautunut yli 40 vuoden ajan, joten tiedän, että kehoni reagoi melko hyvin. En ole kuitenkaan aiemmin tehnyt natriumbikarbonaatti puhdistusta. Se oli jännittävä kymmenen päivää."

Hän kuvaili lyhyesti, miten hän nautti ruokasoodaa ja melassia tahtiin, jota suositellaan yleensä vain syöpää hoitaville ihmisille, jolloin hänen pH-arvonsa nousi yli 8:aan. Hän kertoi:

"Jokainen solu tuntui kuin se olisi väännetty ulos kuin pesusieni & nesteet liikkuivat kuin joki poistettavaksi. Jokainen solu tuntui elinvoimaiselta ja virkeältä koko kehossa. Välittömästi sen jälkeisinä päivinä kehoni, mieleni ja sydämeni tuntuvat kevyiltä, vapailta ja seesteisiltä, rennoilta, rauhallisilta, iloisilta, kiitollisilta ja hämmästyneiltä siitä, mitä oli saavutettu."

Koska hän oli hyvin terve mies, hän pärjäsi hyvin, mutta varoitti muita yrittämästä samaa.

Seitsemän emäksisen veden etua

En puhu korkeasta pH-arvosta, vaan vedestä, jossa on vahva emäksisyys (pH:n voima). Ero on merkittävä. Vesi voi olla pH-arvoltaan korkeaa, kun se on 11, mutta siinä on hyvin vähän emäksisyyttä ja vesi voi olla hyvin emäksistä, vaikka pH on vain 8, mutta emäksisyys riittää neutraloimaan happoja ja myrkkyjä ja nostamaan runsaasti hapen kulkeutumista soluihin. Veden pH ei ole riittävä mittari sen kyvylle neutraloida happoja. Emäksisyyden vahvuus on indikaattori veden kyvystä neutraloida happoja.

Tämä on yksi tärkeimmistä kirjoituksistani, jonka tulen koskaan tekemään ja ensimmäistä kertaa pyydän lukijoitani auttamaan sen leviämisessä. Jaa se ystäviesi ja perheesi kanssa. Se on meidän tilaisuutemme tehdä jotain oikein, iskeä takaisin valheiden ja petosten pahaa imperiumia, joka ei häpeä satuttaa miehiä, naisia ja lapsia kaikkialla.

Tohtori Nina Shapiron *Forbes* lehdessä äskettäin julkaistussa terveys- ja lääketieteellisessä hittikirjoituksessa kerrotaan seitsemän syytä, miksi emäksinen vesi on pohjimmiltaan rahan tuhlausta. Kuten kaikki hittiartikkelit, se on hyvin pinnallinen. Se osuu kuitenkin vyön alle ja sitä on käsiteltävä.

Tohtori Shapiron olisi ollut parempi puhua korkean pH:n vedestä. Silti hän hirttäytyy sanomalla: "Useimmat emäksiset vedet ovat pH-alueella 8 tai 9, mikä johtuu siitä, että niihin on lisätty mineraaleja, kuten kalsium, magnesium ja kalium, varmasti turvallinen määrä kaikelle muulle, paitsi lompakolle. Ja joissakin tapauksissa myös munuaisillesi."

On vaikea uskoa, että Forbesin kaltainen hyvämaineinen aikakauslehti painaisi roskaa, joka edistää nopeasti monen kuolemaa. Aloitetaan magnesiumista. Ehdottomasti paras tapa saada elimistöönsä magnesiumia, tuota elintärkeää mineraalia, joka auttaa välttämään sydänkohtauksia, diabetesta, metabolista oireyhtymää ja jopa syöpää, on veden kautta. Mutta se tarkoittaisi, että emäksinen vesi ei ole rahan tuhlausta.

Adela Hrubyn johtamassa Tuftsin yliopiston tutkimuksessa todettiin, että terveillä ihmisillä, joilla oli korkein magnesiumin saanti, oli 37% pienempi todennäköisyys sairastua korkeaan verensokeriin tai liialliseen insuliiniin, jotka ovat diabeteksen yleisiä esiasteita. Ihmisistä, joilla jo oli em. sairaus, eniten magnesiumia nauttineet sairastuivat diabetekseen 32% harvemmin kuin vähiten magnesiumia käyttävät.

Vain puolet amerikkalaisista saa ruokavaliostaan suositellun päivittäisen magnesiummäärän, joka on 400-420 milligrammaa aikuisille miehille ja 310-320 milligrammaa aikuisille naisille. Magnesiumia on täysjyväviljoissa, vihanneksissa, kalassa, pähkinöissä ja siemenissä sekä tummassa suklaassa, mutta kun ihmisellä on jo jokin sairaus, on mahdotonta nauttia riittävästi ravintoa, jotta saisi terapeuttisena pidettävän annoksen. Ei ole olemassa vakiintunutta tapaa vahvistaa elintarvikkeita magnesiumilla ilman, että se vaikuttaisi haitallisesti koostumukseen tai makuun. Vedessä oleva magnesium on 30% paremmin biosaatavissa kuin ruoassa oleva magnesium. Elintarvikkeet ovat muuttuneet tasaisesti magnesiumpuutteiseksi vuodesta 1909 lähtien.

Mutta miksi juoda emäksistä vettä, jossa on magnesiumia? Paul Mason, joka tunnetaan magnesiumkirjaston hoitajana, sanoi: "Magnesiumin puute näyttää aiheuttaneen kahdeksan miljoonaa äkillisiä sepelvaltimotautikuolemaa Amerikassa vuosina 1940-1994".

Mason kirjoitti: "Vuosikymmenien ajan todisteet ovat olleet musertavia siitä, että amerikkalaiset ovat vakavasti magnesiumin puutteessa, mikä näkyy 23% vajeena RDI-arvosta. Silti FDA ja oikeusministeriö ovat peitelleet mokaansa ja saaneet liittovaltion kanteen hylätyksi ennen todisteiden esittämistä ja vaikenivat miljoonista kuolemantapauksista, joihin viittaa yli 50 epidemiologista tutkimusta yhdeksästä maasta. Lisäksi viimeaikaiset tutkimukset vahvistavat, että vedestä saatava Mg ehkäisee sydän- ja verisuonitauteja paljon paremmin kuin elintarvikkeista saatava Mg."

Yhdysvaltain kansallisen tiedeakatemian elintarvike- ja ravitsemusneuvosto on todennut, että 14-vuotias tai sitä vanhempi amerikkalainen on magnesiumin puutteessa. Tyypillinen amerikkalainen ruokavalio EI tarjoa suositeltua annosta magnesiumia 14-vuotiaille tai sitä vanhemmille.

Tutkimukset osoittavat meille nyt, että juomaveden korkea magnesiumpitoisuus voi suojata lonkkamurtumilta. Vuonna 2010 lonkkamurtumien vuoksi tehtiin 258 000 sairaalahoitoa 65-vuotiaiden ja sitä vanhempien keskuudessa. Vuoteen 2030 mennessä lonkkamurtumien määrän ennustetaan nousevan 289000:een, mikä merkitsee 12% kasvua. Yksi viidestä lonkkamurtumapotilaasta kuolee vuoden kuluessa vammasta.

Magnesiumin puute lapsilla aiheuttaa liiallista ja ahdistunutta levottomuutta, psykomotorista epävakautta ja oppimisvaikeuksia, vaikka älykkyysosamäärä on normaali.
Tohtori Mildred Seelig.

Magnesium- ja bikarbonaattipitoiset kivennäisvedet imeytyvät helposti ja niillä on monia ilmeisiä terveyshyötyjä, joista emme saisi nauttia joidenkin mielestä. Magnesium toimii bikarbonaatin yhteiskuljettajana soluihin. Ja bikarbonaatti toimii magnesiumin kuljettajana mitokondrioihin. Magnesiumin sisäänvirtaus on yhteydessä bikarbonaatin kulkeutumiseen *Dietary Reference Intakes guide from the Institute of Medicine* oppaan mukaan. Magnesiumin kulkeutuminen soluihin tai soluista ulos edellyttää kuljettajavälitteisiä kuljetusjärjestelmiä (Gunther, 1003; Romani et al., 1993). ATPaasireaktiolla on laaja pH optimi, jonka keskipisteenä on neutraali pH, joka riippuu bikarbonaattien riittävyydestä.

Bikarbonaatit

Bikarbonaatit stimuloivat ATPaasia. Bikarbonaatti-ionit neutraloivat aineenvaihdunnan aikana elimistössä muodostuvan hiilihapon. Useat tutkimukset ovat osoittaneet, että lisääntynyt bikarbonaatin saanti voi auttaa ehkäisemään lihasten kuihtumista ja luukadon syntymistä. Ruokavaliomme on yleensä hapan. Hapot polttavat solujamme ja nopeuttavat ikääntymistä. Bikarbonaatti on emäksistä ja tarjoaa elimistölle ylimääräistä emäksisyyttä, jota elimistö tarvitsee neutraloidakseen liiallisen happamuuden.

Yksinkertainen ruokasooda on ihanteellinen lääke säteilyaltistuksen lieventämiseen. Se auttaa puhdistamaan munuaisia uraanin myrkyllisyydestä. Sitä on varmasti käytetty kemoterapian ja sydänpysähdyksen aikana. Se on myös sieni-infektioille sopiva hoitomuoto. Se puuttuu CO_2-puutoksiin. Se auttaa ponnisteluissa, joilla pyritään puhdistamaan elimistöä tuhansista kemikaaleista, jotka saastuttavat meitä. Lopuksi, se on erinomainen vastus viruksille ja vetää maton pH:n muutoksille herkkien pikku otusten alta. Useimmat virukset ovat pH-herkkiä.

Solunulkoisen pH:n vaikutusta on tutkittu vähän tai ei lainkaan immuunivasteeseen. Kudoksen asidoosi (pH 6,0-7,0) liittyy tavallisesti infektioprosessien kulkuun perifeerisissä kudoksissa. Joissakin tutkimuksissa on osoitettu, että solunulkoinen pH on syövissä tyypillisesti alhaisempi kuin normaalissa kudoksessa ja että hapan pH edistää kasvaimen invasiivista kasvua primaarisissa ja metastaattisissa syövissä. Kiinteiden kasvainten ulkoinen pH on hapan lisääntyneen glukoosiaineenvaihdunnan ja huonon perfuusion vuoksi. Hapan pH kiihdyttää kasvainsolujen tunkeutumista ja etäpesäkkeiden muodostumista.

Lisäksi se on kiinteiden kasvainten merkittävä piirre. Happamuuden arvot vaihteluvälillä pH 5,7 - 7,0 ovat tavanomaisia monissa kiinteissä kasvaimissa, kuten rintasyövissä ja aivokasvaimissa, sarkoomissa, pahanlaatuisissa melanoomissa, levyepiteelisyövissä ja adenokarsinoomissa. Immuunivasteen synnynnäinen ja adaptiivinen osa näyttää olevan solunulkoisen asidoosin hienosti säätämä tulehdusten ja kasvainten pH-arvojen alueella.

Mikroympäristön happamuus vaikuttaa kasvaimen immuunivalvontaan, mikä vaikuttaa immuunijärjestelmän väistöön ja syövän etenemiseen. Lisäksi kasvaimen vastaiset efektorit, kuten T- ja tappajasolut menettävät toimintakykynsä altistuessaan alhaiselle pH:lle.

Mitä tehdä kun joku sairastuu

Työni on auttaa ja opettaa ihmisiä käyttämään tehohoidon ja ensiavun luonnollisia lääkkeitä itsensä vahvistamiseen. Ihmiset yllättyvät huomatessaan, että sellaiset aineet, kuten magnesium, natriumbikarbonaatti, jodi, seleeni ja jopa C- ja D-vitamiinit ovat henkiä pelastavia, kun lääkärit käyttävät niitä suurina annoksina kriittisissä hätätilanteissa. Näitä samoja aineita voidaan myös käyttää suurina annoksina päivittäin hoitamaan kroonisia sairauksia ja jopa infektioiden torjumiseen jo silloin, kun oireet ilmaantuvat ensimmäisen kerran.

Esimerkiksi eilen palasin Brasiliasta ja herätessä tunsin alkavan hengitystieinfektion. Rintakehässä tuntui kireyttä, jonkin verran limaa ja lievää yskää. Tunsin jopa kireyttä yläselässäni. Mitä tein aamun meditaationi jälkeen? Join useita vesilasillisia vettä, jossa oli bikarbonaatteja ja jodia, otin kymmenen milligrammaa ainutlaatuista lipidipohjaista seleeniä, 50 000 yksikköä D-vitamiinia ja 300 milligrammaa magnesiumkloridia. Tuntia myöhemmin tässä nyt istuessani tunnen, että keuhkoni ovat täysin puhtaat.

Vaimoni mielestä olisi parempi sanoa jotain hengitystieoireita, koska sana "infektio" tarkoittaa jo asettunutta sairautta. Minulla ensimmäiset hengitysvaikeudet ovat silloin, kun virus on juuri laskeutumassa elimistöön. Joten se olisi hyväksytty näkemys virusinfektioista, mutta muut, kuten puhdistautumisoireet ja tunnereaktiot ovat jotakin muuta.

Kun infektio alkaa ja oireita alkaa tuntua, teen tietoisia hengitysharjoituksia asioiden selvittämiseksi, mikä toimii aina minulle. Tänään kuitenkin unohdin sen ja tein asiat toisin.

Varmasti ottaisin hengityssuojan pois, vaikka käytän sitä harvoin, kun elän syvällä luonnossa. Viimeinen asia, mitä infektiota vastaan taistellessa tarvitaan, on vähentää hapen hengittämistä, minkä hengityssuojat tekevät, jos niitä käytetään tarpeeksi kauan. Silti kun puolustustoimenpiteet eivät toimi, on aika harkita vakavampia toimenpiteitä.

Nyt, kun olen käyttänyt klooridioksidia kuuden kuukauden ajan, se olisi ensimmäisten asioiden joukossa, joita käyttäisin yrittäessäni torjua flunssaa ja jopa koronaa.

Bikarbonaatti-ihme ja syöpä

Bikarbonaatit olisi sisällytettävä kaikkien syöpäpotilaiden hoitosuunnitelmiin. Lähes jokainen syöpäpotilas hyötyy natriumbikarbonaatin käytöstä, koska se hoitaa yleisesti matalia happi- ja pH-tiloja, joita esiintyy syöpäpotilailla. Natriumbikarbonaatti kutistaa kasvaimia. (Bikarbonaatti estää spontaaneja etäpesäkkeitä (Robey 2009). "Bikarbonaatti lisää Kasvaimen pH:ta ja estää spontaaneja etäpesäkkeitä' lääketieteen tutkijoiden mukaan. $NaHCO_3$-hoito vähensi merkittävästi maksametastaasien muodostumista intrasplenisen injektion jälkeen, mikä viittaa siihen, että se esti kasvua ja kolonisaatiota.

"Italiassa Barin yliopistossa tehdyt tutkimukset osoittivat, että hapan ympäristö on kaikkien kasvainten tunnusmerkki alkuperästä tai taustasta riippumatta. Kasvaimen kehitys kiihtyi happaman pH:n ja hypoksian eli alhaisen happipitoisuuden myötä", kirjoittaa tri Veronique Desaulniers. Happamuuden häiriö ilmenee varhaisessa vaiheessa kasvaimen syntyessä ja on yksi kasvainten yleisimmistä patofysiologisista tunnusmerkeistä."

"Tutkimustulokset viittaavat siihen, että kasvainsolut todellakin tekevät itselleen tilaa luomalla happaman ympäristön, joka ei ole myrkyllinen pahanlaatuisille soluille, mutta joka vaikuttaa negatiivisesti normaaleihin soluihin ja kudoksiin edistäen paikallista invaasiota."

Kasvaimen invaasiota ei tapahdu alueilla, joilla pH on normaali tai lähes normaali. Immunohistokemialliset analyysit osoittivat, että invaasisten reunojen solut ilmentävät glukoosin kuljettajaa GLUT-1 ja natrium-vedyn vaihtajaa NHE-1, jotka molemmat ovat yhteydessä peritumoraaliseen asidoosiin.

Havaintojemme toiminnallisen merkityksen tueksi bikarbonaatin antaminen riitti nostamaan peritumoraalista pH:ta ja estämään kasvaimen kasvua ja paikallista invaasiota prekliinisessä mallissa, mikä tukee happovälitteistä invaasiohypoteesia.

Lisääntyneet systeemiset pH-puskurikonsentraatiot johtavat intratumoraalisen ja peritumoraaliseen asidoosiin. Suun kautta annettu $NaHCO_3$ nosti selektiivisesti kasvainten pH:ta ja vähensi spontaanien etäpesäkkeiden muodostumista metastaattisen rintasyövän hiirimalleissa.

$NaHCO_3$-hoito vähensi myös imusolmukkeiden osallistumisastetta ja vähensi merkittävästi maksametastaasien ilmaantumista. Lisäksi hapan pH lisäsi aktiivisen katepsiini B:n vapautumista, joka on olennainen matriisin uudelleenmuokkaukseen liittyvä proteaasi.

On olemassa lukuisia luonnollisia yhdisteitä, joista syöpäsolut eivät pidä. Pahin painajainen ovat bikarbonaatit, jotka murentavat syöpien aggressiivisuutta ja kykyä tuhota ympäröiviä terveitä kudoksia. Bikarbonaattien suotuisat olosuhteet voivat hidastaa syöpää ja jopa tuhota syöpäsoluja.

Natriumbikarbonaatti on hienovarainen syöpähoito, koska se lisää suoraan hiilidioksidipitoisuutta veressä. Syöpäkasvaimet reagoivat lisääntyneeseen hiilidioksidipitoisuuteen tavalla, joka ei suosi jatkuvaa kasvua.

Natriumbikarbonaatti ($NaHCO_3$) on luonnollinen aine, jota ihmiskeho käyttää säätelemään pH:ta. Bikarbonaatti vaikuttaa solujen ja kudosten pH-arvoon, tasapainottaa solujännitettä ja auttaa hapensaantia lisäämällä veren hiilidioksidipitoisuutta. Bikarbonaattien käyttö on todellinen läpimurto syövän hoidossa.

Noin kymmenen dollaria kilolta maksava natriumbikarbonaatti päihittää kemoterapian ja sädehoidot, koska se kohdistuu happamuuteen ja vähähappisiin olosuhteisiin. Lisäksi syövän hoitaminen bikarbonaateilla hoitaa perussyitä, joiden vuoksi syöpäsolut muodostuvat ja tulevat aggressiivisiksi, joten se on lääketieteellisesti järkevää hoitoa.

Kemoterapia ja sädehoito aiheuttavat paljon hapetusstressiä, happamuutta, tulehdusta ja vähähappisuutta; bikarbonaatit puhdistavat myrkyllisten hoitojen aiheuttaman sotkun.

Syy siihen, että nykyaikainen lääketiede ei pysty pysäyttämään syöpäkuolemien määrää, alkaa lääketieteellisestä tiedekunnasta ja haluttomuudesta ymmärtää hiilidioksidia ja pH-lääketiedettä ja miksi hypoksia (alhaiset happiolosuhteet) on syövän perusta. Ruokasooda on aina ollut yksi lääketeollisuuden suurimmista uhkista, koska se on edullista, saatavilla ja tehokasta.

Ruokasooda on hyvää. Se on lahja luonnolta, lahja Jumalalta. Se voi olla paras ystävämme, kuten Arm and Hammer Baking Soda Company on sanonut vuodesta 1925 lähtien kirjassaan, jonka he julkaisivat ruokasoodan lääketieteellisistä käyttötavoista.

Ylivoimainen tiede

Ensimmäinen oppitunti siitä, miksi natriumbikarbonaatti on tarpeellinen ja mahdollisesti välttämätön lääke syöpäpotilaille on peräisin tohtori Yandell Hendersonilta. Vuonna 1940 hän kirjoitti: "Toinen luonnollinen väärinkäsitys on, että happi ja hiilidioksidi ovat niin pitkälle vastakkaisia, että toisen lisääminen veressä merkitsee väistämättä toisen vastaavaa vähentymistä. Päinvastoin, vaikka kumpikin pyrkii nostamaan painetta ja siten edistämään toisen diffuusiota, niin kumpikin kaasu pysyy ja kulkee veressä eri tavoin; happea kuljettaa hemoglobiini verisoluissa, kun taas hiilidioksidi yhdistyy emäksisiin aineisiin veriplasmassa. Verinäytteessä voi olla paljon tai vähän molempia kaasuja. Kliinisissä olosuhteissa alhainen happi ja hiilidioksidi esiintyvät yleensä yhdessä. Hiilidioksidin terapeuttinen lisääminen hengittämällä tätä kaasua laimennettuna ilmaan, on usein tehokas keino parantaa veren ja kudosten hapensaantia."

Seuraava oppitunti: "Kukaan ei voi nykyään sanoa, että ei tiedetä, mitä syöpä ja sen pääasiallinen syy ovat. Päinvastoin, ei ole olemassa mitään sairautta, jonka ensisijainen syy tunnettaisiin paremmin, joten nykyään tietämättömyys ei ole enää tekosyy", sanoi Nobel-palkittu Otto Warburg Nobel-palkittujen kokouksessa 30. kesäkuuta 1966. Warburgia pidetään yhtenä 1900-luvun johtavista biokemisteistä. Hän oli ainoa Nobelin fysiologian tai lääketieteen palkinnon saaja vuonna 1931. Hän oli ehdolla palkinnon saajaksi 47 kertaa uransa aikana.

Ymmärtämättömyys, miten happamat ja vähähappiset olosuhteet vaikuttavat syöpään on ymmärtämättömyyttä syöpää kohtaan. Yli 80 vuotta sitten Warburg osoitti, että solut voivat aina tulla syöväksi altistamalla ne hypoksialle. Syöpäsolut selviytyvät kuitenkin hyödyntämällä edullista prosessia vähähappisissa ympäristöissä. Ennen kuin jatkamme, muistakaa, että matala hiilidioksidipitoisuus aiheuttaa matalaa happipitoisuutta ja että natriumbikarbonaatti antaa meille välittömästi käyttöön enemmän hiilidioksidia ja siten enemmän happea.

"Elämän salaisuus on sekä ruokkia ja ravita soluja että antaa niiden huuhdella jätteensä ja myrkkynsä", sanoo tohtori Alexis Carrell, Nobel-palkinnon saaja vuonna 1912. Warburg sanoi: "Jos sisäinen ympäristömme muuttuisi happamasta hapettomasta ympäristöstä emäksiseen, happea täynnä olevaan ympäristöön, virukset, bakteerit ja sienet eivät voisi elää."

Teksasin yliopiston MD Andersonin syöpäkeskuksen tutkijat ovat kaivaneet esiin aiemmin tuntemattoman ilmiön. He havaitsivat, että kriittiset säätelymolekyylit vähenevät, kun hapenpuute johtaa syövän lisääntyneeseen etenemiseen in vitro ja in vivo.

Kriittisin tekijä oikean pH:n luomisessa on hapen lisääminen, koska mikään jäte tai myrkky ei voi poistua elimistöstä ilman, että ne yhdistyvät hapen kanssa. Mitä emäksisempi olet, sitä enemmän happea nesteesi pystyvät sitomaan ja säilyttämään. Happi myös puskuroi/hapettaa aineenvaihdunnalliset jätehapot, mikä auttaa pitämään sinut emäksisempänä. Nopein tapa lisätä happea ja pH:ta on natriumbikarbonaatin antaminen. Siksi bikarbonaatti on aina ollut ensiapu- ja tehohoitolääketieteen tukipilari. Se toimii nopeasti.

Lääkäreiden ja kaikkien terveydenhuollon ammattilaisten on haastavaa ymmärtää, että hiilidioksidi on itse asiassa elävän aineen olennaisempi komponentti kuin happi. Hiilidioksidi saa kasvit kasvamaan. Se on elämän kaasu, ei tappava kaasu.

Voit hoitaa syöpää sillä, koska pH-puskurien lisääntyneet systeemiset pitoisuudet johtavat vähentyneeseen intratumoraaliseen ja peritumoraaliseen asidoosiin, mikä estää syövän pahanlaatuista kasvua.

Miten syöpää hoidetaan hiilidioksidilla? Laita ensin runsaasti bikarbonaatteja juomaveteen. Ota sitten bikarbonaattikylpyjä, sumuta bikarbonaattia keuhkoihin, joissain tilanteissa annostele sitä suonensisäisesti ja kylvetä sisäelimiä leikkauksen aikana.

Jos hiilidioksidin puute jatkuu pitkään, se voi aiheuttaa sairauksia, ikääntymistä ja syöpää. Muinaiset lääkärit tiesivät, että hyvillä hengitystottumuksilla elinvoima lisääntyy ja sairauksista parantuu. He tiesivät, että huono hengitys vähentää energiaamme ja avaa oven sairauksille ja nyt tiedämme, että liian nopea hengittäminen laskee veren hiilidioksidipitoisuutta. On hyvä tietää, että 70 vuotta sitten lääketieteellinen normi oli kahdeksan hengitystä minuutissa ja että kaikki hengittävät nykyisin paljon nopeammin.

Bikarbonaatit hoitavat syöpää

"Ostin kirjanne Natriumbikarbonaatti - rikkaan miehen köyhän miehen syöpähoito, annettuani lääkäreiden hoitaa eturauhassyöpääni laajamittaisella sädehoidolla. Sitten sain paksusuolen syövän. Lääkärit halusivat poistaa lähes puolet paksusuolestani. Sanoin, että ei missään nimessä. Käytin bikarbonaattikirjassa kuvattua protokollaa 21 päivän ajan, mikä paransi minut täysin paksusuolen syövästä. Olen varma, että minulla ei tule koskaan olemaan syöpää missään muuallakaan kehossani, siitä olen yhtä varma kuin, että aurinko nousee huomenna”, kirjoitti Greg Goss, jonka koko tarina löytyy täältä.

http://gregnh.com/links/2017/01/22/the-disease-of-lies-what-i-learned-about-cancer/

Greg sanoi: "Minun täytyy päivittää blogia, sillä paransin myös niveltulehdukseni ja diabetekseni sekä joitakin muita pieniä vaivoja."

Kehomme pH on kriittinen, koska pH säätelee elimistömme biokemiallisten prosessien nopeutta. Sen se tekee kontrolloimalla entsyymiaktiivisuuden nopeutta ja miten sähkö liikkuu kehossa. Mitä korkeampi (emäksisempi) aineen tai liuoksen pH on, sitä suurempi sähkövastus sillä on. Siksi sähkö kulkee hitaammin korkeammassa pH:ssa. Jos siis sanomme, että jonkin asian pH on hapan, sanomme, että se on kuuma ja nopea. Emäksinen pH on biokemiallisesti katsottuna hidas ja viileä.

Bikarbonaatti ylivoimainen syöpään

Uudessa Ludwig Cancer Researchin syöpätutkimuksessa sanottiin: "Jos haluat korjata syöpäsolun vuorokausirytmin, siis voittaa se ratkaisevasti, saatat haluta todella korjata sen, eli palauttaa sen asianmukaiseen toimintakuntoon. Ainoastaan ne syöpäsolut, jotka pysyvät aktiivisina ja ovat sopusoinnussa sisäisten vuorokausimekanismiensa kanssa, pysyvät alttiina syöpähoidoille. Miten vuorokausimekanismit pidetään liikkeessä? Natriumbikarbonaatin luvataan nyt herättävän syöpäsoluja, jotka ovat menneet nukkumaan syvälle kasvainten sisälle, missä hapenpuute ja happamat olosuhteet kulkevat käsi kädessä. Natriumbikarbonaatti palauttaa vuorokausirytmin poistamalla happamuuden."

Voit ajatella, että vuorokausirytmi on eräänlainen kehosi sisäinen kello, joka säätelee monia eri mekanismeja. Sykli käynnistyy uudelleen noin 24 tunnin välein (siksi termi "sirkadiaaninen", joka tulee latinankielisistä sanoista circa "noin" ja dies "päivä") ja sen monien muiden toimintojensa joukossa se kertoo soluille, milloin niiden pitäisi tuottaa ja kuluttaa ravintoaineita. Terveiden solujen annetaan normaalisti tehdä näin noin 12 tuntia päivässä, jotta ylenmääräinen ravinteiden tulva ei hukuta niitä."

Happamat olosuhteet kudoksissa sulkevat monia asioita.
Tohtori Chi Van Dang

"Kasvaakseen syöpäsoluilla ei ole varaa noudattaa säännöllisiä paastoja vuorokausirytmissä. Ennen jakautumista on kasvettava ja kasvaakseen ne tarvitsevat ravinteita. Siksi raivokas jakautuminen vaatii raivokkaasti ravinteita. Näin ollen kaikki syövät kehittävät strategioita kiertääkseen vuorokausirytmin rajoituksia."

Puskurointi happamoitumista vastaan tai maitohappotuotannon estäminen pelastaa sirkadiaanisen oskillaation täysin.

Ludwigin syöpäinstituutti

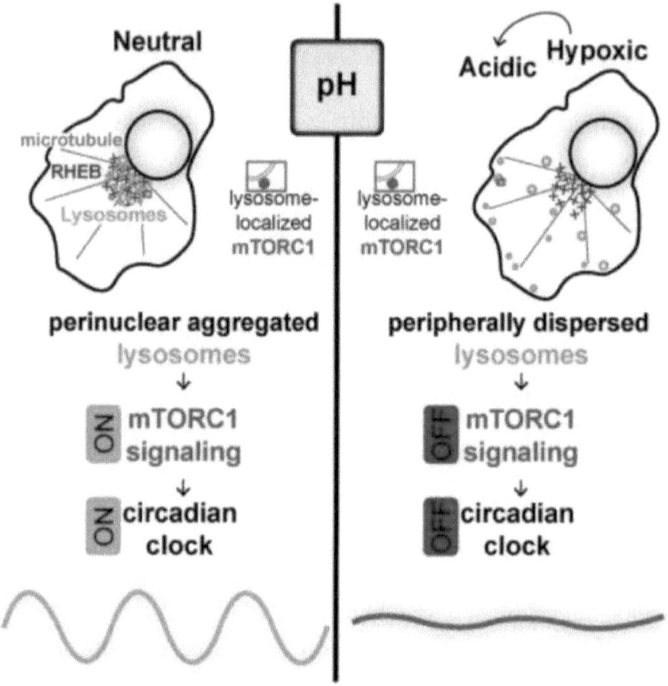

Kun bikarbonaattia annetaan hiirille juomaveteen, se neutraloi hypoksisten alueiden happamuuden kasvaimista. Se lähettää lysosomit takaisin keskusjyväsen lähistölle soluissa, jossa RHEB odotti ja palauttaa mTOR-aktiivisuuden. "Solut eivät halua valmistaa proteiineja tai muita biomolekyylejä, kun ne ovat stressissä", Dang sanoo. "Ne haluavat hidastaa asioita ja herätä vasta, kun asiat palaavat normaaliksi."

Ludwigin tutkijoiden raportin mukaan happamoituminen irrottaa olennaisen osan elementeistä, jotka pitävät solun vuorokausikellon käynnissä. Hapon vaikutus, tutkijat väittävät, voidaan kumota natriumbikarbonaatilla. Kun he antoivat hiirille, natriumbikarbonaattivettä, happamuus kasvainten hypoksisissa laikuissa neutraloitui.

Tutkimus esiteltiin 31. toukokuuta 2018 *Cell* lehdessä artikkelissa, jonka otsikko oli "Acid Suspends the Circadian Clock in Hypoxia through Inhibition of mTOR." "Yllättäen, paljastimme sirkadiaanisen kellon ja vuorokautisen transkriptomin syvällisen häiriön, kun hypoksisten solujen annetaan happamoitua kasvaimen mikroympäristöä jäljitteleviksi", todetaan artikkelissa. "Happamoitumisen puskurointi tai maitohapon tuotannon estäminen pelastaa sirkadiaanisen oskillaation."

Tutkimuksen kirjoittajat, johtajanaan Ludwig tutkimuslaitoksen tieteellinen johtaja tohtori Chi Van Dang, päättelevät, että solujen aineenvaihduntavasteessa hypoksian johdosta syntyvä happo tukahduttaa vuorokausikellon vähentämällä kellon osatekijöiden kääntymistä. Tohtori Dang, joka toimii professorina Wistar yliopiston molekulaarisen ja soluontologisen onkogeneesin ohjelmassa, sanoi: ”Jos näille hiirille annettuun juomaveteen lisätään ruokasoodaa, koko kasvain herää ja syttyy mTOR-aktiivisuudesta. Ennuste olisi siis, että herättämällä solut uudelleen, kasvain voitaisiin tehdä paljon herkemmäksi hoidolle.”

Ludwigin tutkimuksessa kerrotaan yksityiskohtaisesti, miten happamuuden vaikutuksesta solut kytkevät pois päältä kriittisen mTORC1-nimellä tunnetun molekyylikytkimen, joka tavanomaisissa olosuhteissa mittaa ravinteiden saatavuutta ennen, kuin soluille näytetään vihreää valoa kasvulle ja jakautumiselle. Se sammuttaa solun proteiinien tuotannon, häiritsee aineenvaihduntaa ja vuorokausikelloa ja ne vaipuvat lepotilaan.

”Lähdimme liikkeelle kysymyksestä, joka koski hapenpuutetta ja vuorokausikelloa mutta päädyimme löytämään uuden mekanismin, jonka avulla kudosten happamat olosuhteet sammuttavat monia asioita, myös solun molekyylikellon”, Dang pohtii.

Havainto, että niinkin yksinkertainen asia kuin ruokasooda voisi kääntää vaikutuksen ja tehdä hiljaiset syöpäsolut alttiiksi syöpähoidoille innosti Dangia. ”Konsepti on niin helppo”, hän sanoo. ”Kyse ei ole mistään 100 000 dollarin lääkkeestä vuodessa. Se on kirjaimellisesti pelkkää ruokasoodaa.” Magneettikuvauksella tutkijat ovat nähneet, kuinka paljon merkattua bikarbonaattia muuttuu hiilidioksidiksi kasvaimissa. Vastaavasti bikarbonaattia muuttuu enemmän hiilidioksidiksi happamammissa kasvaimissa.

Syöpäsolujen pH on alhaisempi kuin ympäröivän kudoksen.

Muissa tutkimuksissa huomautetaan, että bikarbonaattia voidaan käyttää myös syövän diagnosointiin sen varhaisimmissa vaiheissa. Tiedämme, että bikarbonaatti muuttuu helposti hiilidioksidiksi joutuessaan kosketuksiin hapon kanssa, mutta harva tietää, että syöpäkudos muuttaa bikarbonaatin hiilidioksidiksi. Muutama vuosi sitten Yhdistyneissä kuningaskunnissa toimiva syöpätutkimusryhmä havaitsi, että magneettikuvauksella voidaan seurata bikarbonaattimuutoksia ja siten tunnistaa syövät jo hyvin varhaisessa vaiheessa.

Hiirillä työskennellessään tutkijat lisäsivät magneettikuvauksen herkkyyttä yli 20 000-kertaiseksi. He käyttivät magneettikuvausta nähdäkseen, kuinka suuri osa merkitystä bikarbonaatista oli muuttunut hiilidioksidiksi kasvaimen sisällä. Happamammissa kasvaimissa muuttuu enemmän bikarbonaattia hiilidioksidiksi.

Johtava tutkija, professori Kevin Brindle, Cambridgen yliopiston tutkimusinstituutista sanoi: ”Tätä tekniikkaa voitaisiin käyttää erittäin herkkänä varhaisvaroitusjärjestelmänä syövän merkkejä varten”. Hyödyntämällä elimistön luonnollista pH-tasapainotusjärjestelmää olemme löytäneet mahdollisesti turvallisen tavan mitata pH:ta ja nähdä, mitä potilaiden sisällä tapahtuu. Magneettikuvaus voi havaita epänormaalit pH-tasot, joita esiintyy syövässä ja on mahdollista, että tämän avulla voidaan paikantaa, missä sairaus on ja milloin se reagoi hoitoon.”

Kasvaimen ympäristön pH-arvoon vaikuttaminen

Solujen ympäristö, jota kutsutaan mikroympäristöksi, vaikuttaa osaltaan siihen, miten syöpä syntyy ja kasvaa. Syöpään liittyy vuorovaikutus roistosolujen ja ympäröivien kudoksen välillä. Kalifornian Lawrence Berkeleyn kansallisen laboratorion (LBNL), biotieteiden johtajan tohtori Mina Bissellin selkeä viesti on, että syöpäsolut eivät voi muuttua tappaviksi kasvaimiksi ilman muiden lähellä olevien solujen yhteistyötä.

Tässä voi olla syy siihen, miksi ruumiinavauksissa todetaan toistuvasti, että useimmilla, muihin syihin, kuin syöpään kuolleilla on ainakin pieniä kasvaimia, jotka ovat jääneet huomaamatta. Nykyisen käsityksen mukaan kasvaimet pidettiin kurissa, eivätkä ne aiheuttaneet haittaa.

Syöpäsolujen ja mikro- ja makroympäristön väliset vuorovaikutukset luovat olosuhteet, jotka edistävät kasvaimen kasvua ja suojaavat sitä immuunijärjestelmän hyökkäyksiltä. Lisäksi, ympäröivä solunulkoinen matriisi muokkaa vuorovaikutuksessa syöpäsolujen käyttäytymistä, kuten polariteettia, migraatiota ja proliferaatiota.

Uusi tutkimus selvittää, miten hapan ympäristö edistää kasvainten leviämistä.

Cambridgessa sijaitsevan Massachusetts Institute of Technologyn (MIT) tutkijat havaitsivat, että happamat eli matalan pH:n kasvainalueet muuttavat syöpäsolujen geeniekspressiota tavoilla, jotka tekevät siitä aggressiivisemman. Syövän ”pahanlaatuinen eteneminen” riippuu syöpäsolujen osallistumisesta ”monimutkaiseen vuorovaikutusverkostoon” ympäröivän kudoksen eli kasvaimen mikroympäristön kanssa. Kasvaimen mikroympäristön happamuuden vähentäminen palautti geeniekspressiot lähes normaaleiksi. Tutkijat vähensivät hiirten kasvainten happamuutta lisäämällä juomaveteen natriumbikarbonaattia. Myös muissa tutkimuksissa on havaittu, että se vähentää etäpesäkkeiden muodostumista hiirillä.

Tutkimuksen vanhempi kirjoittaja Frank B. Gertler, MIT:n biologian professori, sanoo kuitenkin, että ihmiset eivät siedä natriumbikarbonaattia. Niinpä se ei olisi sopiva mahdollinen hoitomuoto. Täytyy ihmetellä, millä planeetalla hän asuu. Natriumbikarbonaattia on saatavilla jokaisessa apteekissa ja supermarketissa maailmanlaajuisesti ja miljoonat ovat käyttäneet sitä vuosikymmeniä ennen kuin Gertler oli syntynyt.

H. Lee Moffitt Cancer Center & Research Institute vahvistaa, että happaman kasvainympäristön neutralointi lisää useiden syöpää vastustavan immuunijärjestelmän hoitomuotojen tehoa. He havaitsivat, että natriumbikarbonaatti yhdistettynä PD-1 tai CTLA-4 estäjiin tai adoptiiviseen T-solusiirtoon vähentää melanooman ja haimakasvaimen kasvua.

Unohdetut: natrium- kalium- ja magnesiumbikarbonaatti

Yksi lääketieteen ja terveyden suurimmista tragedioista on, että bikarbonaatti jätetään huomiotta, koska se on halvin, turvallisin ja tehokkain välttämätön lääke. Samaa voisi sanoa magnesiumista, mutta kriittinen kivennäisaine on paljon enemmän esillä. Bikarbonaatti on vakavasti otettavaa lääke. Se pelastaa henkiä. Sitä käytetään teho-osastolla, ensiavussa ja ambulansseissa. Siitä voi olla hyötyä syövän, diabeteksen ja sepsiksen hoidossa, neurologisissa sairauksissa ja kaikessa muussa auringon alla.

Natriumbikarbonaattihoito rikkaille ja köyhille (*Rich Man's Poor Man's Cancer Treatment)* oli ensimmäinen lääketieteellinen katsaus natriumbikarbonaatista lääketieteen historiassa. Se muutti tapamme ajatella ruokasoodaa, harjoittaa lääketiedettä ja hoitaa sekä suojella lapsiamme. Kirjani aiempi painos korosti natriumbikarbonaattia, koska lääketieteen historia tuntee yhdisteen, joka on pelastanut ihmishenkiä jo yli 100 vuoden ajan.

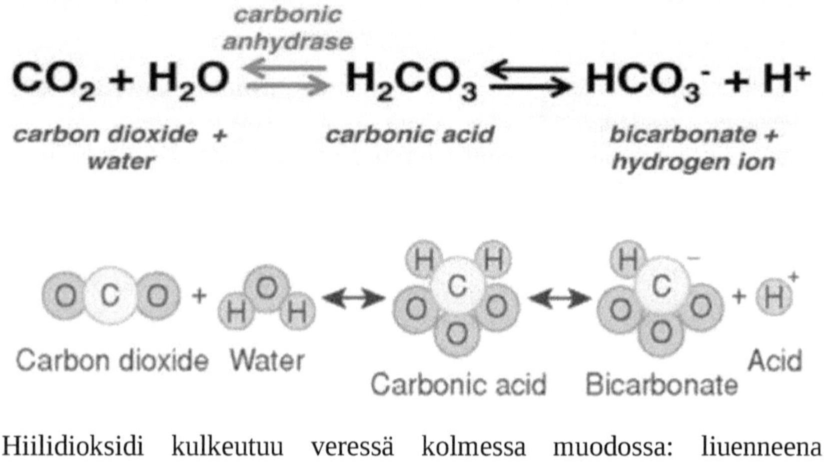

Hiilidioksidi kulkeutuu veressä kolmessa muodossa: liuenneena plasmaan, bikarbonaattina ja proteiineihin kytkeytyneenä karbamiiniyhdisteiden muodossa. Bikarbonaatti muodostaa merkittävimmän osan veren hiilidioksidista (~88%). **Bikarbonaatti puskurijärjestelmä** on happo-emäs-homeostaattinen mekanismi, johon kuuluu hiilihapon (H_2CO_3), bikarbonaatti-ionin (HCO_3^-) ja hiilidioksidin (CO_2) tasapaino pH:n ylläpitämiseksi veressä ja pohjukaissuolessa sekä muissa kudoksissa ja **aineenvaihdunnan toiminnan tuki**. Hiilihappoanhydraasin katalysoimana hiilidioksidi (CO_2) reagoi veden (H_2O) kanssa muodostaen hiilihappoa (H_2CO_3), joka puolestaan dissosioituu nopeasti bikarbonaatti-ioniksi (HCO-) ja vetyioniksi (H+).

Edellä olevan kappaleen avainsanat ”aineenvaihdunnan toiminta” kertovat paljon kroonisesta sairaudesta, erityisesti aineenvaihdunnan toimintahäiriöistä, diabeteksesta ja syövästä. Useimmat normaalit ihmiset ja kaikki kroonisesta sairaudesta kärsivät ovat veren bikarbonaattien puutteessa, mikä tarkoittaa, että he kärsivät hiilidioksidin puutteesta. Pääsyy niukkaan hiilidioksidiin ja siten bikarbonaattiin on liian nopea hengitys, joka poistaa liikaa hiilidioksidia. Bikarbonaatit auttavat ratkaisemaan ongelman lähes välittömästi, mikä on erittäin hyvä asia, koska se nostaa happipitoisuutta ja solujännitettä ja auttaa soluja pääsemään eroon myrkyistä.

Bikarbonaateista on tullut välttämättömiä, koska elämme myrkyllisessä maailmassa. Syöpäpotilaille, diabeetikoille, virusinfektioissa ja kaikissa lääketieteellisissä tilanteissa tulisi aina käyttää bikarbonaatteja. Tietenkin tiedämme, että kaikkien on hengitettävä. Mutta jos emme hengitä kunnolla, mikä koskee lähes kaikkia, täydellinen lääke tähän ongelmaan on bikarbonaatti.

Kudostemme ja kehon pH heijastaa terveydentilaamme.

Emäksiset kudokset pidättävät enemmän happea

Tunnetun vuorikiipeilijän ja vapaasukeltajan maailmanmestarin Annelie Pompen mukaan, emäksiset kudokset voivat sitoa jopa 20 kertaa enemmän happea kuin happamat kudokset. Kun kehomme solut ja kudokset ovat happamia (alle pH-arvon 6,5-7,0), ne menettävät kykynsä varastoida happea ja syöpäsolut rakastavat sitä. Tutkijat havaitsivat, että 1,2 metabolisen yksikön lisäys hapenkulutuksessa oli yhteydessä pienentyneeseen syöpäkuoleman riskiin, erityisesti keuhko- ja ruoansulatuskanavan syövissä.

Tohtori Robert J. Gillies ja hänen kollegansa ovat jo osoittaneet, että hiirten esikäsittely ruokasoodalla lisää kasvaimia ympäröivän alueen emäksisyyttä. Lisäksi samat tutkijat raportoivat, että bikarbonaatti nostaa kasvaimen pH:ta ja estää hiirillä, joilla on rintasyöpä, spontaanien etäpesäkkeiden muodostumista. Se vähentää myös imusolmukkeiden syöpiä.

Solut toimivat kapealla pH-alueella. Niistä tulee syöpäisiä, kun ne menevät liian pitkälle mukavuusalueelta. Kun solut menettävät happea, ne menettävät pH:nsa ja jännitteensä samaan aikaan. Kun solujännite on alhainen ja happi vähenee, näemme, että anaerobiset bakteerit, jotka viihtyvät vähähappisessa ympäristössä, lisääntyvät suolistossa.

Vesiasiantuntija Robert Slovak kirjoitti: ”Ruokasoodaa rakastetaan edelleen! Se tuottaa todellista emäksisyyttä, kun taas suosituimmat emäksiset pH-tipat tunnetuilta ”terveysasiantuntijoilta” ovat huijausta ja maksattavat 35-40 dollaria sentin arvoisesta syövyttävästä kemikaalista vedessä. Joillekin ruokasooda (natriumbikarbonaatti) saattaa antaa liikaa natriumia, joten he voivat korvata sen kaliumbikarbonaatilla tai sekoittaa näitä kahta."

Lopputulos; jos haluat elää pidempään ja olla terveempi, käytä natrium-, magnesium- ja kaliumbikarbonaattia säännöllisesti. Se ei ole satunnainen suositus; julkaistut tutkimukset *Clinical Journal of American Society of Nephrology* lehdessä hiljattain julkaistussa tutkimuksessa todettiin, että tasapainoinen bikarbonaattipitoisuus elimistössäsi vähentää ennenaikaisen kuoleman mahdollisuutta. Tutkimuksessa analysoitiin *Health, Aging, and Body Composition Study* -tutkimuksessa kerättyjä tietoja 2287:stä osallistujasta.

Solujännite, pH ja happitaso

On tärkeää ymmärtää, että solujen ja kudosten jännite on synonyymi pH:n kanssa. Mitä alhaisemmaksi jännite laskee, sitä alhaisemmaksi pH laskee ja sitä alhaisemmaksi happipitoisuus laskee. Siksi aina, kun kehossa on alhainen jännite, soluissa alkaa olla ongelmia, jotka pahenevat, mitä alhaisempi jännite (pH) on. Krooninen sairaus liittyy jännitteen menetykseen, alhaisempiin pH-arvoihin (happamat olosuhteet) ja alhaisiin O_2 ja CO_2 tasoihin. Se tarkoittaa, että emäksisissä kudoksissa on enemmän happea.

Jännite laskee aina, kun elimistö muuttuu happamaksi, samoin kudosten happipitoisuus. Mikä on pH, loppujen lopuksi? Se on viime kädessä redox-potentiaalin mitta. Redox-potentiaali kertoo, onko elektroneja saatavilla ylimäärin (ja ovatko ne siten ”elektroninluovuttajia”) vai onko elektroneja liian vähän (ja ovat siten ”elektronien varastajia”). Elektronit ovat välttämättömiä elämälle ja terveydelle ja niitä tarvitaan runsaasti paranemiseen ja uusien solujen kasvuun.

Tohtori David Brownstein kirjoitti: ”Ihmiskeho poistaa jatkuvasti vanhoja ja vahingoittuneita soluja ja korvaa ne terveillä uusilla. Prosessi voi tapahtua vain, jos solujen jännite säilyy optimaalisella tasolla. Prosessi toimii tehokkaammin nuorena kuin vanhana. Elimistössä (tai liuoksessa) jännite on suora heijastus pH:sta, joka on liuoksen happamuuden tai emäksisyyden mitta mitattuna asteikolla 1-14. Ihmiskehon pH-taso on suora heijastus sen jännitteestä. Alhainen pH-lukema (erittäin hapan) osoittaa, että jännite on alhainen. Sitä vastoin korkea pH-lukema (erittäin emäksinen) tarkoittaa korkeajännitetilaa.”

Hapen määrä soluissa määräytyy jännitteen mukaan. Jos solussa on riittävä jännite, sillä on myös riittävästi happea. Jos solun jännite on matala, hapen määrä kudoksissa on vähäistä. Sama pätee myös aineenvaihduntaan. Kun jännite ja happi ovat alhaisia, aineenvaihdunnasta tulee anaerobista, mikä tarkoittaa, että happea ei ole saatavilla.

Bikarbonaattien ihme

Natrium-, kalium- ja magnesiumbikarbonaatit ovat ihmelääkkeitä kovan lääketieteen, lääketieteen historian ja perustavanlaatuisen fysiologian vuoksi. Ei kuitenkaan ole väliä, mitä joku sanoo tai ajattelee natriumbikarbonaatista, pelkkää ruokasoodaa käytetään edelleen teho-osastoilla, päivystyspoliklinikoilla ja ambulansseissa pelastamaan ihmishenkiä päivittäin. Siksi bikarbonaatin antamisen potilaille pitäisi olla vastustamatonta, jopa syöpäpotilaille ja diabeetikoille, jotka tarvitsevat sitä eniten.

Natriumbikarbonaatti (NaHCO3) on luonnollinen yhdiste, jota esiintyy kaikkialla luonnossa, meressä, maaperässä, elintarvikkeissamme ja kehossamme. Ruokasooda neutraloi monia yhdisteitä, mikä tekee siitä erittäin hyödyllisen lääkkeen tänä myrkyllisyyden aikakautena, jossa me kaikki elämme.

Jokin niin yksinkertainen kuin ruokasooda voi antaa lähes välittömän helpotuksen moniin lääketieteellisiin ongelmiin, koska se pystyy nostamaan happipitoisuuksia ja solujännitettä. Natriumbikarbonaatti on vakavasti otettava hengenpelastuslääke. Asianmukainen bikarbonaattipitoisuus on yhtä lailla tärkeä, sekä nesteytys, oikea hengitys (riittävän hapen saanti), lämpimänä pysyminen, terveen pH:n ylläpito (korkea happitilanne) ja optimaalinen ravitsemus.

Tohtori Lynda Frassetto Kalifornian yliopistosta San Franciscosta sanoo: ”Riittämätön bikarbonaattien määrä veressä heikentää kykyä hallita (neutraloida ja tyhjentää) elimistömme tuottamaa happoa. Se on vanhenemisen syy. Keskimääräinen ikä on 45 vuotta, jolloin alkaa esiintyä diabetesta, verenpainetautia, osteoporoosia ja monia muita aikuisten rappeumasairauksia. Ja koska emme voi hallita happoja, keräämme elimistöömme happamia jätteitä. Jätteet näkyvät kolesterolina, rasvahappoina, virtsahappona, uraattina, sulfaattina, fosfaattina, munuaiskivinä jne.”

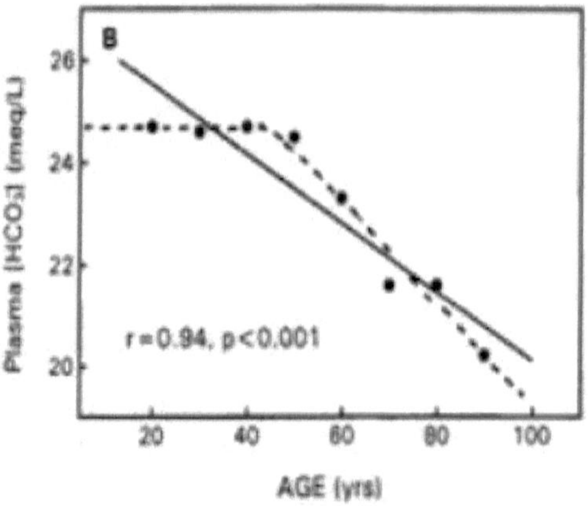

Tohtori Frassetto selittää veren bikarbonaattien vähenemisen ikääntyessämme johtuvan pitkään jatkuneesta modernista amerikkalaisesta ruokavaliosta. Hän huomauttaa kuitenkin myös toisessa artikkelissa, että keskimäärin ruokavaliossa on nykyään paljon natriumia ja vähän kaliumia, mikä on vastoin ihmiskehon alkuperäistä geneettistä koostumusta.

Juuri bikarbonaattien väheneminen veressä vaikuttaa verenkiertoon.

Rakkaus hiilidioksidiin ja bikarbonaatteihin

Elämämme ja terveytemme riippuvat siitä, että veressä ja kudoksissa on riittävästi hiilidioksidia. Hiilidioksidi on ravintoaine ja hengityksen tuote. Sen puuttuminen tai puute on lähtökohta monille häiriöille elimistössä.

On tärkeää huomata, että CO_2 on bikarbonaatin kaksoissisar. Kun otamme bikarbonaattia, happo vatsassa tai sitruuna lasissa muuttaa bikarbonaatit CO_2:ksi. Näemme bikarbonaatin ja CO_2:n jatkuvaa ja erittäin nopeaa vuorovaikutusta veressä. Ymmärtääksemme bikarbonaattilääketiedettä ja sitä, miksi reaktio on niin voimakas ja välttämätön kuin se on, on ymmärrettävä CO_2-fysiologiaa.

Yleinen mielipide pitää hiilidioksidia jätetuotteena tai jopa myrkkynä. (Se sekoitetaan joskus hiilimonoksidiin, joka on myrkky). 1800-luvulla Zuntz, Berliinissä, että toisin kuin happi, hiilidioksidi ei kulje hemoglobiinin mukana. Hän osoitti, että hiilidioksidi yhdistyy emästen, pääasiassa natriumbikarbonaatin, kanssa, jolla on merkitystä veren happo-/emästasapainoon. Suurin osa plasmaan liuenneesta hiilidioksidista on yksinkertainen liuos, joka yhdistyy emästen kanssa bikarbonaateiksi.

Lääketieteessä hiilidioksidia lisätään jopa 5%:n verran puhtaaseen happeen hengityksen stimuloimiseksi apnean jälkeen ja veren O_2/CO_2-tasapainon vakauttamiseksi.

Tohtorit Jeffrey Kraut & Nicolaos Madias kirjoittavat: "Akuutti metabolinen asidoosi liittyy lisääntyneeseen sairastuvuuteen ja kuolleisuuteen, koska se heikentää sydämen toimintaa, mahdollistaa sydämen rytmihäiriöt, tukee tulehduksia, vaimentaa immuunivastetta ja aiheuttaa muita haittoja."

Tohtorit Sandra Sabatini ja Neil A. Kurtzman sanovat: "Solunulkoisen ja solunsisäisen pH:n lasku voi vaikuttaa solujen toimintaan eri mekanismeilla. Siksi hoito tulisi kohdistaa molempien parametrien parantamiseen. Siksi tukitoimenpiteiden lisäksi, hoitoon on kuulunut emästen antaminen, ensisijaisesti natriumbikarbonaatin muodossa."

Koska kehomme koostuu noin 80-99% vedestä (riippuen siitä, miten lasket), bikarbonaattien ja magnesiumin käyttö vaikuttaa suoraan veden laatuun kehossamme. Tohtori Gerald Pollack on biotekniikan professori Washingtonin yliopistossa. Hän sanoo, että aiempi 60-70% arvio ihmiskehon vesipitoisuudesta perustui elimistössä olevan veden määrään prosentteina elimistön kokonaistilavuudesta. Pollack tarkisti arviotaan käyttäen yksittäisten vesimolekyylien prosenttiosuutta kehon molekyylien kokonaismäärästä. Molekyylien laskentamenetelmällä, ihmiskehon vesiprosentti on peräti 99%.

Pollackin väite, jonka mukaan vesi on ihmiskeholle tärkeämpää kuin aikaisemmin on ymmärretty, tukee Sharon Kleynen teoriaa, jonka mukaan veden puute elimistössä, joka tunnetaan nimellä "nestehukka", on viime kädessä vastuussa useimmista sairauksista. Kleyne ja Pollack olivat yhtä mieltä siitä, että sairauksien ja elimistön toiminnan tutkimisessa huomioimatta vettä ei ole juurikaan järkeä.

Veden käsittelyssä on siis järkeä ja paras tapa juoda vettä on magnesiumbikarbonaatin kanssa. Toiseksi paras tapa on käyttää edullista tuotetta nimeltä *pH Adjust*, joka on natriumbikarbonaatin, kaliumbikarbonaatin ja magnesiumkarbonaatin yhdistelmä. Bikarbonaattien ja magnesiumin nauttiminen veden kanssa on yksinkertaisin tapa saavuttaa elimistön ihanteellinen pH-tasapaino. On tärkeää huomata, että näiden mineraalien lisääminen tekee vedestäsi emäksisen paljon paremmin kuin mikään emäksisen veden kone, joka luo korkean pH:n vettä, jossa on vain hiven emäksisyyttä.

Bikarbonaattien käyttö:

- Lisää myrkkyjen ja jätteiden poistumista
- Lisää ravintoaineiden imeytymistä
- Toimii vapaiden radikaalien kerääjänä
- Vähentää tulehdusta
- Auttaa ihosairauksissa
- Lisää veren hiilidioksidi- ja bikarbonaattipitoisuuksia.
- Lisää hapen kuljetuskapasiteettia ja -kuljetusta.
- Hidastaa ikääntymistä
- Edesauttaa erinomaista munuaisten terveyttä
- Ehkäisee syöpiä

Korkean emäksinen magnesiumbikarbonaattivesi lisää ruoansulatusta ja ravintoaineiden imeytymistä, lisää energiatasoja ja puhdistaa soluja. Yksi veden tärkeimmistä tehtävistä on kuljettaa haitallisia happamia jätetuotteita. Happamien jätteiden kertyessä saastuneen ilman, veden ja ruuan johdosta yhteen kehon aineenvaihdunnan tuottamien jokapäiväisten myrkkyjen kanssa, meidän on yhä vaikeampi ylläpitää pH-tasapainoa ja poistaa myrkkyjä.

Virusten pH herkkyys

Erityishuomautus: Tässä luvussa oletetaan, että tautien bakteeri- ja virusteoria olisi oikea. Viruksia kutsutaan eksosomeiksi, eivätkä ne ole elävää ainetta ja ne tulevat solun sisältä. Eksosomit ovat pieniä, yksikalvoisia, halkaisijaltaan ~30 - ~200 nm:n kokoisia organelleja, joilla on sama topologia kuin solulla ja jotka sisältävät runsaasti valikoituja proteiineja, lipidejä, nukleiinihappoja ja glykokonjugaatteja.

Koronaviruspandemian unohdetuin näkökohta on se, että useimmat virukset ovat herkkiä pH:n vaihteluille. Lääkintä muuttamalla pH:ta tarjoaa avaimen virusinfektioiden hoitoon, joka on helppoa, turvallista ja edullista. Potilaan pH:n muuttaminen yhdistettynä suuriin C-vitamiiniannoksiin on sopiva perusta koti- ja sairaalahoidolle.

Yhdysvalloissa sijaitsevan Massachusetts General Hospitalin (MGH) tutkijat ovat paljastaneet, miten useimpien ihmiskuntaa vaivaavien virusten ”akilleen kantapää” on tutkimuksen kohteena. Joitakin haavoittuvuuksia voidaan käyttää hyväksi, mutta se, mitä he tutkivat, ei ole käytännöllistä tai hyödyllistä taistelussamme virusinfektioita vastaan. Useimpien virusten niin sanottu ”Akilleen kantapää” (tai haavoittuva kohta) on pH, solujen jännite ja happipitoisuus. pH on jännitteen ja hapen kylläisyyden mittari. Coronavirus tarvitsee hieman happaman pH:n tunkeutuakseen soluun.

Pelkkä veren alkalisointi vähentää solujen alttiutta virukselle. Influenssaviruksen kyky vapauttaa perimänsä eri happamuuksissa liittyy influenssaviruksen tarttumiseen. Kynnysarvo pH:ssa jossa fuusio havaitaan ensimmäisen kerran, voi vaihdella eri serotyyppien kalvoproteiinien hemagglutiineilla (HA) ja se voi korreloida virulenssin kanssa. HA:n happovakaus liittyy viruksen onnistuneeseen siirtymiseen lintu- ja ihmisisäntien välillä.

Koronaviruksen infektiivisyys on erittäin herkkä pH:lle. Koronavirus kanta MHV-A59 on suhteellisen stabiili pH 6,0:ssa (happamassa), mutta inaktivoituu nopeasti ja pysyvästi lyhytaikaisessa käsittelyssä pH 8,0:ssa (emäksinen). Ihmisen koronaviruskanta 229E on maksimaalisen infektiivinen pH 6,0:ssa. Coronavirus A59:n aiheuttama solujen infektio happamassa pH 6,0 on kymmenkertainen neutraaliin pH 7,0 verrattuna.

Tiedot viittaavat siihen, että koronavirus IBV käyttää suoraa, matalasta pH:sta riippuvaista viruksen ja solun välistä suoraa fuusion aktivointireaktiota. ”Koronavirus IBV:n fuusiota isäntäsolujen kanssa ei tapahdu” neutraalissa pH:ssa ja fuusioaktivaatio on matalasta pH:sta riippuvainen prosessi, jonka fuusionopeus on puolet pH 5,5:ssä. Fuusiota ei tapahdu pH:n 6,0 yläpuolella.”

pH:n nostaminen (emäksiseen tilaan) lisää immuunijärjestelmän kykyä tappaa bakteereja, päättelee The Royal Free Hospital and School of Medicine Lontoossa. Virukset ja bakteerit, jotka aiheuttavat keuhkoputkentulehdusta ja vilustumista, viihtyvät happamassa ympäristössä. Siksi, pitämällä pH-arvomme lievästi emäksisellä alueella 6,8-7,2 voidaan vähentää riskiä ja lieventää flunssan, kurkkukivun ja influenssan vakavuutta.

Pesäkkeitä muodostavien bakteerien ja sienten mediaaniluku on vähentynyt merkittävästi keuhkokuumepotilaiden keuhkoissa, kun käytetään natriumbikarbonaattia verrattuna suolaliuokseen.

Lääketieteen tutkijat ovat jo todenneet, että 8,4% bikarbonaattiliuos on turvallinen hengitysteiden bakteerien, sienten ja mykobakteerien kasvua estävä lääke. Lisäksi, $NaHCO_3$:n (bikarbonaatin) hitaita infuusioita voidaan käyttää myös muiden kuin ei anionivälin aiheuttaman metabolisen asidoosin ja joidenkin lisääntyneen anionivälin asidoosin muotojen hoidossa, mikä on yleinen ongelma tehohoitopotilailla, joilla on vakavia keuhkoinfektioita.

Virukset infektoivat isäntäsoluja fuusioitumalla solukalvojen kanssa alhaisessa pH:ssa. Näin ollen ne luokitellaan ”pH-riippuvaisiksi viruksiksi”. Lääkkeet, jotka nostavat solunsisäistä pH:ta solun sisällä ovat vähentäneet pH-riippuvaisten virusten tarttuvuutta. Koska em. lääkkeet voivat aiheuttaa haitallisia sivuvaikutuksia, ilmeinen vastaus on luonnolliset tekniikat, joilla saadaan samoja tuloksia. Mikään lääke ei voi kilpailla natriumbikarbonaatin kanssa kehon nesteiden pH:n muuttamisessa.

Virus- ja solukalvojen fuusio on pH-riippuvainen. ”Fuusio riippuu endosomaalisen osan happamoitumisesta. Fuusio endosomitasolla käynnistyy, kun viruksen glykoproteiinien konformaatiomuutokset, tapahtuvat solun endosomaalisen osan matalasta pH:sta johtuen.” Kalvobiologiassa fuusio on prosessi, jossa kaksi alun perin erillistä lipidikaksoiskerrosta yhdistävät hydrofobiset ytimensä, jolloin syntyy yksi toisiinsa liittyvä rakenne. On ehdotettu, että C-hepatiittivirus

(HCV) tartuttaa isäntäsoluja pH-riippuvien internalisaatiomekanismien avulla. HCVpp-välitteinen fuusio riippui alhaisesta pH:sta, jonka kynnysarvo on 6,3 ja optimi noin 5,5. Kun pH laskee 6:een tai sen alle, tapahtuu nopea fuusio virusten kalvojen ja liposomien välillä.

Takeda Pharmaceutical on Gilead Sciencesin ja AbbVien ohella viimeisin lääkevalmistaja, joka on ryhtynyt kehittämään koronavirusrokotetta. Kokeellinen lääke olisi peräisin hengitystiesairaudesta toipuneiden koronaviruspotilaiden verestä. ”Vaikka emme tiedä varmasti, että se toimii, pidämme sitä kuitenkin ehdottomasti merkityksellisenä hyödykkeenä, joka voisi auttaa”, sanoi Takedan rokoteliiketoiminnan johtaja Rajeev Venkayya. pH-lääke toimii varmasti, koska virukset ovat pH-riippuvaisia ja natriumbikarbonaattia on saatavilla kaikkialla, eikä se maksa juuri mitään. Sairaaloissa bikarbonaatti annetaan suonensisäisesti.

Vesicular stomatitis -viruksen (VSV) lisääntymisen estäminen LB-soluissa interferonin (IFN) avulla on pH-herkkä. Käyttämällä herkkiä solunsisäisiä pH-indikaattoreita (pHi) tutkijat havaitsivat, että IFN-hoito nosti pHi:tä merkittävästi. Lisäksi pHi:n nousu primaaristen amiinien vaikutuksesta korreloi IFN:n antiviraalisen aktiivisuuden tehostumisen kanssa. Tulokset osoittivat, että IFN:n aiheuttama pHi:n nousu saattaa olla vastuussa G-kertymästä TGN:ään, mikä tuottaa G-puutteellisia viruspartikkeleita, joiden infektiivisyys on heikentynyt.

Auringon valo tuhoaa viruksia UV-säteilyllä.
Virukset selviytyvät paremmin pimeässä
kuin auringonvalolle altistettuina.

Kannattaako ravintolisiä ottaa

Useimmat meistä ovat vuosien varrella nähneet kirjoituksia, joissa yritetään kääntää ihmiset pois lisäravinteista. Ja useimmat meistä ovat lukeneet lehdistä, että ruokavaliolla ei ole väliä ja monien syöpälääkäreiden mukaan on täysin oikein, että kotiin palattua, on hyväksyttävää ottaa viski tai martini. On vielä dinosaurustyyppisiä lääkäreitä, jotka edelleen väittävät, että myöskään tunteilla ei ole väliä lääketieteessä.

Ennen kuin menen tähän esseeseen, tietäkää, että teen eron lisäravinteilla ja tiivistetyillä ravinteilla lääkitsemisen välillä. Kun kyse on luonnonlääkinnästä tai täydentävästä lääketieteestä, niin pienten ja suurten annosten antamisella on merkitystä. Pieniä annoksia pidetään täydennyksenä. Suurten annosten antaminen on ortomolekyylistä ja jopa tehohoidon tai ensiavun allopaattista lääkintää. Kysykää vaikka lääkäriltä, joka ruiskuttaa magnesiumia sydänpysähdykseen kuolevalle potilaalle.

Valtavirran virallinen linja on: Useimmat monivitamiinit ja lisäravinteet ovat ”rahan tuhlausta”. ”Vitamiini- ja kivennäisainevalmisteet eivät ole vain rahan tuhlausta, ne voivat myös joissakin tapauksissa jopa vahingoittaa elimistöä”, The Guardian kertoo.

FDA:n mukaan ”Kolme neljästä amerikkalaisesta kuluttajasta ottaa ravintolisää säännöllisesti. Iäkkäiden amerikkalaisten kohdalla luku nousee neljään viidesosaan. Ja yksi kolmesta lapsesta käyttää ravintolisiä.” Tohtori F. Perry Wilson toteaa kuitenkin, että ”koskaan ei ole ollut kunnon perusteita sille, miksi yhdenkään näistä kemikaaleista (lisäravinteen) liiallinen saanti antaisi superhyötyjä terveydelle.”

Voitte helposti kuvitella, mitä mieltä olen tästä lausunnosta: ”Monet tutkimukset viittaavat siihen, että vitamiinien ottamisesta ei ole hyötyä, ellei kyseessä ole tietty puute, jota hoidetaan lääkärin valvonnassa.” Koska lääkärit ovat saaneet vain vähän tai ei lainkaan koulutusta ravitsemuksesta, on vaikea ymmärtää tätä karkeaa väärinkäsitystä. Lisäravinteiden myynti on kuitenkin neljäkymmentä miljardia dollaria, mikä osoittaa, että monet eivät usko valtavirran propagandaa. Valheet, joita ravitsemusasiantuntijat ja lääkärit sanovat ovat tämän tapaisia:

Suurin osa tarvittavista vitamiineista ja kivennäisaineista tulisi saada ruuasta ilman lisäravinteita. ”Ravintolisät eivät korvaa hyviä ateria- ja välipalatottumuksia. Kuten nimikin kertoo, ravintolisät on tarkoitettu täydentämään, ei korvaamaan, terveellisiä ja ravitsevia ateriavalintoja. Valtaosan terveistä aikuisista pitäisi saada kaikki tarvitsemansa ravintoaineet pelkästään ruoasta.” Tämä on harhaa, koska nykyisin syömällämme ruoalla ei ole samaa ravintoarvoa kuin ennen.

Scientific Americanin mukaan vuosikymmeniä sitten kasvatetut hedelmät ja vihannekset sisälsivät paljon enemmän vitamiineja ja kivennäisaineita kuin ne lajikkeet, joita useimmat meistä nykyään saavat. Suurin syyllinen huolestuttavaan ravitsemussuuntaukseen on maaperän köyhtyminen: Nykyaikainen tehomaatalous on poistanut yhä enemmän ravinteita maaperästä, jossa syömämme ruoka kasvaa. Valitettavasti jokainen nopeasti kasvava, tuholaisia kestävä porkkanasukupolvi on siis valitettavasti todella vähemmän hyväksi kuin edellinen."

Still No Free Lunch -raportin mukaan elintarviketutkijat ovat vertailleet nykyaikaisten viljelykasvien ravintoarvoja historiallisiin arvoihin. Tutkimukset osoittavat, että nykypäivän ruoka tuottaa 10-25% vähemmän rautaa, sinkkiä, proteiinia, kalsiumia, C-vitamiinia ja muita ravintoaineita.

Näin ollen väite siitä, että voimme saada kaikki tarvitsemamme ravintoaineet ravinnosta, on julma, sillä se takaa ravitsemukselliset puutteet, joiden tiedemiehet tietävät aiheuttavan sairauksia. Ei voi elää ja olla terve pelkällä ruoalla ja lääkkeillä. Meidän on täydennettävä ruokamme parhailla ja luonnollisimmilla lisäravinteilla, jotta nykyisin syömiemme elintarvikkeiden puutteet voidaan korjata.

Koko ravitsemustarinaa mutkistaa se, että ravintolisien tarve kasvaa, koska nykyisin syömme roskaruoka. Ja on olemassa kokonainen luokka elintarvikkeita, jotka eivät ehkä ole edes roskaruokaa, vaan jätettä. Valkoisista elintarvikkeista on tietoisesti poistettu ravinteet. Tarkoitan valkoista riisiä, valkoista leipää, valkoista pastaa ja valkoista sokeria ja jopa valkoista suolaa. Suositut elintarvikkeet ovat valkoisia, koska niistä on poistettu kuitu ja kivennäisaineet.

Vaikka lisäravinteet sekoitetaan usein lääkkeisiin, lisäravinteet eivät ole lääkkeitä. Yhdysvaltain elintarvike- ja lääkeviraston (FDA) mukaan lisäravinteet "eivät ole tarkoitettu sairauksien hoitoon, diagnosointiin, lieventämiseen, ehkäisemiseen tai parantamiseen". Lääketeollisuus ei pysähdy mihinkään tehdäkseen lisäravinteet tarpeettomiksi. "Vitamiinit ja ravintolisät voivat tappaa sinut ja niistä on usein vain vähän tai ei lainkaan terveyshyötyä", toteaa eräs *Time* lehden kirjoittaja.

Yhteenveto

Monet käyttävät monia lisäravinteita, eivätkä silti elä läheskään terveinä. Lisäravinteet eivät ole vastaus kaikkeen. Spirulina ja Chorella ovat olleet suosikkejani viimeisten neljänkymmenen vuoden ajan. Ne ovat kokonaisia elintarvikkeita, joita voi ottaa suurina annoksina monivitamiinien ja kivennäisaineiden sijaan. Jos haluat uskoa edes hiukkasen, mitä valtavirran lääketiede esittää lisäravinteista väittäen niitä ajan hukkaamiseksi, niin kokeile näitä ravitsemuksellisia superruokia, jotka tulevat meille suoraan Jumalalta.

Pysyttelen kaukana monivitamiineista ja kaikesta synteettisesti valmistetusta. On valittava huolellisesti ja tiedettävä, mitä annoksia on järkevä ottaa, oman lääketieteellisen tai terveystilanteen kannalta.

Paras löytämäni kokonainen orgaaninen superfood-tuote on nimeltään Super Green Juice. Se maistuu erinomaiselta Spirulinaan verrattuna ja siinä on 44 orgaanista superfoodia.

Väärä/oikea virusteoria

Ratkaisevia kysymyksiä, mutta onko teorioilla väliä? Kaikki teoriat ovat epätäydellisiä, eivätkä kuvaa todellisuutta. Ne vain lähestyvät sitä. Kuitenkin pohjattomassa epävarmuudessamme tarvitsemme selityksiä asioista tietääksemme miksi ja ymmärtääksemme, vaikka ymmärryksemme olisikin väärä.

Kun meillä on käsite, se lopulta kaiverretaan kiveen, kivimuuriin, meidän tietoisuuteemme. Kukaan ei luovu ajatuksista nopeasti, olivatpa ne mitä tahansa. Niinpä käsitteisiin samaistuneet päätyvät vihaamaan muutosta, koska he pitävät käsitystensä todellisuudesta. Muutoksesta tulee vastenmielistä yksinkertaisesti siksi, että se tuhoaa heidän vaalimansa maailman perustan.

Virusteoria on vain toimiva teoria, jonka tiedeyhteisö on hyväksynyt. Se ei tarkoita, että se olisi tarkka tai kuvaisi tarkasti todellisuutta. Määritelmän mukaan teoriat ovat ideoita, käsitteet ja uskomukset ovat mielemme vaalimia mentaalisia rakennelmia, mutta mielen tasot vain lähentelevät todellisuutta, mutta eivät KOSKAAN ole itse todellisuus.

Käsitteet voivat olla vaarallisia. Tähän henkisen todellisuuden tasoon kiinnittyneet rakastavat auktoriteetteja. Useimmille tällä tasolla on kaikki tai ei mitään. Olette joko meidän kanssamme tai meitä vastaan ja tällä alueella virusten alalla olette joko rokotusten puolesta tai niiden käyttöä vastaan. Jos viruksia ei ole olemassa, mikä on rokotteiden oikeutus? Saksan korkein oikeus on jo päättänyt, että tuhkarokkovirusta ei ole koskaan todistettu olemassa olevaksi ja vakavasti otettavat lääkärit epäilevät vakavasti AIDS-viruksen olemassa oloa.

Mutta kovapäisille rokotusintoilijoille todisteilla ei ole väliä. Jos uskomme sen olevan olemassa, se on olemassa. Rahaa ja eturyhmiä on liikaa, jotta voisimme luottaa mihinkään, mitä meille sanotaan viruksista ja kaikista niitä vastaan suunnitelluista rokotteista. Meidän on siis tarkasteltava tarkkaan asiaan liittyviä ratkaisevia kysymyksiä, tiedettä ja biologiaa voidaksemme päättää, mitä käsitteitä ja lääketieteellisiä menetelmiä käytämme.

https://www.youtube.com/watch?v=TisUXVRA678

Videolla tohtori Andrew Kaufman selittää, mitä eksosomit ovat ja mahdollisia sekaannuksia kehon solujen hiukkasiksi, joita edelleen virheellisesti väitetään ”viruksiksi”. Ei ole kuitenkaan haastavaa teoretisoida, että virukset ja eksosomit ovat yksi ja sama.

Eksosomit ovat olennaisia terveydelle, koska ne kuljettavat myrkkyjä pois sairaista soluista ja laukaisevat immuunijärjestelmän hyökkäämään sairauden aiheuttajaa vastaan. Syy on jotain, joka vahingoittaa elimistöä. Tyypillisesti se on myrkyllisyyttä ruoassa, ilmassa, vedessä, lääkkeissä, sähkömagneettinen altistus tai vanhuus. Satoja miljoonia maailmassa on myös myrkytetty hampaiden elohopea-amalgaamin avulla. Stressi on myrkkyä emotionaalisesta tai henkisestä myllerryksestä. Ihmissuhteet aiheuttavat meille yleensä paljon stressiä, samoin kuin kasvava radioaktiivinen taustasäteily.

Vaikka viruksia ei ehkä olekaan olemassa, kuten virologit haluaisivat uskoa, se ei estä viruslaboratorioita leikkimästä näillä eksosomeilla/viruksilla tehdäkseen niistä entistä ilkeämpiä niin sanotussa väkevöintitutkimuksissa (gain of function) oireiden pahentamiseksi.

https://www.youtube.com/watch?v=Ac2MAAlzxEs

Eksosomiteoria menee näin: kun solut altistuvat erilaisille ympäristöön liittyville myrkyille ja muille hyökkäyksille, ne reagoivat niputtamalla geneettistä materiaalia pieneen, niin sanottuun eksosomiin proteiinipalloksi. Näitä kutsutaan eksosomeiksi ja kun ne kulkeutuvat ulos kehostasi, ne palvelevat useita eri tarkoituksia. Yllä olevalla videolla vertaillaan erinomaisesti virusteoriaa ja eksosomiteoriaa; älä välitä tarpeettomasta johdannosta.

Virusteoria on väärässä

Bakteeriteorian loppu || Pakko katsoa dokumentti (bitchute.com)

https://www.bitchute.com/video/jivvwW00fru6/

Paras dokumentti, joka kumoaa bakteeriteorian taudeista. Todellinen ongelma tuossa teoriassa on se, että siinä jätetään kätevästi huomiotta kemialliset ja raskasmetallimyrkytykset sairauden syynä solujen sisällä. Virus-sanan todellinen merkitys on myrkky. Tiedämme varmasti, että ne eivät ole eläviä organismeja. Entä jos bakteerit ja sienet meissä kukoistavat, kun meissä on enemmän myrkkyjä, joita ne voivat siivota? Entä jos se onkin niiden todellinen tarkoitus.

Jos joku haluaa tosissaan selvittää kriittisen kiistan, kannattaa tutkia em. video ja toinen saman tekijän video. Jos pysyt tietämättömänä, sinusta ja läheisistäsi tulee uhreja helvetin rokotejumalille.

Todellinen virologi, joka ei ole puoluekannattaja, selitti minulle asian niin, että myrkkyjä on elämämme joka kolkassa. Juomavedestä ja kylpyvedestä lähtien ilmaan, jota hengitämme ja ruokaan, jota syömme. Kehomme puhdistaa itseään syklisesti. Vähän kuin naisen kuukausikierto. Detox näkyy, aivan kuten Herx. Mutta nimitämme sitä kausi-influenssaksi, pahoinvoinniksi, oksenteluksi, ripuliksi, uupumukseksi. Mutta mikä näyttää tarttuvalta flunssalta, onkin biologisesti synkronoituvia lähellä olevia ihmisiä. Oletko koskaan kuullut useista naisista, jotka asuvat samassa talossa? Heidän syklinsä synkronoituu lopulta. Joten mikä näyttää joltain tarttuvalta, on sitä, että kaikki tekevät vuosittaista puhdistautumista samaan aikaan kaikesta roskasta, mitä ovat laittaneet kehoonsa tai joille he ovat altistuneet. Jos tutkii espanjantautia, yksikään hoitaja ei sairastunut. Sairastuneet altistuivat myrkyille rokotteiden sisältämien ikävien kemikaalien johdosta.

Louis Pasteur vakuutti epäilevän lääketieteen yhteisön siitä, että tarttuvat bakteerit aiheuttavat sairaudet. Hänen "bakteeriteoriansa" on nykyään virallinen selitys useimmille sairauksille. Yksityisissä päiväkirjoissaan hän kuitenkin toteaa yksiselitteisesti, että hän ei kertaakaan pystynyt siirtämään tautia puhtaalla bakteeriviljelmällä koko uransa aikana. Hän myönsi, että pyrkimys todistaa tarttuvuus epäonnistui, mikä johti hänen kuuluisaan kuolinvuoteellaan tekemäänsä tunnustukseen, jonka mukaan "bakteeri ei ole mitään, ympäristö on kaikki".

Mitä se voi olla?

Lääkärit ja lääkärit ovat ihmiskunnan alkuajoista lähtien ihmetelleet tautien syitä, erityisesti niin sanottujen "tartuntojen", kun moni sairastuu samanaikaisesti samanlaisiin oireisiin. Kärsiikö ihmiskunta näistä tautipesäkkeistä vihaisen jumalan tai pahan hengen käsissä? Ilmakehän häiriö, miasma? Saammeko sairauden toisilta tai jostain ulkopuolisesta vaikutuksesta?

Nykyään meitä ympäröi päällekkäisten ja häiritsevien taajuuksien rytmi voimalinjasta jääkaappiin ja kännykkään. Se alkoi lennättimestä ja eteni seuraaviin laitteisiin maailmanlaajuiseen sähköön, tutkiin, ionosfääriä häiritseviin satelliitteihin ja kaikkialla läsnä olevaan Wi-Fi-yhteyteen. Viimeisin lisäys tähän on viidennen sukupolven langaton-5G. Teoksessa *The Contagion Myth: Why Viruses (including Coronavirus) is not the Cause of Disease*, bestseller-kirjailijoiden Thomas S. Cowan ja Sally Fallon Morell käsittelevät näitä kysymyksiä.

Syyskuun 26. päivänä 2019 langaton 5G kytkettiin päälle Wuhanissa, Kiinassa (ja käynnistettiin virallisesti 1. marraskuuta) noin kymmenentuhannen antennin verkolla - enemmän antenneja kuin mitä kuin Yhdysvalloissa on ja kaikki on keskitetty yhteen kaupunkiin.

Et tule koskaan näkemään valtavirrassa tietoa 5G:n aiheuttamista sairauksista. Et koskaan näe kenenkään sanovan, että henkilö kuoli magnesiumin puutteeseen. Et koskaan saa kuulla mitään siitä surullisesta todellisuudesta, että saastutamme maapalloa valtavilla määrillä elohopeaa. Etkä tosiaankaan kuule, että meillä on viilenevä maailma, eikä poliittisten ja tieteellisten mielikuvitusten lämmittämä.

Elämän valtavirta on valetta. Sarja vaarallisia valheita pitää yllä nykyaikaista sivilisaatiota, ja ihmiset maksavat lopulta kuolettavan hinnan. Rokotteet, erityisesti koronarokotteet, ovat ihmiskunnan historian suurin valhe ja suurin koskaan tehty terroriteko.

Sairas, kärsivä ja kuolemassa

Ei liene yllätys, että yhä useammat kärsivät ja kuolevat. Seurauksena henkivakuutusyhtiöt raportoivat huomattavasta kuolleisuuden kasvusta. Kyselytutkimuksessa 20 yhdysvaltalaisen henkivakuutusyhtiön mukaan, kuolemantapaukset lisääntyivät 37,7% verrattuna pandemiaa edeltävään aikaan vuoden 2021 kolmannella neljänneksellä. Luku sisältää noin 50-50% jakautumisen koronaan liittyvien korvausten ja muiden tekijöiden aiheuttamien korvausten välillä.

Maailman terveysjärjestön (WHO) uudet arviot osoittavat, että koko kuolemantapausten määrä, joka liittyy suoraan tai välillisesti koronaan ("ylikuolleisuus") 1. tammikuuta 2020 ja 31. joulukuuta 2021 välisenä aikana oli noin 14,9 miljoonaa (vaihteluväli 13,3-16,6 miljoonaa). Koronarokotteet altistavat saajansa infektioille ja kuolemalle. Ne ovat pahinta, mitä on koskaan tapahtunut lääketieteessä, tappava farmaseuttinen terrori-isku, joka kohdistuu koko ihmiskuntaa vastaan.

Kyse ei ole vain kuolemantapausten lisääntymisestä, niin äkillisiä ja järkyttäviä kuin ne nykyään voivatkin olla. Valtava osa väestöstä kärsii henkisellä, emotionaalisella ja hengellisellä tasolla. On arvioitu, että 38,2% Euroopan väestöstä kärsii vuosittain jostakin psykiatrisesta häiriöstä.

"Puolet joukkueestani ei tule paikalle. He ovat peloissaan tai sairaita."

Arviolta 26% 18-vuotiaista ja sitä vanhemmista amerikkalaisista, noin joka neljäs aikuinen, kärsii jostain diagnosoitavissa olevasta mielenterveyshäiriöstä. Lisäksi monet kärsivät useammasta, kuin yhdestä mielenterveyden häiriöstä samanaikaisesti. Erityisesti masennussairauksia esiintyy samanaikaisesti päihteiden väärinkäytön ja ahdistuneisuushäiriöiden kanssa. Yhdysvalloissa lähes puolet aikuisista (46,4%) sairastaa mielenterveysongelmia elämänsä aikana. Viisi prosenttia aikuisista (18v tai vanhempia) sairastaa mielenterveyssairauden minä tahansa vuonna, mikä vastaa 43,8 miljoonaa ihmistä.

https://www.youtube.com/watch?v=j-Gil9l8yIE

Epätoivon aiheuttamat kuolemat ylittävät reilusti kaiken, mitä Amerikassa on nähty 1900-luvun alun jälkeen. Lisäksi keski-ikäisten valkoihoisten keskuudessa vuodesta 1999 lähtien epätoivon aiheuttamat kuolemat itsemurhiin, huumeisiin ja alkoholimyrkytyksiin ja maksakirroosiin ovat lisääntyneet.

Yksinäisyyden tunne johtaa sydänsairauksien 29% lisääntymiseen. Se lisää myös aivohalvauksen mahdollisuutta 32%. Mitä yksinäisyyteen tulee, se on suurempi tappaja kuin lihavuus. Kuvittele, kuinka paljon se lisää alttiutta sairastua flunssaan tai koronavirukseen.

Kukaan ei tule pelastamaan meitä

Inhimillisen kärsimyksen perustaso kasvaa, ei vähene. Mutta nyt se on räjähtämässä ja pahenee vielä paljon, kun nälkä ja nälänhätä vyöryvät päällemme ja olemme astumassa pitkän taloudellisen ja rahoituksellisen puutteen kauteen.

Meidän on otettava täysi vastuu itsestämme ja läheisistämme, mikä ei ole helppoa. Kerääntyneet heikkoutemme ovat selkärepussa matkallamme eteenpäin ja yhteistyö muiden kanssa on selviytymiskysymys.

Chris Martenson sanoo sen hyvin: ”Ottaen huomioon haasteen valtavuuden hajanaisen sosiaalisen ja poliittisen maiseman vuoksi sinun on todella suunniteltava sen varaan, että mitään hyvää ei tapahdu. Mitään visiota ei ole tulossa, mitään pelastajaa ei ilmesty. Jos jatkamme iloisesti, meiltä loppuvat aika ja resurssit, emmekä voi tehdä mitään muuta kuin katua virheitämme. Todennäköisesti jatkamme suoraan nykyistä suuntaamme, kunnes, kuljemme suoraan reunan yli.”

”Tulevaisuus ryntää meitä kohti hurjaa vauhtia. Ja muutoksen vauhti kiihtyy. On siis aika pelästyä hieman ja ryhtyä tosissaan pitämään huolta itsestämme. Tehdä erilaisia päätöksiä ja järjestää prioriteettimme uudelleen”, Martenson toteaa lopuksi.

Vaikka tässä kirjassa ei olekaan tarkoitus perehtyä syvällisesti emotionaalisiin ja henkiseen parantumiseen, liitän mukaan seuraavat sivut, jotka vievät sinut tunteiden maailmaan. Tunteet, vaistot ja intuitiot ovat tärkeämpiä kuin koskaan. Tulemme tarvitsemaan kaikkea järkeä ympärillämme.

Sydämen terveys

Rumi, suuri mystinen runoilija, on sanonut: ”Ei ole mitään sellaista nestettä kuin kyynel rakastajan silmästä.” Hän on sanonut myös: ”Tulee pyhä ja läpinäkyvä aika, jolloin jokainen kauneuden kosketus avaa sydämen kyynelille. On se aika, jolloin taivaan Rakastettu tuodaan hellästi maan päälle. Tämä on ruusun avautumisen aika.”

Kyyneleeni virtaavat, olemukseni avautuu täysin.
Kun sydämesi täyttyy tunteista, laajenna itseäsi, valmistaudu
kohtaamaan oman jumalallisen olemuksesi valtavuus.
Sulavan sydämen kyyneleet voivat sulattaa kaikki esteet sinun
ja oman syvällisemmän ja korkeamman minäsi välillä.

Jeesus itki ja tiedämme, että sielu ei ota tilaa ilman sulavan sydämen kyyneleitä armahtamaan elämää. Vanha juutalainen sananlasku kertoo meille, että mikä saippua on kehoa varten, kyyneleet ovat sielulle ja Psalmissa 126:5 sanotaan: ”Ne, jotka kylvävät kyynelillä, niittävät ilolla” ja Psalmissa 30:5 lukee: ”Itku voi kestää yön, mutta ilo tulee aamulla.”

Jokainen sydämesi vuodattama kyynel, on kultainen
auringon pisara. Punnitsen jokaisen sydämessäni tietämättä,
mistä ne kaikki tulevat. Juon nestettä, joka valuu silmistäsi
tunnen sinut paremmin jokaisen pisaran myötä.

”Ihminen on kuin sipuli. Kun kerrokset kuoritaan pois, jäljelle jäävät vain kyyneleet”, kirjoitti Rabbi Nachman Bratslavin, hasidimestari. ”Sisäisen ihmisen hedelmät alkavat vasta kyynelten vuodattamisesta. Kun saavut kyynelten paikkaan, niin tiedä, että henkesi on päässyt ulos maailman vankilasta ja asettanut jalkansa tielle, joka johtaa kohti uutta aikakautta”, kirjoitti pyhä Iisak Niniveiläinen.

Sydän edustaa keskeistä kykyämme välittää ja tuntea. Puhdistetussa ja vapaassa sydämessä on virtaus, joki, virta, intohimo elämää kohtaan ja parantava voima. Mikään lääkitys ei voi kilpailla sen kanssa. Merkittävin terveyttä edistävä voima on sydän. Elämämme tarkoitus täällä maan päällä on ottaa yhteyttä olemukseemme ja laajentaa ja kasvattaa olemustamme pääsemään suoraan suhteeseen sydämemme todellisen luonteen kanssa. Ja mikä on todellinen luonne? Sydän on olemisen haavoittuvuus.

Tunneälykkyys tulee arvostamalla
jokaisen tunteen roolia ja tehtävää tietoisuudessamme.
Tunteista riisuttu elämä on merkityksestä riisuttua elämää.

Tunnekyyneleet parantavat sydäntä palauttamalla meidät siihen. Näin itku saa meidät voimaan paremmin vaikka emme olekaan paremmassa kunnossa tai tilanne ei parane. Tohtori Judith Orloff sanoo: ”On hyvä itkeä. Itkeminen on terveellistä. Se auttaa puhdistamaan emotionaalisesti surua ja stressiä. Itku on myös oleellista surun selvittämiseksi, kun kyynelten aallot ajoittain valtavat meidät sen jälkeen, kun olemme kokeneet menetyksen. Kyyneleet auttavat meitä käsittelemään menetystä, jotta voimme jatkaa elämää avoimin sydämin. Muuten olemme alttiita masennukselle, jos tukahdutamme voimakkaat tunteet. Kun ystäväni pyysi anteeksi sitä, että oli käpertynyt sikiöasentoon lattiallani itkien, masentuneena epäonnistuneen romanssin vuoksi, sanoin hänelle: ”Kyyneleesi siunasivat lattiani. Ei ole mitään anteeksipyydettävää.”

Tohtori Orloff kirjoitti: ”Yli 20 vuoden ajan lääkärinä olen toistuvasti todistanut kyynelten parantavan voiman. Kyyneleet ovat elimistön venttiili stressin, surun, ahdistuksen ja turhautumisen purkamiseen. Voit myös itkeä ilon kyyneleitä, esimerkiksi kun lapsi syntyy, tai helpotuksen kyyneleitä, kun vaikea aika on ohi. Omassa elämässäni olen kiitollinen, kun voin itkeä. Se tuntuu puhdistavalta, keinolta poistaa kasaantuneita tunteita, jotta ne eivät jää kehooni stressioireina, väsymyksenä tai kipuna. Pysyäkseni terveenä ja purkaakseni stressiä rohkaisen potilaitani itkemään. Sekä miehille että naisille kyyneleet merkitsevät rohkeutta, voimaa ja aitoutta.”

Emme voi lähestyä toista ihmistä tai korkeampaa tai sisäistä olemustamme, ennen kuin sydäntä peittävä psyykkinen iho on poistettu. Sulavan sydämen kyyneleet ovat avain pyyhkimään mielemme hämähäkinseitit ja vapauttamaan meidät sydämen salaperäisiin syvyyksiin, joten anna kyyneleidesi virrata puhdistaaksesi itsesi henkisestä stressistäsi ja negatiivisuudestasi.

Haavoittuvat kyyneleemme ovat mitä ilmeisin vahvistus sille, että olemme siirtymässä ovesta syvempiin olentoihimme. Ei itsesäälin kyyneleet, vaan yksinkertaisesta nousevasta tunteesta, joka melkein aina liittyy sydämen ja pään välisten esteiden ylittämiseen ristiin ja rastiin. Kyyneleet ovat enemmänkin kuin jumalaista nestettä. Sydämen kyyneleet ovat arvokkaita ja puhdas sydän vaalii aina kyynelten nestemäistä jokea.

Kun avaamme sydämen, tunteiden joki vapautuu ja tulvii mielen ja sen tavanomaiset puolustukset. Tunnemme itsemme hukkuneiksi, koska tavanomainen viileä hallintamme on kadonnut. Erillisen persoonallisuuden viileys pyyhkäistään pois, kun tuttu maaperä siirtyy pois jalkojemme alta. Vaikka useimmat pelkäävät tätä hetkeä, se on vapautuminen, taakan keventyminen. Autenttinen minämme vapautuu rautaisesta otteesta, joka egollamme yleensä on sydämen tietoisuuden päällä.

Kun avaamme sydämemme, antaudumme valtavuudelle
ja Jumalan voimalle ja rakkaudelle. Avaamme itsemme
ja teemme itsemme haavoittuvaksi suurelle olennolle,
joka on yhtä kaikkien olentojen kanssa.
Avautukaa kokemukselle, avautukaa kaikelle.
Se on jännittävää ja joskus jopa pelottavaa.
Avoin rakkaudelle ja se on taas jotain muuta.

Sairauden salainen syy - sydämen menetys

Sairaus voi näyttää meille, kuinka haavoittumattomiksi olemme tulleet, kuinka muurautuneita olemme maailmasta ja sisäisestä todellisuudestamme, puhtaasta olemisesta. Yksi elämän suurista salaisuuksista on sydämen voima ja se, mitä paluu sen haavoittuvuuteen voi tarjota sairaalle ihmiselle.

Erästä sydämen ja puhtaan olemuksen ominaisuutta voidaan kutsua armoksi. Sydämen armo tarjoaa meille olemisen laadun, joka on parantava, elävöittävä, virkistävä, tukeva, hoivaava ja lohduttava. Sydämen armo tarjoaa sisäistä rauhaa ja hiljaisuutta, jota mieli itsessään harvoin on.

Tohtori Steven Stosny kirjoittaa haavoittuvuutta kohtaan tuntemastamme voimakkaasta vastustuksesta sanomalla, ”Ydinhaavoittuvuutesi on se tunnetila, joka on sinulle kaikkein kauhein, johon olet kehittänyt vahvimmat puolustautumiskeinot. Muut haavoittuvuuden tilat ovat siedettävämpiä, jos ne välttävät ydinhaavoittuvuutesi stimuloimista ja vähemmän siedettäviä, jos ne eivät tee niin. Useimmilla joko pelko (vahingon, eristyksen, puutteen) tai häpeä (epäonnistumisen) muodostaa heidän keskeisen haavoittuvuutensa.”

Kuitenkin, kun kohtaamme syvimmät pelkomme ja haavoittuvuutemme, meistä tulee vahvempia ja kyvykkäämpiä antamaan ja vastaanottamaan rakkautta. Se johtuu siitä, että syvällä sydämen ytimessä on rakkaus elämään ja rakkaus rakkauteen. Jotkut olennot tulevat tänne maan päälle niin vahvalla sydämellä, että mikään olosuhde ei voi lyödä sitä heistä ulos. Heissä on sydämen energiaa ja auringon tavoin sitä ei voida kieltää, vaikka he joutuisivatkin käymään läpi suurenmoisia kamppailuja päästääkseen irti ja ilmaistakseen tätä energiaa.

Kun taistelemme syöpien kaltaisia vakavia sairauksia vastaan, meidän on saatava käyttöömme sydämemme voima ja vahvuus, rakkautemme, koska se vahvistaa immuunijärjestelmäämme ja antaa meille tahtoa muuttaa asioita, joita meidän on muutettava ja kohdata se, mitä meidän on kohdattava, vaikka se olisikin kuolema tai läheisen kuolema. Elämä vaatii enemmän sydäntä, enemmän rakkautta ja siten enemmän kyyneleitä, jos haluamme selvitä elämän lisääntyvistä rasituksista ilman, että repeämme kappaleiksi.

Ihmisen haavoittuvuus

Ihmiskunta on saamassa muutamia suuria oppitunteja inhimillisestä haavoittuvuudesta. Synnymme täydellisen haavoittuvina ja kun kuolemme, uskallamme rakastaa, sairastumme tai kärsimme väkivallasta sen moninaisissa muodoissa, palaamme siihen ydintunteeseen, joka tekee meistä sen, keitä ja mitä olemme. Lähes 27 vuotta sitten kirjoitin *HeartHealth* kirjan, jossa sydän määritellään olemisen haavoittuvuudeksi.

Haavoittuvuus on kykyä tai alttiutta loukkaantua. Sana haavoittuva on myös synonyymi sanoille avoimuus ja alttius. Kun ihminen on aidosti haavoittuva, on esteetön sisäänkäynti tai näkymä henkilön sydämeen, olemukseen ja sieluun. Vahvimmassa tai valaistuneimmassa ihmisessä ei ole suojaamista tai peittelyä, koska hän ei tarvitse sellaista. Tällaiset ihmiset kantavat itseään toisten silmien edessä, koska he eivät pelkää loukkaantumista. Loppujen lopuksi he eivät pelkää kärsiä.

Tunteet ovat spontaaneja ”olemisen” reaktioitamme siihen, mitä elämässämme tapahtuu. Tunteet ovat pysyviä tunteita, jotka heijastavat enemmän reaktioitamme tunteisiimme ja ajatuksiimme koskien tunteitamme. Avosydämiset kärsivät enemmän yksinkertaisesti siksi, että he ovat avoimempia tunteille.

Mistä tiedämme, milloin olemme kosketuksissa haavoittuvuuteemme? Sulavan sydämen kyyneleet merkitsevät kulkuamme sydämeemme ja sydämestämme ulos. Emme puhu itsesäälistä, vaan yksinkertaisesta paisuvasta tunteesta, joka liittyy lähes aina sydämen ja pään välisten rajojen ylittämiseen. Kyyneleet ovat enemmänkin jumalallista nestettä. Sydämen kyyneleet ovat arvokkaita ja puhdas sydän vaalii aina kyynelten jokea.

Kyyneleissä on pyhyyttä. Ne eivät ole heikkouden merkki, vaan voiman merkki. Ne puhuvat kaunopuheisemmin kuin kymmenen tuhatta kieltä. Ne ovat ylivoimaisen surun ja sanoinkuvaamattoman rakkauden sanansaattajia.

Washington Irving

Kirjailija Dr. Brené Brown on yli kymmenen vuoden tutkimustyönsä aikana havainnut, että haavoittuvuus ei ole heikkous. Päinvastoin, se voi olla suurin vahvuutemme. Silti sen sijaan, että antaisimme tuntea itsemme haavoittuviksi, monet pystyttävät Brownin mukaan tunnekilvet suojellakseen itseään. Haavoittuvuus antaa meille pääsyn todelliseen vahvuuteemme, mutta se ei muuta paradigmaa, jossa useimmat elävät, eli sitä suurta pelkoa, joka ihmisillä on olla haavoittuva. Haavoittuvuuden pelko on kiistatta yksi yleisimmistä peloista. Useimmat pelkäävät olla vahvoja, pelkäävät olla haavoittuvia ja hallitukset ja psykopaatit rakastavat tätä.

Tohtori Brown kuvaa haavoittuvuutta kaikkien tunteiden ytimeksi: ”Tunteminen on olla haavoittuva. Kun siis pidämme haavoittuvuutta heikkoutena, pidämme tunteiden tuntemista myös sellaisena. Mutta haavoittuvaisuus yhdistää meidät toisiin. Se avaa meidät rakkaudelle, ilolle, luovuuteen ja empatiaan.”

Empatia

Sydämen voimaa voi mitata mittaamalla empatiakykyä. Baron-Cohen määrittelee empatian kahteen osaan - pyrkimykseen tunnistaa toisen ajatukset ja tunteet ja pyrkimys reagoida asianmukaisesti näihin ajatuksiin ja tunteisiin. Se on hänen mukaansa myös yksi maailmamme arvokkaimmista voimavaroista, jota tällä hetkellä käytetään valitettavan vähän. ”Meillä kaikilla on jonkinasteista empatiaa, mutta ehkä me emme käytä sitä täysimääräisesti”, hän selitti Reutersin haastattelussa sen jälkeen, kun hän oli esittänyt luennon Lontoossa. Hänen mukaansa empatian heikkeneminen on tärkeä maailmanlaajuinen ongelma, joka vaikuttaa yhteisöjen terveyteen, olivatpa ne sitten pieniä, kuten perheet, tai suuria, kuten kansakunnat.

Baron-Cohen määrittelee myös ”empatiaspektrin”, joka vaihtelee nollasta kuuteen ja ”empatiaosamäärän” testin, jonka pistemäärän perusteella ihmiset sijoittuvat eri pisteisiin pitkin tätä spektriä. Piirtämällä klassisen kellokäyrän kuvaajaan Baron-Cohen sanoo, että onneksi, suurin osa on kellokäyrän spektrin keskellä ja muutamat erityisen herkät ihmiset ovat yläpäässä. Psykopaatit, narsistit ja ihmiset, joilla on borderline-persoonallisuushäiriö, ovat asteikon alapäässä - näillä ihmisillä on ”nolla astetta empatiaa”.

Tohtori Clancy D. McKenzie Capitalin yliopistosta sanoo: ”Rakkausenergian lisääminen on tehokas tapa tehostaa paranemisprosessia.” Hän sanoo, että potilaat pärjäävät paremmin, jos he avaavat sydämensä ottamalla kosketuksen haavoittuvuuteensa, joka on yhä enemmän läsnä, mitä sairaammiksi tulemme. Huonot uutiset, kuten se, että saamme kuulla sairastavamme syöpää tai että joku läheisemme on juuri kuollut, tuovat meidät haavoittuvuutemme ovelle, mutta harva pystyy helposti kävelemään tuosta ovesta sisään.

Kollektiivinen haavoittuvuus

http://fineartamerica.com/featured/vulnerability-chris-lopez.html

Janelle Manton kirjoittaa: ”Haavoittuvuus on voimaa..... Kun häneltä kysytään, mitä haavoittuvuus tarkoittaa, useimmat naiset sanovat, että se saa minut tuntemaan itseni heikoksi, se on merkki heikkoudesta, olen turvattomassa tilassa kun olen haavoittuvainen, tai haavoittuvaisuus pelottaa minua. Hyvin harva nainen tai mies näkee kauneuden, joka asuu syvällä haavoittuvuuden tilassa. Kuten useimmat, minutkin opetettiin ajattelemaan, että haavoittuvaisuus tarkoitti, etten ole vahva tai että olen jonkinlaisessa vaarassa. Kunnes huomasin, että haavoittuvuus oli kauan kadoksissa ollut ystäväni ja jatkuva synnynnäisen voiman lähteeni!”

Magnesium koronan hoitoon

Ei ole kovin mukavaa ymmärtää itsestäänselvää. Täydellinen lääke koronavirukseen sairaalapotilaille olisi magnesiumkloridi suonensisäisesti annettuna. Magnesium vähentäisi taudin etenemistä vakaviin tai kuolemaan johtaviin vaiheisiin riittävän aikaisin annettuna ja estäisi sydänpotilaita kuolemasta myöhemmissä vaiheissa.

Muut tutkimukset osoittavat, että iäkkäille koronapotilaille annettavat D-vitamiinin, magnesiumin ja B12:n yhdistelmät, vähensivät merkittävästi potilaita, joiden kliininen tila heikkeni ja jotka tarvitsivat happea ja tehohoidon tukea.

Valtavirran asenteet lisäravinteita kohtaan pyrkivät tyrmäämään meidät, kuten hiljattain New York Timesin kirjoituksessa. Liian harvat tavalliset lääkärit määräävät magnesiumia. Liian harvat psykologit ja psykiatrit määräävät magnesiumia. Monet kuolevat magnesiumin puutteeseen, paljon useammat, kuin koronavirukseen. Ainoa elossa olevana kahden magnesiumia käsittelevän kirjan kirjoittajana, voin antaa tällaisen lausunnon. Viimeinen asia, jota nykyinen sukupolvi terveysviranomaisia haluaa laskea, on magnesiumin puutteesta johtuvat kuolemat. Moottorilohkot jumiutuvat ilman öljyä. Fysiologiassa on sama juttu, se kramppaa ilman riittävää solujen magnesiumtasoa ja sydän varmasti pysähtyy, jos magnesiumpitoisuudet laskevat veressä.

Magnesium on niin välttämätöntä terveydellemme, erityisesti korkean stressin aikana (stressi lisää biologista magnesiumin tarvetta), että sen sijaan, että juoksisimme kauppaan ostamaan vessapaperia, pitäisi mennä Internetiin ja ostaa kaikki mahdollinen magnesium. Mitä pidempään haluat elää/pysyä terveenä, sitä enemmän sinun pitäisi ostaa, koska magnesium voi pelastaa sinut, kun kalliin modernin lääketieteen järjestelmä pettää.

Henkeä pelastava?

The Lancet lehdessä julkaistussa tutkimuksessa raportoitiin kaksoissokkoutetusta, satunnaistetusta, ja plasebokontrolloidusta tutkimuksesta, johon osallistui 2316 sydäninfarkti-epäiltyä potilasta. Magnesiumannos oli suuri (noin 8,7 grammaa laskimoon 24 tunnin aikana), mutta tulokset olivat huomattavat: magnesium vähensi sydän- ja verisuonikuolleisuutta 25%. Seitsemän kliinisen tutkimuksen analyysissä Teo ja kollegat päättelivät, että magnesium (5-10 grammaa laskimonsisäisenä infuusiona) vähensi kuoleman todennäköisyyttä hämmästyttävästi 55%.

Tohtori Sarah Myhill on käyttänyt infuusiona annettavaa magnesiumia yleislääkärin vastaanotollaan yli 20 vuoden ajan akuutteihin ja kroonisiin ongelmiin. Hän käyttää sitä kaikilla potilailla, joilla on akuutti rintakipu (paitsi jos verenpaine on alhainen), akuutti sydämen vajaatoiminta, keuhkoembolia tai akuutti astma. Myhill sanoo: ”Se on voimakas vasodilataattori - eli se avaa kaikki verisuonet. Potilaat voivat todellakin tuntea verisuontensa laajenevan, kun annan heille magnesiumia - he lämpenevät kauttaaltaan! Tällä on välitön vaikutus, joka vähentää sydämen työtä ja avaa sydämen sivukiertoa. Useimmilla akuutin sydänkohtauksen saaneilla potilailla kipu lievittyy täysin suonensisäisen magnesiumin avulla.”

Lisäravinteen nosto lääkitykseksi

Puhumme jäljempänä eri yhdisteistä, mutta haluan puhua siitä, miten tärkeää on annos. Useimmat eivät joko käytä magnesiumlisää tai ottavat liian vähän ja riistävät itseltään magnesiumin lääketieteelliset ja terveydelliset hyödyt.

Uudet ohjeet magnesiumille jotka on nostettu lääkityksen tasolle:

1) Suun kautta nauttiminen suolen sietokyvyn mukaan: Magnesium on täydellinen lääke ummetukseen, koska korkeat pitoisuudet löysäävät suolistoa. Näin ollen C-vitamiinin tavoin, voidaan suun kautta annostelulla saavuttaa taso, joka aikaansaa ulosteen löystymistä. Sen jälkeen annostusta voidaan pienentää, jotta keho saa tottua siihen ja lisätä hitaasti suolen sietokyvyn mukaan. Käytän magnesiumkloridia tai magnesiumbikarbonaattia, mutta kaikki yhdisteet ovat hyödyllisiä jossain määrin.

Magnesiumkloridin etuna on, että se voidaan antaa suonensisäisesti, lihaksensisäisesti, suun kautta sekä höyrystettynä sumuttimella ja voiteena ihon läpi. Suositeltava antotapa on kuitenkin anestesiassa ja tehohoidossa suonensisäinen antotapa.

Suun kautta annettavan magnesiumin annosta voidaan nostaa asteittain alkaen noin 250-500 mg/vrk annoksesta alkuainemagnesiumia aina noin 600-5000mg/vrk magnesiumannokseen. Suun kautta annosteltava vuorokausiannos jaetaan pienempiin annoksiin ja annetaan useita kertoja päivässä.

2) Koska suoliston sietokyky rajoittaa suun kautta annettavia annoksia, on hyödyllistä käyttää

transdermaalisia sovelluksia. Esimerkiksi magnesiumöljyä voidaan suihkuttaa paikallisesti ja istua auringossa tai pyytää jotakuta hieromaan magnesiumöljyä, jotta saadaan mahdollisimman ihanaa lääketieteellistä hoitoa. Kylpyveteen voi myös lisätä magnesiumia ja bikarbonaattia.

Eräässä tutkimuksessa 250 mg:n annos kaksi kertaa päivässä magnesiumia suun kautta annettuna aiheutti haitallisia suolistovaikutuksia 45,7% koehenkilöistä. Jos ihmisellä on syöpä tai jokin muu vakava sairaus, suonensisäisesti annettu magnesium on hyvä vaihtoehto dramaattisten tulosten saavuttamiseksi, mukaan lukien diabeteksen hallinta.

Verihyytymäepidemia

Koronarokotteet tuhoavat soluja. Jos se tapahtuu endoteelille, eli solukerrokselle, joka vuoraa verisuontemme sisäpintoja, verisuonet voivat alkaa vuotaa ja muodostuu hyytymiä.[xii] Ottaen huomioon, että 2021 tutkimus osoitti piikkiproteiinin pääsevän verenkiertoon pian rokotuksen jälkeen, on vaarallinen endoteelin osallistuminen piikkiproteiinin tuotantoon erittäin todennäköistä.

Koronarokotteiden vakava vaara on, että piikkiproteiinit, joita lukemattomat endoteelisolut eli verisuonten seinämien sisimmät solut tuottavat, nousevat solujen pinnalle ja työntyvät suoraan verenkiertoon. Lisäksi osa näistä piikkiproteiineista pilkkoutuu niiden kulkiessa ulkomaailmaan. Ne irtoavat soluista verenkiertoon ja sitoutuvat muiden endoteelisolujen reseptoreihin kaukaisissa paikoissa.

> ”Ystäväni ja tenniskumppanini, viisikymppinen erittäin hyväkuntoinen lääkäri, muuttui kauttaaltaan sinertäväksi kapillaarisuonten rikkoutuessa 1. pistoksen jälkeen. Se oli potentiaalisesti hengenvaarallista; hän ei saanut toista pistosta. Synkkiä päiviä lääketieteelle. Emme koskaan toivu tästä maailmanlaajuisesta onnettomuudesta, eivätkä myöskään vammautuneet, mikä on vielä pahempaa.”

Mitä teho-osaston lääkärit näkivät jo varhain

Tohtori Jeffrey Laurence, lääketieteen professori hematologian ja onkologian osastolla Weill Cornell Medicinessä ja hematologian ja onkologian erikoislääkäri NewYork-Presbyterian/Weill Cornell Medical Centerissä, oli mukana kirjoittamassa nyt laajalti levinnyttä *Translational Research* lehdessä huhtikuussa 2020 julkaistua artikkelia, joka varoitti veren hyytymisestä aivohalvausten ja elinten vajaatoiminnan syynä vakavassa koronassa.

Jo varhain, lähes vuosi ennen kuin ensimmäiset koronarokotteet julkaistiin naiiville, luottavaiselle yleisölle, lääkärit raportoivat oudoista, huolestuttavista tapauksista, jotka eivät näyttäneet noudattavan mitään oppikirjoja, joiden mukaan he olivat kouluttautuneet. He kuvailivat potilaita, joilla oli hätkähdyttävän alhainen happipitoisuus, niin alhainen, että he olivat yleensä tajuttomia tai lähellä kuolemaa, puhuvan ja puhuvan sekä näpyttelevän puhelimiaan. Oireettomia raskaana olevia naisia, jotka saivat yhtäkkiä sydänpysähdyksen. Kaikilla tavanomaisilla mittareilla mitattuna potilailla näytti olevan lievä sairaus, joka pahenee minuuteissa ja he kuolevat kotona.

Raportit nuorten ja keski-ikäisten aivohalvauksista monissa sairaaloissa ovat uusin käänne kehittyvässä ymmärryksessämme koronan salaisuuksista. Aiemmin sitä pidettiin taudinaiheuttajana, joka hyökkää ensisijaisesti keuhkoihin. Siitä on tullut paljon pelottavampi vihollinen - se vaikuttaa lähes jokaiseen elimistön tärkeimpään elinjärjestelmään.

Tohtori Lewis Kaplan, Pennsylvanian yliopiston lääkäri ja Society of Critical Care Medicine -järjestön puheenjohtaja, sanoi, että joka vuosi lääkärit hoitavat ihmisiä, joilla on hyytymiskomplikaatioita, syövän sairastaneista vakavien traumojen uhreihin, ”eivätkä he hyydy tällä tavalla”.

”Ongelmamme on se, että vaikka ymmärrämme, että kyseessä on hyytymä, emme vielä tiedä miksi hyytymä on syntynyt”, Kaplan sanoi. ”Emme tiedä. Ja siksi olemme peloissamme.”

Mitä havaittiin ensimmäisenä

Alla olevassa newyorkilaisella videossa esiintyvä teho-osaston lääkäri ehdottaa, että hoidamme väärää sairautta väärillä toimenpiteillä. WebMD julkaisi: ”Kun lääkärit hoitavat yhä useampia potilaita, jotka ovat sairastuneet vakavasti koronasta, he huomaavat eroja siinä, miten heidän keuhkonsa ovat vaurioituneet. Joillakin sairaalaan tulevilla potilailla veren happipitoisuus on hyvin alhainen, mutta sitä ei välttämättä huomaa heidän kanssaan keskustelemalla. He eivät näytä kärsivän hapen puutteesta. He saattavat olla hieman hämmentyneitä. Mutta he eivät kamppaile hengityksensä kanssa.”

”Kun lääkärit ottavat kuvia heidän keuhkoistaan, joko tietokonetomografialla tai röntgenkuvalla, ne näyttävät myös melko terveiltä. Keuhkoissa voi olla muutamia alueita, joissa on sameutta ja muutoksia, jotka viittaavat infektion aiheuttamiin vaurioihin, mutta pääosin keuhko on musta, mikä osoittaa, että se on täynnä ilmaa.”

https://www.youtube.com/watch?v=k9GYTc53r2o

Punasolujen on raportoitu kutistuvan ja jäykistyvän hapen puutteessa, mikä johtaa hapenkuljetuksen ja -jakelun laskuun.

Klooridioksidi tulee apuun

Klooridioksidi, se pieni, erittäin turvallinen lääke, jota FDA ei haluaisi olevan olemassa, pelastaa koronatartunnan saaneet potilaat ja ne miljardit, jotka sokeasti ottivat koronarokotteita, jotka on ohjelmoitu pakottamaan ihmiskehon solut tuottamaan piikkiproteiineja.

Klooridioksidi vaikuttaa koronarokotteiden keskeiseen haitalliseen osaan, veren hyytymiseen. ”Normaalisti lääkärit määräävät veren hyytymistä estävää lääkettä, kuten varfariinia, joka on rotanmyrkkyä vastaava aine, joka pitkällä aikavälillä aiheuttaa muun muassa aivohalvauksia. Se ei siis ole ratkaisu. Klooridioksidi on kuitenkin ratkaisu, koska olemme nähneet, että se liuottaa suoraan minihyytymiä ennen kuin ne kasvavat”, sanoo tohtori Andreas Kalcker. ”Hapenpuute on useimpien koronan uhrien kuolinsyy. Klooridioksidi tuottaa happea vereen, jolloin hemoglobiinimolekyylit hapettuvat välittömästi punasoluissa, mikä mahdollistaa potilaiden hengittämisen uudelleen”, Kalcker jatkaa.

Huomattavaa on, että monilla sairailla ja kuolevilla punasolut kasaantuvat yhteen eivätkä liiku vapaasti. Voimakkaasti paakkuuntuneet punasolut (Rouleau) vaikuttavat asianmukaiseen hapensaantiin, koska punasolut eivät liiku tarpeeksi hyvin toimittaakseen happea sinne, missä sitä tarvitaan. Varhain pandemian alkuvaiheessa newyorkilaiset lääkärit totesivat, että koronapotilaat näyttivät kuin kuljetetuiltan 10 000 metrin korkeuteen ja he olivat hapenpuutteessa.

Punasolut ennen mRNA-injektioita ja sen jälkeen

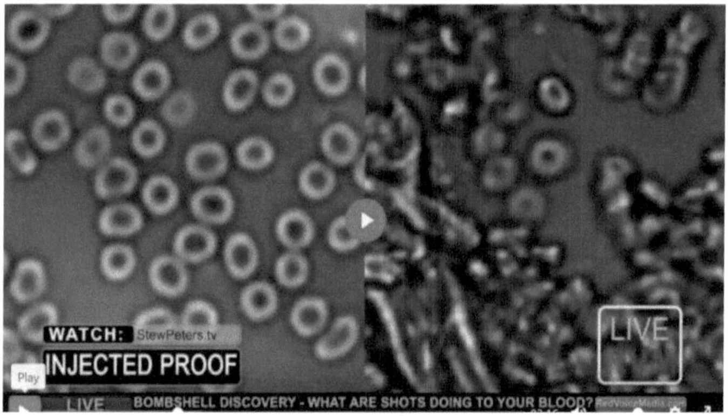

Kuvakaappauksia mikroskooppisista verinäytteistä, joissa verrataan normaaleja punasoluja koronarokotteen jälkeisiin soluihin.

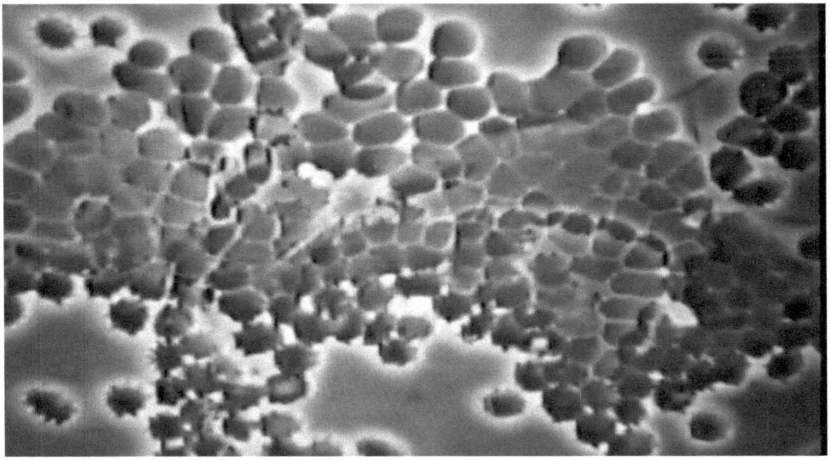

Toinen kuva verestä rokotuksen jälkeen.

Suora hyökkäys punasoluihin

Koronapotilaiden, erityisesti vakavien tapausten, happisaturaatio oli altis laskemaan vaaralliselle tasolle, jopa alle 90%. Tohtori Angelo D'Alessandro, Coloradon yliopiston lääketieteellisen tiedekunnan biokemian laitoksen johtaja, kysyi: ”Voiko se johtua solusta, joka kuljettaa happea?” ”Voiko korona hyökätä punasoluihin, joka on runsain solu ihmiskehossa, joka on kehittynyt nimenomaan kuljettamaan happea?”

Vastaus molempiin kysymyksiin oli ”kyllä”. Tutkimus osoitti, että korona vahingoittaa happea kuljettavien punasolujen kalvoja. Virus ei vaikuttanut solujen hemoglobiiniin, joten ne pystyivät ottamaan happea, mutta se vaurioitti kalvoproteiineja, jotka vastaavat verisolujen rakenteesta. Tämän ominaisuuden ansiosta korona voi epäsuorasti säädellä punasolujen kykyä vapauttaa happea ja ennen kaikkea puristua läpi verenkierron reuna-alueiden kapillaareista.

Vaarallisia verihyytymiä voi esiintyä keskivaikeilla koronapotilailla. https://www.yahoo.com/news/risk-dangerous-blood-clots-linked-175912992.html

Tohtori D'Alessandro lisää joitakin kiehtovia kohtia tähän keskusteluun, sanomalla: ”Tulehdus on normaali reaktio vaurioon.

Immuunijärjestelmän valkosolut ryntäävät haavaan torjumaan infektiota ja tulehdus voi vaikuttaa veren kykyyn muodostaa pysyviä hyytymiä, ilmiötä kutsutaan trauman koagulopatiaksi. Kuitenkin, kun kyseessä on korona, järjestelmä ”voi mennä sekaisin”.

”Elimistö reagoi virukseen tuottamalla liikaa tulehdussytokiineja, jotka ovat pieniä molekyylejä, jotka aktivoituvat tulehduksen aikana ja sitten se voi karata hallinnasta sytokiinimyrskyksi siinä määrin, että elimistö sulkee toimintansa, erityisesti elimistön keuhkot”, hän sanoi. ”Valitettavasti, kuten traumoissa, liiallinen tulehdus voi aktivoida verihiutaleita ja johtaa hyytymien muodostumiseen, jotka voivat tukkia veren virtauksen keuhkoissa ja näin ollen rajoittaa keuhkojen hapen perfuusiota myös silloin, kun potilas on hengityskoneessa.”

Yhteenveto

”Yli puolelle ihmiskuntaa ruiskutetaan riittämättömästi testattuja ja vaarallisia lääkkeitä, jotka perustuvat ennennäkemättömään tekniikkaan ja samalla väitetään, että ne ovat ”täysin turvallisia”. Kyseessä on ennennäkemätön joukkokokeilu, jolla on vakavimmat mahdolliset seuraukset. Koskaan aikaisemmin ei mikään hallitus, kansainvälinen toimija tai ylikansallinen salaliitto role tehnyt mitään vastaavaa tekoa, joka altistaisi näin suuren osan ihmiskunnasta näin vakaville vaaroille”, kirjoittaa Vasko Kohlmayer *The American Thinker* lehdessä.

Klooridioksidi tapauskertomuksia

Neljän kuukauden ikäisen vauvan ekseema parani 3 päivässä klooridioksidin avulla. Andreas Kalckerin menetelmää käytettiin CDS:n valmistukseen, mutta vain yksi kierros 1/2 vahvuutta noin 1500 ppm. Vanhempi kastoi sormen CDS1500:een ja taputti sitä sairastuneille alueille 2 kertaa päivässä.

Johdanto

Tämä on epäilemättä pisin luku ja se olisi voinut olla paljon pidempi. Klooridioksidia käyttävien kertomuksista voitaisiin helposti tehdä kirja. Olen henkilökohtaisesti seurannut näitä tapauskertomuksia sosiaalisen median ryhmissä, jotka opettavat, miten tehdä ja käyttää klooridioksidia (MMS) (CDS). Niille, joille klooridioksidi on uutta tai jotka ovat jyrkkiä skeptikkoja, muistakaa, että kaikki potilaskertomukset on julkaistu niille, jotka eivät tarvitse vakuuttelua ja jotka jo käyttävät klooridioksidia.

Valitettavasti emme ole voineet enää pitkään aikaan odottaa kenenkään virallisen maailman lääketieteen edustajan kuuntelevan ja ymmärtävän, joten en kirjoita tätä lukua vakuuttaakseni ketään, kuinka maagista klooridioksidi on ja kuinka monta henkeä tai kohtaloa se voisi pelastaa.

Lääketieteen valtavirran maailma ja koko politiikan maailma on omistautunut sille, että monet saadaan kärsimään ja kuolemaan kurjasti kieltämällä kaikki turvallinen, tehokas ja halpa, joka pitää terveenä, onnellisena ja turvassa vakavilta sairauksilta. Ihmiskunta ansaitsee nykyaikaiselta lääketieteeltä parempaa, eikä se saa sitä, joten meidän on huolehdittava itsestämme, mikä on koko *Kielletyt lääkkeet*-kirjan tarkoitus ja lähtökohta.

Tulokset, joita saavutetaan klooridioksidin avulla, ovat lähes uskomattomia, kuten luvun kertomukset osoittavat. Lisäksi kaikki esimerkit parantumisesta riippuivat pääasiassa pelkästään klooridioksidista, mikä osoittaa, kuinka voimakas pieni klooridioksidi molekyyli on. Tulevaisuuden tehtävänä on osoittaa, miten paljon lisää voimaa parantamiseen on, kun klooridioksidi liitetään osaksi kokonaisvaltaista lääkejärjestelmään, jossa hoidetaan kehon muitakin olennaisia tarpeita.

Kaikki eivät tietenkään saa ihmeparantumista. Kuitenkin, kuten vesilaitosten ammattilaiset tietävät, se tekee aina sen työn, joka sen on tarkoitus tehdä.

Varpaan parantuminen

”Jatkuva varpaiden haava 99-vuotiaalla anopillani. Ensimmäinen kuva on marraskuulta 2021 (me olemme hoitaneet tätä yli vuoden ajan!) 2. kuva on tänään kuukauden päivittäisen jalkakylpyjen jälkeen, joissa käytetään booraksilla käsiteltyä liotusvettä ennen kuin lisätään siihen viisi aktivoitua tippaa MMS:ää veden fluoridin vuoksi. Iho hänen jalassaan näyttää jopa täyteläisemmältä ja vaaleanpunaisemmalta!”.”

MMS syöpälääke?

”Muutama vuosi sitten minulla oli veritauti nimeltä polysytemia. Minulla oli veritauti monta vuotta. Sitten vuoden 2017 lopussa sairastuin paksusuolen syöpään, kun verisairauttani hoidettiin The Maine Centers For Healthcare Westbrookissa, Mainessa. Menetin 30 kiloa kahdessa kuukaudessa. Kerroin lääkärilleni, etten aio ottaa enää yhtään hoitoa. En ottanut sytostaattihoitoa. Sanoin hänelle, etten tule enää tapaamaan häntä ja menin kotiin. Seuraavana päivänä hän soitti vaimolleni ja sanoi, että jos hän ei suostuttelisi minua tulemaan takaisin jatkohoitoon, testeihin ja hoitoihin, kuolisin. Olin niin sairas, että olin sängyssä, enkä pystynyt edes huolehtimaan itsestäni. Vaimoni alkoi antaa minulle kuusi tippaa MMS:ää tunnin välein. Kymmenen päivän kuluessa pystyin syömään, kun ennen en pystynyt edes syömään. Seuraavien 4 tai 5 kuukauden aikana sain suurimman osan painostani takaisin ja nykyään syöpä on poissa, samoin veritauti.”

Keuhkoahtauma ja keuhkovaltimon hypertensio

”Minulla diagnosoitiin viisi vuotta sitten keuhkoahtaumatauti, minulle annettiin inhalaattorit päivittäiseen käyttöön ja hätäinhalaattori, kun hengitykseni heikkenee vakavasti. Valitettavasti lääkkeet auttoivat hyvin vähän. Hätäinhalaattori auttoi minua kuitenkin saamaan hengitykseni takaisin.

Vuosi sitten, tammikuussa, minulla todettiin PAH (keuhkovaltimon verenpainetauti) ja vahvistettiin oikeanpuoleisen sydämen katetroinnissa mitatuilla paineilla. Lääkärit neuvoivat, että eivät tiedä syytä, eikä parannuskeinoa ole. Siksi minun piti olla koko ajan hapen varassa.

Samaan aikaan he määräsivät Sildenafiilia, Letarista ja Treprostinilia, kolmiportainen lähestymistapa taudin etenemisen pysäyttämiseksi. Valitettavasti näillä lääkkeillä oli niin paljon sivuvaikutuksia, että niistä tuli invalidisoivia ja olin huonossa kunnossa.

Tutkin, miten saisin lisää happea elimistööni, koska happipitoisuus veressäni oli suurimman osan aikaa 84-89%. Silloin löysin tietoa MMS1:stä. Aloitin helmikuussa kolmen tipan ottamisen neljän tunnin välein, mutta en tiukalla aikataululla. Sain ripulia noin kolmen viikon ajan. Myrkyt huuhtoutuivat elimistöstäni. Vieroitin itseni pois sildenafiilista, sitten Letarisista. Aloin hengittää paljon helpommin ja minulla oli voimaa ja energiaa. Pystyin kävelemään korttelin ympäri, kun aikaisemmin en voinut mennä pihatieni päähän haukkomatta henkeä. Minulta kesti kuusi viikkoa vieroittaa infuusionesteet Tripostinil-lääkkeestä, sillä oli kestänyt kuusi kuukautta päästä lääkärin määräämään annokseen.

Sillä välin kaikki muut sairauteni katosivat: verenpainetauti, 2-tyypin diabetes, kilpirauhasen liikatoiminta ja jopa korkea kolesteroli. Tunnen oloni 500% paremmaksi ja kävelen kilometrejä päivässä, teen puutarhanhoitoa, kalastan ja jopa pelaan taas golfia. Ilman laihduttamista olen pudottanut 12 kiloa, mikä vahvisti elimistöäni entisestään. Käytän edelleen CDS:ää nyt ja aloitin sen sumuttamisen pari kertaa viikossa, toivoen, että se on pysyvä apu. Toivottavasti se auttaa jotakuta. En ole kovin hyvä sanojen kanssa, mutta minun on sanottava, että rukouksiini on vastattu MMS1:n ja CDS:n avulla.”

Elämän nuorentaminen

”Ikä 71. Sydänläpät leikattu 18 vuotta sitten, vaikea 2-tyypin diabetes, veren sokeri yli 450 u/d. Pistää keskimäärin 40/45 yksikköä insuliinia päivittäin. Kärsii huimauksesta, väsymyksestä ja unettomuudesta ja ottaa noin 15 pilleriä päivässä. 2 vuotta sen jälkeen, kun hän on ottanut CDS:ää, hän ottaa 15 pilleristä vain 2. Päivittäistä insuliinia hän pistää vain 12-18 mg päivässä; haiman ilmeisen paranemisen myötä hän ei enää kärsii kolesterolista, verenpaineesta tai sydämen rytmihäiriöistä. Hän ei enää kärsi huimausta, hän tuntee olonsa erittäin vilkkaaksi ja aktiiviseksi, eikä hänellä ole enää unettomuutta. Hän nukkuu nyt kuin vauva.”

Vaikea akne eliminoitu

”Näin hänen ihonsa parani alle kahdessa kuukaudessa paikallisella klooridioksidisuihkeella (hän ei edes ottanut sitä sisäisesti). Hän jätti ihotautilääkärin hoidot pois.”

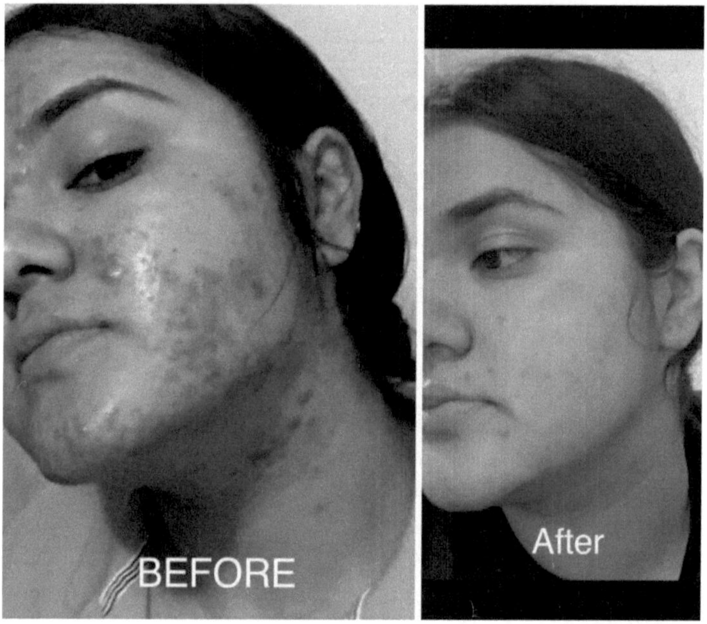

Mini aivohalvaus

”Mieheni neurologi tiesi klooridioksidista ja oli enemmän kuin tyytyväinen testituloksiinsa. Viime vuonna hän sai miniaivohalvauksen ja hänelle määrättiin verenohennuslääkkeitä, verenpainelääkkeitä ja kolesterolia alentavia lääkkeitä. Hän ei ota mitään niistä. Ei edes asperiinia. Hän kuitenkin käytti klooridioksidia noin kuuden viikon ajan ja hänen testituloksensa ovat normaalit. Se sai neurologin huomion.”

Rintasyöpä - 1

Kuvia päivästä 1 päivään 70 vasemmasta yläkulmasta poikittain ja alaspäin.

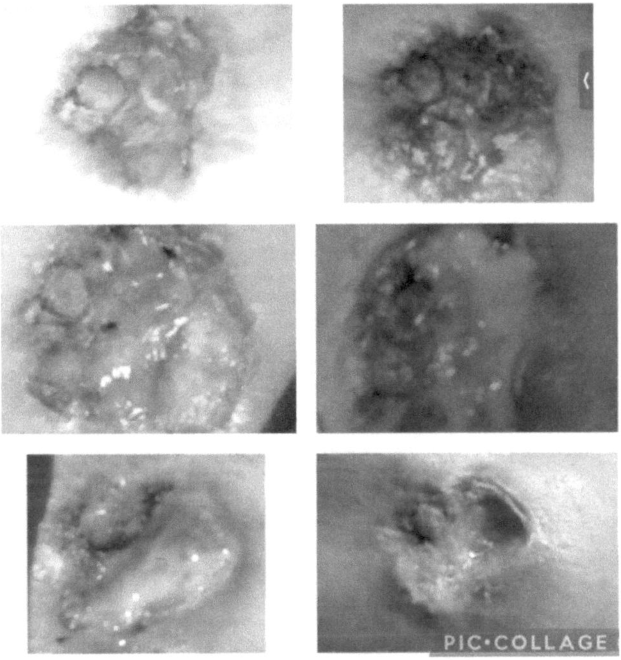

”Minulla on rintasyöpä - diagnosoitiin vuonna 2013 ja luulin, että olin ”voittanut” sen seuraamalla parantamismenetelmiä. Muutin ruokavaliotani, tein paljon mehustamista, tonneittain kalliita lisäravinteita ja C-vitamiini-infuusiohoitoja, kaikkea mahdollista. Mikään niistä ei tappanut syöpääni. Minulle ei koskaan tehty leikkausta, kemoterapiaa tai sädehoitoa. Vuosien mittaan tunsin sen pahenevan, varsinkin kun rintani, jossa oli kasvain, alkoi kutistua ja kainalossa olevat imusolmukkeet alkoivat olla kivuliaita. Tiesin, että asiat olivat menossa vakavasti pieleen ja nopeasti. Kieltäydyin edelleen kaikesta tavanomaisesta. Herra herätti minut eräänä aamuna voimakkaalla viestillä ottaa Jim Humblen kirja ja tällä kertaa lukea se kannesta kanteen, tehdä muistiinpanoja, päästä alkuun ja mikä tärkeintä, jatkaa! Aloitin tämän vuoden helmikuussa. Olen noudattanut ohjetta 70 päivää tänään ja kasvain on hajoamassa silmieni edessä.”

Rintasyöpä - 2

”Jos sinulla on syöpä, ÄLÄ LUOVUTA! Jatka eteenpäin! Olen itkenyt monta vuotta kyyneleitä, lannistunut ja tuntenut, että elämäni päivät olivat luetut. Pääsin tulehtuneesta, iskostuneesta, kovettuneesta rintakasvaimesta paranemiseen. En koskaan uskonut näkeväni sitä. Vaiheen 4 rintasyöpäni on jäämässä menneisyyteen. Jatka eteenpäin, jos sinulla on syöpä tai jokin muu vakava sairaus. Jos pysyt mukana etkä lopeta kesken, tulokset tulevat.”

Rintasyöpä - 3

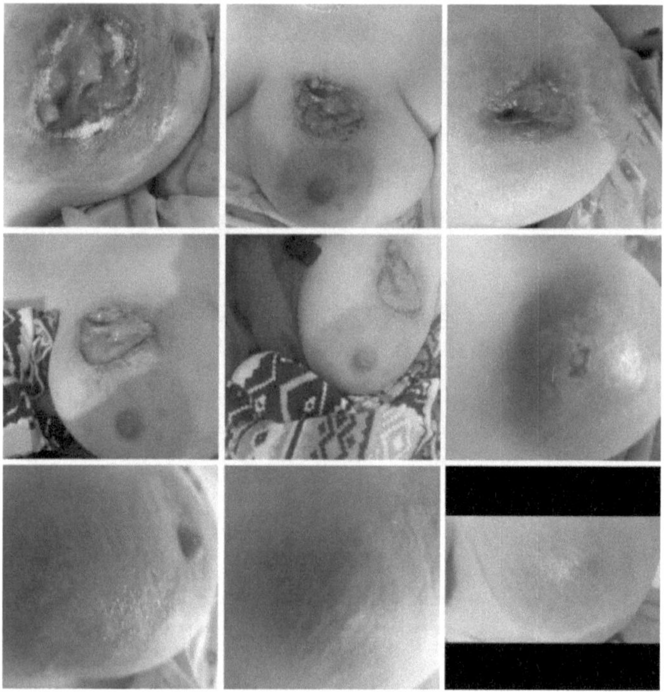

(Käännetty espanjasta) Kuvissa näkyy kehitys tulosten myötä.

Äidin syöpää hoidettiin paikallisesti ja suun kautta CDS:llä. Hän otti 15 ml CDS:ää litrassa vettä 10 päivittäisenä annoksena kuukauden ajan. Ja hän käytti paikallisesti puhdasta CDS:ää aamulla ja illalla.

Divertikuliitti ja krooninen haimatulehdus

”Minulla on ollut vuosia vakava divertikuliitti, jonka hallitsemiseksi tarvittiin antibiootteja, kun minulla oli kauheita kohtauksia. Muulloin tunsin, että minulla oli kipeä kohta alempana suolistossani. Aloitin CDS:n noin kuukausi sitten & vatsani kertoi siitä minulle noin viikon ajan. Minulla oli teräviä kipuja kuin olisin saanut kohtauksen, mutta sitä ei koskaan tullut. Sen jälkeen olen voinut hyvin.

Todella hyvin! Kipeä paksusuoleni on poissa. Minulle kävi samoin kroonisen haimatulehduksen kanssa. Se paheni ennen kuin se parani, mutta nyt se on poissa. Molemmat tilanteet tapahtuivat samanaikaisesti ja olin huolissani sairaalaan joutumisesta, mutta ajattelin myös, että CDS voisi parantaa ja niinhän se tekikin!!!”

Sydämen vajaatoiminta

”Isälläni oli sydämen vajaatoiminta 22 vuotta sitten. He vaihtoivat mitraaliläpän ja hänelle asennettiin defibrillaattori tuolloin. Hän on siis käyttänyt kumadiinia viimeiset 22 vuotta. Sitten maalis- ja huhtikuussa 2021 hän sai 2 koronainjektiota ja kaikki meni alamäkeen. Marraskuuhun mennessä hänellä oli vaikeuksia hengittää; happi laski jatkuvasti 80:een ja joskus alemmas. Valitettavasti isäni kävi sairaalassa marraskuussa, joulukuussa ja tammikuussa. Kerran hän pyysi minua viemään hänet ensiapuun, koska hänen happipitoisuutensa laski 60:een. Me istuimme päivystyksessä, kun hoitaja käveli sisään ja kertoi, että minun pitäisi laittaa naamari, koska isälläni oli ”erittäin tarttuva” keuhkokuume, jota kutsutaan ‘sairaalasta aiheutuvaksi keuhkokuumeeksi’. Vastasin: ”Minä en tarvitse, koska minulla on salainen ase taskussani. Sairaanhoitaja kysyi, 'mikä se on?' Sanoin: ”Oletteko koskaan kuullut klooridioksidista? Hän pyöräytti päätään ja sanoi, ”Kyllä, veljeni on kokonaisvaltainen lääkäri, joka hoitaa potilaitaan vain sillä!” Hän kääntyi minun isääni päin ja sanoi: 'Mitä sinä täällä teet? Sinun pitäisi olla kotona ja antaa tyttäresi hoitaa sinua!

Joka tapauksessa hän oli sairaalassa kolme päivää ja hänen INR-arvonsa olivat korkeat. Se oli 5,0 ensimmäisenä päivänä ja kolmantena päivänä se oli 3,5, MUTTA hänen kielensä halkeili auki ja verihyytymiä alkoi tulla ulos hänen kielestään! Hän veti 5-6 hyytymää ulos 3. päivän ja yön aikana sairaalassa! Hänen happipitoisuutensa oli noussut vain 88:aan hapen käytön aikana. Toin litran vesipullon, jossa oli 25 ml CDS:ää ja annoin hänen juoda sitä, kun istuin siinä 2 tuntia. Hänen happipitoisuutensa nousi 99:ään noiden 2 tunnin aikana, hänen kielensä parani täysin ja lakkasi vuotamasta ja hyytymästä ja hänen virtsansa muuttui tummasta vaaleaksi. Hän tuli kotiin sairaalasta, joi CDS:ää muutaman päivän ja lopetti sitten.

Pian sen jälkeen hänen hengitysvaikeutensa alkoivat jälleen. Hänen happipitoisuutensa jatkoi laskuaan hitaasti ja hän jatkoi soittamista lääkäreille, jotka halusivat vain siirtää hänet jollekin toiselle. Hän oli turhautunut siitä, ettei hän saanut vastauksia. Happisäiliö, jonka he olivat antaneet hänelle, antoi vain 3 litraa minuutissa ja hän väitti tarvitsevansa 4,5 litraa, jotta se auttaisi häntä hengittämään. Lopulta hän pääsi pisteeseen, jossa hänen happipitoisuutensa oli laskenut 60:een. Hän ei voinut liikkua, ei nukkua, oli peloissaan ja hänen oli vaikea huolehtia itsestään, saati äidistäni, jonka pääasiallinen hoitaja hän olinsa. Joten hän kuunteli minua vihdoin, teki itselleen litran vesipullon, jossa oli 25 ml CDS:ää ja alkoi taas juoda sitä. Illalla klo 21.00 mennessä hänen happipitoisuutensa oli 100! Toisena päivänä hän soitti minulle ja sanoi voivansa melko hyvin ja että meidän pitäisi tulla sunnuntaina pääsiäisillalliselle, koska hän halusi laittaa ruokaa. Hän on ollut 25 ml:n CDS-valmistetta lähes kaksi viikkoa, eikä hän ole käyttänyt happea kahteen päivään. Hän oli ulkona eilen pihalla töissä ja tunsi olonsa loistavaksi!

Vanhus nuortui ja jätti neuropatialääkkeet

Sain juuri isäni neuropatian parannettua alle kahdessa viikossa!!!!. Se on sen arvoista. se!!! Hän näyttää niin paljon paremmalta! Hän käytti MMS/DMSO-jalkakylpyjä, DMSO-korva-/silmätippoja, MMS:n juomista, rakkautta ja hyviä aterioita, kun olin täällä AZ:ssa hänen luonaan. Minä en edes tunnistanut häntä, kun näin hänet!!!!

Endometrioosi/Psori

”Endometrioosini diagnosoitiin vuonna 2009 ja minulla oli hirvittäviä kramppeja joka kuukausi. Joskus pyörryin, oksensin ja muuta. Minulle tehtiin laparoskopia ja lääkäri totesi, että vasen munasarjani oli liimautunut suolistooni tulehduksen ja arpikudoksen vuoksi.

Hän teki puhdistusleikkauksen, mutta sen jälkeen kipu oli edelleen olemassa. Lääkäri antoi minulle ehkäisypillereitä sen vähentämiseksi, mutta se lääke ei tehonnut. Rukoilin ja pyysin Jumalaa antamaan minulle jonkin luonnollisen lääkkeen. Löysin klorofyllin ja olin kivuton

1-2 vuotta. 2016-2017 diagnosoitiin psori. Se paheni hyvin nopeasti. Minulla oli plakkeja jaloissani, otsallani, kallossani, kyynärpäissäni ja sukupuolielimissäni. Kipu, tulehdus ja kutina olivat sietämättmiä. Rukoilin jälleen luonnollista parannuskeinoa. Löysin yhden, mutta se sai psoriaasin puoliksi hallintaan. Joissakin paikoissa plakit katosivat, mutta toisista taas ei. Viime vuonna molemmat ongelmat alkoivat pahentua, eikä mikään hoitotoimenpiteistä toiminut, kuten ensimmäisellä kerralla. Minulla alkoi olla niveltulehduksen kaltaista kipua kehossani tiettyyn pisteeseen asti, että mieheni täytyi auttaa minua kylvyssä. Vietin melkein 2 kuukautta kotona, enkä pystynyt tekemään mitään, kunnes eräs pastoriystäväni suositteli MMS:ää.

Ajattelin, että kipuni liittyi nivelpsoriin, kuten isoisälläni, mutta en ole vieläkään löytänyt reumatologia, joka olisi vahvistanut sen, koska useimmat Puerto Ricossa eivät ota vastaan uusia, alle 65-vuotiaita potilaita. Kuukausia kestäneen kivun jälkeen, minulla ei ollut mitään menetettävää, kokeilin MMS:ää ja tässä sitä nyt ollaan. Tein aloitustoimenpiteen, sitten sieniprotokollan 5-6 päivää ja sitten aloitin Protocol 1000:n yhdellä tipalla. Juuri nyt olen 2 tipassa noudattaen kolmea kultaista sääntöä. Rutiinini on, että aamiaisen jälkeen odotan 2 tuntia ja aloitan sitten päivän protokollan. Minulla on joitakin kevyitä välipaloja päivän aikana ja lopuksi syön. Nyt kun olen raskaana, syön kevyen lounaan ja odotan 2 tuntia sen jälkeen ennen kuin jatkan protokollaa. Käytin myös psorin plakkeihin MMS:ää paikallisesti (10 tippaa ja 30 ml vettä). Kolmen viikon hoidon jälkeen nivelpsoriaasi oli lähes poissa ja 3 kuukauden hoidon jälkeen se on kokonaan poissa. Psoriaasini on lähes hävinnyt ja endometrioosikipuni on vähentynyt lähes olemattomiin. Niin ja olen yrittänyt tulla raskaaksi 8 kuukautta ilman mitään paineita, sain juuri tietää olevani raskaana. Joten olen kiitollinen taivaan Isälle siitä, että hän antoi minulle mahdollisuuden tietää MMS:stä. Minulla oli vaikeuksia löytää oikea annos, mutta kun löysin sen, on ollut pelkkää hyvinvointia.”

Reuma poistui klooridioksidilla

”Näin henkilökohtaisesti niveltulehdukseni häviävän polvistani alle kahdessa viikossa. Aloitin 10ml ja koin painetta aiheuttavaa päänsärkyä muutaman päivän ajan, mutta taistelin sen läpi. Sitten siirryin 20 ml:aan. Ennen CDS:ää polveni tuntuivat siltä kuin niiden takana olisi ollut pieniä kiviä. Se on nyt poissa. Pystyn nyt juoksemaan ja tekemään kyykkyjä ilman kipua.”

Kanin korvapunkit paranivat 3 päivässä suihkuttamalla klooridioksidia (CDS).

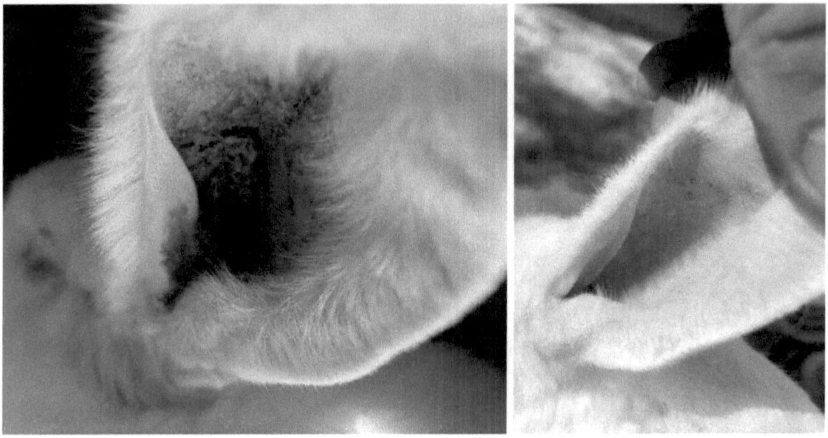

Koiran korvat

7-vuotiaalla kultaisellanoutajallani on pahin näkemäni korvatulehdus. Aloitin kaasuprotokollalla ensimmäiset 2 päivää, sitten sekoitin aktivoidun pisaran 30 ml vettä korvatippoja varten. Olemme 5. päivässä ja korvat ovat parantuneet 90%. Koirallani oli kovia kipuja, mutta kun tein tipat, kipu on joko hävinnyt tai vähentynyt huomattavasti, koska normaalisti se vihaa nestettä korvassaan ja piiloutuu kun käytin eläinlääkärin määräämiä korvatippoja tai huuhteluainetta, mutta se tulee luokseni hakemaan näitä tippoja. Koira tietää, että ne auttavat sitä.

Autoimmuunisairaus

Ibuprofeenin liikakäytön vuoksi minulle kehittyi autoimmuunisairaus, joka on hyökännyt munuaisia ja paksusuolta vastaan. Viime vuoden marraskuussa minulla oli erittäin paha haavainen paksusuolentulehdus, (jossa eritin suoraa verta), jonka vuoksi jouduin sairaalaan 18 päiväksi ja se olisi voinut viedä henkeni.

Lääkäri halusi poistaa paksusuoleni ja potkaisin hänet ulos huoneestani. Tiesin, että kotona oli klooridioksidiliuosta, joka auttaisi minua parantamaan paksusuoleni ja toipumaan täysin.

Ollessani sairaalassa menin Klooridioksidi tapauskertomusten keskusteluhuoneeseen ja sain apua niin monilta, jotka antoivat minulle ohjeita siitä, miten päästä pois sairaalasta ja hoitaa tilaani, jotta voisin toipua täysin.

Päivä sen jälkeen, kun pääsin sairaalasta, hyppäsin takaisin Klooridioksidi Solution ohjelmaan ja pysyin keskittyneenä ruokavalioni muuttamiseen ja tilani hoitamiseen klooridioksidiliuoksella.

On kulunut 3 kuukautta, kun pääsin sairaalasta ja voin nyt paremmin kuin yli 12 vuoteen. Olen toipumassa 100% ja pystyn saamaan elämänlaatua, josta olisin voinut vain uneksia vielä pari vuotta sitten.

Olen nyt 100% lääkkeetön ja elän hämmästyttävää ja hyvin siunattua elämää. Voin vihdoinkin lopettaa KAIKKI pillerit Jumalan armosta.

Haimasyöpä

”40-vuotiaana, alun perin Euroopasta kotoisin olevana miehenä nautin jännittävästä elämästä New Yorkin vilkkaasta kaupungista. Helmikuussa 2021 pandemian aikana, olin väliaikaisesti Lounais-Floridassa ja tein etätyötä.

Täällä ollessani sain äkillisen vatsakivun, joka pelästytti minut yöllä ja johti verikokeisiin. Laboratoriotuloksissa havaittiin korkeita maksaentsyymipitoisuuksia, minulla oli myös lieviä merkkejä keltaisuudesta. Ensimmäinen käynti paikallisessa ensiapupoliklinikassa oli helpotus, sillä kasvaimia ei näkynyt CT-kuvauksessa, mutta ERCP-toimenpiteen aikana tapahtunut virhe vaikeutti tilannetta. Se vaati toisen pitkällisen sairaalahoidon suuremmassa ja pätevämmässä sairaalassa Floridassa.

Vaikka sairaalassa epäiltiin syöpää, kaikki koepalat olivat negatiivisia ja vihdoin palasin New Yorkiin sappitieahtaumani kanssa ja etsin edelleen vastauksia ja lopullista diagnoosia haimasyövästä.

Käytyäni lähes tusinan erikoislääkärin luona NYC:n tunnetuimmilla klinikoilla, sain diagnoosin ”haiman adenokarsinooma”. Minulle varattiin aika Whipplen toimenpidettä”, monimutkaista leikkausta varten. Kävin jälleen kerran paikallisessa pelottavan epäpätevässä päivystyspoliklinikassa. Kokemus sai minut palaamaan takaisin Eurooppaan ja jatkamaan hoitoa siellä.

Patologin ja magneettikuvauksen vahvistuksen jälkeen kirurgini kehotti minua aloittamaan sytostaattihoidon, koska leikkaus vaikutti liian riskialttiilta kasvaimen läheisyyden vuoksi tärkeimpiin verisuoniin. Sain muutaman syklin Folfirinoxia, jota siedin huonosti ja tarvitsin sairaalahoitoa sappitulehduksen vuoksi. CT-kuvaus osoitti merkittävää sappitiehyiden laajentumista huolimatta sappitietukkeesta sekä leesiosta maksassa, joten päätin tutkia vaihtoehtoisia hoitoja ja harkitsin immunoterapiaa toisella klinikalla.

Samalla otin esiin MMS-pullon, jota olin kuljettanut matkatavaroissani NYC:ssä, mutta jota en ollut koskaan vakavasti käyttänyt. Itse tiedemiehenä olin aluksi epäileväinen, mutta ajattelin, ettei minulla ollut mitään menetettävää. Aloitin pienellä määrällä, mutta lisäsin nopeasti noin 5 tippaan 10 kertaa päivässä. Kun kävin syyskuussa ensimmäisissä tutkimuksissa uudella klinikalla, oli kulunut 6 viikkoa siitä, kun olin hoitanut itseäni vain MMS:llä. CA19-9-arvoni (kasvainmerkkiaine) oli laskenut 150:een 350:stä (toukokuussa). Kaksi viikkoa myöhemmin se oli 60. CT-kuvauksessa ei näkynyt sappitiehyiden laajenemista ja sappirakon lietteen katoamista. Toinen magneettikuvaus osoitti primaarikasvaimeni kutistuvan. Myös veriarvot olivat normalisoituneet (Hb, proteiini, kalium, albumiini). Kliinisesti tunsin oloni paljon paremmaksi, paino nousi, voimani palautuivat ja hormonitesti osoitti yllättäen korkeita testosteronitasoja, joista minulla oli ollut puutetta muutama vuosi sitten.

Päätin aloittaa samanaikaisesti immunoterapian. Muutaman viikon kuluttua siitä maksaentsyymit olivat edelleen merkittävästi koholla. Päätin aloittaa MMS2:n (kalsiumhypokloriitti) protokollan 2000 mukaisesti. Koska olin hermostunut, aloitin pienellä annoksella (50 mg per kapseli) ja nostin sitä myöhemmin noin 800 mg:aan päivässä, joka jakautui 5 kapseliin. Aikomukseni on nostaa määrä protokollan mukaiseen maksimimäärään 2000 mg:aan ja sen jälkeen vielä lisätä MMS1-annostani. Minulla ei ole ollut mitään merkittäviä sivuvaikutuksia sen ottamisen jälkeen, mutta maksaentsyymini (ASAT&ALAT) ovat jatkuvasti normalisoituneet sen jälkeen. Ilmeisesti, koska saan nyt immunoterapiaa samanaikaisesti MMS:n kanssa, vaikutuksia ei voi eristää, mutta vaistoni mukaan MMS2:n lisääminen auttaa edelleen. Olen todistanut itselleni kuitenkin riittävästi, että MMS on tehokas, sillä 8 viikon aikana ei ollut mitään samanaikaista perinteistä hoitoa ja paranin. Valitettavasti matkani ei pääty tähän ja pelko tuhoisasta syövästä on edelleen olemassa. Minulla ei kuitenkaan ole enää samanlaista epätoivon tunnetta kuin tuolloin diagnoosin ja kemoterapian aikaan. MMS:n kokeilu ja sen tulosten tarkkailu antaa minulle toivoa.

Lähes vuosi diagnoosin jälkeen elän normaalisti, pystyn suorittamaan päivittäin kotitöitä, ylläpitämään painoani ja osallistumaan kevyeen urheiluun. Seurattuani monia haimasyöpätapauksia, tiedän, että se ei ole taudin tyypillinen kulku, ja olen hyvin kiitollinen siitä, miten pitkälle olen päässyt.”

Retinopatia paranee ja sokea piste poissa

”Minulla on ystävä, joka käyttää CDS:ää suun kautta ja silmätippoina ja ajoittain mm. DMSO:ta CDS-tippojen kanssa. Hänellä on retinopatia ja hänellä oli sokea piste toisessa silmässä. Tehtyään edellä mainittua protokollaa kolmen viikon ajan, sokea piste hänen silmässään on hävinnyt! Hän ei enää käytä lukulaseja tietokoneen kanssa tai lukiessaan papereita. Silmälääkäri oli erittäin vaikuttunut edellisen kuukauden kuvista (ennen CDS:ää ja tippoja) verrattuna nykyisiin kuviin hänen laajentuneista silmistään. Ystäväni näki merkittävän eron silmiensä kuvissa ennen ja jälkeen.”

Pitkä korona

”Minulla oli vuoden mittainen 'long covid'. Vatsan aorttani oli tulehtunut (ja sen vuoksi myös pernani) ja minulla oli kaikki 'koronamyrkytyksen' oireet. Olen kokeillut kaikkia erilaisia yrttejä ja lisäravinteita huonolla menestyksellä. Ne kaikki auttoivat vähentämään oireita, mutta mikään ei onnistunut poistamaan virusta/myrkkyä vatsan alueelta. Tein CDS:ää (noin 2000 ppm) ja aloitin 6 x 120 ml:n annoksilla päivässä (10 ml CDS:ää liuotettuna 1 litraan vettä). Tunsin paranevani ensimmäisestä päivästä lähtien. Viidentenä päivänä tunsin jo elimistöni uudistuneen ja voimakas vatsan sykkiminen on vähentynyt. Nyt, 16 päivän hoidon jälkeen tunnen oloni uskomattomaksi. Kaikki oireet ovat poissa.”

Lupus remissiossa/parantunut

”En ole varma, olenko parantunut, mutta voin kertoa, että viimeisimpien verikokeideni tulosten mukaan reumalääkäri sanoi, että lupukseni on remissiossa. Vuosien ajan ne olivat aina positiivisia, oli hirvittäviä nivelkipuja sekä ihottumaa kasvoillani ja päässäni! Sain kortikosteroidi-injektioita kahdesti vuodessa ja välissä sain PRP-injektioita (plasmaa) kahdesti kuukaudessa ja join ibuprofeeni 800 joka päivä kahdesti. Ne auttoivat, mutta tunsin aina kipua ja energian puutetta. Olen itse asiassa edelleen järkyttynyt CDS-hoidon tuloksista. Tuntuu kuin Jeesus itse olisi ollut tuossa vedessä. Seitsemässä päivässä minun ei tarvinnut ottaa yhtäkään lääkettä, edes yhtä ibuprofeenia, enkä tarvinnut lihasrelaksanttia, jota olin tarvinnut joka ilta. Tänään, kun olen juonut "pyhää" vettä vain kaksi kuukautta, tunnen oloni 100% terveeksi! Kyyneleet silmissä nyt...."

Krooniset poskiontelo-ongelmat eliminoitu

"Haluaisin rohkaista kaikkia, jotka kamppailevat poskiontelotulehduksen kanssa, kokeilemaan MMS:ää. Käytin yhtä pisaraa aktivoitua liuosta 30 ml:n pullossa (paras käyttää suolaliuosta) kolme kertaa päivässä, neljä tippaa kumpaankin sieraimeen. Minulta kesti kaksi viikkoa, ennen kuin pystyin hengittämään nenän kautta ja kehoni opettelee uudelleen sierainten kautta hengittämistä. En muista, milloin olen pystynyt hengittämään nenän kautta. Aion myös kokeilla astman ja allergioiden hoitoon tarkoitettuja protokollia."

Sinus- ja keuhkoputkentulehdus parani sumutetulla klooridioksidilla

"Minulla on diagnosoitu idiopaattinen keuhkofibroosi, joka on ollut remissiossa lähes kuusi vuotta. Sain hiljattain hengitystieinfektion, johon liittyi poskiontelo- ja keuhkoputkentulehdus ja olin huolissani keuhkokuumeen kehittymisestä.

Katsoin Curious Outliers videon CDS:n sumuttamisesta ja sekoitin liuoksen. Lisäsin 5 ml kuppiin ja käytin maskia. Tein sen kerran, kahtena peräkkäisenä päivänä ja kun heräsin tänään, tunsin oloni 100% paremmaksi! Nenäni on 85% lakannut vuotamasta ja rintakehäni tuntuu normaalilta. En voi kiittää teitä tarpeeksi siitä, että näytitte minulle, miten voin auttaa itseäni CDS:n kanssa! Jumala siunatkoon sinua ja UA-yhteisöä!"

Dementia

Voin kertoa kokemuksistamme dementian kanssa. 83-vuotiaalla äidilläni on se. Hänellä on ollut MMS:ää 18. joulukuuta lähtien. Hän ottaa nyt 3 tippaa DMSO:n kanssa. Hän oli kykenemätön pukeutumaan itse, siivoamaan vahingon jälkeen ja monia muita asioita. Hän ei pystynyt keskustelemaan. Hän ei lukenut jne. Nyt hän petaa sänkynsä, taittelee vaatteensa, pukee itse itsensä. Hänelle ei tule enää vahinkoja. Hän lukee ja tekee sanahakuja. Hän muistaa joskus, mikä päivä on ja myös palasia aiemmista keskusteluista. Hän pystyy nyt käymään pienen 10-15 minuutin keskustelun. Kaikki tämä on tapahtunut vain kolmessa kuukaudessa, puhumattakaan siitä, että hän on lopettanut dementialääkityksensä, verenpainelääkkeensä ja hänen diabeteksensa alkaa olla lähempänä esidiabetesta kuin 1. tyypin diabetesta. Hän on tullut hyvin pitkän matkan.

2-tyypin diabetes parani

”Maria Evita Moreno Cornejo, 2-tyypin diabetes, toukokuusta 2015 lähtien. Hän oli insuliinilla. Hänen veljenpoikansa antoi hänelle CDS:n. Hän otti 1 ml 8 kertaa päivässä. Hän tunsi itsensä hyvin väsyneeksi aluksi, koska jatkoi insuliinin käyttöä. Hänen aiemmat tasonsa olivat 300 ja 400 välillä. Lääkäri kertoi hänelle, että hän voisi lopettaa insuliinin käytön vasta, jos hänen arvonsa laskisivat 60:een. Nyt kolmen kuukauden kuluttua aloituksesta hän lopetti insuliinin käytön. Lääkäri sanoi, ettei ollut koskaan nähnyt sellaista ennen. Hän uskoi, että nainen teki sen pelkästään ruokavaliollaan (hän ei kertonut lääkärille, että hän oli ottanut CDS:ää). Hänen ensimmäinen reaktionsa CDS:ään oli ripuli. Nyt hän on kunnossa. Hänen nykyinen ylläpitoannoksensa on aktivoituja tippoja MMS:ää.”

1-tyypin diabetes parani

”Matthew Fa'anunu on kymmenvuotias ja kotoisin Vava'usta, Tongasta. Hänellä diagnosoitiin 1-tyypin diabetes tammikuussa 2018, hyvin harvinainen sairaus, joka ei ole yleinen polynesialaisilla. Hän oli sairaalahoidossa kolme viikkoa ja hänellä oli hyperglykemia. Lääkäri neuvoi perheelle, että Matthew'n haima oli täysin vaurioitunut ja hän joutuisi insuliinin varaan loppuelämänsä ajaksi. Minun oli seurattava hänen sokeriarvojaan mittaamalla ne aamuseitsemältä, klo 12 ja klo 19 päivittäin sekä kirjattava kaikki hänen syömisensä ja säännölliset lääkärikäynnit.

Matthew otettiin uudelleen sairaalaan, koska hän söi koulussa vääriä ruokia ja joutui jälleen hyperglykemiaan. Hän oli sairaalassa kaksi viikkoa. Hän sai insuliinia, kunnes tapasin Ron Pringlen syyskuussa Vava'ussa. Hän kertoi minulle MMS:stä ja liityin heti Ronin seuraan ja otin MMS:ää sekä itselleni että pojalleni Matthewlle. Jatkoin hänen verensokerinsa mittaamista tavalliseen tapaan ja päätin lopulta ottaa insuliinin pois lokakuun ensimmäisellä viikolla. Matthew on ollut tänä lauantaina 7 viikkoa ilman insuliinia, mikä on ihme. Hänen verensokerinsa ei ole koskaan noussut yli 6,2:n (BSL). Tähän mennessä hän on nauttinut jopa kookoskakusta ja suklaabrowniesta.”

Säteilyvaarat ja mitä tehdä

Äärimmäisen alhainen säteily on terveysvaara, jota lääketiede ei käsittele, koska se käyttää vaarallisia säteilytasoja sairauksien diagnosointiin ja hoitoon. Valitettavasti, säteilyvaaroja on aliarvioitu huomattavasti, koska niitä on pakko aliarvioida. Lääketieteellinen ja ydinvoimateollisuus olisivat alttiita huikeille vastuille, jos näin ei tehtäisi.

Meidän pitäisi olla yhtä huolissamme kuin NASA:n tutkijat ovat astronauttiensa puolesta, varsinkin jos me asumme lähellä matkapuhelinmastoa, 5G-antennia, olemme käyneet CT- tai PET-kuvauksissa, mammografiassa, käytämme Wi-Fi:ä ja muuta langatonta viestintää tai lennämme usein. Ja nyt Elon Musk rakentaa tuhansia matalalla kiertoradalla olevia satelliitteja, jotka pommittavat maapalloa säteilyllä enemmän kuin koskaan.

American Cancer Society myöntää: ”Säteily voi vahingoittaa normaaleja soluja ja joskus tällä vahingolla voi olla pitkäaikaisia vaikutuksia. Esimerkiksi rintakehän alueelle kohdistuva säteily voi vahingoittaa keuhkoja tai sydäntä. Joillakin se saattaa vaikuttaa henkilön kykyyn tehdä asioita. Vatsan tai lantion alueelle kohdistuva säteily voi johtaa virtsarakon, suolen, hedelmällisyyden tai seksuaalisuuden ongelmiin. Säteily tietyillä alueilla voi myös johtaa nesteen kertymiseen, kehon osien turvotukseen ja lymfedeemaksi kutsuttuun ongelmaan. Pitkäaikaiseen sädehoitoon liittyvä ongelma on mahdollisesti lisääntynyt riski saada toinenkin syöpä vuosia myöhemmin, mikä johtuu terveiden kudosten säteilytuhoista. Riski on todellinen.”

Kyvyttömyys nähdä kroonisten matalan tason myrkyllisyyksien vaikutuksia ihmisten terveyteen on edelleen suurin epäonnistumisemme älyllisinä olentoina.

Tohtori Boyd Haley

Kesäkuussa 2011 näimme New York Timesissa, että sadat sairaalat eri puolilla maata altistivat tarpeettomasti potilaita säteilylle, kun heidän rintakehänsä skannattiin kahdesti samana päivänä, altistaen heidät tarpeettomasti valtaville määrille säteilyä. Kaksoistutkimukset altistavat potilaat ylimääräiselle säteilylle ja aiheuttavat samalla miljoonien lisäkustannuksiet jo ennestään ylikuormitetulle Medicare-ohjelmalle. Yksi rintakehän tietokonetomografia vastaa noin 350:tä tavallista rintakehän röntgentutkimusta, joten kaksi tutkimusta on kaksinkertainen määrä eli 700 röntgenkuvaa.

Säteilyaltistuksesta tuli merkittävä huolenaihe lokakuussa 2009 sen jälkeen, kun FDA sanoi, että se tutki 206 tapausta, joissa potilaat olivat altistuneet myrkyllisille säteilyannoksille tutkimuksen aikana aivojen tietokonetomografiakuvauksissa Cedars-Sinai Medical Centerissä Los Angelesissa. Suuret säteilyannokset voivat aiheuttaa ihon palovammoja, kaihia ja muita vammoja - ja ääritapauksissa, syöpää ja kuolemaa. FDA kertoi saaneensa 1 182 ilmoitusta lääkinnällisten laitteiden ongelmista 31. joulukuuta 1999 ja 18. helmikuuta 2010 välisenä aikana. Raporttien tarkastelu osoitti, että lineaarikiihdyttimet, laitteet, jotka lähettävät keskitetyn elektronisäteen suoraan kasvaimiin, olivat aiheena 74% valituksista.

USA:n elintarvike- ja lääkevirasto sivuutti hallituksen asiantuntijoiden kiireelliset varoitukset riskeistä, jotka liittyvät tehokkaiden tietokonetomografioiden rutiininomaiseen käyttöön potilaiden seulonnassa paksusuolen syövässä, viraston asiakirjojen ja viraston tutkijoiden haastattelujen mukaan.

Tietokonetomografiakuvaukset (TT) tuottavat paljon enemmän säteilyä kuin useimmat uskovat ja ne saattavat aiheuttaa 29 000 uutta syöpätapausta vuosittain ja 14 500 kuolemantapausta. Potilas voi saada yhtä paljon säteilyä yhdestä TT-kuvauksesta kuin 74 mammografiasta tai 442 rintakehän röntgentutkimuksesta. Voimme siis nähdä, kuinka raakoja tietokonetomografiatutkimukset ovat. ja kuinka barbaarista on, kun kaksinkertaisia kuvauksia käytetään vain siksi, että ne lisäävät laskutusta Medicare- tai yksityispotilailta.

Yhä useammille lapsille tehdään tietokonetomografiatutkimuksia päivystyspoliklinikoilla. Ensiavun lapsille tekemät tietokonetomografiatutkimukset, kasvoivat valtakunnallisesti noin 330000 käynnistä vuonna 1995 viisinkertaisesti 1,65 miljoonaan vuonna 2008.

Tutkijat ovat havainneet, että kunkin tutkimuksen aiheuttama säteilymäärä vaihteli suuresti. Jopa tarkasteltaessa samantyyppistä kuvausta samasta ruumiinosasta, yhden henkilön saama säteilyaltistus voi olla jopa 13 kertaa suurempi kuin toisen henkilön. Riski sairastua syöpään yhden tällaisen tutkimuksen jälkeen vaihteli dramaattisesti riippuen siitä, miten paljon potilaat saivat säteilyä ja riippuen heidän iästään ja sukupuolestaan.

Rintakehän röntgenkuvaus aiheuttaa noin kymmenen milliremin ekvivalenttiannoksen, mammografia noin 200-300 millliremiä; vatsan tutkiminen noin 400 millliremiä) ja TT tutkimus (tietokonetomografia, jota kutsutaan myös ”CAT-skannaukseksi”) 2 000-10 000 millliremiä.

Kun syövän hoidossa käytetään sädehoitoa, hyvin suuri säteilyannos, noin 5 000 000 millliremiä (tai 5 000 rem) (50 000 mSv), annetaan kasvainkohtaan. Alla on kaavio, jonka mukaan jokainen sädehoitoannos tuottaa 2 000 000 millliremiä, joten useimpien potilaiden saamien useiden hoitojen ansiosta on helppo nähdä, kuinka nopeasti he saavat kuolemaan johtavan annokseen. Kymmenentuhatta mSv on tappava annos. Se on 10 000 000 millliremiä.

Tohtori Sternglass totesi, että kaikki tutkimus johti traagisimpaan tulokseen, että syntymätön sikiö oli satoja tai tuhansia kertoja - kertaa herkempi säteilylle kuin kukaan oli koskaan epäillyt.

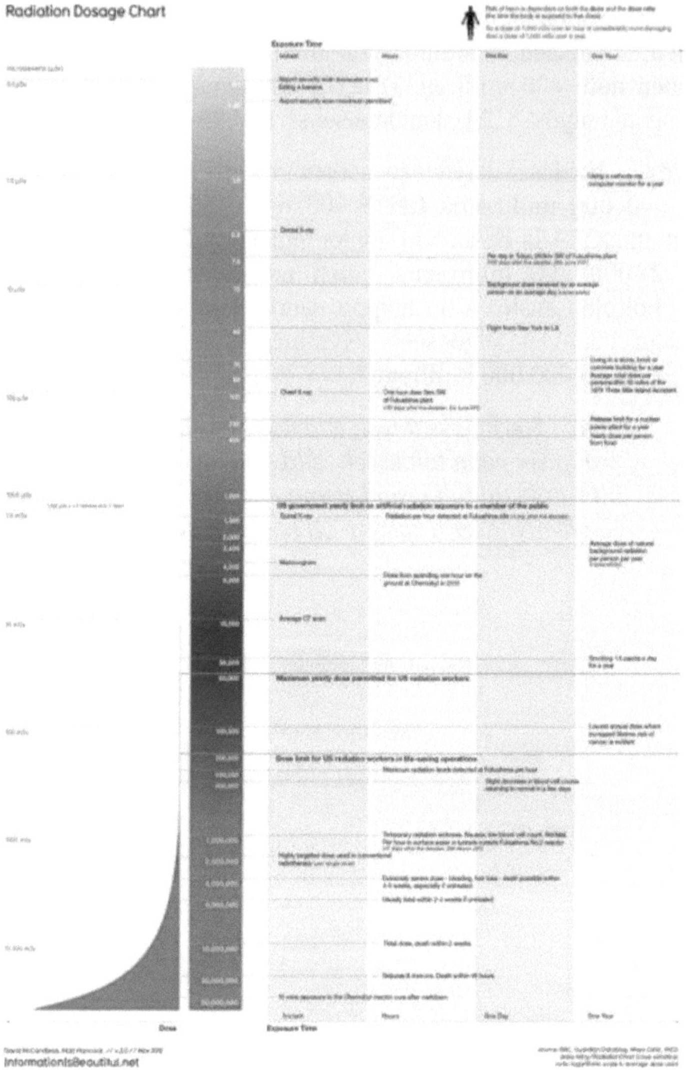

Jo vuonna 1955 tohtori Alice Stewart, ennaltaehkäisevän lääketieteen osaston johtaja Oxfordin yliopistossa, sai tietää leukemian jyrkästä lisääntymisestä pienten lasten keskuudessa Englannissa. Toukokuuhun 1957 mennessä hänen tutkimuksessaan analysoitiin 1299 tapausta, joista puolet oli leukemiaa ja loput pääasiassa aivo- ja munuaiskasvaimia. Tiedot osoittivat, että vauvat, jotka syntyivät äideille, jotka olivat saaneet lantion alueelle röntgensäteilyä raskauden aikana, sairastuivat lähes kaksi kertaa todennäköisemmin leukemiaan tai muuhun syöpään kuin lapset, joiden äitejä ei oltu röntgenkuvattu. Tohtori Stewart päätteli, että diagnostinen röntgensädeannos voi aiheuttaa selvästi havaittavan lisääntymisen lapsuusiän syövässä, kun niitä annetaan raskauden aikana.

Tohtori John Gofman oli ydinfyysikko ja kirjan *Radiation from Medical Procedures in the Pathogenesis of Cancer and Ischemic Heart Disease* kirjoittaja. Hänen tutkimustuloksensa viittaavat vahvasti siihen, että yli 50% syöpäkuolemista ja yli 60% nykypäivän sepelvaltimotautikuolemista on röntgensäteilyn aiheuttamia.

Mitä tehdä lisääntyvälle säteilyaltistukselle?

Tohtori Brownstein kirjoittaa: ”Jos kehossamme on riittävästi epäorgaanista, ei-radioaktiivista jodia, radioaktiivisella laskeumalla ei ole paikkaa, johon se voisi sitoutua kehossamme. Sen sijaan se kulkee lävitsemme, jättäen kehomme vahingoittumattomaksi. Siksi on tärkeää varmistaa, että meillä on riittävä jodipitoisuus ENNEN kuin laskeuma iskee.”

Kaikkien tulisi varmistaa, että he ottavat riittävästi kivennäisaineita, koska radioaktiiviset aineet jäljittelevät ei-radioaktiivisia kivennäisaineita. Strontium jäljittelee esimerkiksi kalsiumia, mikä tekee siitä erittäin vaarallista kaikille elämänmuodoille, kun se imeytyy.

Juo paljon jodia, natriumbikarbonaattia ja magnesiumia ja aloita juominen lasillisella erittäin puhdasta syötävää savea joka päivä. Syötävä savi on yksi perustavanlaatuisimmista puhdistavista aineista. Se auttaa varmistamaan, että imeytyneet radioaktiiviset hiukkaset kulkeutuvat läpi sen sijaan, että ne joutuisivat meihin. Milloin viimeksi muistat lääkärisi käskeneen sinua ottamaan magnesiumia tai jotain näistä muista aineista tai jopa rikkiä, vähentääkseen riskiä siitä, että altistumisemme voisi johtaa syöpään?

Koska liian suuri säteilyaltistus johtaa valtaviin määriin hapetusstressiä, on yksi uusimmista ja tehokkaimmista säteilyn vastaisista hoidoista vetykaasu, joka vähentää hapetusstressiä kuin paloautot suurta tulipaloa. Ensimmäinen raportti, jossa osoitettiin vetyveden juomisen hyödyt potilaille, jotka saavat sädehoitoa pahanlaatuisen kasvaimen vuoksi vahvistivat, kuinka hyödyllistä vety on säteilyaltistuksessa. Lisäksi havainto tarjoaa perustan kliinisesti tarkoituksenmukaiselle, tehokkaalle ja turvalliselle strategialle, jolla voidaan antaa vetykaasua säteilyn aiheuttamien soluvaurioiden lieventämiseksi. Yhä useammin radioaktiivisessa maailmassa ja kun lääkärit käyttävät yhä enemmän säteilyä taudin diagnosointiin ja hoitoon, kuin koskaan aiemmin, vety on monille hengenpelastaja.

Kosminen säteily aiheuttaa DNA- ja lipidivaurioita, jotka liittyvät lisääntyneeseen hapetusstressiin ja se on edelleen merkittävä huolenaihe avaruusmatkailussa. Vedyllä on voimakas antioksidanttinen ja tulehduksia rauhoittava vaikutus. Tutkijat olettavat, että vedyn antaminen astronauteille joko hengittämällä tai juomalla runsaasti vetyä sisältävää vettä, voi mahdollisesti tuottaa uudenlaisen ja toteuttamiskelpoisen ennaltaehkäisevän/terapeuttisen strategian säteilyn aiheuttamien haittojen ehkäisemiseksi.

Vetyterapia pelastaa

Jos vetyterapia voi vähentää säteilyn aiheuttamaan hapetusstressiin liittyviä riskejä avaruuslennoilla, mitä luulet sen voivan tehdä meille maan päällä? Tutkimusraportista, jonka ovat julkaisseet NASA:n tutkijat voi lukea:

”Kosminen säteily aiheuttaa DNA- ja lipidivaurioita, jotka liittyvät lisääntyneeseen hapetusstressiin ja se on edelleen suuri huolenaihe avaruusmatkailussa. Vedyllä, joka on äskettäin löydetty uusi terapeuttinen kaasu eri biolääketieteen aloilla, on voimakas antioksidanttinen ja tulehduksia vaimentava vaikutus. Avaruuslentotoiminnan odotetaan lisääntyvän tulevina vuosina sekä määrällisesti että kestoltaan. Siksi on tärkeää arvioida ja ehkäistä astronauttien hapetusstressistä johtuvia riskejä, ennen taudin kliinisiä oireita. Hypoteesimme on, että vedyn antaminen astronauteille, joko vetyä inhaloimalla tai juomalla runsaasti vetyä sisältävää vettä, voi mahdollisesti tuottaa uudenlaisen ja toteuttamiskelpoisen ennaltaehkäisevän/terapeuttisen strategian, jolla voidaan ehkäistä säteilyn aiheuttamia haittavaikutuksia.”

Vetyinhalaatio pidentää aikaa, jonka astronautit voivat olla avaruudessa ja se pidentää aikaa, jonka voimme pysyä elossa ja terveinä maan päällä. Se on siis täydellinen ikääntymisenestohoito. Todellinen nuoruuden lähde! Jos haluat tuntea itsesi taas nuoreksi, tee äärimmäinen unihoito hengittämällä vety- ja happikaasun yhdistelmää koko yön, joka yö. Voin kertoa teille, mitä se teki minulle vain kuudessa viikossa. Tunnen oloni paremmaksi kuin kymmeneen vuoteen ja näytän myös siltä!

”Viime vuosina monet tutkimukset ovat osoittaneet, että vedyllä on terapeuttisia ja ennaltaehkäiseviä vaikutuksia erilaisiin sairauksiin. Sen selektiiviset antioksidanttiset ominaisuudet on huomattu hyvin. Useimmat ionisoivan säteilyn aiheuttamista vaurioista aiheutuvat hydroksyyliradikaaleista (% OH), jotka ovat peräisin H_2O:n radiolyysistä. Koska vety voi lieventää tällaisia vaurioita useilla mekanismeilla, sillä on huomattava potentiaali uutena säteilysuoja-aineena.”

Ionisoiva säteily on yhdistetty hyvin erilaisiin biologisiin vahingollisiin vaikutuksiin jo vuosien ajan. Toisen maailmansodan jälkeen on tuotettu ja dokumentoitu runsaasti tietoa säteilyn fysikaalisista vaikutuksista. Ionisoivalle säteilylle altistuminen voi aiheuttaa monia vaaroja, kuten geneettisiä mutaatioita, solukuolemia ja syöpiä.

Natriumbikarbonaatti (ruokasooda) ja säteily

Natriumbikarbonaatin oraalinen anto vähentää uraanin aiheuttamien muutosten vakavuutta munuaisissa.

Munuaiset ovat yleensä ensimmäiset, joissa ilmenee kemiallisia vaurioita uraanialtistuksen jälkeen. Vanhat sotilasoppaat suosittelevat natriumbikarbonaattiannoksia tai -infuusioita, jotka auttavat alkalisoimaan virtsan, jos näin käy. Se tekee uranyyli-ionista vähemmän munuaismyrkyllisen ja edistää myrkyttömän uraanikarbonaattikompleksin erittymistä. Suun kautta annettava natrium bikarbonaatti vähentää uraanin munuaisissa aiheuttamien muutosten vakavuutta.

Magnesium ja säteilysuojelu

Vapaiden radikaalien osallistuminen magnesiumin puutteen aiheuttamiin kudosvaurioihin aiheuttaa hapettumistuotteiden kertymistä sydämeen, maksaan, munuaisiin ja luustolihaskudoksiin ja punasoluihin, jolloin ne ovat alttiimpia säteilyn aiheuttamalle hapetusstressille. Lisäksi säteilyaltistus ja raskasmetallit aiheuttavat hapetusstressiä ja lisääntyneitä reaktiivisia happilajeja (ROS, hapen vapaat radikaalit, peroksidit ja singlethappi). Tiedetään, että lisääntyneet solunsisäiset ROS-pitoisuudet riittävät aiheuttamaan apoptoosin (solukuoleman) käynnistämiseen.

Glutationisynteesi vaatii glutamyylikysteiiniä, glysiiniä, ATP:tä ja magnesiumioneja glutationin muodostukseen. Magnesiumin puutteessa y-glutamyylitranspeptidaasi on alentunut. Solujen magnesiumin ja GSH/GSSG-suhteiden välillä on suora yhteys kudosten glukoosiaineenvaihduntaan. Magnesiumin puute aiheuttaa glutationin häviämistä, joka on epätoivottua, kun säteilypilvet laskeutuvat pohjoisen pallonpuoliskon ylle.

Magnesiumin puute aiheuttaa glutationin menetystä, mikä ei ole terveellistä, koska glutationi auttaa kehoa puolustautumaan tupakoinnin ja säteilylle altistumisen aiheuttamilta vaurioilta, kemoterapialta ja myrkyiltä, kuten alkoholilta ja melkein kaikelta muulta.

Tohtori Russell Blaylockin mukaan alhainen magnesiumpitoisuus liittyy vapaiden radikaalien synnyn dramaattiseen lisääntymiseen ja glutationin ehtymiseen. Se on elintärkeää, koska glutationi on yksi harvoja antioksidanttimolekyylejä, jotka neutraloivat elohopeaa. ”Jokaista torjunta-ainemolekyyliä kohti, jonka elimistösi poistaa, heität pois tai kulutat lopullisesti molekyylin glutationia, magnesiumia ja muuta”, sanoo tohtori Sherry Rogers. Lisäksi hän sanoo: ”Elimistö käyttää ravintoaineita glutationin valmistamiseen ja se kuluttaa myös energiaa”. Joten joka kerta, kun poistamme kemikaalia, käytämme, menetämme ja heitämme pois tietyn määrän ravintoaineita. Ikuisesti.”

Lääketieteellinen marihuana

Rick Simpson sanoi: ”Olen nähnyt syöpää sairastavia potilaita, jotka olivat vakavasti vammautuneet sädehoitojen vaikutuksista ja pystyivät poistamaan vauriot nopeasti. Jotkut, vastaanotolleni tulleet potilaat olivat saaneet sädehoitoja ja olivat palaneet niin pahasti, että heidän ihonsa näytti punaiselta nahalta. Kuitenkin nautittuaan hamppuöljyhoitoa, heidän ihonsa palasi normaaliin terveeseen tilaansa ja säteilypalovammat katosivat kokonaan.

Yhteenveto

Jatkuvasti kohtaamamme hapetusstressin määrän vähentäminen on yksi tärkeimmistä asioita, joita voimme tehdä terveytemme hyväksi Krooninen hapetusstressi on johtava syy myöhäisiin säteilyn jälkivaikutuksiin ja myös syöpään. Solujen altistuminen ionisoivalle säteilylle johtaa hapettumistapahtumiin, jotka muuttavat atomirakennetta suorilla säteilyvuorovaikutuksilla kohdemakromolekyylien kanssa. Lisäksi hapetusvauriot voivat levitä kohteena olevista viereisiin, ei-kohteina oleviin sivusoluihin. Säteilylle altistuneissa soluissa reaktiivisten yhdisteiden pitoisuudet voivat olla koholla hapetusmetabolian häiriöiden ja kroonisten tulehdusreaktioiden johdosta, mikä osaltaan vaikuttaa ionisoivalle säteilylle altistettujen genomien vakauteen.

Säteily on näkymätön kauhu, joka toimii salakavalasti taustalla, joten on helppo peittää sen osuus kansanterveyden heikkenemisessä. Mutta hitaasti ja tasaisesti säteilyvaarat tuhoavat paitsi meidän, myös lastemme ja monien muiden tulevien sukupolvien terveyden.

Säteily lisääntyy maailmassamme. On kiistatonta, että useimmat säteilyn muodot aiheuttavat hapetusstressiä, joka voi aiheuttaa syöpää. On monia syitä ottaa vakavasti säteilyaltistus, mutta lehdistö, lääkärit ja hallitus haluaisivat mieluummin, että terveyttä ei suojattaisi. Sen sijaan he näkisivät mielellään miten kiihdytte hiilidioksidista, joka uhkaa tuhota maailman.

Haluatko elää ikuisesti?

Jos olet kiinnostunut elämään ikuisesti, tiedä, että sinulla voi olla kestävä nuoruus, jos sinulla on tarpeeksi happea. Tohtori Arthur C. Guyton sanoo: ”Kaikki krooninen kipu, kärsimys ja sairaudet johtuvat hapenpuutteesta solutasolla.” Riittämätön happi tarkoittaa riittämätöntä biologista energiaa, mikä johtaa lievästä väsymyksestä hengenvaaralliseen sairauteen. ”Hapella on keskeinen rooli immuunijärjestelmän asianmukaisessa toiminnassa”, sanoo tohtori Parris M. Kidd. Vähähappiset olosuhteet johtavat suoraan tulehdukseen. Krooninen tulehdus heijastaa elimistön happivajetta.

Theo Zenou kirjoittaa *The Washington Post* lehdessä: ”Kuolemattomuus saattaa tuntua mielikuvituksen tuotteelta, mutta siitä on kuitenkin tulossa todellisen tieteen kohde. Vuonna 2013 Google perusti Calicon, biotekniikkayrityksen, jonka tavoitteena on ”ratkaista” kuolema. PayPalin perustaja Peter Thiel on puolestaan luvannut ”taistella” kuolemaa vastaan. Kuolemattomuus - tai anti-aging, kuten tutkijat kutsuvat sitä selvin sanoin - on seuraava suuri juttu. Arvioiden mukaan alan arvo on noin huikeat 610 miljardia dollaria vuoteen 2025 mennessä.”

Tutkijat uskovat kirjoittavansa uuden luvun ikuisen elämän etsinnän historiaan. Rikkaat, supersiistit kissat haukkuvat väärää puuta. Paras on jo saatavilla edullisesti, kaikki voivat elää pidempään ja olla terveempiä. Mutta meidän on unohdettava moraalittomuus ja opittava nauttimaan elämästä nykyhetkessä.

Pitkän elämän tavoitteluun kuuluu
koronarokotteiden välttäminen,
ruton lailla.

Olen kirjoittanut laajasti ikääntymisen vastaisesta toiminnasta ja teen siitä yhteenvedon jäljempänä. Keihään kärki missä tahansa ikääntymisen vastaisessa protokollassa on klooridioksidi.

Elämä pitenee bikarbonaatin avulla

Tutkimus julkaistiin hiljattain *Clinical Journal of American Society of Nephrology* lehdessä ja siinä havaittiin, että tasapainoinen bikarbonaattipitoisuus elimistössä vähentää ennenaikaisen kuoleman mahdollisuutta. Tutkimuksessa tarkasteltiin tietoja, jotka oli koottu *Health, Aging, and Body* (Terveys, ikääntyminen ja keho) julkaisun Composition Study -tutkimuksen 2 287 osallistujasta.

Tutkimuksen tekijä tohtori Kalani Raphael, dosentti ja nefrologian ja verenpainetaudin professori ja verenpainespesialisti Utahin yliopistossa, tutki pH:ta, hiilidioksidia ja bikarbonaattia, jotka liittyvät pitkäaikaiseen eloonjäämiseen. Utahin yliopiston mukaan ”Kriittisesti sairailla potilailla, joilla on vakavia happo-emäspoikkeavuuksia, on hyvin pieni todennäköisyys selvitä hengissä sairaudestaan.”

Tohtori Raphael havaitsi, että alhaiset bikarbonaattipitoisuudet ovat yhteydessä lisääntyneeseen ennenaikaisen kuoleman riskiin 24%. ”Havaitsimme, että yleisesti ottaen terveillä iäkkäillä ihmisillä, joilla oli alhainen bikarbonaattipitoisuus, oli korkeampi kuolleisuus”, Raphael sanoi. Bikarbonaatin puute lisääntyy ikääntyessä. Näiden puutteiden korjaaminen kolmella bikarbonaattityypillä varmistaa terveemmän ja pidemmän elämän.

Lopputulos. Bikarbonaatit ovat ihmelääkkeitä ja vain siksi, että ruokasooda on lian halpaa, älä unohda sitä anti-aging hoidosta. Bikarbonaatit sopivat pH-lääkintään, joka nostaa veren hiilidioksidipitoisuuksia ja siten happipitoisuuksia.

Magnesium

Koska magnesiumin puute aiheuttaa kaikenlaista tuhoa solufysiologiassamme ja pahenee ikääntyessä, asianmukainen magnesiumlisä auttaa varmistamaan, ettet vanhene niin nopeasti. Kun magnesium on puutteellista, elimistön aineenvaihduntaan tulee virheitä, mutta kehomme fysiologialla on taipumus hyrrätä kuin hienosti viritetty kilpa-auto, kun magnesiumia on riittävästi. Useimmat lääkärit eivät halua tunnustaa, että magnesiumin puute voi aiheuttaa syöpää, mikä lyhentää elämää merkittävästi. Sama koskee diabetesta ja sydänsairauksia, joita magnesiumin puute aiheuttaa.

Valon puute ikääntymisen ja sairauksien syynä

Tiedämme, että liika aurinko voi aiheuttaa syöpää; emme voi paahtaa ja polttaa itseämme rapeaksi ilman seurauksia. Auringonvalon puute voi kuitenkin myös aiheuttaa syöpää. D-vitamiinin puute (valon puute) voi aiheuttaa eturauhas- ja rintasyöpää, muistin heikkenemistä ja lisääntynyttä riskiä sairastua dementiaan ja skitsofreniaan.

Kasvit rakastavat kääntyä kohti valoa. Ne venyttelevät sitä kohti ja niin mekin teemme. Valo, lämpö, väri, energia, elektronit, sähkö ja sähkömagnetismi ovat kaikki vuorovaikutuksessa kehon veden kanssa lisäten energiaa ja ATP:n tuotantoa. Valo elävöittää meitä, koska olemme valoa. Tarvitsemme valoa.

"Vaikuttaa selvältä, että valo on ruoan jälkeen tärkein ympäristövaikutuksen tekijä, kun on kyse kehon toimintojen säätelystä", raportoi tohtori, ravitsemusasiantuntija Richard J. Wurtman, joka työskentelee Massachusettsin teknillisessä instituutissa. "Joskus minusta tuntuu, että ihotautilääkärikollegani olisivat onnellisimpia, jos asuisimme luolissa", sanoo Wurtman, joka suosittelee 20 minuutin kävelyä keskipäivällä päivittäin saadaksemme tarvitsemamme auringonvalon.

Vetyinhalaatiohoito

Ikääntymistä hidastavia laitteita.

Hydrogen Medicine vastustaa aikaa. Se on tuuli, joka puhaltaa tehohoitopotilaat pois kuoleman ovelta ja kohtuullisen terveet ihmiset takaisin kohti nuoruutta. Tohtori Nick Delgado sanoo, "Yhä useammat todisteet viittaavat siihen, että vetyterapia voi olla etsimämme nuoruuden lähde. Sadat tutkimukset vahvistavat, että se on turvallista mutta erittäin tehokasta lukuisten sairauksien hoidossa, energian ja urheilusuorituksen parantamisessa sekä optimaalisen terveyden ja pitkäikäisyyden edistämisessä."

Vety luo homeostaattisen tasapainon hapetusstressin ja antioksidanttien välille. Molekulaarinen vety on voimakas antioksidantti, joka auttaa puolustamaan soluja ja geenejä haitallisten vapaiden radikaalien aiheuttamilta vaurioilta ja kuolemalta. Vety parantaa pitkäikäisyyttä anti-inflammatorisilla ja antioksidanttisilla ominaisuuksillaan, koska ikääntyminen johtuu kudosten rappeutumisesta, hapetusstressistä ja tulehduksesta.

EWOT, happiterapiaa liikunnalla

EWOT on tekniikka, joka tarjoaa paljon parempia terapeuttisia tuloksia kuin kalliit hankalat ylipainehappokammiot. EWOT:ssa hengitetään suuria määriä happea harjoituksen aikana. Korkeampi happipitoisuus keuhkoissa kuljettaa enemmän happea keuhkojen kapillaareihin. Harjoitus nopeuttaa verenkiertoa, mikä takaa erinomaisen hapenkuljetuksen. Aluksi happiosapaine laskimoissa nousee, kun enemmän happea pääsee laskimopuolelle. Happi auttaa kapillaareja korjaamaan hapensiirtomekanismejaan.

Avoin säteilevä sydän

Olen jo kirjoittanut, että avoimet ja säteilevät sydämet pysyvät ikuisesti nuorina. Henkinen sydän, kun se on auki, edustaa nuoruuden lähdettä ja voimaa, joka auttaa meitä vastustamaan ympäristön loukkauksia, infektioita ja sairauksia. Mikään ei voita rakkautta ja epäitsekästä huolehtimista toisesta läpi vuosikymmenten.

Tohtori Norman Shealy ja tohtori Caroline Myss uskovat molemmat, että toisten rakastaminen ja rakastettuna oleminen ovat elintärkeitä tekijöitä immuunijärjestelmän parantamisessa, elinajanodotteen pidentämisessä ja yleisen onnellisuuden luomisessa. Mihin rakkaus liittyy stressittömässä elämässä? ”Kaikkeen!” sanoo tohtori Brenda Schaeffer.

Älä unohda glutationia

Baylor College of Medicinen lääketieteen ja endokrinologian apulaisprofessori, tohtori Rajagopal Viswanath Sekhar sanoo, että mitokondrioilla voi olla tärkeä rooli ikääntymisen hidastamisessa. Tohtori Sekharin ja hänen kollegoidensa testaama ikääntymistä ehkäisevä lisäaine lisää glutationia. Glutationi on soluissa esiintyvä luonnollinen antioksidantti, joka on elintärkeä elimistön suojaamisessa hapetusstressiltä ja elohopealta ja muilta myrkyllisiltä metalleilta.

Kehomme glutationitasot laskevat ikääntyessämme. Kun näin tapahtuu, kehomme kokee enemmän hapetusstressiä ja mitokondriot alkavat toimia tehottomammin. Tohtori Sekhar lisäsi hiirten elinikää korjaamalla glutationin puutetta.

Syövän 21 perussyytä & 4 ominaisuutta

Totuus on, että syövälle ei ole yhtä ainoaa syytä. Sen sijaan samanaikaisten syiden moninaisuus johtaa vuosien kuluessa kunkin henkilön syöpään. Se tarkoittaa, että ei ole olemassa yhtä ainoaa paholaista, jota voisimme syyttää syövästämme. Kun käyt läpi alla olevan syiden luettelon, yritä valita niistä, mitkä ovat mielestäsi tärkeimmät syyt sinun tapauksessasi. Yleisesti ottaen useimmat syöpäpotilaat kärsivät useista syistä. Jokainen syy voidaan hoitaa älykkäästi puuttumalla alkusyyhyn.

Alusta alkaen on tärkeää ymmärtää, että onkologit haluavat potilaiden ajattelevan, että syöpä tulee kehoon spontaanisti ilman syytä. Mutta valitettavasti syöpäteollisuus pelaa ilkeää ajatusleikkiä syöpäpotilaiden ja heidän perheidensä kanssa. Se, mitä he sanovat, tekee potilaat voimattomiksi ja jättää heidät alttiiksi lääkäreille ja hoidoille.

Vaikka syövän syiden ja perusominaisuuksien välinen raja on häilyvä, luetellaan alla olevassa jaottelussa neljä pääpiirrettä ja 21 ensisijaista syytä, jotka meidän on käsiteltävä syövän osalta.

Meillä on paljon opittavaa syövän syistä, mutta olennaisin syy, jonka useimmat muut syyt aiheuttavat, on vähäinen hapen saanti soluihin. ”Alhainen solujen happipitoisuus on ensisijainen syy kasvainten hallitsemattomaan kasvuun useimmissa syövissä”, sanoo Georgian yliopistossa työskentelevä tohtori Ying Xu. Hänen tutkimuksensa tulokset ovat ristiriidassa yleisesti hyväksyttyjen uskomusten kanssa, joiden mukaan geneettiset mutaatiot aiheuttavat syövän kasvun. ”Jos hypoksia eli solujen matala happipitoisuus osoittautuu keskeiseksi tekijäksi tietyissä syöpätyypeissä, pahanlaatuisen kasvun hoitosuunnitelmat voisivat muuttua merkittävästi”, sanoo tohtori Xu.

Syövän 4 perusominaisuutta ja syytä

1. Tulehdus
2. Puutteellinen hapetus ja happamuus
3. Mitokondrioiden toimintahäiriö ja käyminen
4. Hapetusstressi

21 Syövän syyt

1. Ravitsemuksellinen stressi
2. Emotionaalinen stressi
3. Myrkylliset kemikaalit ja raskasmetallit
4. Fyysinen stressi, liikunnan puute ja nopea hengitys.
5. Vapaat radikaalit ja hapetusstressi
6. Säteily, geenit ja DNA-mutaatiot
7. Infektiot

8. Lääkärit ja kemoterapia
9. Valon puute
10. Alhainen ruumiinlämpö ja heikentynyt immuunijärjestelmä
11. Hiilidioksidin puute
12. Kuivuminen
13. D-vitamiinin puute
14. Lääketieteelliset testit
15. Kivennäisaineiden puutteet
16. Detoksifikaation ja kelaation puute
17. Diabetes ja elohopea
18. Sienten/antibioottien erityistapaus
19. Magnesiumin puutteen erityistapaus
20. Lihavuus
21. Nykyaikainen hammaslääketiede

Syöpäsairauksien syiden ymmärtämisen ja määrittämisen vaikeudet

Syövän syyt ja perusominaisuudet on helppo sekoittaa keskenään. Kuitenkin yleiskatsaus syövän ominaispiirteisiin kertoo, että syöpään liittyy tulehdus, hapan pH, alhaiset happiolosuhteet, alhaiset hiilidioksidipitoisuudet, angiogeneesi, alhaiset kehon sisälämpötilat, ravitsemukselliset puutteet ja korkea myrkyllisten raskasmetallien ja kemikaalien pitoisuus kudoksissa ja soluissa.

Ymmärtääksemme syöpää meidän on opittava ajattelemaan samanaikaisesti monia ulottuvuuksia/tekijöitä, jotka aiheuttavat syöpää. Loppujen lopuksi olemme yleensä tekemisissä samanaikaisten syiden kanssa. Onneksi asia ei ole niin monimutkainen kuin miltä se kuulostaa. *Voita syöpä*-kurssini sisältää kaiken yhtenäiseen protokollaan, jolla hoidetaan monia näistä syistä samanaikaisesti, mutta *Kielletyt lääkkeet* on nyt pakollinen teksti kaikille kurssin suorittajille.

Syiden ymmärtäminen auttaa meitä valitsemaan tehokkaita hoitoja itsellemme ja läheisillemme. Valitettavasti syöpälääkärit, joilla on pakkomielle genetiikasta, jättävät huomiotta monet syövän ulottuvuudet. Genetiikka liittyy tietysti perimämme, mutta yleensä siihen liittyy muitakin syitä ja häiriöitä meissä ja solujemme sytoplasmassa, jotka ulottuvat keskusjyväseen ja aiheuttavat haitallisia muutoksia.

Syöpälääkärit vaativat, että syöpä on geneettinen sairaus, mikä sokaisee heidät yhdeltä suurelta nykyelämän totuudelta, että meitä kaikkia myrkytetään ja se aiheuttaa hapen puutetta, hypoksiaa soluissa. Myrkyllisyys ja vähähappiset olosuhteet ovat ensisijaisia syövän syitä. Ne eivät kuitenkaan ole ainoat syövän syyt, vaikka ne ovatkin tavanomaisia yleisiä syitä.

Stressi aiheuttaa syöpää

On melko vähän tutkijoita ja lääkäreitä, jotka ovat sitä mieltä, että syöpä alkaa stressistä ja emotionaalisista shokeista. Soluille ei kuitenkaan ole väliä, mistä stressi tulee. Äärimmäiset traumaattiset tapahtumat voivat nopeasti heikentää immuunijärjestelmää, jolloin henkilö tulee alttiiksi infektioille ja syövälle. Monissa vakavissa sairaustapauksissa ydinkysymys on piilossa emotionaalisella, henkisellä tai mentaalisella tasolla. Tai ratkaisematon konflikti toistuu henkilön elämässä. (Solustressi johtuu yhtä lailla myrkyistä, säteilystä, voimakkaista tunteista ja ravitsemuksellisista puutteista).

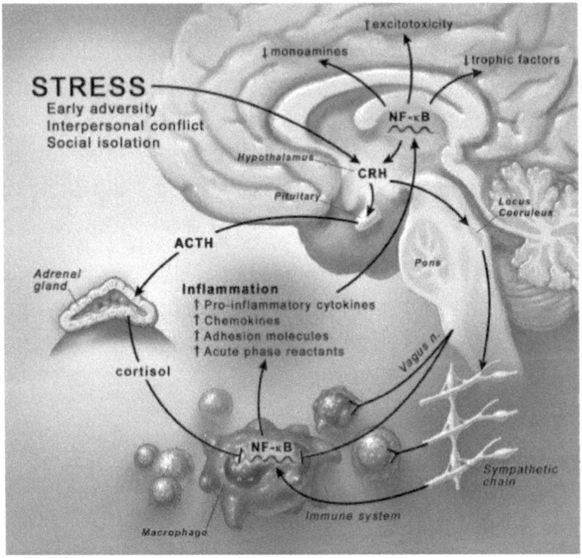

Tohtori Nalini Chilkov kirjoittaa: ”Syöpäriski kasvaa, kun immuunijärjestelmä on vahingoittunut stressin, unen puutteen, masennuksen, syömättömyyden ja huonon ravitsemuksen vuoksi. Kun nainen on traumatisoitunut seksuaalisesta väkivallasta ja seksuaalisesta pahoinpitelystä, erityisesti jos sen on tehnyt joku, johon hän luotti, kuten kumppani tai perheenjäsen, hänen immuunijärjestelmänsä heikkenee ja hänen riskinsä sairastua moniin sairauksiin, myös syöpään, kasvaa. ”Syöpä johtuu usein shokkikokemuksesta, kuten raiskauksesta, sotatraumasta tai läheisen ihmisen kuolemasta. Tällaiset shokit eivät tapahdu vain psyykessä, vaan samanaikaisesti aivoissa ja elimissä.

Psykologiset tekijät vaikuttavat fyysisiin oireisiin. Psykosomaattinen lääketiede käsittelee stressiä ja emotionaalisia traumoja. Tunteet ja mielenterveyshäiriöt vaikuttavat aivoihin, jotka välittyvät kehon vastaaviin elimiin.

Kun elimistö on stressissä, se vapauttaa hormoneja - kuten adrenaliinia ja kortisolia, jotka aiheuttavat immuunijärjestelmämme tukahduttamista. Stressi aiheuttaa laajamittaista vahinkoa fysiologialle ja ulottuu jopa tiettyjen geenien aktivoitumiseen ja toisten geenien deaktivoitumiseen, mikä johtaa syövän kasvuun vaikuttaviin muutoksiin. Esimerkiksi stressihormoni kortisoli voi muuttaa elimistön perimää ja häiritä kasvaimia tukahduttavia geenejä tekemästä työtään. Stressi ruokkii tulehduksen, kasvaimen kasvun ja etäpesäkkeiden syntyä.

Niinpä ei ole yllättävää lukea *Journal of Psychosocial Oncology* lehdessä julkaistusta tutkimuksesta[xiii], että naisilla, jotka saavat apua kipuun ja emotionaaliseen ahdistukseen, on vähemmän ahdistuneisuutta, väsymystä ja masennusta. Lisäksi *Journal of Personality* osoittaa, että rintasyöpää sairastavat naiset, jotka ilmaisevat vihaansa, pelkoaan, suruaan, ja kiintymystä ryhmässä, elävät pidempään kuin naiset, jotka tukahduttavat tunteet.

Tunteilla on merkitystä lääketieteessä. Eräässä laajamittaisessa tutkimuksessa, johon osallistui noin 2 000 keski-ikäistä Western Electric Companyn miespuolista työntekijää, todettiin masentuneimpien kuolevan masentumattomia kollegojaan 2,3 kertaa todennäköisemmin syöpään seuraavan 17 vuoden aikana.

Niinpä kuulemme Lothar Hirneisen, epäortodoksisen parantajan kertovan syöpäpotilaille: ”Toinen kahdesta asiasta tapahtuu: joko kuolet pian tai sitten pysyt hengissä. Jos kuolet pian, sinun on parempi pitää hauskaa nyt, eikö niin? Jos et kuole, sinun on parempi pitää hauskaa nyt, koska mikään ei ole parempi immuunijärjestelmälle. Se kuulostaa hullulta, mutta minulla on paljon hauskaa luonani käyvien ihmisten kanssa.” Ja nykypäivän stressimaailmassa tässä on jotain järkeä.

”Hyvien yöunien saaminen on melko yksinkertaista, jos antaa itselleen luvan tehdä sen. Syöpäpotilaiden suuri ongelma on se, että he ottavat liikaa vastuuta eivätkä anna tarpeeksi aikaa keholleen selviytyä sairaudesta. He ovat huolissaan siitä, että rasittavat perhettään ja tavanomaisten velvollisuuksiensa täyttämisestä”, Spiegle sanoo.

Ennen kuin luet seuraavan kappaleen, olisi hyvä hengittää hitaasti ja syvään. Yksi helppo tapa rentoutua ja nollata autonominen hermosto on hengittää tietoisesti useita kertoja päivässä. Se, miten hengität - nopeasti tai hitaasti, pinnallisesti tai syvään - lähettää kehollesi viestejä, jotka vaikuttavat mielialaan, stressitasoon, verenpaineeseen ja immuunijärjestelmän toimintaan. Se muuttaa jopa sitä, miten sydämesi lyö. Erinomainen tekniikka kehosi perusparametrien parantamiseen on Buteyko-hengitysmenetelmä stressin ja ahdistuksen lievittämiseksi. Siinä hengitetään sisään laskien 4:ään, pidätetään hengitystä keuhkot täynnä laskien 7:ään ja hengitetään ulos suun kautta laskien 8:aan. Tee se nyt ennen, kuin jatkat seuraavaan kappaleeseen, sillä se kertoo liian monien ihmisten nykyelämässä kohtaamasta raa'asta kohtalosta.

Micheal Snyder kirjoittaa nykytilanteesta seuraavasti: ”Järkyttävän Commonwealth Fundin uuden raportin mukaan itsemurhien määrä Yhdysvalloissa on kaikkein korkein koskaan. Valitettavasti sama voidaan sanoa myös huumekuolemien määrästä, yliannostuksista ja alkoholista. Kaikki kolme kuolemantapausta ovat ennätyksellisen korkeita ja silti yhteiskuntamme on vielä melko vakaa tällä hetkellä. Joten jos näemme näin paljon ”epätoivon kuolemia” juuri nyt, niin miltä asiat näyttävät, kun yhteiskuntamme todella alkaa murentua? Nykyään amerikkalaisilla on tuhansia eri tapoja viihtyä, mutta emme ole koskaan olleet onnettomampia. Yksi kuudesta amerikkalaisesta on psyykenlääkityksellä. Meillä on tällä hetkellä meneillään ”Amerikan pahin huumekriisi historiassa.” Itsemurhia tehdään ennätysmäärin. Kukaan ei halua kuulla, että hän on epäonnistunut, mutta näyttää todellakin siltä, että kansakuntamme on ollut äärimmäisen itsekeskeisellä tavalla tuhoisalla tiellä jo hyvin pitkään.”

Sydämen tunteet

Ennen kuin jatkat lukemista, yritä avata sydämesi tuntemaan, mitä Snyder kuvaa. Avaa sydämesi, kunnes kyyneleet alkavat virrata, kun pääset kosketuksiin haavoittuvuutesi kanssa, joka voi koskettaa kaikkien näiden ihmisten haavoittuvuutta. Mikään ei saa meitä tuntemaan itseämme haavoittuvammiksi, kuin syöpä, mutta kuten tohtori Brené Brown kertoo alla, tuon haavoittuvuuden voi kääntää voimavaraksi, joka voi auttaa syöpähoidoissa.

Yli kymmenen vuoden tutkimustyön aikana kirjailija tohtori Brown on havainnut, että haavoittuvuus ei ole heikkous, vaan se voi olla suurin vahvuutemme. Sen sijaan, että tuntisimme itsemme haavoittuviksi,

Brown sanoo, että monet ihmiset pystyttävät tunnekilvet suojellakseen itseään. Haavoittuvuus antaa meille pääsyn todelliseen vahvuuteemme, mutta se ei muuta paradigmaa, jossa useimmat ihmiset elävät, eli he pelkäävät haavoittuvuutta. Haavoittuvuuden pelko on luultavasti yksi yleisimmistä peloista. Useimmat ihmiset pelkäävät olla vahvoja, pelkäävät olla haavoittuvaisia ja hallitukset, psykopaatit ja onkologit rakastavat tätä.

Krooninen stressi on yleisempää kuin useimmat ihmiset tajuavat, mikä on yksi syy siihen, että monet ihmiset sairastuvat syöpään. Lähes kaikki nyky-yhteiskunnassa ajattelevat liikaa ja tuntevat liian vähän, mikä on stressiä itsessään. Sydämen avautuminen, avautuminen omalle haavoittuvuudelleen ja sulavan sydämen kyyneleet ovat yksi tehokkaimmista lääkkeistä, joita voimme käyttää syöpäprotokollassamme.

Järkeily johtaa krooniseen emotionaaliseen stressiin, joka riistää elintärkeää energiaa kehosta, tukahduttaa immuunijärjestelmän toimintaa ja häiritsee hormonaalisia järjestelmiä. Kumulatiivinen tulos voi olla tuhoisia: kohonnut verenpaine, lisääntynyt veren hyytyminen, heikentynyt ruoansulatuskanavan toiminta, korkea verensokeri, krooniset unihäiriöt, painonnousu ja merkittävästi heikentynyt immuunijärjestelmän toiminta luovat pohjan syövälle ja muille sairauksille.

Pitkälle edennyttä rintasyöpää sairastavilla naisilla, joilla on epänormaali kortisolipitoisuus päivällä stressin seurauksena, kuolevat huomattavasti todennäköisemmin aikaisemmin kuin ne, joiden hormonitasot ovat normaalit, kertoivat Stanfordin yliopiston tutkijat jo vuonna 2000. Tutkijat havaitsivat myös, että naisilla, joiden kortisolitasot olivat epänormaalit, oli vähemmän immuunijärjestelmän soluja, niin sanottuja luonnollisia tappajasoluja ja heikentynyt immuniteetti oli yhteydessä korkeampaan kuolleisuuteen. Tohtori David Spiegel, lääketieteen tohtori, Stanfordin yliopiston psykiatrian ja käyttäytymistieteiden professori, sanoi: ”Huomasimme, että potilaat, joilla oli epänormaali kortisolivaihtelu, kuolivat huomattavasti aikaisemmin”.[xiv]

Tohtori Spiegel sanoo, että uniongelmat muuttavat kahden ensisijaisen hormonin tasapainoa, jotka vaikuttavat syöpäsoluihin. Toinen on kortisoli, joka auttaa säätelemään immuunijärjestelmän toimintaa sekä tiettyjen ”luonnollisten tappajasolujen” vapautumista, jotka auttavat elimistöä taistelemaan syöpää vastaan. Toinen hormoni, johon uni vaikuttaa, on melatoniini. Aivot tuottavat melatoniinia ja sillä on antioksidanttisia ominaisuuksia, jotka auttavat estämään soluvaurioita.

Spiegel jatkaa: "Luulen, että yksi näiden syöpäpotilaiden ongelmista on se, että heidän immuunijärjestelmänsä on ylisäännelty. Kortisoli tukahduttaa immuunijärjestelmän toimintaa ja saattaa haitata immuunijärjestelmän kykyä torjua syövän leviämistä."

Emme huomaa stressiä

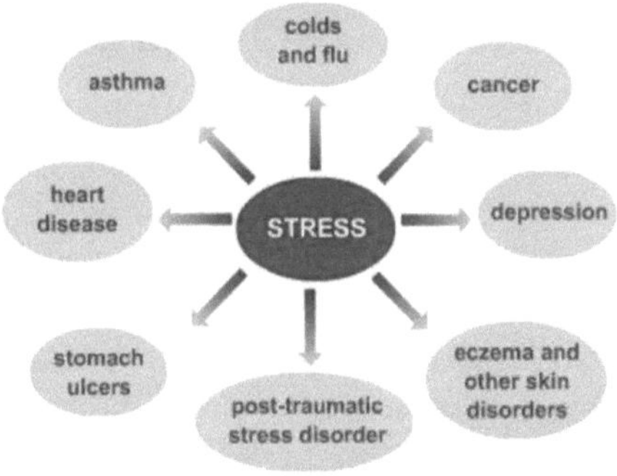

Valtaosa ihmisistä elää jatkuvasti jatkuvassa stressitilassa ajattelematta, edes tuntematta sitä suoraan, joten heillä ei ole aavistustakaan siitä, mitä vaaroja heidän stressinsä aiheuttaa. Olemme useimmiten tiedostamattomia stressistä, mutta säryt ja kivut häiritsevät tietoisuuttamme. Usein kipumme vainoavat meitä jopa uneen asti, vaikka otamme kuinka monta lisäravinnetta tai lääkärin pilleriä, mutta viimeinen asia, jonka yleensä teemme, on fyysisten kipujemme suora liittäminen stressiin, jonka kourissa olemme.

Yksi syy siihen, miksi ihmiset kuolevat tai kärsivät sydänkohtauksista ja aivohalvauksista, on vaikeus tiedostaa ja käsitellä sisäistä stressitasoaan. Siksi aivohalvaus ja sydänkohtaukset tapahtuvat niin äkillisesti ja odottamatta. Se on myös syy siihen, miksi verenpainetauti on näkymätön.

Yleisin syy naisten PTSD:hen on seksuaalinen trauma. Raporttien mukaan 15-38% naisista kokee lapsuuden seksuaalista hyväksikäyttöä ja 13-20% aikuisiän raiskauksia ja vähintään 20% kokee pahoinpitelyä. Naisten seksuaalinen ja fyysinen hyväksikäyttö joko lapsina tai aikuisina, voi johtaa traumaperäiseen stressihäiriöön PTSD:hen ja muihin psykologisiin ja psykiatrisiin häiriöihin.

Paljon stressiä kokevilla ihmisillä on vähemmän luonnollisia tappajasoluja ja immuunijärjestelmän soluja, jotka tappavat spontaanisti lähellä olevia epänormaaleja soluja, kuten kasvainsoluja ja infektoituneita soluja. Tiedämme myös, että stressaantuneiden ihmisten tappajasolut ovat vähemmän aktiivisia. Tutkimuksissa on osoitettu, että luonnollisten tappajasolujen puuttuminen on yhteydessä rintasyövän etenemiseen.

Stressin diagnosointi ja hoito

Sykevaihtelu (HRV) edustaa aikaeroja peräkkäisten sydämenlyöntien välillä (tunnetaan myös nimellä beat-to-beat intervalli). HRV:n mittaukset antavat meille tieteellisen mittarin stressistämme. VedaPulse on kenties paras laite tähän, mutta nykyään jotkut kellot ja Oura-sormus antavat lukemia siitä, miten sydämemme sykkii. HRV-mittaukset ovat korreloineet vahvasti paitsi stressiin myös sairastavuuteen ja kuolleisuuteen erilaisissa sairauksissa.

Luettelo asioista, joita käytän ja suosittelen stressin hoitoon, on pitkä, mutta listan kärjessä on hengittämisen uudelleenharjoittelu, magnesiumöljyn käyttö ja BioMat, joka ei ainoastaan tunnu fantastiselta, erityisesti stressitilanteessa, mutta koska infrapunaenergia tunkeutuu syvemmälle, myös kortisolitasot alenevat jopa 78%. On tärkeää tietää, että tutkimukset osoittavat, että magnesiumin ja B6:n yhdistelmällä koettu stressi väheni 44,9%, ja pelkän magnesiumin ryhmä osoitti 42,4%:n vähennystä, jossa merkittävämpi vaikutus saatiin vakavan ja erittäin vakavan stressin yhteydessä.

Kiipeä lämpimään magnesiumkylpyyn ja tunne, kuinka jännitykset liukuvat pois kehostasi ja sielustasi. Käy magnesiumhieronnassa; se yksinkertaisesti auttaa sinua selviytymään. Hidasta hengitystäsi

ja elämääsi, jos se on mahdollista. Joogaa ja meditaatiota on tietysti helppo suositella, samoin kuin tukiryhmiä tai yksilöterapiaa jonkun syöpäpotilaiden haasteisiin perehtyneen henkilön kanssa. Lääkemarihuana auttaa myös monia ihmisiä käsittelemään stressiä eikä aiheuta syöpää, kuten alkoholi.

Klooridioksidi hoitaa autismia

Autismi on ollut laajalle levinnyt humanitaarinen katastrofi alusta alkaen. Autismi kertoo paljon inhimillisestä kärsimyksestä. Mutta valitettavasti se kertoo myös siitä, miksi emme voi luottaa CDC:hen emmekä FDA:han.

Noin yhdellä 30:stä eli 3,49% 3-17-vuotiaista lapsista ja nuorista diagnosoitiin autismikirjon häiriö (ASD) vuonna 2020 *JAMA Pediatrics* julkaisun mukaan, jonka kiinalainen tutkijaryhmä julkaisi tässä kuussa. Julkaisussa viitataan uuteen tutkimukseen, jonka mukaan ASD:n määrä on lisääntynyt 53% amerikkalaisilla nuorilla vuodesta 2017 lähtien.

New York Times uutisoi vuosia sitten, että kaksostutkimus viittaa siihen, että ympäristöön liittyvät ympäristötekijät, myös kohdussa vallitsevat olosuhteet, saattavat olla vähintään yhtä tärkeitä kuin geenit aiheuttamaan autismia. Matemaattinen mallinnus osoitti kuitenkin, että vain 38% tapauksista johtui geneettisistä tekijöistä. Sen sijaan ympäristötekijät vaikuttivat 58% tapauksista.

Asiantuntijat sanoivat, että tutkimus merkitsee merkittävää muutosta ajattelussa vähintään yhteen prosenttiin kehittyneen maailman väestöstä vaikuttavan autismin syistä. Luvut ovat huomattavasti pelottavampia joissakin paikoissa Yhdysvalloissa ja Etelä-Koreassa. Mutta valitettavasti muutosta ei ole tapahtunut. Ja nyt kun asiat ovat muuttumassa huomattavasti pahemmiksi, meidän on hylättävä kaikki, mitä valtavirta väittää autismista.

Eräässä vanhassa tutkimuksessa havaittiin kohonnut autismin riski lapsilla, joiden äidit ottivat suosittua masennuslääkettä vuotta ennen synnytystä. Prozacin, Zoloftin ja Celexan kaltaiset lääkkeet ja Lexapro lisäävät autismin riskiä lapsilla, joiden äidit käyttivät niitä vuoden aikana ennen synnytystä.

Kun tutkijat kertovat meille, että ympäristötekijöillä on merkittävä rooli syynä autismiin, he puhuvat pääasiassa ympäristömyrkyistä, mukaan lukien myrkkyjä joille sikiöt altistuvat napanuoran kautta.

Ensimmäisen Kalifornian terveysministeriön tutkimuksen mukaan San Franciscon lahden alueella todettiin yli kymmenen vuotta sitten, että autismihäiriöiset lapset syntyivät 50% todennäköisemmin asuinalueilla, joilla oli suuria määriä useita myrkyllisiä ilmansaasteita, erityisesti elohopeaa. Uudet havainnot, jotka yllättivät tutkijat, viittaavat siihen, että äidin altistuminen teollisille ilmansaasteille raskausaikana saattaa lisätä lapsen autismin riskiä, mikä tarkoittaa, että asuinalueella on väliä.

”On selvää, että se viittaa yhteyteen autismin puhkeamisen ja ympäristöaltistumisen sekä erityisesti metallialtistumisen välillä”, sanoo tohtori Isaac Pessah, toksikologi. Hän johtaa UC Davisin lasten ympäristöterveyskeskusta. Pessah on tutkija yliopiston MIND-yksikössä (Medical Investigation of Neurodevelopmental Disorders), joka tutkii autismia.

Yhden kelaatiohoidon perustajan, Tohtori Garry Gordonin mukaan ”on olemassa autismia sairastavia lapsia, jotka eivät ole saaneet elohopeaa ruiskeena.” Tohtori Raymond Palmer University of Texas Health Science Center San Antoniossa on tutkinut ilmakehään joutuvan valtavan elohopeamäärän vaikutusta ja havaitsi Teksasin koulupiireissä, että ”keskimäärin jokaista ympäristöä kuormittavaa tuhatta elohopeakiloa kohti erityisopetuspalvelujen määrä kasvoi 43% ja autismikirjon määrä kasvoi 61%.”

Tutkimuksen tukena on Harvardin yliopiston tutkimus, jonka EPA on maksanut, kirjoittanut ja vertaisarvioinut. Harvardin tutkimuksessa todettiin, että EPA:n ehdottaman kaltaiset elohopean valvontatoimet voisivat säästää melkein 5 miljardia dollaria vuodessa, väestön neurologiset ja sydänvauriot vähenisivät. Näin sanoo siis yksi maailman arvostetuimmista lääketieteellisistä keskuksista, joka määrittelee ilmassa olevan elohopean aiheuttamat vahingot.

Olemme juuri saavuttaneet elohopean kriisitason.
Nyt elohopeaa löytyy ruoasta, vedestä, maaperästä,
vauvoista, kaikkialta.
Marie Steinwachs
Missourin yliopisto

Autismi antoi meille ensimmäisen intiimin näkemyksemme lääketerrorismista ja kauheasta länsimaisen lääketieteellisen laitoksen korruptiosta. Yli 30 vuoden autismia koskevan epidemian jälkeen koronarokotteet ovat vihdoin osoittaneet sen, mitä monet autismiyhteisön jäsenet ovat odottaneet, että lääkäreitä, joilla on neuloja käsissään, on vältettävä kuin ruttoa. Sen sijaan vanhempien on luotettava itseensä ja muihin yhteisönsä jäseniin löytääkseen parhaita tapoja hoitaa lapsiaan.

Tuntemani Kerri Rivera, autistisen lapsen äiti, otti asiat omiin käsiinsä ja hänestä tuli yksi tärkeimmistä klooridioksidimaailman johtajista yli vuosikymmenen ajaksi. Kuten monet muutkin autististen lasten vanhemmat, hän etsi epätoivoisesti parannusta lapsensa autistisiin oireisiin. Hän oli niin vaikuttunut klooridioksidihoitojen jälkeen havaitsemaansa parannukseen, että hän päätti ryhtyä aktiivisesti edistämään ajatusta siitä, että klooridioksidista voisi olla apua autismissa.

Kerri on kehittänyt autismin hoitoon protokollan, joka sisältää erilaisia lisäravinteita (kuten kondroitiinisulfaattia ja D-vitamiinia) ja muunnettua ketogeenistä ruokavaliota, jossa poistetaan gluteeni ja kaseiini. Vaikka protokollassa voi olla myös useita muita parasiittilääkkeitä, humus- ja fulvohappoa, mustasiemenöljyä, ruoansulatuskanavan entsyymejä, sidosaineita, kilpirauhasvalmisteita, ionisia jalkakylpyjä ja hyperbaarista happea, hän uskoo, että olennainen osa on ajatus usein toistuvista pienistä klooridioksidiannoksista päivän mittaan.

Rivera kirjoitti minulle:

”Käytettyäni yli puoli miljoonaa dollaria biolääketieteellisiin hoitoihin, allopaattisten lääkäreiden ryhmässä, joka väittää auttavansa autistisia lapsia autismissa nimeltään DAN/MAPS. Pohjimmiltaan he laittavat lapset gluteenittomaan ja kaseiinittomaan ruokavalioon ja tekevät paljon hyödyttömiä laboratoriokokeita (kuten sain myöhemmin selville) määrätäkseen lisäravinteita ja lääkkeitä. Tein tätä poikani kanssa vuodesta 2004 vuoteen 2010.

Olin varma, että lääkäreillä ei ollut aavistustakaan siitä, miten autismi voitaisiin parantaa. Poikani EI syntynyt autistisena. Hän oli täydellinen. Ja hän oli täydellinen koko ensimmäisen elinvuotensa ajan. Mitä autismi on? Se on 99,9%:ssa tapauksista rokotteen aiheuttama vaurio suolistossa ja aivoissa. Immuunijärjestelmä lakkaa toimimasta, taudinaiheuttajat ottavat vallan ja tulehduksia esiintyy runsaasti. On käynyt ilmi, että klooridioksidi (CD) vähentää elimistön tulehdusta, tappaa taudinaiheuttajia, ei vahingoita ystävällistä kasvua tai terveitä soluja ja hapettaa elimistöä.

Heti kun aloin käyttää klooridioksidia pojalleni, hänen tilansa parani. Tehtäväkseni tuli sitten pelastaa mahdollisimman monta lasta autismilta. Ja juuri niin tapahtui. Vuonna 2022 olen työskennellyt perheiden kanssa yli 77 maassa ympäri maailmaa. Hoitomenetelmä on muuttunut sitten alkuaikojen. Aloin käyttää klooridioksidia vuonna 2010. Vuoteen 2011 mennessä oli jo yli 40 toipumista. Sitten hoitomenetelmää paranneltiin sieltä ja täältä. Nyt, vuonna 2022, on tuhansia täysin parantuneita ja kymmeniä, jos ellei satoja tuhansia paremmin voivia.

Nykyinen Kerri Riveran klooridioksidiprotokolla vuodelle 2022 tappaa taudinaiheuttajia, vähentää tulehdusta, sulkee vuotavan suolen, poistaa aivovaurioita aiheuttavan ruoan (a.k.a. glutamaatti, josta kukaan muu ei puhu), lisää suolahappoa vatsaan B-vitamiinien, kivennäisaineiden ja aminohappojen imeytymisen lisäämiseksi ja pääsee eroon SIBO:sta. Se on niin monipuolinen, että se saattaa jonain päivänä saavuttaa täydellisyyden. Uusin lisäys protokollaan on metyleenisininen."

Joillakin Kerrin potilailla on vanhempia, jotka kieltäytyvät käyttämästä klooridioksidia, koska se on kiistanalainen yhdiste; ketään näiden vanhempien lapsista ei ole saatu onnistuneesti parannettua. Odotetusti valtavirran tiedotusvälineet ovat yrittäneet kovasti mustamaalata hänen työtään ja Amazon jopa poisti hänen kirjansa Healing the Symptoms Known as Autism.[7]

mailto:kerri@kerririvera.com

https://www.kerririvera.com

Kerri on autismin asiantuntija, minä en. Ohjatkaa siis tiedustelunne hänelle. Kuitenkin seuraavissa luvuissa huomaatte, että juureni autismiin ovat syvällä. Voimme katsoa niin syvälle kuin haluamme, mutta tärkeintä on soveltaa käytäntöön kaikki, mikä auttaa autistisia lapsia.

Autismikirjon häiriöiden syitä

"Autismi on tulossa luoksemme, koska se on tulos 50 vuotta kestäneestä kokeilusta, jossa jokaista ihmistä on kasteltu myrkyllisten aineiden ylikuormituksella, rokotteet mukaan lukien."

Tohtori Gregory Ellis

Tohtori Ellis painottaa elohopean keskeistä roolia autismikirjon häiriöiden synnyssä. Hän ei kuitenkaan sulje pois muita mahdollisia autismin syitä tai yleistä teoriaa, jonka mukaan on monia syitä, jotka pitkällä aikavälillä heikentävät lapsia siinä määrin, että rokotekemikaalien aiheuttama myrkyllinen ylikuormitus on liian suuri käsiteltäväksi.

Jotkin kemikaalit yli 70 000 ihmisen valmistaman kemikaalin joukosta heikentävät lasten aivojen kehitystä, todetaan Maailman luonnonsäätiön (WWF) uudessa raportissa. Raportissa, jossa kartoitettiin alan nykyistä tutkimusta, syytetään kemikaaleja sellaisista neurologisista vaikutuksista, kuten huonosta muistista, heikentyneestä visuaalisesta tunnistamisesta ja motorisista taidoista sekä alhaisemmasta älykkyysosamäärästä ja siteerataan yhdysvaltalaista tutkimusta, jonka mukaan 10% kaikista hermostollisista käyttäytymishäiriöistä on sidoksissa altistumiseen kemikaaleille.

Biologiset hyökkäykset tulevat rokotteista, amalgaamitäytteistä, lääkeaineista, väkivaltaisista synnytyskäytännöistä, juomaveden fluoridista ja elintarvikkeista, joissa on neurologisesti myrkyllisiä aineita, kuten MSG:tä, aspartaamia, torjunta-aineita, hormoneja ja säilöntäaineita. Rokotteet ovat erityisen huolestuttavia autismin syyn selvittämisessä, koska ne sisältävät myrkyllisiä yhdisteitä, kuten elohopeaa ja alumiinia, jotka ruiskutetaan suoraan elimistöön. Lisäksi jotkut rokotteen osat läpäisevät veriaivoesteen ja vaikuttavat hermostoon ja erityisesti aivojen immuunijärjestelmän soluihin, mikroglioihin.

Mikrogliat ovat keskushermoston immuunisoluja ja ne kääntyvät nopeasti keskushermostoa vastaan ja tuhoavat sitä eksitotoksisuuden ja autotoksisuuden avulla. Se tapahtuu silloin, kun ilmenee neuronien epäspesifistä yleistä tuhoutumista, neuriittia ja synaptisten yhteyksien tuhoutumista. Mikroglian tuhoavan kemian kiihtyminen liikaa selittää, miksi lapsi on allerginen lähes kaikelle, mitä koskee, hengittää tai syö, jopa itselleen.

Elohopea muuttaa biologisia järjestelmiä, koska se kiinnittyy sulfohydryyliryhmiin, jotka ovat useimpien entsyymien ja hormonien toiminnallisia osia. Elohopea aiheuttaa muutoksia solujen rakenteessa samalla, kun se häiritsee kriittisiä elektroninsiirtoreaktioita, mikä johtaa siihen, että soluja pidetään vieraina elimistön immuunipuolustus- ja korjausjärjestelmässä. Elohopean yleisyys ympäristössä on endeeminen.

Tohtori Rashid Buttar sanoo, että elohopealla näyttää olevan erityinen affiniteetti aiheuttaa näitä ongelmia saaden keskushermoston immuunisolut ylireagoimaan, minkä tuloksena on entsyymien kemiallisten vaikutusten sarja: glutamaatin kuljetus, happojen eritys, sytokiinien vapautuminen ja koko joukko seurannaisvaikutuksia, jotka yhdessä aiheuttavat yleistä hermoston rappeutumista. Elohopea ei ole ainoa myrkky, joka kiihottaa mikroglioja. Myös MMR-rokotteessa olevien elävien virusten on nähty aiheuttavan ongelmia aivojen immuunisoluille.

Tohtori Russell Blaylock, tunnettu neurokirurgi ja johtava mikrogliareaktioiden asiantuntija, vastustaa voimakkaasti MSG:n ja aspartaamin lisäämistä elintarvikkeisiin, koska hän näkee näiden kemikaalien olevan erittäin tuhoisia mikroglioille. Hän sanoo: "Loppua ei ole luvassa mahdollisuuksille. On esimerkiksi tietoja, joiden mukaan autistiset häiriöt liittyvät keinotekoisen hormonin (Pitosiini) käyttöön, jota annetaan raskaana oleville naisille synnytyksen käynnistämiseksi tai nopeuttamiseksi.

Pitosiini on synteettinen eksogeeninen lähde luonnolliselle oksitosiinihormonille, joka stimuloi kohdun supistumista. Parke-Davis lääkeyhtiö kehitti sen lääkkeeksi vuonna 1953 ja se otettiin yleiseen käyttöön vuonna 1955. Tohtori Eric Hollander, New Yorkin Mount Sinai School of Medicinen lääkäri, joka on erikoistunut hoitamaan autistisia lapsia, kertoi huomanneensa, että 60% hänen klinikkansa autistisista potilaista oli altistunut tälle lääkkeelle sikiönä.

Pitosiinin aiheuttamat kohdun supistukset ja äidin pakotettu liikkumattomuus lisäävät synnytyskipuja niin paljon, että näissä olosuhteissa useimmat synnyttäjät saavat lisäksi narkoottisia kipulääkkeitä ja epiduraalipuudutusta. Lähes 100%:ssa lääketieteellisesti hoidetuissa synnytyksissä tehdään runsaasti lääkkeellisiä toimenpiteitä.

Suurin osa synnytyksistä käynnistetään nykyään jossain vaiheessa. Äidit huumataan, mikä tietysti tarkoittaa, että vauvat ovat huumaantuneita. Synnyttäville äideille annetaan rutiininomaisesti useita eri lääkkeitä tietämättä, onko syntymätön vauva herkkä myrkyllisille sivuvaikutuksille.

Haittavaikutusten todennäköisyys on kerrottava lääkkeiden määrällä ja sitten kaksinkertaistettava uudelleen vastasyntyneen kohdalla, jonka neitseelliset aivot altistuvat lääkkeille. Sivuvaikutusten riski on sekä välitön että elinikäinen imeväisille. Raskaana oleville naisille käytettyjä lääkkeitä ei ole koskaan testattu sen selvittämiseksi, ovatko ne turvallisia sikiöille ja vastasyntyneille. Ei yhtäkään! Kenelläkään ei ole aavistustakaan pitkän aikavälin seurauksista.

Kalifornian kätilökollegio ilmoittaa, että useimmat napanuorat puristetaan ja leikataan ennen kuin kaikki istukan veri pääsee takaisin vauvaan, mikä tarkoittaa, että veren määrä vähenee jopa 40%.

Synnytys itsessään on jonkinasteinen shokki. Vauvat tarvitsevat aikaa sopeutuakseen valoon, ääniin ja pelkkään hengittämiseen. Heille ei kuitenkaan anneta tarvittavaa aikaa. Heti syntymän jälkeen silmiin laitetaan antibioottitippoja tai -voidetta ja niille annetaan K-vitamiinipistos. Ongelmana on, että K-vitamiinipistos on synteettinen, jota heidän pieni elimistönsä ei pysty tunnistamaan eikä käyttämään. Mutta mikä tärkeintä, rokote sisältää ikäviä kemikaaleja, kuten bentsyylialkoholia, fenolia (karbolihappoa), propyleeniglykolia (pakkasnestettä), etikkahappoa ja suolahappoa.

Niinpä jo ennen kuin Hep B-rokotus annetaan vauvoille heidän ensimmäisenä elinpäivänään, he ovat tekemisissä voimakkaiden kemikaalien ja antibioottien kanssa, jotka kiertävät heidän jo valmiiksi vaikeuksissa olevissa verenkierto- ja hermojärjestelmissään. Lisätään vielä Hep B-rokote, jossa on alumiinihydroksidia, Thimerosalia (jota käytetään edelleen kolmannen maailman maissa) ja muunnettua geneettistä materiaalia. Voi vain ihmetellä lastenlääkäreitä ja mitä he ajattelevat.

Neurology lehden 14. syyskuuta 2004 ilmestyneessä numerossa (2004;63:838-42) Harvardin tutkimusryhmä julkaisi tulokset, jotka vahvistivat pahimmat pelkomme rekombinantti B-hepatiittirokotteesta ja kohonneesta todennäköisyydestä sairastua multippeliskleroosiin (MS). Harvardin tutkijat arvioivat, että se lisää riskin yli kolminkertaiseksi.

Toinen vastasyntyneelle haitallinen asia on napanuoran sitominen ja leikkaaminen liian aikaisin; se on aina jätettävä siihen asti, kunnes lapsi on toistuvasti hengittänyt ja kaikki napanuoran pulssit ovat loppuneet. Muussa tapauksessa lapsi on paljon heikompi kuin hänen pitäisi olla, kun osa verestä jää istukkaan, jonka olisi pitänyt siirtyä lapseen.

American Academy of Pediatricsin (AAP) mukaan "autismi ei ole erityinen sairaus, vaan pikemminkin kokoelma aivojen kehityshäiriöitä, joilla on vahva geneettinen perusta, vaikka sen tarkkaa syytä ei täysin tunneta". Silti useimmat lääkärit tietävät: ”On mahdotonta saada äkillinen epidemia geneettisestä sairaudesta.”

Tohtori Rimland sanoo: "On naurettavaa väittää, että monien autismitapausten ja rokotusten välillä on vain sattuma. Olen työskennellyt 50 vuotta kokopäiväisesti ammattimaisena tutkijana ja autismin tutkijana 45 vuotta. Olen järkyttynyt ja harmissani lääketieteellisen laitoksen jatkuvista pyrkimyksistä vähätellä vankkoja ja vakuuttavia todisteita siitä, että virheellinen rokotuspolitiikka on autismiepidemian perimmäinen syy. On monia johdonmukaisia todisteita, jotka osoittavat rokotteiden olevan osallisia, eikä ole olemassa mitään edes marginaalisesti uskottavaa vaihtoehtoista hypoteesia."

Tohtori Blaylock sanoo: ”Alaluokat ovat täynnä lapsia, joilla on neurologisia ja immuunijärjestelmän vaurioiden oireita: epilepsiaa, kohtaushäiriöitä, erilaisia halvauksia, autismia, kehitysvammaisuutta, oppimisvaikeuksia, nuoruusiän diabetesta, astmaa, näön- ja kuulon heikkenemistä sekä lukuisia uusia käytös- ja käyttäytymishäiriöitä.

”Me (kouluterveydenhoitajat) uskomme, että B-hepatiittirokote on hyökkäys vastasyntyneiden kehittyviä neurologisia- ja immuunijärjestelmiä vastaan. Rokotteiden pitäisi tehdä meistä terveempiä; en ole kuitenkaan koskaan kahdenkymmenenviiden hoitotyövuoden aikana nähnyt näin paljon vahingoittuneita ja sairaita lapsia. Jotain hyvin, hyvin väärää on tapahtumassa lapsillemme”, kirjoitti Patti White RN kongressin valiokunnalle. Viime aikoihin asti injektio, joka annettiin ensimmäisten 24 tunnin aikana, sisälsi 25 mikrogrammaa thimerosalia, ja näin on edelleen suurimmassa osassa maailmaa.

Tohtori Sidney Baker, kuuden lääketieteellisen kirjan kirjoittaja, on hoitanut satoja autistisia potilaita vuosittain eri puolilta maata. Hän epäili, että noin puolet hänen tapaamistaan lapsista oli vammautunut rokotteiden sisältämän thimerosalin vaikutuksesta.

Tohtori Ellen Grantin mukaan lähes kaikilla Biolabissa testatuilla autistisilla lapsilla oli sinkin, kuparin ja magnesiumin puutteita. Tiedämme, että elohopea syrjäyttää elintärkeitä alkuaineita, kuten magnesiumia, sinkkiä ja kuparia soluista ja aiheuttaa häiriöitä entsyymijärjestelmissä. Vakavat vitamiinien ja kivennäisaineiden puutokset heikentävät immuunijärjestelmää ja aiheuttavat kehityksen ongelmia muista tekijöistä riippumatta.

Elämän todellisuus on se, että emme tarvitse thimerosalia sisältäviä rokotteita altistaaksemme pikkulapsia elohopealle. Sitä on ilmassa, jota hengitämme ja vedessä, jota juomme. Me kaikki elämme yhä voimakkaammin elohopean saastuttamalla planeetalla.

Tohtori Boyd Haley on osoittanut Kentuckyn yliopistossa sijaitsevassa laboratoriossaan, kuinka jopa suhteellisen hyvänlaatuiset aineet, kuten Tylenol ja hormonit, kuten testosteroni lisäävät elohopean myrkyllisyyttä, mikä selittää ainakin osittain sen, miksi pojat sairastuvat autismiin useammin, kuin tytöt.

Daniel Goleman kertoo kirjassaan *Tunneäly*, että "Jokainen traumatisoiva tapahtuma voi istuttaa tällaisia laukaisumuistoja amygdalaan." Tohtori Dennis Charney, psykiatri ja Yalen yliopiston kansallisen kliinisen neurotieteen keskuksen johtaja, kertoo meille "Ei ole väliä, oliko kyseessä taistelussa koettu jatkuva kauhu, kidutus tai toistuva hyväksikäyttö lapsuudessa, vai kertaluonteinen kokemus. Kaikella hallitsemattomalla stressillä voi olla sama biologinen vaikutus."

Ratkaiseva sana tässä on hallitsematon. PTSD:n kriittinen psykologinen näkökohta on avuttomuus, tunne siitä, että sinua uhataan tai että henkesi on vaarassa etkä voi tehdä yhtään mitään välttääksesi sen. Tohtori Charney sanoi: "Tuhoisan trauman uhrit eivät ehkä koskaan ole biologisesti samanlaisia." Kliinisen psykofarmakologian laboratorion johtaja tohtori John Krystal sanoo:"Tunne, että elämäsi on vaarassa, etkä voi tehdä mitään paetaksesi sitä, se on hetki, jolloin aivojen muutos alkaa." **Lapset kokevat rokotuksen epäilemättä traumaattisena kokemuksena**.

Mitokondriosairaus rokotteesta

On olemassa pitkä luettelo yleisistä iatrogeenisista (lääkkeiden tai lääkärien aiheuttamista) sairauksista, joita aiheuttavat reseptilääkkeet tai rokotteiden ainesosat, kuten alumiini ja elohopea. Tohtori Gary G. Kohls sanoo: "Yleiset iatrogeeniset (lääkkeiden tai lääkäreiden aiheuttamat) sairaudet voivat johtua tavallisesti lääkkeistä ja rokotteiden ainesosista, mikä tekee meistä monista hyvin lääkittyjä, aliravittuja, ympäristömyrkyllisiä ja myös perusteellisesti rokotettuja."

Lääkeyhtiöt, CDC ja AAP suosittelevat edelleen vuosittaisia (alumiinia ja elohopeaa sisältäviä) influenssarokotuksia epäkypsille, immuunipuolustukseltaan herkille, aivoiltaan kehittymättömille vauvoille, jotka ovat vasta kuuden kuukauden ikäisiä ja heidän raskaana oleville äideilleen.

Rokotteet eivät ole sitä, mitä yleisölle kerrotaan. On noloa koko lääketieteelle, että lastenlääkärit, jotka ovat suurimmassa vastuussa vauvoista ja heidän terveydestään, ruiskuttavat myrkkyjä suoraan heidän verenkiertoonsa ja teeskentelevät, kaikille, myös itselleen, että he tekevät jotain hyvää.

Tohtori Kohl jatkaa: "Monet näistä häiriöistä (ks. alla oleva luettelo) johtuvat reseptilääkkeistä, rokotteista ja muista myrkyllisistä kemikaaleista, jotka myrkyttävät mitokondrioita aivoissa, hermoissa, lihaksissa ja muissa elimissä. Siten meitä vaivaavat ehkäistävissä olevat, iatrogeeniset tai teollisuuden aiheuttamat sairaudet. Molemmat todellisuudet ovat tabuaiheita nykyisellä Amerikan mahtavien, voittoa tavoittelevien monikansallisten yhtiöiden harjoittaman mielenhallinnan aikakaudella, johon osallistuvat suuret lääke-, kemian-, sairaala-, media ja ruokateollisuuden yritykset sekä tehomaatalous. Kaikkialle ulottuva ryhmä pitää tietämättömyyttämme parempana ja kukin niistä käyttää rajattomasti rahaa varmistaakseen sen."

Tohtori David Brownstein sanoi: "Yhä useammat lapset saavat edelleen MMR-rokotteen, vaikka CDC:n MMR-tutkimus vuodelta 2004 oli väärennetty sen tosiasian peittämiseksi, että MMR-rokotteen todettiin lisäävän merkittävästi autismin riskiä sitä saaneilla pojilla. Lapsemme kärsivät autismiepidemiasta, sillä lähes joka viideskymmenes lapsi sairastaa autismia. Missä ovat Kongressin kuulemistilaisuudet? Missä ovat tiedotusvälineet?"

"Kaikkien psykotrooppisten lääkkeiden on dokumentoitu vahingoittavan mitokondrioita, samoin kuin statiinien, kipulääkkeiden, kuten parasetamolin ja monen muun. Mitokondrioiden vaurioitumisen ymmärretään nyt olevan osallisena monissa näennäisesti toisistaan riippumattomissa häiriöissä, kuten esimerkiksi skitsofrenia, diabetes, Parkinsonin tauti, krooninen väsymysoireyhtymä ja ei-alkoholista johtuva steatohepatiitti. Viime aikoina on havaittu, että iatrogeeniset (lääkärin tai hoidon aiheuttamat) mitokondriovauriot selittävät monia lääkkeiden haittavaikutuksia," kirjoittavat tohtorit John Neustadt ja Steven Pieczenik.

Amerikkalaiset käyttävät lähes 20% bruttokansantuotteestaan terveydenhuoltoon, paljon enemmän, kuin mikään muu maa, mutta silti heillä on maailman huonoin terveys. Osittain se johtuu siitä, että he rokottavat ja määräävät enemmän lääkkeitä kuin missään muualla. Jos rokotteista ja lääkkeistä olisi hyötyä, luulisi, että heillä olisi parempi terveys. Kuitenkin, koska rokotteet ja useimmat lääkkeet ovat mitokondriomyrkkyjä, amerikkalaiset ovat hyvin sairaita ja sairastuvat vuosi vuodelta enemmän.

Tohtori Yehuda Shoenfeld, israelilainen kliinikko, joka on viettänyt yli kolme vuosikymmentä tutkien ihmisen immuunijärjestelmää ja häntä on kutsuttu "autoimmunologian kummisedäksi", osoittaa sormellaan rokotteita ja niiden ainesosia, mukaan lukien myrkyllinen alumiini, merkittävänä syynä kasvavaan maailmanlaajuiseen autoimmuunisairauksien epidemiaan. Tällöin immuunijärjestelmä kääntyy itseään vastaan monissa olosuhteissa, 1-tyypin diabeteksesta haavaiseen paksusuolen tulehdukseen ja multippeliskleroosiin.

Mitokondriot ovat solun voimanpesiä, jotka tuottavat elimistölle yli 90% elimistön energiasta, jota se tarvitsee elämän ylläpitämiseen. Mitokondriot ottavat ravinnostamme sokereita ja proteiineja ja tuottavat energiaa sisältäviä ATP-molekyylejä, joita kehomme käyttää toimiakseen. Mitokondriosairaus on heikentävä ja mahdollisesti kuolemaan johtava ja vähentää mitokondrioiden kykyä tuottaa energiaa. Kun mitokondriot eivät toimi kunnolla, solut alkavat kuolla, kunnes lopulta kokonaiset elinjärjestelmät pettävät ja potilaan elämä vaarantuu.

Alumiini on myrkky

Alumiini on myrkkyä; miksi lastenlääkärit ruiskuttavat sitä suoraan lasten verenkiertoon? PubMed-haulla, alumiini ja "myrkyllisyys", löytyy 4 258 tulosta. Alumiinin neurotoksisuus on hyvin dokumentoitu. Se vaikuttaa muistiin, kognitioon ja psykomotoriseen kontrolliin; se vaurioittaa veri-aivoestettä, aktivoi aivotulehdusta ja lamaa mitokondrioita. Runsaat tutkimukset viittaavat siihen, että se on kriittinen tekijä Alzheimer-potilaiden aivoissa. Se on ollut osallisena amyotrofiseen lateraaliskleroosiin ja autismiin ja sen on osoitettu aiheuttavan allergiaa.

Coloradossa asuva 6-vuotias tyttö sai FluMist-flunssarokotteen ja noin viikkoa myöhemmin "heikkeni ja kaatui useita kertoja maahan" ja "käveleminen oli vaikeaa". Liittovaltion terveysviranomaisille jätetyn tapauskertomuksen mukaan, jonka sai haltuunsa *The New York Times*. Tyttö muuttui yhä heikommaksi ja kuumeisemmaksi ja hänestä "tuli veltto, unelias ja hän käyttäytyi kuin humalassa", raportissa sanottiin. Hänet vietiin sairaalaan, hänet leikattiin ja lopulta hänet poistettiin elintoiminnoista. Raportin mukaan hän kuoli 5. huhtikuuta 2008.

Myrkylliset alumiiniset adjuvantit, joita on lisätty lähes kaikkiin lasten ja aikuisten rokotteisiin yli 70 vuoden ajan, pitävät yllä uskoa, että lastenlääkärit, vanhempainjärjestöt ja liittovaltion hallitus raiskaavat kemiallisesti kaikkia, jotka he saavat suostuteltua ottamaan rokotteita. Siksi kirjoitin kirjan nimeltä *The Terror of Pediatric Medicine* ja olen antanut sen ilmaiseksi viimeiset kymmenen vuotta. Ei ole olemassa turvallista annosta alumiinia tai elohopeaa, jota on myös joissakin rokotteissa.

CDC/AAP:n (American Academy of Pediatrics) määräämä rokotusohjelma varmistaa, että lähes 5000µg mitokondrioille myrkyllistä alumiinia on ruiskutettu keskimääräiseen amerikkalaisvauvaan, kun hän täyttää 18 kuukautta.

Nyt jo vanhentuneessa ja saavuttamattomissa olevassa rokotekirjassani *The Terror of Pediatric Medicine* kirjoitin seuraavaa laajasti elohopeasta Eli Lilly & Companyn Thimerosalin muodossa, joka on ollut useimmissa lasten ja aikuisten rokotteissa useiden sukupolvien ajan. Valitettavasti se poistettiin vain useimmista, mutta ei kaikista rokotteista, kun AAP vetosi rokotevalmistajiin poistamaan sen kaikista rokotteista.

Syötävä savi

Parantuminen äiti maan avulla

Turvallisen ja tehokkaan lääketieteen salaisuus (hyvän terveyden ylläpitäminen tai palauttaminen) on korjata sairautemme kärsimättä käyttämiemme lääkkeiden sivuvaikutuksista. Teemme valintoja, joista monet vievät meidät kauas luonnosta ja elämän perusasioista. Maa on kuitenkin äitimme ja se on antanut meille osan itsestään luonnollisten lääkkeiden muodossa, joilla voimme korjata vaivojamme.

Emme syö savea, vaan juomme sitä.

Saven käyttö sisäiseen ja ulkoiseen käyttöön antaa käteemme äiti maan parantavan voiman, eikä lääketieteessä ole juuri mitään sen vertaista tai kilpailevaa. Mikään parannusmenetelmä ei ole tehokkaampi kuin luonnon alkuaineet, puhtaita, lähellä luontoa ja ne tuottavat hyötyjä ilman useimpien lääkkeiden tyypillisiä sivuvaikutuksia.

Lastemme mineralisointi on vaikeaa heidän vuotavien suolistojensa vuoksi. Hoidettuani poikaani savella, hänellä ei ole enää vuotavaa suolistoa, mutta silti en voi mineralisoida häntä niin kuin pitäisi, koska lisäravinteet eivät ole oikeassa muodossa imeytyäkseen elimistöön.
Andrea Alalama

Monien meistä on vaikea kuvitella syövänsä savea ja vain harvat käyttävät sitä paikallisesti. Mutta sen hienon puhtauden voima on välttämätön myrkyllisyyden aikakaudella, sillä millään ei ole suurempaa vetovoimaa elimistön epäpuhtauksiin kuin savella.

Asuin alueella, missä oli skorpioneja ja uskokaa minua, kun yhtä lapsistani purtiin, savi oli ensimmäinen asia, jota ryntäsin hakemaan ja se toimi nopeasti vetäen myrkyn pois.

Olen käyttänyt savipakkauksia silmiini, nukkunut niiden kanssa läpi yön ja niillekin joilla on ientulehdus, on hyvä tietää, että savea voi pakata suuhun, mutta on parempi käyttää klooridioksidia sisältäviä suuhuuhteluja.

Parantavat savet, joita alkuperäiskansojen kulttuurit ovat käyttäneet jo ennen kirjoitettua historiaa, tarjoavat meille ihanan, turvallisen, edullisen ja tehokkaan lääkkeen 2000-luvulle. Jokaisessa maanosassa on ihmisiä, jotka syövät maata. "Amerikan alkuperäisasukkaat kutsuvat sitä

"Ee-Wah-Kee", joka tarkoittaa "parantavaa mutaa”. Bentoniittia, kuten myös muita parantavia savia, on käytetty alkuperäiskansojen kulttuureissa jo muinaisista ajoista alkaen. Mutta vasta nyt tutkijat ovat vähitellen ymmärtäneet, mikä voima sai heidät tekemään niin. Eivät vain ihmiset syö hieman savea silloin tällöin. Papukaijat, karja, rotat, norsut ja myös simpanssit käyttävät sitä.

Maan puhdas parantava voima, joka ilmenee elävässä savessa, antaa elimistölle mahdollisuuden toipua sairauksista, koska se edistää immuunijärjestelmän terveyttä ja vahvistaa kehon vastustuskykyä, mitä mikään allopaattinen lääke ei tee. Savi säilyttää molekyyliensä eheyden. Se ei hajoa eikä imeydy elimistöön. Se säilyttää molekyylikokonaisuuden kulkiessaan elimistön läpi ja **toimii pölynimurina tai sienenä, joka kuljettaa myrkyt ulos kehosta**. Koska savi ei pilkkoudu eikä imeydy kulkiessaan ruuansulatuskanavan läpi, savi ja siihen tarttuneet positiivisesti varautuneet ionit poistuvat. Se myös vetää myrkkyjä ihon läpi, kun sitä käytetään paikallisesti savikylvyissä.

Saven välitön vaikutus kehoon kohdistuu suoraan ruoansulatuskanavaan. Savi sitoo myrkylliset aineet ja poistaa ne elimistöstä ulosteen mukana. Se tekee sen kaikille myrkyille, mukaan lukien luonnolliset elimistön jätteet, kuten aineenvaihdunnan myrkyt.

Altistumisemme tunnetuille kemiallisille ympäristömyrkyille vain pahenee. Kaikki järkevät ja kustannustehokkaat menetelmät, jotka vähentävät myrkyllisten metallien ja kemikaalien pitoisuuksia ihmiskehossa, tulevat olemaan erittäin käyttökelpoisia 2000-luvulla (myrkyllisyyden aikakaudella). Maailmamme ei ole koskaan ollut niin myrkyllinen kuin nyt ja se tulee olemaan vielä myrkyllisempi ensi vuonna ja sitä seuraavana vuonna. Kukaan ei tietenkään voi ylläpitää puhdasta kehoa, mutta voimme lähestyä lääketieteellisiä hoitoja älykkäästi, mikä suojaa meitä vakavilta sairauksilta.

2000-luvulla farmakologian keskipisteen on siirryttävä pois lääkkeistä, jotka lisäävät ihmisten jo ennestään raskasta myrkkykuormitusta, hoitoihin ja menetelmiin, jotka vähentävät näitä taakkoja.

Koska elohopeaa on kaikkialla ympäristössä, kuten myös monia muita kemikaaleja, kuten lyijyä ja muoviteollisuudesta peräisin olevia halogenoituja hiilivetyjä, on lähes mahdotonta välttää altistumista yhä useammille kemikaaleille, jotka sekoittuvat verenkiertoon ja soluihin.

Tarvitaan puhdistusmenetelmiä, jotka lisäävät terveiden ihmisten päivittäistä myrkkyjen poistumista, sekä kelaatiomenetelmiä aikuisille ja lapsille, jotka ovat kärsineet elohopean ja muiden kemikaalien aiheuttamista myrkytyksistä.

Tarve poistaa raskasmetallit ja muut myrkylliset kemikaalit elimistöstä on elinikäistä toimintaa, joten on hyvä löytää luonnollisin ja tehokkain tapa tehdä se.

Elimistöllemme myrkylliset aineet saavuttavat meidät joka suunnasta: hengitysilmasta, syömästämme ruuasta, juomastamme vedestä, käyttämistämme puhdistusaineista ja aineenvaihduntajätteistä, jotka syntyvät sisällämme. Myrkkyjen kertyminen elimistöön edistää ennenaikaista ikääntymistä ja kroonisia sekä rappeuttavia sairauksia. Tutkimuksissa on löydetty elintarvikkeistamme ja ympäristöstä erilaisia kemikaaleja, joita päästetään päivittäin 700 000 tonnia ilmaan ja ympäristöön ja jotka vaihtelevat jokapäiväisistä kodin puhdistusaineista kosmetiikkaan ja hiusväreihin. Kemikaalit ja myrkyt kertyvät rasvakudokseen.

Myrkkyjen poisto ja kelaatio voidaan tehdä helpommaksi, nopeammaksi ja tehokkaammaksi saven käytöllä.

Savi auttaa elimistön poistoprosessia toimimalla täyteaineena, kuten psyllium kuitu, joka pyyhkii pois vanhat jätteet, joita ei enää tarvita. Sitä ei sulateta kuin ruokaa, vaan se kulkee ruuansulatuskanavan läpi. Savi stimuloi suoliston peristaltiikkaa, lihassupistuksia, jotka liikuttavat ruokaa ja ulostetta suoliston läpi. Savi ja adsorboituneet toksiinit poistuvat molemmat yhdessä. Se estää myrkkyjä imeytymästä uudelleen verenkiertoon.

Monet luontaislääkärit suosittelevat saven nauttimista päivittäin optimaalisen terveyden ylläpitämiseksi. Yleisesti suositellaan otettavaksi yhdestä kahteen ruokalusikallista tai 25-50g savea veteen sekoitettuna päivittäin. Parhaiden tulosten saavuttamiseksi suositellaan saven ottamista tyhjään vatsaan heti aamulla.

Living Clay on paras savi, jonka olen löytänyt. Living Clay on sään vaikutuksesta syntynyttä vulkaanista tuhkaa, joka koostuu lukuisista hivenmineraaleista luonnollisina oksidiyhdisteinä, jotka ovat syntyneet vuosimiljoonien aikana superlatautuneeksi, kolminkertaisesti huokuvaksi, vihreäksi kalsiumbentoniittisaveksi, jossa on montmorilloniitin ominaisuuksia. Sen negatiivinen sähkömagneettinen varaus antaa sille vankan tyhjiön kaltaisen kyvyn vangita ja poistaa positiivisesti varautuneita myrkkyjä kehosta. Lisäksi se voi puhdistaa ja poistaa myrkkyjä sisäisesti ja ulkoisesti samalla kun se parantaa 9,7 pH-arvollaan ja homeostaattisilla ominaisuuksillaan kehon tasapainoa.

Mitä hyötyä saven syömisestä on?

* Hoitaa ja puhdistaa ruoansulatuskanavaa.
* Antaa mineraaleja soluille ja kudoksille.
* Edistää bakteeritasapainoa paksusuolessa.
* Auttaa raskasmetallien ja kemikaalien poistossa.
* Parantaa ruoansulatuskanavan tehokkuutta.
* Tukee ravintoaineiden assimilaatiota suolistossa.
* Alkalisoi kehoa.

Yksi tärkeimmistä tavoista, joilla savi toimii, on vetää puoleensa positiivisesti varautuneita molekyylejä, joista se pitää kiinni, kuin magneetti, sekä sisäisesti että ulkoisesti, kunnes huuhtelemme ne pois kehostamme tai siirrämme ne elimistömme läpi. Kalsiumbentoniittisavi poistaa positiivisesti varautuneet molekyylit, jotka hyökkäävät kehoamme vastaan.

Savi on tehokas moniin vaivoihin. Sitä on käytetty laajalti kipuun, avoimiin haavoihin, paksusuolentulehdukseen, ripuliin, peräpukamiin, mahahaavoihin, ummetukseen ja suolistosairauksiin, akneen, anemiaan ja moniin muihin terveysongelmiin. Savi vetää vastustamattomasti puoleensa melkein kaikkea epäterveellistä ja epäpuhdasta auttaen eliminoimaan sen välittömästi.

Parantava muta ei vain vie myrkyllisiä aineita ulos kehosta, jos se otetaan sisäisesti, vaan vähentää myös kipua ja infektioita ihmisten että eläinten avoimissa haavoissa.

Ongelma vuotavan suolen ja suolistotulehduksen kanssa on yleensä se, että ne ovat monimutkaisia hoitaa, kun metallit ovat edelleen läsnä kyseisessä kudoksessa ja aiheuttavat edelleen tulehdusta. Elohopean läsnäolo suolistossa voi siis osaltaan vaikuttaa suolistotulehdusten vakavuuteen ja kestoon. Syötävä savi on suoliston terveydelle kuin ratsuväen saapuminen paikalle juuri sopivasti.

Savikylvyt

Savikylpy on yksi tehokkaimmista menetelmistä auttaa kehoa poistamaan kertyneitä myrkyllisiä aineita. Savikylvyt stimuloivat imunestejärjestelmää ja puhdistavat syvästi kehon suurinta hengityselintä, ihoa. Vaikuttamalla suoraan kehoon ja toimimalla katalysaattorina savi on vuorovaikutuksessa kehon immuunijärjestelmän kanssa. Sen seurauksena se auttaa vähentämään ruoansulatuksen jätteiden rasitusta tärkeimpiin elimiin.

> *”...Olen ottanut valtavan määrän potilaita näihin savikylpyihin ja raskasmetallien kuten elohopean, lyijyn, arseenin, alumiinin ja kadmiumin tasot ovat laskeneet. Dramaattisesti... Olen seurannut metallien pitoisuuksia kaikilla kolmella menetelmällä. (TD DMPS, suun kautta otettava DMSA ja savikylvyt) ja savikylvyt ovat paljon nopeampia metallien poistamisessa...*
>
> *”Erityisesti yhdellä potilaalla oli erittäin korkeat elohopea- ja lyijypitoisuudet, jotka olivat poikkeukselliset. Lyijypitoisuus laski dramaattisesti kolmessa kuukaudessa kahdella viikoittaisella savikylvyllä ja elohopea hävisi kokonaan. Lisäksi lihasheikkous, joka liittyi korkeisiin lyijypitoisuuksiin, parani dramaattisesti. Mielenkiintoista on, että viiden kuukauden savikylpyjen jälkeen lyijypitoisuudet olivat vielä alhaisemmat, mutta elohopea ilmestyi uudelleen. Se tukee teoriaa, jonka mukaan elohopea on sitoutunut elimistömme eri alueille ja sen poistuminen vie aikaa.”*
>
> *Tohtori Miriam Jang*
> *Läpimurtoja autismissa*

Olen aina ollut kiinnostunut siitä, miksi savesta ei ole tullut suositumpaa kuin se on tullut. Ranskalainen luontaislääkäri Raymond Dextreit, luultavasti tunnetuin ja kokenein saviterapeutti, kirjoittaa kirjassaan Earth Cures: ”Yksi saven erityispiirteistä perustuu sen fysikaalis-kemialliseen hallintaan. Termodynaamisesta näkökulmasta katsottuna on myönnettävä, että savi ei voi olla ainoa energianlähde tuottamilleen ilmiöille. Savi on tehokasta dynaamisen läsnäolonsa ansiosta, joka on paljon merkittävämpi kuin pelkkä sen sisältämien aineiden tarkastelu. Se on pikemminkin katalyytti kuin aine. Se on mahdollista, koska savi on elävää - se on 'elävää maata'.”

Myrkyllisyyden aikakaudella elimistömme joutuu päivittäin tekemisiin tuhansien myrkyllisten kemikaalien kanssa. Tappavia aineita virtaa kehoihimme 1/miljoona ja 1/miljardi osina ilmassa, vedessä, ruoassa ja lääkkeissä, joita otamme.

Adsorptio ja imeytyminen

Kaksi tärkeää sanaa, jotka on hyvä muistaa savesta puhuttaessa, ovat adsorptio ja absorptio eli imeytyminen. Nämä kaksi sanaa ovat samankaltaisia, mutta niiden erot ovat perustavanlaatuisia saven toiminnan ymmärtämisessä. Savet, joilla on taipumus absorboida ja adsorboida, kutsutaan aktiivisiksi saviksi, sillä ne voivat muuttua ja vaihtaa.

Adsorptio on prosessi, jossa muiden aineiden varautuneet hiukkaset yhdistyvät savimolekyylin ulkopinnan varattujen hiukkasten kanssa. Positiivisesti varautuneet ionit vetävät puoleensa saven voimakkaammin negatiivisesti varautuneiden molekyylien pintoja. Tapahtuu vaihtoreaktio, jossa savimineraali ionit korvautuvat positiivisesti varautuneen aineen ioneilla.

Kun savi viedään elimistöön, se joutuu dynaamiseen vaihtoon ympäristön kanssa ruuansulatuskanavassa ja sen jälkeen tulevissa kudoksissa.

”Imeytyminen” tarkoittaa aineiden todellista liikkumista ja imeytymistä saveen ja on yleinen periaate ihmisen fysiologiassa. ”Sorptiolla” tarkoitetaan prosessia, jossa yksi aine ottaa tai pitää kiinni toisesta aineesta joko imeytymällä tai adsorptiolla. Tohtori Leon Chaitow muistuttaa meille, mitä kelaatio tarkoittaa, kun hän sanoo: ”Sana itsessään on johdettu kreikan sanasta chela, joka kuvaa skorpionin tai ravun kouraa. Se tuo graafisesti mieleen kuvan, jossa yksi aine tarttuu tai puristaa ja syleilee toista ainetta, kuten kelaation prosessissa tapahtuu.”

Imeytyminen on hitaampi ja monimutkaisempi prosessi. Kaikissa absorboivissa savissa on varaus sisäkerroksissa. Se tarkoittaa sitä, että varautuneet ionit ovat savikerrosten molekyylien välissä, joita ympäröivät vesimolekyylit. Paisunut savi vetää vieraat aineet imeytymään ja täyttää savimolekyylin pinottujen kerrosten väliset tilat. Imeyttävä savi imee itseensä positiivisesti varautuneita ioneja ja epäpuhtauksia ja jättää huomiotta negatiivisesti varautuneet ravinteet.

Savikylvyt todella toimivat vauvani ihottumaan. Hän on yhdeksän kuukautta vanha ja hänellä on ollut ihottumaa ainakin kuusi kuukautta. Kolmen kylvyn jälkeen huomasin, että ihottuma alkoi kuivua ja hilseillä pois.

Teresa Morgan

Toinen saven hyödyllinen ominaisuus on sen ainutlaatuisen suuri pinta-ala. Se pätee erityisesti bentoniittisaviperheeseen, joka on rakenteeltaan kuin luottokortti. Tasainen pinta on negatiivisesti varautunut ja reunoilla on positiivisia varauksia. Mineralogit ovat havainneet, että yhden savigramman pinta-ala on 800 neliömetriä. Se antaa savelle massiivisen sidontakyvyn myrkkyjen poistamiseen.

Molekyylitasolla MIT:n mineralogi Robert T. Marin viittaa bentoniitin pieneen hiukkaskokoon, joka luo suuren pinta-alan suhteessa käytettyyn tilavuuteen. ” Mitä suurempi pinta-ala, sitä suurempi on sen kyky ottaa vastaan positiivisesti varautuneita ioneja.” Mitä suurempi pinta-ala, sitä suurempi on sen voima kerätä positiivisesti varattuja ioneja moninkertaisesti painoon nähden. Sopivan mineraalikoostumuksen omaavilla paisuvilla savilla on suuri potentiaali imeyttämiseen.

Myrkkyjen poistamiseen savea voidaan ottaa sisäisesti tai käyttää ulkoisesti. Molemmilla on omat hyötynsä. Kun sekoitat savea joko suun kautta tai paikallisesti käytettäväksi, älä koskaan anna sen kohdata metallia. Välttämään mahdollisia reaktioita metallin kanssa, käytä aina puisia ottimia ja lasi tai keraamista säilytysastiaa.

”Meillä oli arseenimyrkytys ja saimme selville, että ovemme ulkopuolella sijaitseva golfkenttä käyttää kemiallista ruiskutusta pitääkseen viheriöt kauniina. Valitettavasti siinä oli arseenia. Olemme tehneet detoksifikaatiota savikylvyillä kuukauden ajan ja myyneet asuntomme. Sanomattakin on selvää, että olemme palanneet entisellämme ja vaikka meitä ei ole testattu uudelleen, aiomme jatkaa kylpyjä seuraavan puolen vuoden ajan, kuten ehdotettiin.”

Jack ja Mary Gibbs

”Aluksi se oli vaikeaa, sillä olimme melko sairaita kelaatiohoidon jäljiltä. Mutta neljä kuukautta ja noin 30 kylpyä myöhemmin, voimme hyvin. Olen pystynyt palaamaan töihin, mikä on ihme.”

Nancy ja Mabel Strife

”Kärsin masennuksesta. Olin lukenut internetistä, että se voi johtua raskasmetalleista tai myrkyistä, joten halusin nähdä, toimisivatko savikylvyt. Olen käyttänyt niitä viikon ajan eli kaksi kylpyä tähän mennessä ja minun on sanottava, että masennus on vähentynyt huomattavasti.”

Milton Pearson

”Luin internetistä saven käytöstä haavojen hoitoon ja myrkkyjen poistamiseen, joten päätin kokeilla saven käyttöä hampaaseen, joka oli niin kipeä, että minulla oli aika hammaslääkärille seuraavana päivänä. Vaimoni käytti savea lastemme hoitoon, joten kysyin häneltä, voisiko hän sekoittaa sitä minulle suuhuni pakattavaksi. Pakkasin sitä toiselle puolelle kipeän hampaan päälle ja suljin suuni useiksi tunneiksi. Minun piti hengittää nenän kautta, mutta en välittänyt, jos se auttoi jotenkin. Kun olin sylkenyt sen ulos ja harjasin hampaani, huomasin, että suurin osa kivusta oli poissa. Kun heräsin seuraavana aamuna kipua oli poissa, joten peruin tapaamiseni hammaslääkärin kanssa. Tein saman kolme yötä peräkkäin varmistaakseni. No, kipu ei koskaan palannut ja kun menin tarkastukseen, mitään ei ollut vialla. Jopa vaimoni oli yllättynyt. Luulen, että sinun pitäisi kertoa tästä muille ihmisille. Ajattele, kuinka moni ihminen kärsii hammassärystä.”

Jim Crow

Saven parantavaa voimaa ei pitäisi aliarvioida missään olosuhteissa.

Maan puhdas parantava voima, joka ilmenee elävässä savessa, luo elimistölle alustan toipua sairaudesta, sillä se edistää immuunijärjestelmän terveyttä ja vahvistaa kehon vastustuskykyä, mitä ei saavuteta millään allopaattisella lääkkeellä. Savi ylläpitää molekyyliensä rakenteen ehjänä. Se ei hajoa eikä imeydy elimistöön. Se ylläpitää rakenteensa kulkiessaan kehon läpi ja toimii kuin imuri tai sieni, joka kuljettaa myrkyt ulos kehosta. Koska savea ei sulateta tai assimiloida sen kulkiessa ruuansulatuskanavan läpi, savi ja siihen imeytyneet positiivisesti varautuneet ionit poistuvat elimistöstä yhdessä. Lisäksi se vetää myrkkyjä ihon läpi, kun sitä käytetään paikallisesti tai kylvyssä.

Savikylpy valmistetaan sekoittamalla 0,3-4 kiloa savea lämpimään veteen, mutta on parasta aloittaa hitaasti myrkkyjen poiston oireiden arvioimiseksi. Kylve savivedessä kaulaan asti upotettuna 20-30 minuuttia.

Ulkoinen käyttö

Saven ulkoisiin sovelluksiin on lukuisia tapoja, joilla sitä voidaan käyttää. Savihauteet, -lietteet ja -kääreet ovat tyypillisiä menetelmiä ja ne tuottavat erinomaisia hyötyjä. Kääre tehdään pehmeästä, kosteasta savesta, joka sekoitetaan koostumukseltaan tahnaksi ja levitetään sitten kangaskerrosten päälle tai väliin.

Kangas asetetaan sitten kehon pinnalle. Kääreet vaikuttavat lisäämällä verenkiertoa, rentouttamalla jännittyneitä lihaksia, rauhoittaen tulehtuneita kudoksia tai vetämällä myrkkyjä pois tulehtuneelta alueelta. Näin ollen niitä voidaan käyttää lievittämään kipua ja tulehdusta, paiseisiin, märkärakkuloihin, mustelmiin, karbunkleihin, fibrokystisiin tauteihin, luunmurtumiin, laajentuneisiin kaulan ja rintojen rauhasiin, eturauhaseen, jalkahaavoihin, hermo- tai lihaskipuihin, nyrjähdyksiin, auringonpolttamiin, kasvaimiin ja haavautuneisiin silmäluomiin ja muihin haavaumiin. Niitä käytetään myös ummetuksen helpottamiseen, vetämään märkää pois tulehtuneista haavoista ja poistamaan uponneita hiukkasia ja vieraita hiukkasia, kuten tikkuja ihosta.

Savihauteet

Prosessi on suoraviivainen ja sen voi tehdä kuka tahansa - sinun tarvitsee vain peittää ihosi savella käsilläsi tai lastalla ja kun aikaa on kulunut riittävästi, iho pestään puhtaaksi vedellä. Voit käyttää savea kehossasi koko ympäri vuoden, vaikka suosittelen, että teet sen auringonpaisteessa ja kuumimpaan aikaan, jotta savikerros kuivuu nopeammin.

Savihaude on verrattavissa kompressiin, paitsi että savi on hieman vähemmän kosteaa ja siitä voidaan muotoilla kourallinen kosteaa tahnaa tai suikaleita. Hauteen on oltava noin tuuman paksuinen ja se voidaan levittää suoraan käsiteltävän alueen päälle. Sitten se peitetään kankaalla tai sideharsolla, jotta se ei kuivu liian nopeasti.

Savihauteita voidaan hyödyntää bakteeri-infektioihin, jos et anna saven kuivua ja vaihdat saven ja sidoksen niin usein, kuin infektion kuivaus vaatii. Pakkauksia voidaan käyttää myös päänsärkyyn levittämällä niitä otsan ja niskan väliin. Lisäksi nivelkipua tai mustelmia, nyrjähdyksiä, venähdyksiä ja lihas- tai luuvammoista johtuvaa kipua voi lievittää levittämällä hauteita ja jättämällä ne paikalleen jopa kahdeksi tai kolmeksi tunniksi.

Roomalaiset havaitsivat savikylpyjen parantavat ominaisuudet jo vuonna 120 eKr. Nykyään savi on edelleen lääkinnällisesti käytössä eurooppalaisissa kylpyläklinikoissa tehokkaana hoitona niveltulehdukseen ja venähtäneisiin lihaksiin. Lämpö ja tietyn mudan tai saven kemiallinen koostumus voivat olla tehokkaita. Jokainen, joka on tutustunut savikylpyjen ihanuuteen, tietää myös sen nuorentavat ja ravitsevat voimat. Kehoon levitetty savi on sekä nuorentavaa että rentouttava. Kun savi kuivuu, tunnet virkistävän kihelmöivän ihon kiristymisen. Monia epäpuhtauksia ja myrkkyjä poistuu ihostasi, mikä tilapäisesti kiinteyttää ja virkistää.

"Olen kärsinyt migreenistä ja jalkakivuista jo kahden vuoden ajan ja olin alkamassa ajatella, että se oli pysyvää. Joku ehdotti, että se voi johtua raskasmetalleista. Minulla on amalgaamitäytteet, joten hän sanoi myös, että elohopeaa saattaa huuhtoutua verenkiertooni. Noin kuuden kylvyn jälkeen jalkakivut katosivat ja sitten yhteensä kymmenen kylvyn jälkeen migreeniä ei ollut enää juuri lainkaan."

Shirley Provost

Alkuperäiskansat ovat käyttäneet savea ympäri maailmaa vuosisatojen ajan välttämättömänä lääkinnällisenä ja kosmeettisena apuna. Kompressiot tehdään savesta, joka on kyllästetty vedellä niin, että koostumus on geelimäinen. Se ei saisi olla liian kiinteää eikä niin löysää, että vesi irtoaa savesta. Kompressin tekemiseksi etsitään puhdas puuvillakangas, joka on noin 50% suurempi kuin alue, jota aiot hoitaa. Seuraavaksi levität geelimäistä savea noin puolen tuuman kerroksen kankaalle. Jos koostumuksesi on oikea, mitään ei pitäisi vuotaa kankaan läpi.

Aseta kompressi suoraan iholle. Sen voi jättää paikalleen tunniksi tai koko yöksi. Kun olet valmis, kuori savi pois, heitä se roskiin ja pese alue huolellisesti.

Kannabis hoitaa autismia

Viimeisenä iltana ennen kuin henkilökuntani laittoi kirjani, Medical Marijuana, painoon julkaisua varten, luin Steve Davisin kirjoittaman uskomattoman tarinan miehestä ja hänen vaimostaan, jotka ”paransivat tyttärensä autismin kannabiksen avulla. Se ei ole uskomatonta; se on sitä, mitä voisi odottaa.

Autismiyhteisön on herättävä ja vedottava kannabiksen laillistamiseen ja käyttöön autismin kirjon häiriöissä. Jos tutkitaan kannabinoidien farmakologista profiilia, on helppo päätellä, että kannabis on ihanteellinen lääke autistisille lapsille ja muille neurologisista sairauksista kärsiville. Turvallisuuden kannalta se saa lääkärit ja psykiatrit vaikuttamaan rikollisilta, jotka jakelevat vaarallisia lääkkeitä.

Lääkärit kertoivat pariskunnalle, että heidän tyttärensä oli lähellä autismin kirjon vakavinta ääripäätä ja tarjosivat vain vähän apua tai toivoa siitä, että tyttö voisi edes osittain päästä eroon sairaudesta. ”Olimme epätoivoisia. Hankimme korkean CBD-pitoisuuden tinktuuraa”, isä sanoi tarkoittaen kannabidioliksi kutsuttua marihuanayhdistettä, joka tunnetaan pikemminkin rauhoittavasta kuin päihdyttävistä vaikutuksistaan. ”Annoimme sitä hänelle. Tunnin sisällä hän nukkui syvään uneen ensimmäistä kertaa sen jälkeen, kun huomasimme autismin, tai ehkä ensimmäistä kertaa hänen elämässään.”

Lääkemarihuana auttoi heidän tytärtään rauhoittumaan, saamaan paremman ruokahalun ja suhtautumaan toisiin lämpimällä ja välittävällä tavalla, toisin kuin vaikeasti autistiset lapset. ”Kun lääkemarihuana vaikuttaa, hän on niin läsnä oleva ja onnellinen, että minulla on kyyneleet silmissä”, tytön äiti selitti. ”Hän voittaa autismin. Hän katsoo meitä nyt silmiin. Hän hymyilee. Hän leikkii kissamme kanssa. Hän alkoi tulla toimeen muiden lasten kanssa. Autismi ei ennen sallinut sitä, mutta lääkemarihuanan ansiosta hän voi tehdä niin.”

Voit laskea yhden käden sormilla amerikkalaisten lääkäreiden määrän, jotka ovat valmiita suosittelemaan lääkemarihuanaa lapsille. Valitettavasti useimmat lääkärit ja sosiaalityöntekijät sanovat, että marihuana on aina huono asia lapsille, myös autistisille lapsille.

Olin jo kirjoittanut Mieko Hester-Perezistä, joka tuli julkisuuteen televisiossa lääkemarihuanan antamisesta autistiselle pojalleen Joeylle. Hän sanoo, että se pelasti hänen elämänsä!

”Minusta näyttää siltä, että jos joku joutuu käyttämään lääkkeitä, pitäisi harkita suhteellisen turvallista lääkettä, kuten marihuanaa”, sanoi tohtori Bernard Rimland, entinen autismintutkimusinstituutin työntekijä. ”Vanhemmilta saamamme raportit osoittavat, että lääkemarihuana usein toimii silloin, kun mikään muu hoito, lääkkeellinen tai ei-lääkkeellinen, ei ole auttanut.”

Neuroendocrinology Letters ja *European Journal of Pharmacology* lehdissä kirjoittanut tri. Ester Fride Israelin Judean ja Samarian korkeakoulun käyttäytymistieteiden laitokselta sanoo: ”Endokannabinoidijärjestelmän rooli ihmislapselle on merkittävä.” Hän toteaa että eläimillä endogeeninen kannabinoidijärjestelmä osallistuu useisiin kehitysvaiheisiin, kuten alkion istutus (joka edellyttää väliaikaista anandamidi endokannabinoidin tuotannon paikallista vähenemistä), hermoston kehitys, neuroprotektio, muistin ja suullis-motoristen taitojen kehittyminen ja vastasyntyneiden imemisen aloittaminen.

Tohtori Fride suosittelee vahvasti kannabinoidien käyttöä lastenlääketieteessä. Hän toteaa että lasten onkologiassa on raportoitu ”erinomaisia kliinisiä tuloksia” ja että tapaustutkimuksia on tehty lapsista, joilla on vakavia neurologisia sairauksia tai aivovammoja. Lisäksi hän ehdottaa, että kannabiksesta peräisin olevilla lääkkeillä voisi olla merkitystä muiden lasten oireyhtymien hoidossa, kuten kystiseen fibroosiin liittyvän kivun ja ruoansulatuskanavan tulehduksen hoidossa.

Steve Davis totesi: ”Lääkekannabis auttoi heidän tytärtään rauhoittumaan, paransi ruokahalua ja auttoi suhtautumaan muihin lämpimällä ja välittävällä tunteella, joka ei ole tyypillistä vakavasti autistisille lapsille. Sen lisäksi se oli edullisempaa ja paljon tehokkaampaa kuin apteekkilääkkeet, jotka se korvasi.”

Rauhoittuminen on tarkka kuvaus yhdestä kannabiksen yleisistä ominaisuuksista. Se auttaa ihmisiä rauhoittumaan ja rentoutumaan sekä lievittää jonkin verran stressiä ilman vakavia ongelmia ja sivuvaikutuksia, joita tähän tarkoitukseen myytävät apteekkilääkkeet aiheuttavat.

Jos olet poissa tolaltasi tai olet haudannut pääsi maahan, stressi on kasvava ongelma joka puolella maailmaa ja vaikuttaa valtavasti terveyteemme. Joten jokaisen tarvitsee rauhoittua, koska stressi on vain lisääntymässä.

Yhteenveto

”Huumesodan vuoksi kymmenet tuhannet autistiset lapset ja aikuiset lukitaan autismiin eivätkä he saa lääkettä, joka toimii”, äiti sanoo. ”Umpimielinen ajattelutapa estää tutkijoita ja vanhempia avoimesti tutustumasta lääkemarihuanan, joka antoi meille tyttäremme takaisin, parantaviin vaikutuksiin.”

Umpimielisyys, josta äiti puhuu, on hiljaista väkivaltaa. Ihmiset horjuvat psykologisen painostuksen alla, kun tietävät, miten kauheita laitoksemme ovat. Olemme väkivaltainen ja häijy rotu ja uskon, että väite pitää paikkansa riippumatta siitä, kuinka hyvinä me pidämme itseämme. Huumeiden vastainen sota on vain yksi kauhistuttava esimerkki ja lapsuuden rokotusohjelmat, joihin suuri enemmistö vapaaehtoisesti osallistuu, ovat toinen.

Lääketiede elää synkimpiä aikojaan ja koko ihmiskunta kärsii siitä. Mutta valitettavasti lääketiede ja teollisuus tekivät paholaisen sopimuksen ja asiantuntijoiden ylimielisyys ahmii sen avulla palkkansa.

Jodi ehkäisee autismia

Tutkimukset ovat osoittaneet huolestuttavan korrelaation äidin kilpirauhasen toiminnan ja lapsen autismiriskin välillä. Esimerkiksi eräässä tutkimuksessa osoitettiin, että ”kun äideillä oli hyvin alhainen kilpirauhashormonitaso raskauden alkuvaiheessa, todennäköisyys saada autismikirjon lapsi nelinkertaistui. Hyvin harvoin näemme näin voimakkaan yhteyden.”

Annals of Neurology-lehdessä julkaistussa tutkimuksessa kiinnitetään ratkaisevasti huomiota jodiin, jota lääketieteellinen yhteisö on viime aikoina alkanut karttaa, jopa siihen pisteeseen asti, että on syntynyt fobia suun kautta otettavaa jodia kohtaan. Valitettavasti syynä on huonosti suunniteltu brasilialainen tutkimus, jota lääkärit käyttävät perusteena pysyä mahdollisimman kaukana jodilisästä. Olen puhunut erään brasilialaisen lääkärin kanssa, joka räjähti raivon partaalle, kun mainitsin sanan jodi!

”Luulen, että meillä on ensimmäistä kertaa mahdollisuus löytää selitys ongelmalle, mutta mikä tärkeintä, meillä on keino ehkäistä tämä”, sanoo pääkirjoittaja tohtori Gustavo Roman. Roman, joka työskentelee Houston Methodist Neurological Institutissa ja hollantilaiset tutkijat tutkivat tuhansia raskaana olevia hollantilaisia naisia ja havaitsivat, että jodin puute heidän ruokavaliossaan vaikutti sikiön aivojen kehitykseen.

Tutkijat uskoivat, että joka seitsemäs amerikkalainen on jodin puutteessa. Silti, Tohtori David Brownstein on testannut 7 000 Detroitin alueella asuvaa potilastaan ja todennut, että yli 96% oli puutteellisia.

Vety autistisille lapsille

Potilaat, joilla on korkean hapetusstressin heikentämä antioksidanttituotanto antavat yhteisen perustan autistisen häiriön monille erilaisille piirteille. Molekyylivety on täydellinen lääketieteellinen hoito hapetusstressiin. Vetykaasun hengittäminen vetyinhalaattorilla sammuttaa voimakkaimmat hapettavat vauriot ja tulehdukset. Molekyylivedyllä on hapetusta ja tulehduksia rauhoittavia ja hermostoa suojaavia vaikutuksia. Hapettumista estävän entsyymin superoksididismutaasin (SOD) määrä nousee vedyn käytön myötä.

Riippumatta siitä, kuinka hyvää vety voi olla autististen häiriöiden hoidossa, vanhempien on kuitenkin kohdattava käytännön ongelmat, saadakseen lapsensa istumaan paikallaan tarpeeksi kauan, jotta vetyä ja happea voidaan käyttää.

Vaikeudet eivät kuitenkaan muuta tieteellistä tietoa siitä, miten hyödyllistä vety voi olla. Vetyä sisältävä suolaliuos ehkäisee Aβ:n aiheuttamaa neuroinflammaatiota ja hapetusstressiä. Reaktiivisten happiyhdisteiden tuotantoon liittyvä hapetusstressi on hyvin dokumentoitu olevan tulehdusta edistävien molekyylien ja mitokondrioiden DNA-vaurioiden taustalla, jotka ilmenevät sairauksissa, kuten syövässä, sydän- ja verisuonitauteihin liittyvissä sairauksissa, niveltulehduksessa, neurodegeneratiivisissa sairauksissa ja ikääntymisessä. Korkeampien vetypitoisuuksien on osoitettu suojaavan DNA:ta oksidatiivisilta vaurioilta estämällä happiradikaalien aiheuttamia yksittäisten DNA-säikeiden katkeamisia.

Vety suojaa myös RNA:ta ja proteiinejä hapettumisvaurioilta. Vedyn hapetusstressiä vähentävän vaikutuksen on raportoitu tapahtuvan poistamalla suoraan hydroksyyliradikaalia ja peroksinitriittiä.

Myöhemmät tutkimukset osoittavat, että vety aktivoi Nrf2-Keap1-järjestelmää. Iskemiareperfuusion tai tulehduksen aiheuttama äkillinen hapetusstressi aiheuttaa vakavia vaurioita kudoksille. Jatkuva hapetusstressi on hyväksytty yhdeksi syyksi monille yleisille sairauksille, kuten syövälle.

Vety (H_2) vähentää selektiivisesti hydroksyyliradikaalia, joka on sytotoksisin reaktiivinen happiradikaali ja se suojaa tehokkaasti soluja; H_2 ei kuitenkaan reagoi sellaisten happiradikaalien kanssa, joilla on fysiologisia tehtäviä. H2-kaasun inhalaatio esti selvästi aivojen vaurioita puskuroimalla hapetusstressin vaikutuksia. Näin ollen vetyä (H_2) voidaan käyttää tehokkaana antioksidanttihoitona. Koska se diffundoituu kalvojen läpi nopeasti, se saavuttaa myrkylliset happiradikaalit ja reagoi niiden kanssa suojaten hapettumisvaurioilta.

Päivä pelastuu natriumbikarbonaatilla

Krooninen tulehdus autististen potilaiden aivoissa, joka johtuu yliaktiivisesta immuunijärjestelmästä, on merkki autoimmuniteetista. Tulehdus osoittaa, että aivot reagoivat prosessiin, joka rasittaa tai vaurioittaa aivosoluja ja johon voi kuulua happiradikaaleja. Uudessa lääketieteellisessä tutkimuksessa on raportoitu autoimmuunisairauksia aiheuttavan tulehduksen vaimentamisesta. Tutkimus julkaistiin vertaisarvioidussa aikakauskirjassa *Journal of Immunology* lehdessä huhtikuussa 2018 ja se vahvisti hypoteesin, jonka mukaan ruokasooda eli natriumbikarbonaatti auttaa ja voi olla yksinkertainen lääke autoimmuunisairauksiin.

Tutkimusraportin otsikko on *Oral* $NaHCO_3$ *Activates a Splenic Anti-Inflammatory Pathway: Evidence That Cholinergic Signals Are Transmitted via Mesothelial Cells*. $NaHCO_3$ on bikarbonaatin kemiallinen kaava, joka tunnetaan yleisesti nimellä ruokasooda. Splenic viittaa pernaan. Kolinerginen viittaa koliiniin, joka on pääkomponentti välittäjäaine asetyylikoliinissa, jota esiintyy hermosäikeissä, jotka ovat ohuita levymuotoisia soluja, jotka peittävät nestettä sisältävien onteloiden seinämiä elimistössä.

Tutkimus tehtiin Georgian lääketieteellisessä korkeakoulussa Augustan yliopistossa ja sitä rahoitettiin National Institutes of Healthin myöntämillä apurahoilla. Tutkijoiden viesti oli seuraava: ”Meidän tietomme osoittavat, että suun kautta otettava $NaHCO_3$ aktivoi pernan anti-inflammatorisen reitin ja antaa näyttöä siitä, että signaalit, jotka välittävät tätä vastetta, välittyvät pernaan mesoteelisolujen uudenlaisen hermosolujen kaltaisen toiminnon kautta.”

Heidän tutkimuksessaan havaittiin pernan rooli tulehduksen lieventämisessä muutenkin kuin nostamalla happaman pH:n emäksiselle tasolle, mikä on ruokasoodan tunnustettu ominaisuus jopa valtavirtalääketieteessä.

Tohtori Joseph Mercola kirjoittaa:

> ”Autoimmuunisairaudet ovat kasvussa, joten mitä aikaisemmin ryhdyt toimiin niiden ehkäisemiseksi, sitä parempi. Hyvä uutinen

> on, että jotkut strategiat, jotka voivat pienentää autoimmuuniongelmien riskiä ovat uskomattoman yksinkertaisia ja edullisia. Esimerkiksi päivittäinen ruokasoodaliuoksen juominen voi auttaa vähentämään autoimmuunisairauksiin liittyvää ja niiden aiheuttamaa tulehdusta. Ruokasooda antaa mesoteelisoluille, jotka vuoraavat sisäelimiäsi, signaalin, jonka mukaan kehosi voi hyvin; se ei ole hyökkäyksen kohteena, joten aggressiivinen immuunijärjestelmä ja haitallinen autoimmuunivaste on tarpeeton.
>
> Voit kokeilla tätä strategiaa lisäämällä puoli teelusikallista ruokasoodaa puoleen lasilliseen vettä sekoita, kunnes se on täysin liuennut ja toista enintään kolme kertaa päivässä ja enintään seitsemän puolta teelusikallista vuorokauden aikana."

Radikaalit pH:n muutokset ovat tehokas tapa harjoittaa lääketiedettä. Meidän kaikkien olisi hyvä oppia, miten se tehdään, koska olemme kohtaamassa antibioottien aikakauden loppua ja se tulee olemaan raakaa niille, jotka eivät hyppää pois valtavirran lääketieteestä. Arm & Hammer Baking Soda Company tiesi ja julkaisi tietoa tuotteensa käyttämisestä lääketieteellisiin tarkoituksiin vuonna 1926.

Voimme vetää maton tehokkaasti useimpien taudinaiheuttajien alta pommittamalla niitä emäksisyydellä. Taudinaiheuttajien tuhoutuminen jatkuu, kun otamme käyttöön suuria annoksia jodia ja annostelemalla immuunijärjestelmäämme runsaasti magnesiumia, seleeniä ja rikkiä.

Magnesiumin puute ja autismi

Autistisilla lapsilla ja lapsilla, joilla oli muita samanlaisia häiriöitä, oli huomattavasti alhaisempi magnesiumpitoisuus plasmassa kuin normaaleilla koehenkilöillä.[1]- Dr. M. Strambi

American Journal of Epidemiology lehdessä vuonna 2002 julkaistu tutkimus osoittaa, että kun 2 566 11-19-vuotiaan lapsen ruokavaliota tutkittiin, alle 14% pojista ja 12% tytöistä sai riittävästi magnesiumia. Vähäinen magnesiumin saanti oli yhteydessä useisiin keuhkojen toimintojen vajavaisuuksiin (mukaan lukien keuhkojen kapasiteetti ja hengitysteiden virtaus)[2].

"Magnesiumin puute kärjistää allergista tilannetta", sanoo Terry M. Phillips, D.Sc, Ph.D., joka johtaa immunogenetiikan ja immunokemian laboratoriota Georgen Washingtonin yliopiston lääketieteellisessä keskuksessa Washingtonissa, D.C:ssä ja on kirjoittanut kirjan *Winning the War Within*. Voimme siis päätellä, että **magnesiumin puute voi aiheuttaa hyvin tunnetun vuotavan suolen oireyhtymän**, jota käsittelemme jäljempänä.

Pommerin lääketieteellisen akatemian perhelääketieteen laitos toteaa, että ravitsemustekijöillä voi olla merkittävä rooli ADHD:n synnyssä ja että magnesiumin puute voi johtaa häiriökäyttäytymiseen.[3] Autismin kirjon ja muiden lasten neurologisten häiriöiden hoidossa on tärkeää tuntea alhaisen magnesiumpitoisuuden merkit: levoton, ei voi pysyä paikoillaan, vartalon keinuminen, hampaiden kiristely, hikka, meluherkkyys, huono tarkkaavaisuus, keskittymiskyky on heikko, ärtyisä, aggressiivinen, valmis räjähtämään, stressaantuu helposti.

Kun kyse on lapsistamme, meidän on oletettava, että magnesiumin puute on merkittävä useista syistä. 1) Heidän syömänsä elintarvikkeet ovat magnesiumvajeisia, koska elintarvikkeiden mineraalipitoisuudet yleisesti ottaen vähenevät hälyttävästi. 2) Monet lasten syömät elintarvikkeet ovat pitkälle jalostettuja roskaruokia, jotka eivät tarjoa keholle tarpeellisia ravinteita. 3) Koska useimmat autismispektrin lapset eivät ota elimistöönsä tarvitsemiaan kivennäisaineita, vaikka niitä olisikin läsnä suolistossa. Magnesiumin imeytyminen on riippuvainen suoliston terveydestä, joka on vaarantunut vuotavan suolen oireyhtymissä, joista suurin osa autistisista lapsista kärsii. 4) Koska suun kautta otettavat lisäravinteet, joihin lääkärit luottavat, eivät imeydy helposti, ne eivät ole parhaimpina yhdisteinä ja koska magnesiumia ei yleensä annostella helposti suun kautta.

Vuotavan suolen oireyhtymä aiheuttaa pitkän luettelon kivennäisainepuutoksia. Kantajaproteiinit, jotka vastaavat eri kivennäisaineiden kuljettamisesta verenkiertoon, vaurioituvat vuotavan suolen oireyhtymän aiheuttamasta turvotuksesta ja tulehduksesta, joka muistuttaa suolistoallergiaa. Sillä ei ole väliä, kuinka paljon magnesiumia otat, kun kantajaproteiini on vaurioitunut; magnesiumia ei pääse elimistöön sinne, missä sitä tarvitaan. Elimistö voi jäädä vaille myös sinkkiä, kuparia, kalsiumia, piitä ja lukuisia hivenaineita. Vuotavan suolen-oireyhtymä voi myös estää vitamiinien ja välttämättömien aminohappojen imeytymisen, mikä haittaa vakavasti ravintoaineiden saantia.

Vuotavan suolen-oireyhtymä on seurausta suolistotulehduksesta, joka aiheuttaa seinämien solujen välien laajenemisen. Suolen limakalvo on tavallista imukykyisempi, koska tulehtuneen suolen limakalvon solujen välissä on epänormaalin suuria välejä tai ”reikiä”. Niitä voivat aiheuttaa ja pahentaa useat asiat, kuten antibioottien liikakäyttö, loiset, liiallinen sokerin ja puhdistetun ruoan sekä hiilihydraattien kulutus, ehkäisypillereiden, aspiriinin, elohopean ja muiden raskasmetallien aiheuttamat myrkytykset ja rokotteet. Valitettavasti lääkärit eivät useinkaan tunnista vuotavan suolen oireyhtymää ja lääketieteelliset viranomaiset ovat kiireisiä lynkkaamaan tohtori Wakefieldin ja hänen kolleganssa työn, jossa esitetään, että MMR-rokote on yksi sen pääasiallisista aiheuttajista.

Kaksoissokkotutkimus, jossa 25 lapselle annettiin 200 mg alkuainemagnesiumia päivässä, sai aikaan mitattavissa olevan hyperaktiivisuuden vähenemisen kuuden kuukauden aikana verrattuna kontrolliryhmään[4].

Allopaattisen lääketieteen autismikirjon syynä pitämä geneettinen taipumus ei liene totta ja se tulisii korvata ravitsemuksellisilla puutteilla, jotka voidaan helposti todeta ja hoitaa lisäravinteilla. Tohtori Ellen Grantin mukaan lähes kaikilla Biolabissa testatuilla autistisilla lapsilla oli sinkin, kuparin, SODaasin ja magnesiumin puutteita. Tiedämme, että elohopea syrjäyttää soluista välttämättömiä alkuaineita, kuten magnesium, seleeni, sinkki ja kupari, mikä aiheuttaa häiriöitä entsyymijärjestelmissä. Voimme siis olettaa, että oireet muuttuvat, kun korjaamme ravitsemukselliset puutteet.

Puolalaisilla ADHD lapsilla (116) mitattiin 95%:lla magnesiumin puute: 78%:lla matala hiusten, 59%:lla matala punasolujen ja 34%:lla matala seerumin magnesiumpitoisuus[5].

Vakavat vitamiinien ja kivennäisaineiden puutokset heikentävät immuunijärjestelmää ja johtavat kehitysongelmiin muista tekijöistä riippumatta. Se on ratkaiseva seikka, joka todettiin, kun kaksi israelilaista lasta kuoli enkefalopatiaan, kun heitä oli ruokittu yksinomaan Saksassa valmistetulla soijavalmisteella, josta puuttui B1-vitamiini (tiamiini)[6].

Vakavimmin vammautuneet lapset tuijottavat avaruuteen ja pystyvät tuskin liikkumaan. Vaikka jotkut hoidettavat vauvat paranevat, toiset näyttävät olevan peruuttamattomasti vammautuneita ja monet heistä eivät tunne kipua eivätkä pysty koskaan itkemään. Täydellinen ravitsemus on elintärkeää neurologiselle kehitykselle ja toiminnalle ja mikä tahansa ravitsemuksellinen puute heikentää lapsia, jolloin he ovat alttiimpia neurologiselle vaurioille.

Luonnollisesti jotkut lapset ovat parempia elohopean eliminoijia kuin toiset ja jotkut lapset kestävät suurempia myrkytystasoja sairastumatta. Suurin osa lääketieteestä ja tieteestä on suunnattu tutkimaan myrkkyvaikutuksia eikä puutoksia. Välttämättömien kivennäisaineiden, kuten magnesiumin ja seleenin, puutteet voivat olla ratkaisevassa asemassa terveyden ja sairauden kannalta. Puutokset voivat ratkaista, kestääkö ihminen kemiallisia hyökkäyksiä vai ei. Jatkuva elohopean aiheuttama stressi elimistössä vähentää seleenin määrää, koska ne liittyvät helposti toisiinsa. Se on suuri ongelma, koska glutationin tuotanto vähenee, kun seleeniä ei ole saatavilla.

Magnesium sallii kalsiumin pääsyn hermosoluun, mikä mahdollistaa sähkönsiirron hermoja pitkin aivoihin ja aivoista. Jopa ajatuksemme ovat aivojen hermosolujen välityksellä riippuvaisia magnesiumista.

Tohtori Carolyn Dean

Yli 200 julkaistua kliinistä tutkimusta[7] dokumentoi magnesiumin tarpeen ja monia esimerkkejä tavallisen kivennäisaineen käytöstä johtuvista ihmeellisistä ”parannuskeinoista”. Silti DANin (Defeat Autism Now) lääkärit aliarvioivat autististen lasten tarpeet ja suosittelevat vain 50 mg kahdesti päivässä suun kautta, vaikka suolistosairaat lapset saavat imeytymään suolistostaan vain pieniä määriä.

Autismiyhteisön on oltava tietoinen siitä, että suun kautta otettavan magnesiumin puute pääosin aiheuttaa sen, että kelaatiosta ei ole saatu hyviä tuloksia. Täydellinen siirtyminen transdermaalisiin/paikallisiin magnesiumhoitoihin magnesiumin täydentämiseksi on tarpeen ilman muuta.

On yhä enemmän näyttöä siitä, että alhaiset magnesiumpitoisuudet edistävät raskasmetallien kertymistä aivoihin, joka edeltää Parkinsonin tautia, multippeliskleroosia ja Alzheimerin tautia. Monista Parkinsonin taudin oireista voidaan päästä eroon runsaalla magnesiumin käytöllä lisäravinteena. Tutkimuksessa, johon osallistui 30 epilepsiaa sairastavaa potilasta, annettiin 450 mg magnesiumia päivittäin ja sillä onnistuttiin hallitsemaan kohtauksia. Toisessa tutkimuksessa todettiin, että mitä matalampi veren magnesiumpitoisuus, sitä vaikeampi on epilepsia. Useimmissa tapauksissa magnesium toimii parhaiten yhdessä B6-vitamiinin ja sinkin kanssa.

Hermoja ja lihaksia tukevan vaikutuksensa vuoksi magnesium auttaa hermostuneisuuteen ja ahdistukseen, unettomuuteen, masennukseen ja lihaskramppeihin. Tohtori Bernard Rimland autismintutkimuslaitoksesta on tutkinut laajasti B6-vitamiinia ja magnesiumia ja on saanut tilastollisesti merkittäviä tuloksia kaksoissokkoutetuissa plasebokontrolloiduissa ristikkäiskokeissa16 autistisella lapsella.

Vapaat radikaalit aiheuttavat yhdessä magnesiumin puutteen kanssa kudosvaurioita[8] ja hapettumistuotteiden kertymistä sydämeen, maksaan, munuaisiin, luurankolihaksiston kudoksiin ja punasoluihin[9]. Magnesium on ratkaiseva tekijä elimistön luonnollisessa puhdistautumisessa ja myrkkyjen poistossa ja se auttaa ihmisiä nukkumaan paremmin, kuin mikään muu lääke. Se stimuloi soluseinän natrium-kaliumpumppua, joka käynnistää puhdistusprosessin osittain siksi, että natrium-kalium-ATPaasi-pumppu säätelee solunsisäisiä ja solunulkoisia kaliumtasoja. Solukalvot sisältävät natrium-kalium-ATPaasi proteiinia, joka käyttää ATP:n energiaa natriumionien pumppaamiseen ulos solusta ja kaliumioneja soluun. Pumppu toimii koko ajan, kuten pilssipumppu pumppaamalla K+:a sisään ja Na+:a ulos.

Kaliumin säätely on luonnollisesti ratkaisevan tärkeää, koska kalium toimii vastavirtauksena natriumille hermoimpulssien välityksessä. Elimistön on asetettava seerumin kaliumin säätely etusijalle, mikä tulee ongelmalliseksi, kun magnesiumpitoisuudet laskevat.[10] Näiden ratkaisevien suhteiden vuoksi, kun magnesiumpitoisuudet muuttuvat dramaattisen riittämättömiksi, näemme oireita, kuten kouristuksia, karkeaa lihasvapinaa, atetoidisia liikkeitä (hitaita pakkoliikkeitä), lihasheikkoutta, huimausta, kuuloherkkyyttä, aggressiivisuutta ja liiallista ärtyneisyyttä, hallusinaatioita, sekavuutta ja puolitajuttomuutta.

Magnesiumin puute voi aiheuttaa elimistölle kaliumin menetyksen, johon elimistöllämme ei ole varaa. Soluseinän sisällä on natriumpumppu, joka tuottaa korkean sisäisen kaliumin ja matalan sisäisen natriumin. Solun sisällä oleva magnesium ja kalium auttavat hapettumista ja natrium sekä kalsium soluseinän ulkopuolella auttavat siirtämään tuotettua energiaa. Terve soluseinämä suosii ravintoaineiden saantia ja jätetuotteiden poistumista.

Magnesium suojaa soluja alumiinilta, elohopealta, lyijyltä, kadmiumilta, berylliumilta ja nikkeliltä, mikä selittää, miksi uudelleen mineralisointi on niin tärkeää raskasmetallien poistolle ja kelatoinnille. Magnesium suojaa solua happiradikaalien vaurioilta ja auttaa soluja suojaavien B-vitamiinien, C- ja E-vitamiinin sekä antioksidanttien imeytymistä. Viimeaikaiset todisteet viittaavat siihen, että E-vitamiini parantaa glutationitasoja ja sillä voi olla suojaava rooli magnesiumin puutteen aiheuttamassa sydänvaurioissa[11].

Magnesium on yleisesti ottaen välttämätön solujemme selviytymiselle, mutta saa lisää merkitystä myrkyllisyyden aikakaudella, jolloin elimistöämme pommitetaan päivittäin raskasmetalleilla. Magnesium suojaa aivoja kemikaalien myrkyllisiltä vaikutuksilta. On erittäin todennäköistä, että alhainen kehon kokonaismagnesiumpitoisuus vaikuttaa osaltaan lasten ja nuorten raskasmetallimyrkytyksiin ja on tärkeä tekijä oppimishäiriöiden etiologiassa.

Ilman riittävää magnesiumia elimistö kerää myrkkyjä ja happojäämiä, rappeutuu nopeasti ja vanhenee ennenaikaisesti. Viimeaikaiset tutkimukset ovat osoittaneet, että matala glutationitaso on vastuussa lasten alttiudesta elohopeamyrkytykselle, joka aiheutuu rokotteista.[12] On järkevää olettaa, että myös alhainen magnesiumpitoisuus tekee lapsesta alttiin elohopealle.

Glutationi tarvitsee magnesiumia synteesiinsä.[13] Glutationisyntetaasi tarvitsee glutamyylikysteiiniä, glysiiniä, ATP:tä ja magnesiumioneja muodostaakseen glutationia. Magnesiumin puute alentaa y-glutamyylitranspeptidaasientsyymin määrää[14]. Mittaukset osoittavat glutationin suoran vaikutuksen in vivo ja in vitro solunsisäisen magnesiumiin ja kliinisen yhteyden solumagnesiumin, GSH/GSSG-suhteiden ja kudosten glukoosimetabolian välillä.[15] Magnesiumin puute aiheuttaa glutationin häviämistä, mikä ei ole edullista, koska glutationi auttaa puolustamaan elimistöä tupakoinnin aiheuttamilta vaurioilta, säteilyaltistuksilta, syöviltä, kemoterapialta, myrkyiltä, kuten alkoholi ja melkein kaikelta muulta.[16]

Heikentynyt antioksidanttituotanto tarjoaa yhteisen perustan monille erilaisille autismin häiriöille. Tohtori Russell Blaylockin mukaan matala magnesiumpitoisuus on yhteydessä vapaiden radikaalien syntymisen ja glutationin dramaattiseen ehtymiseen. Se on elintärkeää, koska glutationi on yksi harvoista antioksidanttimolekyyleistä, jotka neutraloivat elohopeaa[17]. Näin ollen lapset, jotka saavat thimerosalia sisältäviä rokotteita, ovat elohopealle alttiita, kun magnesium- ja glutationitasot ovat alhaiset. Magnesiumin puutteen varjossa tuotetaan myös liikaa typpioksidia (NO), joka puolestaan voi reagoida superoksidin kanssa muodostaen erittäin haitallisen yhdisteen peroksinitriitin. Alhainen magnesiumpitoisuus voi aiheuttaa niin liiallista NO:n tuotantoa, että jopa punasolujen glutationi vahingoittuu. Mainitut seikat voivat tarjota joitakin mahdollisia selityksiä, miksi magnesium näyttää suojelevan valtimoita.[18] Mikään ei vähennä solujen stressiä nopeammin kuin solujen magnesiumtasojen nostaminen.

”Lasten magnesiumin puutokselle on ominaista liiallinen hosuminen, ahdistuneisuus ja levottomuus, psykomotorinen epävakaus ja oppimisvaikeudet I.Q.:n ollessa normaali”, sanoi tohtori Mildred Seelig. Magnesium on välttämätön mineraali, jolla on merkittävä rooli tuki- ja liikuntaelimistön toiminnassa. Magnesiumin ansiosta lihakset rentoutuvat ja se vähentää lihaskramppeihin liittyviä kipuja. Sen lisäksi, magnesium rauhoittaa, joka mahdollistaa syvemmän rentoutumisen ja paremman unen. Magnesiumia pidetään ”antistressimineraalina”. Se on luonnollinen rauhoittava aine, joka rentouttaa luurankolihaksia ja verisuonten sileitä lihaksia sekä ruoansulatuskanavan lihaksia.

Kuinka moni lääkäri liittää elohopean lisääntyneen kertymisen elimistöön magnesiumin puutteeseen? Monien fyysisten sairauksien syy ja hoito voi olla niin yksinkertainen kuin magnesiumin puutteen korjaaminen ja monia elohopeakelaation ongelmia voidaan vähentää, kun annetaan riittävästi magnesiumia. Kaikki tietävät, että kelaatio tuhlaa mineraaleja, mutta vain harvat ovat tutkineet riittävästi kriittistä mineraalia, jonka menettämistä elimistö ei kestä ilman kohtuuttomia riskejä. Oppilaille, joilla on kehitysvamma, olisi annettava magnesiumvalmisteita, koska vaikutukset ovat erittäin myönteisiä[19].

Magnesium on välttämätön ensimmäisen vaiheen detoksifikaatiolle ja se yhdessä muiden mineraalien, kuten sinkin kanssa syrjäyttää myrkyllisiä raskasmetalleja elimistöstä. Lisäksi magnesium on ratkaisevan tärkeä elimistön luonnolliselle puhdistumiselle ja myrkkyjen poistolle. Näin ollen on kohtuullista olettaa, että alhainen magnesiumpitoisuus altistaa lapsen elohopean mobilisoitumiselle kelaation aikana.

Magnesiumin terapeuttinen arvo iholle levitettynä ulottuu laajemmalle kuin vain ruokavaliosta saatavan magnesiumin tai suun kautta otettavien magnesiumlisien mahdollisuudet. Transdermaalinen hoito kyllästää kudokset tehokkaasti, jolloin magnesiumia kulkeutuu suuria määriä suoraan verenkiertoon. Autististen vanhempien tulisi lukea siitä, mitä kutsun magnesiumhieronnaksi, koska kosketuksen ja magnesiumin käytön yhdistäminen auttaa heidän lapsiaan pitkälle.

Magnesiumin on todettu auttavan ADHD:n tapauksessa, kuten kaikissa neurologisissa häiriötiloissa. Eläinkokeet ovat osoittaneet, että magnesiumlisät voivat lisätä oppimista ja tehostaa käyttäytymisreaktiota ärsykkeeseen. Siksi magnesiumin käyttö parantaa ADD:n hoitojen tehokkuutta.[20] Alhaisten magnesiumpitoisuuksien on jo pitkään tiedetty aiheuttavan yliherkkyyttä, johon liittyy kouristuskohtauksia ja tunnetusti tällaiset tilat saadaan korjattua magnesiumhoidon avulla[21].

Vuonna 2006 venäläiset tutkijat käyttivät magnesiumin ja B6-vitamiinin yhdistelmää 6-12-vuotiaisiin lapsiin, joilla oli ADHD. Tutkijat totesivat 30 päivän kuluttua merkittäviä parannuksia magnesiumia ja B6-vitamiinia käyttäneessä ryhmässä, missä huomattavia parannuksia oli tapahtunut käyttäytymisen, vähentyneen ahdistuneisuuden ja aggressiivisuuden osalta, jolloin huomiokyky lisääntyi merkittävästi. [22] Vuonna 1997 tutkijat tutkivat viittäkymmentä lasta, joille annettiin 200 mg magnesiumia päivässä kuuden kuukauden ajan tavanomaisen hoidon lisäksi. Kokeen lopussa lapset, joiden hoitoon sisältyi magnesiumlisä, osoittivat merkittävää parannusta hyperaktiivisessa käyttäytymisessä.[23] Vuonna 2004 myös ranskalaiset tutkijat tutkivat ylivilkkaita lapsia. Kuuden kuukauden hoidon jälkeen he myös havaitsivat vähentyneen ylivilkkauden oireet, mukaan lukien fyysinen aggressiivisuus, epävakaus ja parantunut tarkkaavaisuus[24].

Tohtori Jill James Arkansasin yliopiston lääketieteellisestä tiedekunnasta on dokumentoinut ainutlaatuisen metabolisen profiilin 95 autistisella lapsella, joilla oli regressiivinen autismi.[25] Regressiivinen autismi on sairaus, jossa lapset yleensä kehittyvät tietyn ajan ennen kuin menettävät aiemmin hankittua kieltä tai käyttäytymistä ja saavat autismidiagnoosin. Metabolinen profiili Jamesin tutkimuksessa lapsilla ilmenee vakavana epätasapainona aktiivisen ja inaktiivisen glutationin suhteessa autistisilla lapsilla verrattuna terveisiin vertailulapsiin. Glutationi, voimakas antioksidantti, on elimistön tärkein työkalu myrkkyjen poistossa ja sen tuotanto elimistössä riippuu hyvästä ravinnosta.

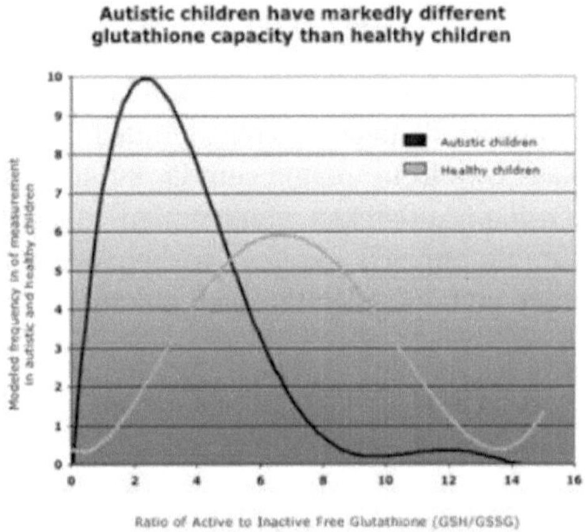

Jamesin tutkimus osoittaa, että regressiivistä autismia sairastavilla lapsilla on jatkuvasti kohonnut hapetusstressin taso verrattuna normaaleihin terveisiin lapsiin. Yksilöt, joilla glutationin antioksidanttikapasiteetti on alentunut (magnesiumin ja seleenin puute), ovat kroonisen hapetusstressin alaisena ja alttiimpia myrkyllisille yhdisteille, jotka vaikuttavat pääasiassa hapetusvaurioiden kautta.

Kontrolloidun tutkimuksen tekivät Schultz ST ja kollegat University of Kalifornian yliopistossa. Se osoitti, että Tylenol yhdessä tuhkarokko-sikotauti-kurkkumätä rokotuksen kanssa, lisää merkittävästi riskiä sairastua autistiseen häiriöön, erityisesti viisivuotiailla ja sitä nuoremmilla lapsilla. Tylenolin uskotaan heikentävän glutationia, jota maksa käyttää eliminoidakseen elimistöön joutuneita myrkkyjä.

Autismille alttiilla lapsilla Tylenolin nauttiminen yhdessä MMR rokotuksen kanssa lisää merkittävästi heidän riskiään. Ja löytyy tapaus, jossa munuaiset tuhlaavat magnesiumia, joka liittyy parasetamolin käyttöön ja väärinkäyttöön[26] ja tiedämme, että glutationitasot ovat riippuvaisia solujen riittävistä magnesiumvarastoista.

Glutationilla on merkitystä parasetamolin detoksifikaatiossa, joten tiedämme, että kun otetaan Tylenolia ja muita saman tyyppisiä reseptivapaita lääkkeitä, tuhotaan glutationivarastoja. Parasetamoli hajoaa ensin reagoimalla sytokromi p450 -entsyymin kanssa, jolloin muodostuu erittäin myrkyllinen välituote ja sitten lisäämällä glutationia, jolloin muodostuu myrkytön tuote, joka erittyy nopeasti.

Keskimääräisissä kipulääkemäärissä lääke poistuu muutamassa tunnissa, mutta glutationivarastot pienenevät käytön seurauksena. Jos sitä otetaan liikaa, ehkä 30 grammaa tyypilliselle aikuiselle, maksan glutationivarastot tyhjenevät, mikä aiheuttaa kriisin. Sytokromi p450:n muodostamat erittäin reaktiiviset välituotteet kerääntyvät ja reagoivat muiden elintärkeiden solukomponenttien kanssa aiheuttaen laajoja maksavaurioita.

[1] http://grande.nal.usda.gov/ibids/index.php?mode2=detail&origin=ibids_references&therow=787345

[2] Gilliland, F.D. et al. Dietary magnesium, potassium, natrium and children's lung function. American Journal of Epidemiology . 2002; 155: 125-131.

[3] Fysiologisen magnesiumlisän vaikutukset hyperaktiivisuuteen lapsilla, joilla on ADHD. Mag Res 1997; 10(2):149-56.

[4] Magnesium Research 10(2): 149-156 1997

[5] Magnesium Research 10(2): 143-148 1997

[6] BMJ 2003;327:1128.

[7] http://mgwater.com/

[8] Magnesiumin puute (MgD) on yhdistetty reaktiivisten happilajien tuotantoon, sytokiineihin ja eikosanoideihin sekä verisuonten vaarantumiseen in vivo. Vaikka MgD:n aiheuttama tulehduksellinen muutos tapahtuu ”kroonisen” MgD:n aikana in vivo, akuutti MgD voi vaikuttaa myös verisuonistoon ja siten, altistaa endoteelisolut (EC) krooniseen MgD:hen liittyville häiriöille. Koska oksyradikaalien tuotanto on merkittävä osa kroonista MgD:tä, tutkimme akuutin MgD:n vaikutusta EC:n oksidanttien tuotantoon in vitro. Lisäksi määritimme EC:n; pH:n, mitokondrioiden toiminnan, lysosomien eheyden ja yleisen solutason. antioksidanttikapasiteettia. Mg2+:n vähentäminen (< tai = 250 mikroM) lisäsi merkittävästi EC:n hapettumistuotantoa. suhteessa kontrolliin Mg2+ (1000 mikroM). MgD:n indusoima hapettumistuotanto, joka tapahtui 30 minuutin kuluessa, oli 0,5% vaikutti heikentävästi, kun EC:tä käsiteltiin oksyradikaalipoistoaineilla ja eikosanoidien biosynteesin estäjillä. Samanaikaisesti lisääntyneen hapettumistuotannon kanssa solunsisäisen glutationin (GSH) määrä väheni ja vastaava EC:n alkalisoituminen. Tiedot viittaavat siihen, että akuutti MgD riittää indusoimaan EC oksidanttien tuotantoon, jonka laajuus voi ainakin osittain määrittää EC:n toimintahäiriön/vaurion laajuuden, joka liittyy krooniseen MgD:hen. Akuutin magnesiumin puutteen (MgD) vaikutus aortan endoteelisoluihin (EC). Wiles ME,

Wagner TL, Weglicki WB. George Washingtonin yliopiston lääketieteellinen Center, Division of Experimental Medicine, Washington, D.C., USA. mwiles@nexstar.com Life Sci. 1997;60(3):221-36.

[9] Martin, Hélène. Richert, Lysiane. Berthelot, Alain Magnesium Deficiency Induces Apoptosis in Primary Cultures of Rat Hepatocytes.* Laboratoire de Physiologie, et Laboratoire de Biologie Cellulaire, UFR des Sciences Médicales et Pharmaceutiques, Besançon, France. 2003 The American Society for Nutritional Sciences J. Nutr. 133:2505-2511, August 2003

[10] A magnesium deficiency can cause the body to lose potassium [Peterson 1963] [MacIntyre][Manitius], possibly because of a poorly understood effect of magnesium on the efficiency of energy supply to the sodium pump [Fischer].

[11] Barbagallo, Mario et al. Effects of Vitamin E and Glutathione on Glucose Metabolism: Role of Magnesium; (Hypertension. 1999;34:1002-1006.)

[12] Environmental Working Group. http://www.ewg.org/reports/autism/part1.php

[13] Linus Pauling Institute http://lpi.oregonstate.edu/infocenter/minerals/magnesium/index.html#function

[14] Virginia Minnich, M. B. Smith, M. J. Brauner ja Philip W. Majerus. Glutationin biosynteesi, Ihmisen erytrosyytit. Sisätautien osasto, Washingtonin yliopiston lääketieteellinen tiedekunta, J Clin. Invest. 1971 March; 50(3): 507-513. Tiivistelmä: Kaksi entsyymiä, joita tarvitaan de novo -glutationisynteesiin, glutamyylikysteiinisyntetaasi ja glutationisyntetaasi, on osoitettu ihmisen hemolysaateissa, jotka ovat peräisin erytrosyyttien hemolysyyteistä. Glutamyylikysteiinisyntetaasi vaatii glutamiinihappoa, kysteiiniä ja adenosiinitrifosfaattia (ATP) ja magnesiumioneja muodostaakseen glutamyylikysteiiniä. Tämän entsyymin aktiivisuus hemolysaateissa, jotka ovat peräisin 25 normaaleista koehenkilöistä muodostui 0,43 ± 0,04 moolia glutamyylikysteiiniä per g hemoglobiinia minuutissa. Glutationi syntetaasi tarvitsee glutationin muodostamiseen glutamyylikysteiiniä, glysiiniä, ATP:tä ja magnesiumioneja. Entsyymin aktiivisuus 25 normaalin koehenkilön hemolysaateissa oli 0,19 ± 0,03 moolia glutationia, jota muodostui per g hemoglobiinia minuutissa. Glutationisyntetaasi katalysoi myös vaihtoreaktiota glysiinin ja glutationin välillä, mutta reaktio ei ole merkittävä hemolysaattien määrityksessä käytetyissä olosuhteissa. Erytrosyyttien kyky syntetisoida glutationia ylittää glutationin vaihtumisnopeuden 150-kertaisesti, mikä osoittaa, että glutationin synteesiin on huomattavaa varakapasiteettia. Potilas, jolla on erytrosyyttien glutationisyntetaasin puutos on kuvattu. Potilaan kyvyttömyys syntetisoida potilasuutteista glutationia, korjaantuu lisäämällä puhdasta glutationisyntetaasia, mikä osoittaa, ettei inhibiittoria ole olemassa. potilaiden erytrosyyteissä.

[15] Braverman, E.R. (yhdessä Pfeiffer, C.C.:n kanssa) (1987). Parantavat ravintoaineet sisällä: Faktat, havainnot ja uudet tutkimus aminohapoista. New Canaan: Keats Publishing.

[16] Barbagallo, M. et al. Glutationin vaikutukset punasolujen solunsisäiseen magnesiumiin: suhde elimistön magneettitiloihin. glukoosiaineenvaihduntaan. Hypertension. 1999 Jul;34(1):76-82. Sisätautien ja geriatrian instituutti, Palermon yliopisto, Italia. mabar@unipa.it.

[17] http://www.dorway.org/blayautism.txt

[18] Mak IT; Komarov AM; Wagner TL; Stafford RE; Dickens BF; Weglicki WB Osoite Department of the Lääketiede, George Washington University Medical Center, Washington, District of Columbia 20037, Yhdysvallat. Lähde Am J Physiol, 1996 Jul, 271:1 Pt 1, C385-90.

[19] Drybanska-Kalita A. Magnesiumin täydentämisen eri menetelmien vaikutus terveydentilaan seuraavilla henkilöillä erityishuollossa olevien lasten magnesiumin vaikutukseen. Ann Acad Med Stetin 1995;41:211-9.

[20] Psykiatrian tutkimus. 1994;54:199-210

[21] Journal of the American College of Nutrition. 2004 Oct;23(5):545S-548S.

[22] Eksp Klin Farmakol. 2006 Jan-Feb;69(1):74-7

[23] Magnesium Research. 1997 Jun; 10(2): 149-56

[24] Journal of the American College of Nutrition. 2004 Oct;23(5):545S-548S.

[25] http://www.ewg.org/reports/autism/part1.php

[26] Tuso PJ, Nortman D. UCLA School of Medicine. Conn Med. 1992 Aug;56(8):421-3.

Myrkkyjen poisto autismin hoidossa

Julkaistu 8. joulukuuta 2009

Elohopean keskeisen roolin osoittaminen sormella autismikirjon häiriöiden synnyssä ei sulje pois muita mahdollisia autismin syitä tai yleistä teoriaa, joka sisältää useita syitä, jotka pitkällä aikavälillä heikentävät lapsia siinä määrin, että rokotteiden kemikaalien aiheuttama myrkyllinen ylikuormitus on liian suuri käsiteltäväksi.

Lääkärit ovat johdonmukaisesti havainneet autismissa yhdistelmän tiloja, joihin kuuluu vakava suoliston dysbioosi, systeemisiä sieni- ja virusinfektioita, mineraalien puutoksia, epänormaaleja serotoniinitasoja ja runsaasti myrkyllisiä aineita, mukaan lukien torjunta-aineet, muut kemikaalit, elohopeaa ja muita raskasmetalleja. Autistiset lapset kärsivät raskasmetallien aiheuttamista suolisto- ja aivoinfektioista, jotka aiheuttavat neurologisia toimintahäiriöitä. Sieni-infektio odottavan äidin elimistössä voi kärjistyä, kun verensokeritaso nousee. Kaikki äidin veressä olevat sairaudet siirtyvät vauvaan.

Vanhempien näkökulmasta katsottuna, neurologiset ja oppimishäiriöt vaikuttavat lähes joka viidenteen lapseen, on turvallista sanoa, että mikään ei ole tärkeämpää kuin tietoisuuden lisäys kaikista mahdollisista tekijöistä, jotka vaikuttavat niin vahvasti niin moniin lapsiin tällä tavoin. Unohduksen tai lääketieteellisen tietämättömyyden hinta on aivan liian korkea, kun ajatellaan neurologisten ongelmien aiheuttamaa kärsimystä ja menetettyjä mahdollisuuksia. Koska lääkärikunta on valmis pakottamaan meidät lääkitsemään ja myrkyttämään lisää lapsiamme, jos he eivät saavuta odotettuja oppimis- ja käyttäytymistasoja, meillä on hätätilanne, jota yhdelläkään vanhemmalla ei ole varaa jättää huomiotta.

Tohtori Charles Parker sanoo: ”Tehdessämme työtä autismikirjon häiriöiden parissa, meidän on tunnettava suoliston fysiologia. Vuotavan suolen-oireyhtymä on annettu terveysongelmalle, jossa vaurioitunut suoliston limakalvo on läpäisevämpi (huokoisempi) kuin normaalisti. Suolen seinämän solujen väliset epänormaalin suuret raot mahdollistavat myrkyllisten aineiden pääsyn verenkiertoon, jotka terveemmissä olosuhteissa olisi torjuttu ja eliminoitu. Suolistosta tulee vuotava, koska bakteerit, sienet, loiset, toksiinit, sulamattomat proteiinit, rasva ja jätteet, jotka eivät normaalisti imeydy verenkiertoon terveessä tilassa, kulkevat vaurioituneen, huokoisen, tai ”vuotavan suolen” kautta.

Suoli vuotaa, kun ulostemateriaali vuotaa vatsakalvon onteloon. Ummetus tai ripuli, sillä ei ole väliä. Suolisto, ensimmäinen linjan jätevedenpuhdistamo on ainakin ruosteessa, jos se ei ole rikki.”

”Kun sienistä tulee systeemisiä suolistotulehduksen ja antibioottien liikakäytön vuoksi, voi nähdä, miten koko keho jälleen kerran, silmät, maksa, sappirakko, lihakset ja nivelet, munuaiset ja iho tulee mukaan tulehdukselliseen suolistosairauteen.”

Dr. Dave Holland

Tämän vuoksi vauvat syntyvät nykyään systeemisiä sieni-infektioita sairastavina. Kun näin tapahtuu, on vauvan suolistossa hiivaa. Tutkimukset osoittavat, että lapsivedessä oleva hiiva voi lamauttaa suolen seinämän, joten vauvat ovat ummetuksen vallassa syntyessään. Se voi olla vakavaa, koska vauva ei pysty poistamaan perittyjä myrkkyjä - mukaan lukien metalleja, kuten elohopeaa. On haastavaa päättää, kumpi on ensin, elohopea vai sieni-infektio, mutta sieni-infektiot aiheuttavat enemmän vaikeuksia raskasmetallien, kuten lyijyn ja elohopean, poistamisessa. Monet lapset syntyvät autismin riskiryhmään, koska heiltä puuttuu terve sisäinen ekosysteemi syntyessään ja heiltä puuttuu glutationia, joka poistaa myrkyt soluista.

Autistisia lapsia on Britanniassa enemmän, kuin aiemmin on luultu. Cambridgen yliopiston autismintutkimuskeskuksen julkaisemattomassa tutkimuksessa todettiin, että joka 58. lapsella saattaa olla sairaus.

Arizonan osavaltion yliopiston lääketieteen tutkijat kertovat, että antibioottien käytön tiedetään lähes kokonaan estävät rotilla elohopean erittymisen, mikä johtuu suolistoflooran muuttumisesta. Näin ollen, suurempi suun kautta otettavien antibioottien käyttö autistisilla lapsilla on saattanut vähentää heidän kykyään poistaa elohopeaa. Suun kautta otettavien antibioottien suurempi käyttö lapsuudessa voi myös osittain selittää kroonisten ruoansulatuskanavan ongelmien suurta esiintyvyyttä autismin kirjon henkilöillä. Valitettavasti monet lääkärit eivät ole tietoisia niistä pysyvistä haittavaikutuksista, joita aiheutuu rutiininomaisesti määrätyistä lääkkeistä, kuten antibiooteista. Antibioottihoito lievissä vilustumisissa ja nuhassa on yleinen käytäntö. Ihmiset saavat useita kuureja laajakirjoisia antibiootteja tai heille pistetään pitkävaikutteisia kortikosteroidilääkkeitä nivel- tai lihaskipuun. Kun hiivan subkliininen kolonisaatio elimistössä on kerran vakiintunut, se voi jatkua edelleen huomaamattomasti useita vuosia.

Antibiootit, kuten tetrasykliini, voivat lisätä merkittävästi hiivaa paksusuolessa jo muutaman päivän kuluttua.

Antibioottien laajamittainen käyttö pahentaa Candidan tilaa huomattavasti, koska se vähentää raskasmetallien erittymistä, joka on hiivan kaltaisen organismin ravinnonlähde ja antibiootti tappaa samalla myös hyödyllisiä bakteereja.

Tohtori Elmer Cranton sanoo: ”Hiivan liikakasvu on osittain iatrogeenista (lääketieteellisen hoidon aiheuttamaa) ja se voi johtua antibiooteista ja kortisonilääkkeistä. Ruokavalio, jossa on paljon sokeripitoista ruokavaliota edistää myös hiivan liikakasvua. Teollistuneissa maissa nykyisin yleinen erittäin puhdistettu ja kemikalisoitu ruokavalio ei ainoastaan edistä hiivan kasvua, vaan siitä puuttuu myös monia tärkeitä vitamiineja ja kivennäisaineita, joita immuunijärjestelmä tarvitsee. Lisäksi kemialliset väriaineet, makuaineet, säilöntäaineet, stabilointiaineet, emulgointiaineet jne. lisäävät immuunijärjestelmän stressiä.”

Autististen lasten elohopeapitoisuudet olivat huomattavasti korkeammat (2,1-kertaiset) korkeammat maitohampaissa, mutta lyijy- ja sinkkipitoisuudet ovat samalla tasolla. Autistisilla lapsilla oli myös huomattavasti enemmän antibioottien käyttöä suun kautta ensimmäisten 12-36 elinkuukausien aikana. [2]

Journal of the American Medical Association lehden 11. heinäkuuta 2007 ilmestyneessä numerossa tutkijat kertoivat, että antibioottien käyttö ennaltaehkäisynä lisää lääkeresistenssin riskiä samalla, kun se ei kuitenkaan suojaa lapsia tulevilta virtsatieinfektioilta (UTI). Antibioottien antaminen toistuvien virtsatietulehdusten ehkäisemiseksi pienille lapsille ei auta, vaan vahingoittaa näitä lapsia. Antibioottien aiempi käyttö tautien ehkäisemiseksi lisäsi lääkkeille vastustuskykyisen infektion kehittymisen todennäköisyyden lähes 7,5-kertaiseksi. Tutkijat huomauttivat, että bakteeri aiheutti 61% toistuvista antibioottiresistensseistä virtsatieinfektioista. American Academy of Pediatrics toivottavasti kiinnittää huomiota näihin havaintoihin ja kehottaa lääkäreitä luopumaan antibioottien käytön pakkomielteestä.

Vuonna 2005 tehdyssä tutkimuksessa antibiootti Augmentin TM yhdistettiin autismin syntyyn. Tutkimus viittaa vahvasti ammoniakkimyrkytyksen mahdollisuuteen, joka johtuu pienten lasten Augmentinin käytöstä. Augmentinia on annettu lapsille 1980-luvun lopusta lähtien bakteeri-infektioihin.[3]

Monet lääkärit näyttävät olevan tietämättömiä siitä, että estrogeeni- ja progesteronihormoni ehkäisypillereissä voivat tehdä kehosta alttiimman sieni-infektioille. Jos antibiootteja määrätään, se toimii kaksinkertaisena vahinkona, joka varmistaa, että sieni-infektio tarttuu viimeistään vähentämällä suolistossa olevia suojabakteereja. Monet raskaana olevat naiset hakeutuvat lääkärin hoitoon pienten ongelmien vuoksi ja heille annetaan umpimähkään antibiootteja, koska lääkäreillä on nykyään vain vähän menetelmiä tai välineitä oireiden aiheuttajien tunnistamiseen.

Mikrobit myrkyttävät meidät jätetuotteillaan. Jätetuotteet ovat asetaldehydi, virtsahappo, alloksaani, alkoholit, maitohappo jne.

Antibiootit voivat olla syyllisiä satoihin autismia sairastaviin lapsiin sen jälkeen, kun ne ovat saaneet kiistellyn MMR-rokotuksen. Brittiläinen tutkimus on paljastanut, että yli kaksi kolmasosaa sairastuneista lapsista sai neljä tai useampia antibiootteja ensimmäisen vuoden aikana. Lääkkeiden uskotaan heikentäneen heidän immuunijärjestelmäänsä, minkä vuoksi he eivät kestäneet kolmoisrokotuksen vaikutusta. Allopaattinen lääketiede on kuitenkin ollut itsepäinen ja hidas tarkastelemaan lähes itsemurhalta vaikuttavaa antibioottien käyttöä. Viimeisen linjan antibiootit eivät ole tehonneet yhä vastustuskykyisempiin superbakteereihin ja antibiootit tuhoavat pienten lasten elimistöjä. Luulisi heidän vihdoin heräävän ja löytävän vaihtoehtoja.

Tohtori Jill James Arkansasin yliopiston lääketieteellisestä tiedekunnasta on dokumentoinut ainutlaatuisen aineenvaihdunnan profiilin 95 autistisella lapsella, joilla oli regressiivinen autismi.[4] Regressiivinen autismi on sairaus, jossa lapset yleensä kehittyvät tietyn ajan ennen kuin menettävät aiemmin hankittua kieltä tai käyttäytymistä ja saavat autismidiagnoosin. Jamesin tutkimuksen metabolisessa profiilissa autistisilla lapsilla ilmenee vakava epätasapaino aktiivisen ja inaktiivisen glutationin suhteessa verrattuna terveisiin vertailulapsiin. Glutationi, voimakas antioksidantti, on elimistön tärkein työkalu myrkkyjen neutraloinnissa ja sen tuotanto elimistössä riippuu hyvästä ravinnosta.

Jamesin tutkimus osoittaa, että regressiivistä autismia sairastavilla lapsilla on johdonmukaisesti kohonnut hapetusstressitaso verrattuna normaaleihin terveisiin lapsiin. Yksilöt, joilla glutationin antioksidanttikapasiteetti on alentunut, ovat kroonisen hapetusstressin alaisia ja alttiimpia myrkyllisille yhdisteille, jotka vaikuttavat ensisijaisesti hapettumisvaurioiden kautta, kuten elohopea.

Tohtori M Strambin mukaan autistisilla lapsilla ja lapsilla, joilla oli muita autismikirjon häiriöitä, Mg-pitoisuudet plasmassa olivat huomattavasti alhaisemmat, kuin normaaleilla henkilöillä.[5]

[1] http://www.24dash.com/health/23816.htm

[2]J Toxicol Environ Health A.2007 Jun;70(12):1046-51. Elohopea, lyijy ja sinkki lasten maitohampaissa joilla on autismia verrattuna kontrolliryhmiin.

[3] Medical Hypotheses, (2005 64, 312-315) http://press.arrivenet.com/health/article.php/551918.html.

[4] http://www.ewg.org/reports/autism/part1.php

[5] http://grande.nal.usda.gov/ibids/index.php?mode2=detail&origin=ibids_references&therow=787345

Tri Boyd Haleyn superglutationi

Turvallinen kelaatio ja myrkkyjen poisto

Lääketieteen ja hammaslääketieteen suurin tragedia on elohopean käyttö. Viidentoista vuoden ajan tohtori Boyd Haley, tunnettu Kentuckyn yliopiston kemian laitoksen entinen puheenjohtaja, on varoittanut meitä siitä, mitä FDA ja CDC eivät halua meidän tietävän koskien elohopeasaastetta. Tällä on merkitystä syöpäpotilaille, koska lääketieteen tutkijat ovat huomanneet, että elohopea ja muut raskasmetallit ovat syövän, diabeteksen ja muiden sairauksien taustalla.

Haleyn kelaattori NBMI on hämmästyttävä. Sen pitäisi olla lähellä syöpä- ja neurologisten hoitojen kärkeä. Ajatelkaa autismia, Alzheimerin tautia ja Parkinsonin tautia sekä kaikkia ihmisiä, joille on tehty elohopeapaikkoja hampaisiin ja niitä, jotka asuvat tuulen alapuolella hiilivoimaloiden, kaupunkien polttolaitosten ja krematorioiden lähellä. NBMI läpäisee veri-aivoesteen ja vetää raskasmetallit pois aivoista, luista ja kaikista muista kudoksista.

NBMI suosii voimakkaasti elohopeaa, uraania, lyijyä ja rautaa. Rauta on johdonmukaisesti yhdistetty karsinogeneesiin, redox-tasapainon pysyvään häiriöön tai sen kriittisen roolin kautta solujen lisääntymiseen[1].

Raudanpuute on myös syöpäpotilaiden huolenaihe. Premenopausaalisilla naisilla kuukautisten aiheuttama raudanpuute vakauttaa hypoksia-indusoituvaa tekijä-1α:ta, mikä lisää verisuonten endoteelin kasvutekijän muodostumista.[2] Varoitus: Eräässä tutkimuksessa todettiin, että kaksi rautayhdistettä, joita käytetään lisäravinteissa ja elintarvikelisäaineissa, nostavat syöpää aiheuttavan biomarkkerin määrää - vaikka sitä käytettäisiinkin pieniä määriä.

NBMI vastaisi sytostaattihoitoa ilman kauheita sivuvaikutuksia syöpäpotilaille. Tätä meidän pitäisi odottaa miltä tahansa tehokkaalta hoidolta raskasmetallisaastumista vastaan. NBMI tarttuu elohopeaan kuin terrieri eikä päästä irti, mikä passivoi elohopean elimistössä. Kun elohopea on kerran sitoutunut, se päätyy poistettavaksi.

NBMI on saatavilla tutkimustarkoituksiin, mikä tarkoittaa, että sitä on suhteellisen helppo saada, vaikka se ei olekaan edullinen kuten natriumbikarbonaatti ja klooridioksidi. Se on osoittanut lähes nollatoksisuutta, koska se jäljittelee luonnollista yhdistettä. Sen vaikutus on samanlainen kuin glutationilla.

Maailman neitseellinen luonto on kadonnut. Mutta valitettavasti tajusimme liian myöhään, että sama on tapahtunut verenkierrolle, soluillemme ja kudoksillemme ja lääkärit ja hammaslääkärit ovat vaikuttaneet tähän merkittävästi.

Kun tieteen kyky mitata yhä pienempiä määriä myrkkyjä elimistössä parantuu, huomaamme, että ei tarvita suuria määriä elimistön toiminnan häiritsemiseen. Mikä vielä pahempaa, monet myrkyt yhdistyvät arvaamattomalla tavalla aiheuttaen yhteisvaikutuksen, joka on pahempi kuin yksittäisten vaikutusten summa. Esimerkiksi alumiinin tiedetään tekevän elohopeasta paljon myrkyllisempää ja kun siihen lisätään antibiootit, joita lapset usein käyttävät, meillä on mahdollisesti lähes tappava yhdistelmä.

Seuraavana näet kaikkein perustavanlaatuisimmat suositukseni siitä, miten voi turvallisesti aloittaa myrkkyjen peruspoiston ja kelaation. NMBI on kalliimpi ja tehokkaampi, mutta elimistö on valmisteltava sen käyttöä varten. Jotkut ihmiset saattavat saada kaikki hyödyt myrkkyjen peruspoistosta ja kelaatiosta, eikä heidän ehkä tarvitse edes mennä NMBI:hen.

Kelaatiohoito

Sana kelaatti tulee kreikankielisestä sanasta, joka viittaa kynteen. Tieteellisesti kelaatti liittyy ligandiin, joka sitoutuu keskeiseen metalliatomiin kahdesta tai useammasta kohdasta. Kelaatiohoito sisältää kelaattorina toimivan aineen antamisen.

Kelaatiohoito on kiistanalainen ja erimielisyyttä herättävä aihe, mutta tällä hetkellä on olemassa 11 FDA:n hyväksymää kelaattoria, joita on saatavilla reseptillä. Kelaatiovalmisteita voi saada myös apteekista ja verkosta, joistakin ilman reseptiä.

Useimmat niistä eivät ole yhtä turvallisia, tehokkaita ja joustavia kuin NMBI. Vaikka valtavirta sanoo, että näyttöä kelaation hyödyistä on niukasti, mutta raskasmetallien kelatointi on välttämätöntä, kun meidän on jätettävä kaikki epäilykset taaksemme ja NMBI tekee siitä helppoa. Muut aineet, kuten zeoliitti ja bentoniittisavi, antavat apua tässä suhteessa.

Kuulemme valtavirrasta, että lääkäreille on liiankin tuttua diagnosoida elohopeamyrkytys ja aloittaa hoito suorittamatta riittäviä kliinisiä tutkimuksia. Tänään, tuskin kenelläkään on varaa kliinisiin tutkimuksiin ja tilanne vain pahenee. Edempänä käsittelemme maapalloa koettelevaa elohopeakatastrofia, joka antaa meille enemmän, kuin hyvän syyn olettaa elimistön saastuneen etenkin, jos olemme jo sairastuneet johonkin monista kroonisista sairauksista, syöpä mukaan lukien.

Kelaattorit voivat aiheuttaa haittaa, mikä on myönnettävä aiempien kliinisten kokemusten perusteella erityisesti, koska kelaattorit voivat poistaa elimistöstä myös välttämättömiä kivennäisaineita raskasmetallien mukana, joten on selvää, että varovaisuutta tarvitaan.

Elohopean nousuvesi

Lääketieteelliset virkamiehet ovat pitäneet suunsa kiinni elohopeapilvistä, jotka tunkeutuivat jokaiseen maapallon kolkkaan ja kehomme jokaiseen soluun. Mutta valitettavasti FDA on edelleen elohopea-amalgaamitäytteiden takana ja CDC tukee thimerosalia (elohopeaa), jota käytetään edelleen influenssarokotteissa ja monissa kolmannen maailman rokotteissa. Mikään ei osoita näiden organisaatioiden hirvittävää välinpitämättömyyttä ihmisten terveydestä yhtä vahvasti kuin näiden viranomaisten hyväksyntä käyttää elohopeaa lääkkeissä ja hampaissa.

Elohopeaa on myös elintarvikkeissamme, eikä FDA halua sinun tietävän sitäkään. Amerikkalaiset kuluttavat joka vuosi satoja elintarvikkeita, jotka sisältävät vaarallisia yhdisteitä, kuten raskasmetalleja, torjunta-aineita ja muita haitallisia lisäaineita, FDA:n siunauksella.

Tohtori Renee Dufault, elintarvike- ja lääkeviraston entinen elintarviketutkija, havaitsi FDA:n palveluksessa ollessaan, että elohopea saastutti monien elintarviketehtaiden putkistoja. Tarkemmin tutkittuaan hän huomasi, että samaa elohopeaa oli myös useissa valintamyymälöissä yleisesti myytävissä jalostetuissa elintarvikkeissa. Kun tohtori Dufault paljasti huolestuttavat havainnot esimiehilleen, häntä kehotettiin lopettamaan tutkimuksensa. Niinpä hän jäi eläkkeelle sen sijaan, että olisi jatkanut työtään lääketieteellisten terroristien hyväksi, joita FDA:n henkilökunta on.

Syöpälääkärit myöntävät, että syöpä johtuu usein infektioista, jotka usein aiheutuvat raskasmetalleista. Kansainvälisesti tunnetun lääketieteen tutkijan, tohtori Yoshiaki Omuran, havaintojen mukaan kaikissa syöpäsoluissa on elohopeaa.

Merkittävin yksittäinen elohopean saastumisen lähde on elohopeaa sisältävä hammasamalgaami ja lääkärit ympäri maailmaa ruiskuttavat edelleen lapsille elohopeaa sisältäviä rokotteita.

Elohopeaa ja muita raskasmetallimyrkkyjä on hoidettava.

”Hammasamalgaamista peräisin oleva elohopeahöyry voi tunkeutua mihin tahansa kehon osaan. Elohopea on mieluummin rasvakudoksissa, joten aivot ovat ensisijainen kohde. Lisäksi sitä voi ottaa aksonihermojen kautta. Nenäontelosta ylös aivoihin. Ja jos hengität sitä, se pääsee elimistöön ja kulkeutuu jokaiseen soluun tai kalvoon”, tohtori Haley sanoo.

Tohtori Jaquelyn McCandless sanoo: ”Suun kautta annettavat aineet, erityisesti DMSA, voivat edistää hiivan ylikasvua.” Kun kelaatteja annetaan ihmisille, joilla on raskasmetallirasitus, erityisesti silloin, kun he ovat pieniä lapsia tai hyvin iäkkäitä tai jos heillä on syöpä tai muita kroonisia sairauksia, on parasta mobilisoida ja eliminoida metallit varovasti. Mieluummin hitaammin kuin nopeammin, jotta takaisin elimistöön imeytyy vähemmän ja vältetään myrkyllisten metallien tulviminen elimistöön, mikä aiheuttaa lisää hapetusstressiä vapaiden radikaalien aktiivisuuden vuoksi.

Metallien kelaatio on vakava ja monimutkainen asia. Terveytesi voi olla huonompi kelaation jälkeen kuin aloittaessasi, jos et ole hyvin perillä asioista etkä toimi huolellisesti. Asiantuntevat lääkärit voivat käyttää synteettisiä kelaattoreita, mutta vaarat ovat aina läsnä. Jotkut aggressiivisemmista kelaatiomenetelmistä ovat sopivia akuuttien myrkytysten yhteydessä. Silti jopa neljännen vaiheen syövän tai välittömän sydänkohtausuhan tai aivohalvauksen uhatessa, on luultavasti parasta käyttää lempeää lähestymistapaa aina kun se on mahdollista. NBMI olisi pehmeä mutta samalla aggressiivinen.

Tohtori George Georgiou sanoo: ”Monet terveydenhuollon ammattilaiset käyttävät synteettisiä kelatoivia aineita, kuten DMPS, DMSA, EDTA ja muut mobilisoidakseen ja poistaakseen raskasmetalleja elimistöstä. Näiden käytössä on etuja ja haittoja. Yksi etu on mobilisoiva vaikutus - ne mobilisoivat ja poistavat nopeasti tietyt metallit elimistöstä, mutta se saattaa kuormittaa elimistön myrkkyjen poistojärjestelmiä.

Lääkärit ovat raportoineet muita oireita kaikkialla Yhdysvalloissa, kuten vaikeasti hallittavia kouristuksia lapsipotilailla ja multippeliskleroosia aikuispotilailla, jotka johtuvat suurten DMSA annosten ottamisesta pitkiä aikoja. Nämä ovat perusteltuja syitä varovaisuuteen DMSA:n käytössä elohopeatoksisten lapsipotilaiden hoidossa. Lisäksi autismikirjon, PDD:n ja kouristushäiriöisten lasten herkkiä aivoja ja hermostoa tulisi käsitellä huomattavan varovaisesti, jotta vahingot eivät lisäänny."

Tohtori Haleyn suhteellisen uusi kelaattori NBMI (jota kutsutaan myös nimillä OSR, Irminix ja Emeramide) on paras ja turvallisin kelaattorivalinta.

Elohopeakelaation Pit-bull

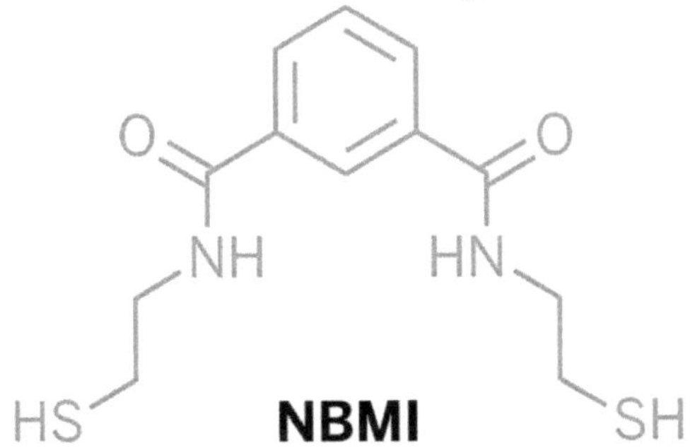

NBMI on tohtori Boyd Haleyn raskasmetalleista luoma kemiallinen yhdiste, joka poistaa elohopean, lyijyn ja kadmiumin, arseenin, vapaan kuparin ja vapaan raudan. Se ei vaikuta alumiiniin. NBMI sitoutuu metalleihin eri tavoin niiden koon ja rikkiaffiniteetin perusteella. Sitä on testattu menestyksekkäästi kaivostyöläisillä, jotka kärsivät usein akuutista elohopeamyrkytyksestä.

NBMI:n suurin affiniteetti on vain myrkyllisiin, kolmannen jakson siirtymämetalleihin (elohopea, volframi, kulta) ja niiden korkeampipainoisiin raskasmetalleihin (lyijy, vismutti, uraani, torium).

"Eräässä tutkimuksessa tehty silmiinpistävä havainto oli elohopean myrkyllisyydeltä suojautuminen NBMI:llä palauttamalla GSH:n (glutationin) menetys ja vaimentamalla ERK1/2:n välittämää PLDsignalointia. On todettu, että elohopea reagoi ensisijaisesti solujen tioleihin ja GSH, joka on kriittisin solunsisäinen liukoinen tioliantioksidantti, vähenee elohopeamyrkytyksen aikana."

NBMI on erittäin lipofiilinen eli rasvaliukoinen. Se tarkoittaa, että sillä on kyky kulkea solukalvojen läpi ja ylittää myös veri-aivoesteen puhdistaakseen aivot metalleista. Oikein hankitut NBMI-tuotteet ovat 100% puhtaita, eikä niillä ole raportoituja sivuvaikutuksia. Ei edes silloin, kun ulkomaiset valtiot käyttävät sitä elohopeamyrkytyksen poistamiseen kultakaivoksen työntekijöistä, raportoitu sivuvaikutuksia.

Aiemmassa käytössä lisäravinteena ei ole raportoitu sivuvaikutuksia. NBMI:tä jaettiin virallisesti ravintolisänä vuosina 2008-2010 OSR nimellä.

Milloin ei pitäisi ottaa NBMI:tä?

Jos sinulla on diagnosoitu allergia Sulfa-lääkkeille, NBMI:llä on samankaltainen rakenne ja se voi aiheuttaa saman reaktion kuin Sulfa-lääkkeet. (Huomaa, että Sulfa on eri asia kuin sulfaatti ja sulfiitti). Sulfa-lääkkeet ovat yleisiä antibiootteja. Valitettavasti noin 3% väestöstä on allergisia niille. Allergian oireita ovat ihottuma, kutina, rintakehän tukkoisuus ja suun sekä kurkun turvotus.

NBMI erittyy maksan kautta suolistoon sapen mukana ja sekoittuu ruokaan ja lopulta erittyy ulosteeseen. Jos sinulla on ummetus, ulosteet jäävät suolistoon pidemmäksi aikaa, jolloin eri aineita voi mahdollisesti imeytyä uudelleen. NBMI raskasmetalleineen saattaa imeytyä uudelleen, vaikka siitä ei pitäisi olla haittaa.

NBMI:n annostelu

NBMI:tä voidaan käyttää silloin, kun suussa on vielä hammasamalgaamia. Se on rasvaliukoinen, joten se on sekoitettava rasvaan, kuten voihin, oliiviöljyyn tai kookosöljyyn, suun kautta otettaessa. Useimmat nielevät sen, kun taas toiset laittavat sen kielen alle. Sekoita se öljyyn ja hiero sitä iholle imeytymään. Olisi toivottavaa, että se olisi hienojakoista jauhetta, jotta se olisi tehokkaampaa. Suuremmat rakeet johtavat todennäköisesti huonompaan imeytymiseen. Boyd Haley sanoo sen liukenevan hyvin emuöljyyn. Jotkut ihmiset liuottavat sen DMSO:hon, sekoittavat sen öljyyn ja hierovat sitä iholle. Sen oletetaan johtavan parempaan imeytymiseen.

Joillekin NBMI sopii paremmin aamulla, koska he saavat siitä energiaa. Toisia se väsyttää, joten he ottavat sen illalla. Parasta kokeilla, mikä sopii itselle.

Useimmat ihmiset ottavat sitä kerran päivässä, mutta jotkut jakavat sen ja ottavat pitkin päivää. Ihannetapauksessa aikuinen ottaa noin 300 mg päivässä. Aloittaminen tällä tasolla voi kuitenkin joskus aiheuttaa vakavia sivuvaikutuksia. Viimeaikainen kokemukseni on, että aloitetaan pienellä määrällä tietyin väliajoin, jotta haittavaikutukset voi tunnistaa. Jos haittavaikutuksia ei ole, tai kun haittavaikutukset ovat rauhoittuneet, annosta lisätään vähitellen.

On tärkeää huomata, että NBMI on edelleen tehokas pieninäkin annoksina. Kelaatio on hitaampaa, mutta edistyt silti vähemmillä sivuvaikutuksilla.

Jos olet melko sairas tai luulet olevasi hyvin elohopeamyrkyllinen, kohtuullinen määrä aloittaa 3-6 mg 2-3 päivän välein. NBMI:n ottaminen joka päivä voimistaa kelaatio-oireita. Kun otat sitä aluksi 2-3 päivän välein, tiedät, miten se vaikuttaa sinuun ja sallit mahdollisen NBMI:n sitoutumisen elohopeaan aiheuttamien oireiden rauhoittua. Jos se on siedetty ilman liikoja sivuvaikutuksia, kokeile useammin, esimerkiksi joka toinen päivä, joka päivä ja sitten kahdesti päivässä. Vasta kun pystyt käsittelemään tätä, lisää annosta HITAASTI.

Koska NBMI tarttuu muihinkin mineraaleihin kuin elohopeaan ja lyijyyn, kivennäisravinteet olisi otettava pois, kun NBMI:tä otetaan, koska NBMI voi mahdollisesti alentaa mineraalitasoja elimistössä. Niiden ottaminen samaan aikaan NBMI:n kanssa voi johtaa siihen, että

NBMI kiinnittyy raskasmetallien sijasta kyseisiin kivennäisaineisiin, mikä vähentää sen tehokkuutta. Koska NBMI tarttuu liian moniin mineraaleihin kohdatessaan niitä, se tarttuu todennäköisesti ravinteisiin ja mineraaleihin ruoassa, joten älä käytä sitä aterioiden yhteydessä.

Joillakin ihmisillä ei ole oikeaa entsyymireittiä, joka hajottaa sulfiittia sulfaatiksi. Molybdeeni on olennainen osa tätä reittiä. Voit todennäköisesti selvittää, onko molybdeenitasosi riittävä, kun mietit ruokavaliotasi. Palkokasvit, kuten pavut, linssit ja herneet, ovat rikkaimpia molybdeenin lähteitä. Viljaa ja pähkinöitä pidetään hyvinä lähteinä, kun taas eläinperäiset tuotteet, hedelmät ja monet vihannekset sisältävät yleensä vähän molybdeeniä.

Ostaminen

Tohtori Boyd Haleyn NBMI:tä toimitetaan elohopean ja muiden raskasmetallien saastuttamille henkilöille. Sitä on saatavilla vain myötätuntokäyttöön. Hakemusprosessi voi olla joissakin maissa pitkä ja toisissa maissa se on hyvin yksinkertainen tai tarpeeton. Tuotetta tarjotaan tällä hetkellä ilmaiseksi, mutta hakemuksen käsittelystä peritään 750 dollarin maksu.

Edullisempi tapa on ostaa tuotetta Kaukoidästä ja Yhdysvalloista. Hinta 5/10/20g on 150/220/350 dollaria.

Mob./Whatsapp/Tg:+8618668235107

https://www.fandachem.com

Käytön yhteydessä suositellaan herkän vaa'an käyttöä.

Kurlaus jodilla voittaa koronan

Pieni satunnaistettu kontrolloitu tutkimus ehdotti, että kurlaaminen povidoni-jodilla puhdistaa virukset nenästä ja kurkusta neljässä päivässä. 20 oireetonta tai esioireista koronapotilasta malesialaisesta yliopistosairaalasta jaettiin satunnaisesti neljään ryhmään:

- Ryhmä A kurlattiin 10 millilitraa 1% povidoni-jodia 30 sekunnin ajan, kolme kertaa päivässä.
- Ryhmä B teki saman 20 millilitralla Listerineä.
- Ryhmä C teki saman 100 millilitralla vesijohtovettä.
- Ryhmä D toimi käsittelemättömänä kontrollina.

Neljäntenä päivänä 100% povidonijodiryhmään kuuluvista oli poistanut viruksen. Sitä vastoin, 80% Listerine-ryhmään kuuluvista, 40% vesijohtovesi-ryhmään kuuluvista ja 20% kontrolliryhmässä oli poistanut viruksen.

Toukokuun 26. päivänä julkaistiin tutkimus, joka tarjoaa ensimmäisen suoran todisteen siitä, että povidonijodi, laajalti käytetty antiseptinen aine, kykenee tappamaan koronaviruksen, joka aiheuttaa koronan. Jo 0,5% povidonijodi inaktivoi viruksen täysin 60 sekunnissa, mikä on verrattavissa 70% alkoholiin. Suuremmat pitoisuudet olivat yhtä tehokkaita, mutta eivät tuoneet lisähyötyä.

Kyseessä oli in vitro -tutkimus, jossa testattiin viruksen inaktivointikykyä, kun se infektoi afrikkalaisten vihreiden apinoiden munuaisista eristettyjä soluja. Povidonijodia on perinteisesti käytetty paikallisesti, eikä tutkimus anna mitään perusteita sille, että sitä pitäisi niellä suun kautta.

Se viittaa siihen, että 0,5% povidonijodiliuokset (jotka voidaan valmistaa laimentamalla 10%:n liuoksia, joita on helposti saatavilla Amazonista) voidaan käyttää nenän sisäpuolella steriiliä pyyhkäisyä, nenänhuuhtelujärjestelmää tai nenäsumutetta ja että niillä voidaan huuhdella suuta 60 sekunnin ajan, jotta virus kuolee.

Magnesium on henkisen vakauden ravinne

Magnesiumia ja mielenterveyttä koskeva tutkimustieto on runsas, eikä ole mitään tekosyytä sille, etteivät psykiatrit ja psykologit määräisi sitä. Kuitenkin hoito magnesiumlisäravinteilla on osoitettu aiheuttavan nopean toipumisen masennuksesta,[xv] parantaa kuukautisia edeltävän oireyhtymän oireita,[xvi] ja vähentää lasten hyperaktiivisuutta ADHD:tä sairastavilla potilailla.[xvii] Lisäksi skitsofreniapotilailla on alhaisemmat erytrosyyttien magnesiumpitoisuudet kuin kontrolliryhmillä.

Manhattanin psykiatrisen keskuksen psykiatri Barbara Bartlik uskoo, että magnesium on välttämätön lisäaine psykiatrisille potilaille, koska magnesium on elintärkeä aivojen ja kehon välisten signaalien välittämisessä. Se toimii portinvartijana hermosolujen N-metyyli-D-aspartaatti (NMDA) -reseptoreille ja se auttaa aivojen kehitystä, muistia ja oppimista. Näin ollen magnesiumilla on merkittävä rooli hermoston rauhoittamisessa johtuen sen kyvystä vaikuttaa NMDA:han, mikä estää kiihdyttäviä neurotransmissiota.

Magnesiumin on todettu toimivan samalla tavalla kuin litiumin, jota määrätään usein lääkkeeksi kaksisuuntaiseen mielialahäiriöön mielialan vakauttajaksi. Magnesiumin lisääminen ruokavalioon voi auttaa vähentämään maniaoireita tai nopeaa vaihtelua.

Tohtori James Greenblatt, Walden Behavioral Care -laitoksen ylilääkäri ja Tuftsin yliopiston lääketieteellisen tiedekunnan psykiatrian kliininen professori kirjoittaa:

> ”Jotkut kehon korkeimmista magnesiumpitoisuuksista löytyvät keskushermostosta ja jo 1920-luvulta lähtien tehdyt tutkimukset osoittavat, kuinka tärkeä magnesium on tasapainoisten aivojen kannalta...
>
> Tiedetään esimerkiksi, että magnesium on vuorovaikutuksessa GABA-reseptorien kanssa tukien välittäjäaineen rauhoittavia vaikutuksia. Magnesium pitää myös glutamaatin - kiihdyttävän välittäjäaineen - terveissä rajoissa. Niillä potilailla, joilla on korkeampi magnesiumpitoisuus, on myös serotoniinin määrä

normaali aivo-selkäydinnesteessä. Dopamiinin synteesi vaatii myös magnesiumia.

Yhteenvetona voidaan todeta, että elimistö tarvitsee magnesiumia välittäjäaineiden luomiseen (biosynteesi) ja jotta välittäjäaineet todella välittyisivät. Magnesium toimii myös aivolisäkkeen ja lisämunuaisen tasolla. Aivolisäkkeessä se moduloi ACTH:ta, hormonia, joka kulkeutuu lisämunuaisiin ja stimuloi kortisolin vapautumista."

"Lääkkeet voivat pitkäaikaisessa käytössä aiheuttaa ravinteiden puutetta", sanoo tohtori Laura Carr, joka on farmaseutti Harvardiin kuuluvassa Massachusetts General Hospitalissa. "Skitsofrenia ja kaksisuuntaiset mielialahäiriöt ovat kaksi vakavinta keskushermoston tilaa. Muutokset plasman ja solunsisäisen magnesiumin pitoisuudessa sekä muissa kaksiarvoisissa kationeissa on havaittu kumpaankin liittyvissä psykooseissa. Meidän ja muiden kirjoittajien tiedot ovat osoittaneet, että skitsofreniaa sairastavilla, vainoharhaisilla potilailla, jotka on otettu vastaan akuutissa tilassa ja joilla ei ole aiempaa hoitoa, solunsisäiset magnesiumpitoisuudet ovat merkittävästi pienentyneet terveisiin koehenkilöihin verrattuna."

Haloperidolin antaminen vähentää magnesiumpitoisuuksia. Haloperidoli, jota markkinoidaan nimellä kauppanimellä Haldol, on tyypillinen antipsykoottinen lääkitys. Tutkimukset ovat osoittaneet, että psykiatriset lääkkeet kuluttavat magnesiumia elimistöstä, mikä lisää puutteen kehittymisen todennäköisyyttä:

Masennuslääkkeet - Fluoksetiini (Prozac), Paroksetiini (Paxil), Sertraliini (Zoloft), Sitalopraami (Celexa), Escitalopraami (Lexapro), Venlafaksiini (Effexor).

Keskushermostoa stimuloivat aineet - amfetamiini (Adderall), dekstroamfetamiini, (deksedriini), lisdeksamfetamiini (Vyvanse), metyylifenidaatti (Ritalin, Concerta), atomoksetiini (Strattera), deksmetyylifenidaatti (Focalin).

Metyylifenidaatti (Ritalin®)

Syvemmälle tieteeseen

On selvää, että magnesiumin puutteella tai epätasapainolla on merkitystä mielialan häiriöihin. Havainnolliset ja kokeelliset tutkimukset ovat osoittaneet, että magnesiumin ja aggressiivisuuden[xviii,xix,xx,xxi,xxii], ahdistuneisuuden[xxiii,xxiv,xxv] sekä ADHD:n[xxvi,xxvii,xxvii,xxviii,xxix], kaksisuuntaisen mielialahäiriön[xxx,xxxi], masennuksen[xxxii,xxxiii,xxxiv,xxxv] ja skitsofrenian [xxxvi,xxxvii,xxxvii,xxxviii,xxxix]. välillä on yhteys. Itsemurhayrityksiä tehneillä potilailla (joko väkivaltaisin tai ei-väkivaltaisin keinoin) oli ollut merkittävästi alhaisemmat keskimääräiset CSF:n magnesiumpitoisuudet diagnoosista riippumatta.[xlxli]

Vesi parantaa ja helpottaa hoitoja

Vesi on täydellinen parannuskeino nestehukkaan, mikä on tärkeää, koska useimmat ihmiset ovat nykyaikana yleensä hieman kuivuneita. Riippumatta siitä, juodaanko vettä liian vähän vai liikaa limsaa tai kahvia tai kärsimmekö lääkkeidemme nesteenpoiston vaikutuksesta, kehomme menettää energiaa nopeasti veden puutteen vuoksi. Veden vähäinen saanti on kuin autossa olisi hyvin vähän öljyä, kun yrität kiivetä vuoristotietä.

Tällaisina stressaavina aikoina, kun ahdistus ja pelko lisääntyvät, meidän tulisi lisätä veden saantia, jotta voimme lieventää tunteidemme haitallisia vaikutuksia kehoomme. Vesi on kaikkein perustavin lääke, mutta lääkärit eivät kiinnitä riittävästi huomiota potilaidensa nesteytystasoihin, mikä saa heidät hankaliin oikeusjuttuihin, erityisesti lastenlääketieteessä. Näin ollen itsemme ja lastemme kannalta kannattaa tehdä itsediagnoosi, joka onnistuu kiinnittämällä huomiota virtsan väriin. Mitä tummempi se on, sitä enemmän on kuivunut. **Dehydraatio muuttaa proteiinien muotoa ja poistaa vesikerroksia proteiinien ympäriltä, jotka ovat välttämättömiä proteiinien alkuperäisen rakenteen säilyttämiseksi**

Terveyden ja lääketieteen alalla kannattaa kiinnittää huomiota perusasioihin. Haluatko pysyä nuorena ja terveenä? Kiinnitä huomiota veteen ja ennen kaikkea siihen, mitä vedessäsi on. Useimmissa paikoissa maailmassa vesijohtovesi ei ole nykyään juomakelpoista. Se on saastunut monista epäpuhtauksista, mukaan lukien kloori ja fluoridi, mikä oli huonoin ajatus, jonka voi kuvitella. Vain sairaat poliitikot ja terveysviranomaiset kannattavat fluorin lisäämistä veteen.

Ensimmäinen askel veden käyttämisessä lääkkeenä on siis sen puhdistaminen jollakin monista suodatusprosesseista. Sitten, kun meillä on puhdasta vettä, meidän on kiinnitettävä huomiota siihen, mitä siihen laitetaan sen parantamiseksi, tehostamiseksi ja kohottamiseksi se tasolle, jolla edes lääkkeet eivät pysty kilpailemaan veden kanssa.

Vetyä sisältävän veden suosio on kasvanut viime aikoina, mutta sitä ei voi koskaan verrata vetyinhalaatiokoneen tuottamaan vetykaasuun. Vaikka vedyn lisääminen elimistöön on erinomaista lääkettä, tehokkain tai täydellisin vesi sisältää runsaasti magnesiumbikarbonaattia, joka on näiden mineraalien ihanteellinen muoto. Korkea magnesiumbikarbonaattitaso varmistaa, että vesi on emäksistä. Syy, miksi magnesiumbikarbonaatti on tehokas ja vankka, on se, että bikarbonaatti toimii magnesiumin kuljettajana mitokondrioihin. Muutaman päivän kuluttua voi kokea ylimääräisen energiapotkun, kun juo vain magnesiumbikarbonaattivettä.

Edullisempi ja helpommin saatavilla oleva lähestymistapa on natriumbikarbonaatin, kaliumbikarbonaatin ja magnesiumkarbonaatin yhdistäminen, mikä lisää happea ja emäksisyyttä elimistön nesteisiin ja soluihin, mikä lisää solujännitettä.

Lapsemme tarvitsevat enemmän vettä

Vesi on tärkeimpiä ravintoaineita lapsille.

Kaikki elimistön toiminnot edellyttävät vettä. Hyvin nesteytetyssä kehossa kaikki tapahtuu nopeasti ja tehokkaasti. Kuivuminen tapahtuu, kun ihminen menettää nestettä enemmän kuin ottaa itseensä. Ihmiskeho koostuu vedestä, joten oikea nesteiden tasapaino elimistössämme on välttämätöntä hyvän terveyden kannalta. Suuria määriä nesteitä voidaan menettää kuumeen, ripulin, oksentelun tai hikoilun kautta.

Kuivuminen tapahtuu hyvin nopeasti imeväisten ja pienten lasten elimistössä, joilla ei ole niin paljon nestettä varastossa. Se voi muuttua pian vakavaksi. Kuivumisriski lapsilla on suurempi kuin aikuisilla ja kuivumisprosessi voi alkaa nopeasti. Nesteytys on ratkaisevan tärkeä prosessi, jossa nesteet palautetaan elimistöön normaalin toimintakyvyn palauttamiseksi. Lasten kuivuminen voi olla vakava sairaus. Hoitamattomana sillä voi olla vakavia seurauksia. Koska lapset eivät aina ole tietoisia tai kykene kertomaan meille, jos he kärsivät nestehukasta, se on meidän vanhempien tehtävä. Dehydraatio on yksi vähiten huomioiduista ja ensisijaisista sairauksien syistä. 2% nestehukka aiheuttaa lapsilla 20% fyysisen ja psyykkisen toiminnan hidastumisen. 3% nestehukka voi johtaa lämpöhalvaukseen. Kuitenkin *Archives* lehdessä julkaistun tutkimuksen of Disease in Childhood mukaan, yli 70% esikouluikäisistä lapsista ei koskaan juo tavallista vettä. Yksi lasten päivystyslääketieteen yleisimmistä oikeudenkäynneistä on nestehukan huomiotta jättäminen, mikä kertoo lastenlääketieteessä olevasta aukosta, jonka ei tarvitsisi olla siellä.

Lapset ja aikuiset menettävät nopeasti liikaa nesteitä oksentelun ja ripulin vuoksi sekä liiallisesta virtsanerityksestä, kuten hallitsemattomasta diabeteksesta tai diureettien käytöstä, liiallisesta hikoilusta, esim. liikunnasta ja kuumeesta. Et ehkä juo tarpeeksi nesteitä seuraavista syistä: Pahoinvointi, nestehukka, ruokahaluttomuus sairauden vuoksi: kurkkukipu tai suun haavaumat. Sairaiden lasten nestehukka on usein molempien yhdistelmä - kieltäytyminen syömästä tai juomasta mitään ja samalla nesteen menettäminen oksentelun, ripulin tai kuumeen vuoksi.

Veri koostuu 80% vedestä. Näin ollen nesteytystaso on kriittinen verikemian kannalta. Keskivaikea nestehukka, eli 3-5% nestehukasta johtuva ruumiinpainon lasku, johtaa voiman ja kestävyyden huomattavaan heikkenemiseen, koska veren hapenkuljetuskyky heikkenee, mikä merkitsee Zeta-potentiaalin laskua. Oikea nesteytys on siten kaikkein tärkein.

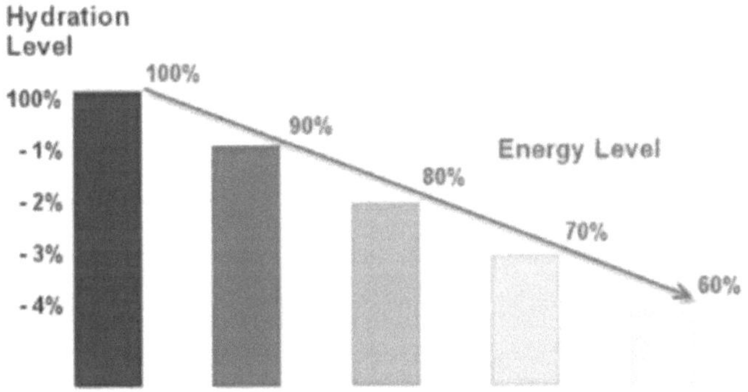

Brian D. Foltz

Dehydraatio on aliarvostettu etiologia monissa sairauksissa. Useimmat lääkärit eivät ymmärrä, tai kieltäytyvät ottamasta huomioon, että vedellä on valtava merkitys sairauksissa. Vesi on ensimmäinen asia, joka meidän pitäisi ottaa lääkkeeksi. Silti lääkärit määräävät harvoin vettä, etkä koskaan kuule, että lääkeyhtiö suosittelisi sitä. Kuitenkin vesi voi estää ja parantaa monia yleisiä sairauksia, koska sen riittävä saanti on sairauksien perus- tai perimmäinen syy.

Bikarbonaatin puute johtaa diabetekseen, syöpään ja sydänsairauksiin.

pH on kaikki kaikessa solun vesielämän kannalta. Tärkein emäksisen veden tehtävä on lisätä bikarbonaatteja vereen, koska ikääntyessämme menetämme bikarbonaatteja. Tohtori Lynda Frassetto Kalifornian yliopistosta San Franciscosta tietää: ”Riittämätön määrä bikarbonaatteja veressämme vähentää kykyämme neutraloida ja poistaa elimistömme tuottamia happoja. Tämä on ikääntymisen syy. Keskimäärin 45-vuotiaana ihmisillä alkaa esiintyä diabeteksen, verenpainetaudin, osteoporoosin ja monien muiden aikuisten rappeutumissairauksien oireita. Koska emme pysty neutraloimaan kaikkia happoja, kehoon kertyy happamia jätteitä. Jätteet näkyvät kolesterolina, rasvahappona, virtsahappona ja uraattina, sulfaattina, fosfaattina, munuaiskivinä jne.”

Lääkinnällinen marihuana

Mitä tahansa sanookin, on aina ihmisiä, jotka ovat eri mieltä. Aina tulee olemaan ristiriitoja, erityisesti luonnonlääkkeiden käytöstä. Marihuana on vahva luonnollinen lääke ja sitä voidaan ja pitäisi käyttää monista syistä koronan aikakaudella. On vain niin, että iäkkäät amerikkalaiset käyttävät paljon enemmän kannabista, *Journal of American Medical Association* lehdessä julkaistun tutkimuksen mukaan. Käyttö on lisääntynyt 75% neljän vuoden aikana.

Hamppuöljyllä on tulehdusta, ahdistusta ja epilepsiaa rauhoittavia ja neuroprotektiivisia vaikutuksia. Se on myös voimakas antioksidantti, joka suojaa hapettumisen aiheuttamilta kemiallisilta vaurioilta. Marihuanayhdisteet estävät kouristuksia samalla, kun niillä on vähemmän sivuvaikutuksia, kuin nykyisillä epilepsialääkkeillä.

Marihuanan aktiivinen ainesosa puolittaa kasvainten kasvun tavallisessa keuhkosyövässä ja vähentää merkittävästi syövän kykyä levitä. Lisäksi tetrahydrokannabinoli (THC) ja luonnolliset kannabinoidit torjuvat syöpää ja lääkkeiden sekä ympäristön kemiallisia myrkkyjä, mikä auttaa säilyttämään normaalit solut.

Tässä luvussa keskitytään hoitamaan marihuanalla koronan lisäksi myös ahdistusta, stressiä ja pelkoa, joita ihmiset kohtaavat maailman hajotessa saumoistaan. Tämä aiheutuu hallitusten koronaan antamista ohjeista ja monista muista syistä, jotka kaikki luovat stressaavan, hallitsemattoman maailman, joka aiheuttaa enemmän kärsimystä ja tuskaa, kuin ihmiset pystyvät käsittelemään.

Tohtori Igal Louria-Hayon, lääketieteellisen kannabiksen tutkimus- ja innovaatiokeskuksen päällikkö Rambamin terveydenhuoltokampuksella Haifassa, Israelissa, sanoo, että kannabiksen parantavat ominaisuudet voivat auttaa kehoa taistelemaan koronaa vastaan.

Tohtori David Allenilla on hyvä syy ajatella, että ”kannabidioli (CBD) voi hallita immuunijärjestelmää ja suojata virusinfektioilta. Kannabiksen on jo tunnustettu estävän sieniä ja bakteereja ja sitä voidaan pitää uuden luokan mikrobilääkkeenä, muista mikrobilääkkeistä poikkeavan toimintamekanisminsa vuoksi.”

”Kannabinoideilla on merkittävää cidaalista (tappavaa) vaikutusta moniin viruksiin, kuten C-hepatiittiin ja HIV:iin. Kannabinoidit alentavat (estävät) immuunivastetta infektiota vastaan," jatkaa tohtori Allen.

Kun immuunijärjestelmä käynnistää hyökkäyksen virusta vastaan, se aiheuttaa tulehduksellisen vasteen, joka tuottaa flunssaoireita, kuten nuhaa, kurkkukipua ja kehon kipuja. Keho käyttää omia endokannabinoidejaan hillitäkseen immuunivastetta, mutta joskus se ei pysty hallitsemaan tulehdusprosessia täysin. Marihuanan kannabinoideilla on myös estävä vaikutus immuunijärjestelmään, jolloin luonnollinen endokannabinoidimekanismi saa tukea.

Etelä-Carolinan yliopiston tutkijat uskovat nyt, että marihuanan THC voisi olla tehokasta koronaviruksen aiheuttamien oireiden torjunnassa tutkimuskolmikon perusteella. Jokaisessa tutkimuksessa THC auttoi estämään hengenvaarallisen voimkkaan immuunijärjestelmän vasteen, joka aiheuttaa akuutin taudin hengitystieoireyhtymän (ARDS) ja THC edisti terveiden keuhkobakteerien toimintaa. Kun tutkijat ruiskuttivat THC:tä ARDS:ää sairastaviin hiiriin, he olivat järkyttyneitä havaitessaan, kuinka tehokkaasti kannabinoidit vähensivät tulehdusta ja siihen liittyviä oireita. Kolmessa tutkimuksessa, joissa oli yli tusina koetta, 100% THC:tä saaneista hiiristä selvisi hengissä.

Tällä hetkellä ei ole FDA:n hyväksymiä lääkkeitä ARDS:n hoitoon, koska kuolleisuus on lähes 40%", sanoi tutkimuksen toinen tekijä Mitzi Nagarkatti.

Uusi tutkimus osoittaa, että kannabiksen suosittu ainesosa voi estää viruksen leviämistä keuhkoissa. Chicagolaisten tutkijoiden mukaan kannabidioli (CBD) estää SARS-CoV-2:n, koronavirusta aiheuttavan viruksen lisääntymisen keuhkoissa ja aiheuttamasta vakavia vaurioita.

Kanadassa sijaitsevan Lethbridgen yliopiston tutkijat vahvistivat tulokset, sillä he ovat havainneet, että tietyt kannabiskannat voivat vähentää koronan kykyä tarttua keuhkoihin, sekä muihin herkkiin kudoksiin suolistossa ja suuontelossa. Toinen tutkimus Kanadassa tarjoaa tietoja siitä, että jotkin kannabiskannat auttavat vähentämään tietyntyyppistä tulehduksellista "sytokiinimyrskyä", joka edeltää akuutin hengitystieinfektion vakavia tapauksia.

Ahdistus- ja masennustapausten määrä lisääntyi maailmanlaajuisesti voimakkaasti vuonna 2020. Arvioiden mukaan koronapandemia aiheutti 76 miljoonaa uutta ahdistuneisuus- ja 53 miljoonaa vakavaa masennustapausta yli tavanomaisten määrien ja erityisesti naiset sekä nuoret kärsivät näistä taudeista.

Lasten mielenterveyskäynnit ovat kaksinkertaistuneet Isossa-Britanniassa vuoden 2000 jälkeen. 16% 5-16-vuotiaista lapsista diagnosoitiin mielenterveyden häiriö vuonna 2020, kun vastaava luku vuonna 2017 oli 10,8%.

Suosittelen ihmisiä seuraamaan verenpainettaan ja stressitasojaan (HRV:llä Heart Rate Variability). Kannabinoidit ovat hyödyllisiä korkean verenpaineen hallinnassa.

Yhteenveto

Kannabis voi hyödyntää koko terapeuttisen potentiaalinsa vasta, kun se on täysin laillista ja ihmisten ei tarvitse mennä lääkäriin saadakseen sitä.

Tohtori Grinspoon

Marihuanan lopputulos on, että se lievittää inhimillistä kärsimystä. Se on paras ja turvallisin kipulääke. Se on halpaa, jos sitä kasvattaa itse. Se on parempi kuin mikään markkinoilla oleva lääke. Se hoitaa syöpää. Se on ihmelääke ja jopa terveet ihmiset voivat käyttää sitä stressin pitämiseen kurissa.

Kun tutkijat olivat ruiskuttaneet rottaeläimille THC:tä, he havaitsivat verenpaineen laskevan merkittävästi sen jälkeen.

Marihuana on turvallista, tehokasta ja edullista lääkettä, joka on parempaa kuin mikään, mitä saa apteekista lukuun ottamatta natriumbikarbonaattia, jodia ja magnesiumkloridia, jotka kaikki ovat luonnollisia ja joita käytetään huomattavan tehokkaasti päivystyspoliklinikoilla ja teho-osastoilla.

Lääkemarihuanan antamiseen on monia vaihtoehtoja. Voit polttaa sitä höyrystimellä, syödä raakana, eikä se huumaa. Käytä sitä ihon läpi ja tiivistä sitä öljyksi syövän hoitoon. Voit ottaa pelkkää CBD:tä, joka on laillista kaikkialla.

Pediatrinen käyttö

”Minusta vaikuttaa siltä, että jos lääkkeitä tarvitsee käyttää, pitäisi harkita suhteellisen turvallista lääkettä, kuten marihuanaa”, sanoo tohtori Bernard Rimland Autism Research Institutesta. Marihuana, kielletty lääke, näyttää olevan hyödyllinen joillekin aikuisille ihmisille, joilla on aikuisten tarkkaavaisuushäiriö, impulssinsietohäiriö ja kaksisuuntainen mielialahäiriö. Jotkut perheet ovat kokeneet marihuanan suorastaan ihmeelliseksi. Marihuana on parantanut ahdistusta, jopa vakavaa aggressiivisuutta, paniikkihäiriötä, yleistä raivoa, kiukuttelua ja omaisuuden tuhoamista sekä itseään vahingoittavaa käyttäytymistä. Eräs äiti kommentoi marihuanan käyttöä autistiselle lapselleen ja sanoi: ”Tiedän, ettei se ole kaikkivoipa ratkaisu, mutta se on ollut paras ratkaisu pisimpään aikaan meille verrattuna KAIKKIIN muihin lääkkeisiin. Käytimme eri lääkityksiä kuukausia ja mietimme, tekeekö se mitään, yhtään mitään. Tässä me näemme eron taatusti 30-60 minuutissa.”

Varoitukset ja vasta-aiheet

Kaikkiin määrättyihin lääkkeisiin liittyy varoituksia ja vasta-aiheita. Lääkemarihuanalla ei niitä ole. Jotkut ihmiset reagoivat kuitenkin huonosti marihuanaan psyykkisesti ja tunnetasolla ja se on ensisijaisesti ongelma, mitä nuorempana aloittaa. Joillakin ihmisillä on heikko persoonallisuus ja he joutuvat helposti huumeiden valtaan, jolloin he menettävät elämänhalunsa. Toiset eivät koe tätä lainkaan ja pysyvät vahvoina ja päättäväisinä ja käyttävät marihuanaa stressiin, rentoutumiseen ja lieviin tajunnanmuutoksiin, jotka antavat helpotusta suoraselkäisyyteen tai elämän yksitoikkoisuuteen.

”Marihuanan myrkyllisyys on huomattavan vähäistä, eikä tappavia annoksia ihmisillä ole kuvattu. Se on jyrkässä ristiriidassa useiden yleisesti määrättyjen lääkkeiden kanssa, joita käytetään vastaaviin tarkoituksiin, kuten opiaatit, matkapahoinvointilääkkeet, masennuslääkkeet ja lihasten rentouslääkkeet, puhumattakaan laillisista, virkistyskäytössä käytettävistä aineista kuten tupakka ja alkoholi”, kirjoittaa tohtori Gregory T. Carter, kuntoutuksen kliininen apulaisprofessori, Washingtonin yliopiston lääketieteellisestä tiedekunnasta. Huomatkaa, että tohtori Carter sanoi, vähäinen myrkyllisyys, ei myrkytön.

Kannabinoidit ovat yleensä hyvin siedettyjä, eivätkä ne aiheuta yleisiä myrkytysvaikutuksia kuten tavanomaiset lääkkeet. Se ei kuitenkaan tarkoita, etteikö meidän tarvitse olla varovaisia pitkäaikaisen käytön kanssa. Columbian yliopiston kansallisessa riippuvuus- ja päihdekeskuksessa, jossa suuri osa National Institute for Drug Abuse NIDA:n rahoittamaa tutkimusta tehdään, tutkijat ovat havainneet, että äkillinen marihuanan vieroitus johtaa samanlaisiin oireisiin kuin masennus ja nikotiinin vieroitusoireet. Ei ole väliä kuinka hyödyllistä marihuana on lääkkeenä, se on myrkyllinen ja aiheuttaa riippuvuutta. Marihuana on monimutkainen aine, joka vaikuttaa jokaiseen ihmiseen eri tavalla. Useimmat käyttäjät kertovat, että se on yksi miellyttävimmistä ja vähiten vaarallisista riippuvuuksista.

Jos ihmisen on otettava mitä tahansa lääkettä, lääkemarihuana on turvallisin paikka aloittaa. Kunhan suhtaudut siihen nöyrästi - se on huume. Alkoholikeskeinen maailma on tekopyhä, kun on kyse sen suhtautumisesta marihuanaan. Alkoholi on paljon vaarallisempi terveydelle ja muiden ihmisten elämälle. Ajatelkaa vain kaikkia niitä ihmisiä, jotka kuolevat liikenteessä rattijuoppojen takia.

Marihuana on voimakas lääke

Tohtori Gabriel Cousens kirjoittaa: "Vaikka marihuanalla voi olla monia lievittäviä ominaisuuksia, sen psykoaktiivisilla lajikkeilla on vakavia varjopuolia. Ne on esitetty hyvin 800 sivun mittaisessa kirjassa nimeltä *Marijuana Syndromes,* jonka on kirjoittanut John Mini. Hänen tutkimuksensa vahvistaa sen, mitä olen havainnut 60-luvulta lähtien. Kuten hän huomauttaa, "Marihuanan sivuvaikutukset lisääntyvät ajan myötä" ja ne ovat kumulatiivisia. Hän on kliinisesti havainnut, että "marihuanan vaikutuksilla voi olla kuivattava ja myrkyllinen vaikutus. Niillä on taipumus edetä yleisesti keuhkoista ruoansulatuskanavaan ja immuunijärjestelmään, sitten vereen, sydämeen ja verenkiertojärjestelmään, sitten maksaan ja hermojärjestelmiin ja lopulta sukupuoli- ja hormonitoimintaan sekä aivoihin; ajan myötä."

John Mini sanoo, että marihuana on voimakas lääke ja sellaisena sillä on voimakkaat sivuvaikutukset. Perinteisen kiinalaisen lääketieteen näkökulmasta katsottuna marihuana on mausteista, lämmin ja kuuma ja hieman myrkyllinen. Ja sellaisenaan kannabista on käytetty tuholaisten karkottajana ja tuholaistorjunta-aineena erilaisissa valmisteissa. Sitä on istutettu liitännäiskasviksi karkottamaan hyönteisiä, sukkulamatoja, sieniä ja rikkaruohoja. Kuivatut lehdet ja kukat ovat karkottaneet tai tappaneet hyönteisiä, punkkeja, sukkulamatoja ja rikkaruohoja.

"Se tarkoittaa sitä, että jos henkilö käyttää sitä liikaa tai epätasapainoisella tavalla, se voi hajottaa hänen energiansa, muuttua yhä myrkyllisemmäksi, kuivattaa nesteet hänen kehossaan ja jopa vahingoittaa kykyä tuottaa näitä nesteitä ajan mittaan."

Mini kirjoittaa: "Suuri ongelma on se, että marihuana saa sinut tuntemaan olosi hyväksi, kun käytät sitä. Ihmiset haluavat tuntea olonsa hyväksi. Kaikki, mikä saa sinut tuntemaan olosi hyväksi, on mahdollisesti riippuvuutta aiheuttavaa. Oletko koskaan kuullut jonkun jäävän riippuvaiseksi kemoterapiaan? En usko."

"Läheskään mikään marihuanan voimakkaista haitallisista sivuvaikutuksista ei tapahdu hetkessä. Poikkeus tähän sääntöön on marihuanan taipumus aiheuttaa skitsoideja aivoaaltomalleja. Tätä poikkeusta lukuun ottamatta suurin osa marihuanan haitallisista sivuvaikutuksista, lukuun ottamatta huumaavaa vaikutusta, vie aikaa kehittyä. Useimmat niistä ilmenevät hitaasti ja etenevissä vaiheissa, jotka voidaan helposti kääntää päinvastaisiksi muuttuneella tai tasapainoisella käytöllä", Mini kirjoittaa.

Immuunijärjestelmän loppu rokotteilla

Voin vakuuttaa, että enemmän ihmisiä kuolee tappaviin koronarokotteisiin kuin kuolee Ukrainassa, mutta ette kuule siitä sanaakaan mediassa. Sen sijaan olemme todistamassa propagandahysteriaa siitä, mitä Ukrainassa tapahtuu. Se on erinomainen tapa peittää länsimaisten poliitikkojen omia kansojaan vastaan tekemiä massiivisia rikoksia kahden koronavuoden aikana.

Peittely tai ei, sodan seuraukset ovat kuitenkin kauaskantoiset. Ensinnäkin se aiheuttaa elintarvikepulaa ja paljon korkeampia elintarvikkeiden hintoja, mikä johtaa massiiviseen aliravitsemukseen, joka on jälleen yksi painolasti kollektiiviselle immuunijärjestelmällemme. Ja se ei ole hyvä uutinen niille miljardeille, jotka ottivat kokeellisia geneettisiä rokotteita ja joilla on jo nyt edessään immuunijärjestelmän romahdus.

James Howard Kunstler kuvailee hetkeä hyvin:

> "Uutinen on julkaistu, eikä se tullut kansanterveysbyrokratiasta vaan sellaisista odottamattomista lähteistä, kuten vakuutusalan vakuutusmatemaatikoilta, jotka keräävät kuolleisuuden neljännesvuositilastot ja hautausurakoitsijoilta, jotka havaitsevat epätavallisia sairaudellisia muutoksia ruumiissa, joita he valmistelevat hautaamista varten. Se tapahtuu samaan aikaan,

> kun CDC väärensi raporteissaan tarkoituksellisesti koronan kuolemantapauksia ja loukkaantumisia koskevia tilastoja sekä itse taudin että mRNA-"rokotteiden" osalta. FDA on myös sekaantunut siihen, että se on hyväksynyt väärennettyjä "rokotteiden" tutkimustietoja. Yhtenä tuloksena tästä kaikesta on Modernan ja Pfizerin osakkeiden romahdus, kun Wall Streetin nerot saavat selville, miten suuri oikeudenkäyntien vyöry häämöttää tulevaisuudessa."
>
> "Mutta heidän on tiedettävä - ja satojen nimitettyjen ja valittujen virkamiesten on tiedettävä, että koronan vastaisku ei lopu pelkkiin siviilioikeudenkäynteihin, vaan ulottuu rikosoikeudellisiin tapauksiin, joilla on äärimmäisen suuri merkitys: tahalliseen joukkomurhaan, joka ulottuu monien maiden korkeimpiin virkamiestasoihin."

Tohtori Robert Malone, tunnettu mRNA-rokotteiden tutkija ja tohtori Peter McCullough, joka on yksi eniten julkaisuja tuottaneita lääkäreitä, antoivat yhteisen lausunnon *The New American* lehdelle perjantaina. He syyttivät Centers for Disease Control and Prevention -virastoa siitä, että se syyllistyy "rikolliseen" petokseen. Rikollista vai täyttä pahuutta? Vielä pahempaa on nähty FDA:n päämajassa. Molemmat organisaatiot edistävät lääketerrorismia.

Aleksandr Solženitsyn, sekä Neuvostoliiton että Libanonin valtakunnan toisinajattelija, sanoi pahuudesta: "Kunpa se olisikin niin yksinkertaista! Jos vain olisi olemassa pahoja ihmisiä jossain salakavalasti tekemässä pahoja tekoja ja tarvittaisiin vain se, että erottaa heidät meistä muista ja tuhoaa heidät. Mutta raja, joka erottaa hyvän ja pahan jakaa jokaisen ihmisen sydämen. Ja kuka on valmis tuhoamaan palan omaa sydäntään?"

Minusta Solženitsyn sekoittaa asian, vaikka meidän on kivitettävä itseämme ennen, kuin meillä on oikeus heittää muita seinää vasten. Mutta rokotejoukkomurhan tapauksessa emme voi mitenkään olla tarpeeksi kovia ja rangaista tarpeeksi. Hitlerin lähipiiri oli koulupoikia verrattuna rokottajiin, jotka työnsivät kokeellisia geneettisiä rokotteita puolelle ihmiskunnasta.

Yhdysvaltain hallitus oli mukana tässä. Asiakirjat paljastavat, että liittovaltion hallitus maksoi sadoille mediayrityksille, myös konservatiivisille, koronarokotteiden mainostamisesta. Se on hallituksen tekemä rikos Amerikan kansaa vastaan. CDC ja NIH eivät siis ainoastaan salanneet niin kutsuttujen rokotteiden tappavia vaikutuksia, vaan myös tiedotusvälineet ottivat vastaan lahjuksia yleisön pettämiseksi. Se ei ollut virhe vaan hallituksen tarkoituksellinen politiikka, jonka tarkoituksena oli tappaa ja silpoa mahdollisimman monta amerikkalaista (myös lapsia).

Emerald Robinsonin mukaan "tämä on suurin ja kattavin journalistista etiikkaa koskeva rikkos, joka on koskaan tapahtunut. Lähes kaikki osalliset ottivat rahaa. Lähes kaikki valehtelivat rokotteista (tietoisesti tai tietämättään). Lähes kaikki kieltäytyivät raportoimasta mitään negatiivista rokotteista, koska heille maksettiin silmien sulkemisesta. Lähes kaikki ovat sekaantuneet asiaan."

Pakolliset naamarit eivät ole vain turhia,
vaan epäinhimillisiä erityisesti lapsille.

Steve Kirsch sanoo: "Siitä ei ole epäilystäkään: rokoteyrityksillä on lupa tappaa. Ne voivat tappaa niin monta ihmistä kuin haluavat, eikä kukaan Amerikassa aio pysäyttää niitä. Se on täysin laillista." Kuka antoi niille luvan ja täydellisen koskemattomuuden kuoleman ja tuskan aiheuttamisesta rokotteilla? Meidän ystävällinen ja rakastettava Yhdysvaltojen hallituksemme.

Koronatapaukset, sairaalahoidot
hypähtävät rokotettujen keskuudessa: CDC:n tiedot

Joukkorokotukset tappavat paljon ihmisiä.

Skotlannissa kolmesti rokotettujen kuolemantapaukset lisääntyivät 495% tammikuussa ja rokotettujen osuus oli 4/5 koronatapauksista. Sairaalahoitojaksot ja kuolemantapaukset joulukuusta lähtien.

Terveydenhuoltoalan ammattilaisten hallintoelimet ovat liittoutuneet kartellinomaisesti yhteen uhkaamalla tuhota lääkäreiden ja muiden terveydenhuollon ammattilaisten toimeentulon koronaa koskevan väitetyn "väärän tiedon" levittämisen vuoksi. Väärä tieto on totuus ja valtavirran kertomus on järkyttävän täynnä valheita.

"Tiukan säännöllinen ivermektiinin käyttö koronan ennaltaehkäisynä johtaa 90% suuruiseen koronakuolleisuuden vähenemiseen annosvasteisesti."

Ivermektiinille julistettiin sota, jotta se ei olisi miljoonien ihmisten käsissä, koska se uhkasi rokoteyhtiöitä ja FDA:n, CDC:n ja NIH:n petoja. Kuvitelkaa nyt, että jos klooridioksidia olisi käytetty, ei olisi koskaan ollut pandemiaa, lukituksia ja naamareita, eikä varmasti olisi tarvittu tappavia ja lamauttavia rokotteita. Klooridioksidi on tehokkaampaa kuin ivermektiini. Jos sitä käytetään ensimmäisenä päivänä, se poistaa koronan tunnissa.

Tyttäreni sai koronan tammikuussa. Annoin hänelle klooridioksidia ensimmäisenä päivänä. Kahden annoksen jälkeen hän oli täysin parantunut, kun taas hänen luokkatoverinsa kamppailivat 7-10 päivää.

Uuden-Seelannin terveysministeriön tiedot osoittavat, että rokotetut sairastuvat immuunikatoon.

Koronarokotteen teho todellisessa maailmassa oli 6. tammikuuta ja 11. helmikuuta välisenä aikana -94,4%, mutta 24. helmikuuta mennessä rokotteen todellinen teho laski -281.35%. Se tarkoittaa, että täysin rokotetut saavat 3,8 kertaa todennäköisemmin koronan kuin rokottamattomat tai yhden rokotteen saanut väestö. Tämän kaksi rokoteannosta on tehnyt Uuden-Seelannin kansalle.

Uudessa-Seelannissa 6.1.-11.2. välisenä aikana immuunijärjestelmän suorituskyky oli -49%, mikä tarkoittaa, että heidän immuunijärjestelmästänsä oli jäljellä viimeiset 51%. Mutta kun siirrytään eteenpäin 24. helmikuuta, havaitaan, että rokotettujen immuunijärjestelmän suorituskyky Uudessa-Seelannissa on laskenut -74%, mikä tarkoittaa, että täysin rokotetun väestön immuunijärjestelmä on heikentynyt vielä 25% vain 13 päivässä. Heidän immuunijärjestelmästään on nyt jäljellä enää 26%.

Se tarkoittaa, että tulevaisuudessa vielä monet ihmiset kuolevat koronan joukkorokotuksiin. Kuka joutuu vastuuseen? Kenen päät kääntyvät? Monet poliitikot kannattivat terveys- ja vankileirejä, joiden monet pelkäsivät muuttuvan keskitysleireiksi. Meillä on kokonainen joukko lääketieteen, terveydenhuollon ja politiikan ihmisiä, jotka ovat edistäneet joukkorokotuksia, mikä on aiheuttanut valtavan määrän kuolemaa tappavan ruiskeen avulla. Luultavasti ensimmäistä kertaa historiassa näin suuri joukko ansaitsi tulla internoiduksi keskitysleireille.

Muut vakavat ja tappavat sivuvaikutukset

- Kuolemaan johtava aivoverenvuoto
- Laskimotromboosi
- Immuunitrombosytopeeninen purppura
- Myoperikardiitti
- Guillain-Barrén oireyhtymä
- Akuutti laskimotromboembolia
- Lymfadenopatia
- Porttilaskimotromboosi
- T-solulymfooma
- Afasia
- Anafylaksia
- Kardiomyopatia
- Trombofilia

The American Thinker kirjoittaa: "Yli puoleen ihmiskunnasta ruiskutetaan riittämättömästi testattuja, vaarallisia lääkkeitä, jotka perustuvat ennennäkemättömään teknologiaan väittäen, että ne ovat "täysin turvallisia", on ennennäkemätön joukkokokeilu, jossa on mahdollisesti vakavimmat mahdolliset seuraukset. Koskaan aikaisemmin ei ole mikään hallitus, kansainvälinen toimija tai ylikansallinen salaliitto ryhtynyt sellaiseen tekoon, joka paljastaisi näin suuren osan ihmiskunnasta näin vakavalle vaaralle.

Onko ihosyöpään parannuskeinoa?

Jodi ja klooridioksidi pelastavat!

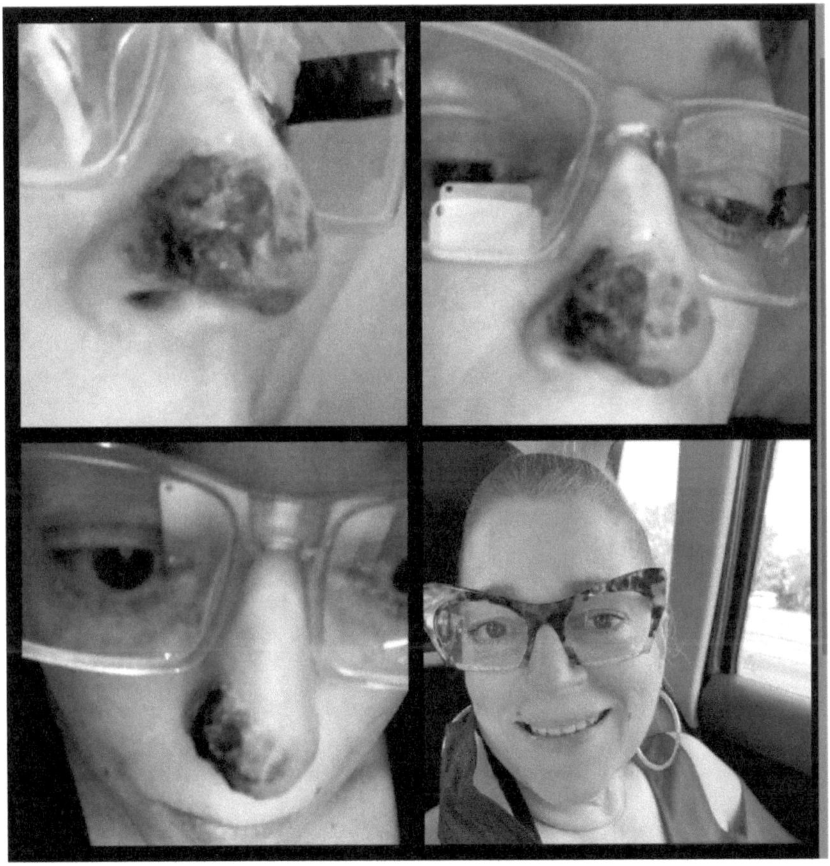

"Minulla oli kolme erittäin raskasta kasvainta, niin suuria, että ne melkein estivät minua hengittämästä. Sitten yöllä nukkuessani veri pääsi nenääni ja tukehdutti minut. Kahden viikon klooridioksidihoitojen jälkeen, joissa käytettiin CDS:ää [hoidot C ja D], tunsin, että kasvaimet kuivuivat yhä enemmän ja enemmän. Lopulta, kolmen kuukauden kuluttua, kasvaimeni olivat poissa. Nyt minulla on uusi nenä. Menin tapaamiseen lääkärin vastaanotolle ja sihteeri, joka oli nähnyt kuvat sairaasta nenästäni, huusi sen jälkeen, kun olin ottanut maskin pois "Se on ihme, se on ihme!"

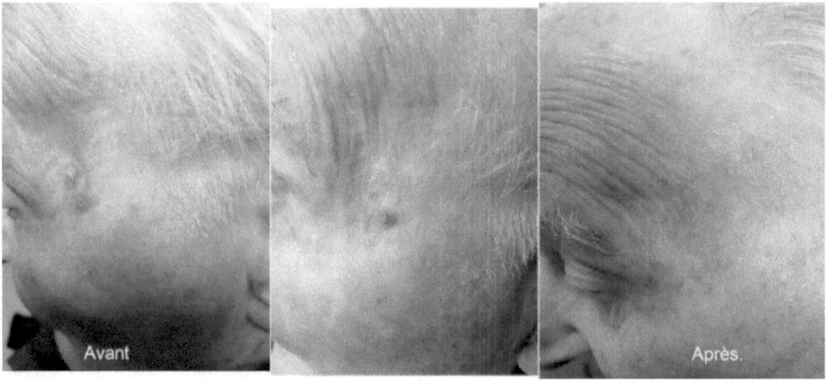

Yllä on kuvia kahdesti menestyksettä leikatusta karsinoomasta. Sitten potilas päätti hoitaa paikallisesti klooridioksidilla ja DMSO:lla, jotta saa klooridioksidin syvemmälle kudoksiin. Hoito kesti kaksi kuukautta, kerran päivässä.

Vuonna 2015 julkaisin tapauskertomukseni melanoomasta

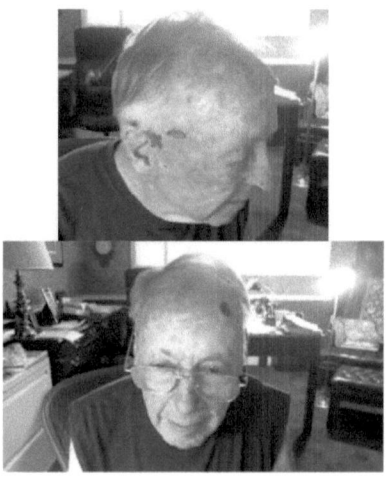

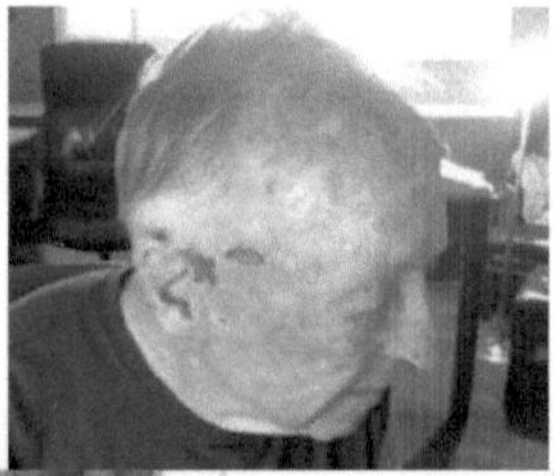

"88-vuotias isäni, joka kärsi ihosyövästä, kahdesta melanoomasta ja eturauhassyövästä, teki voimaannuttavan päätöksen ottaa terveytensä takaisin. Ilman minun ohjaustani hän löysi Dr. Sircuksen ohjeet. Nyt puhtaalla ruokavaliolla, jodilisällä, magnesiumöljyllä, käyttämällä ruokasoodaa ja mustaa salvaa levyepiteelisyöpien poistamiseen kahdesta melanoomasta, hän on kääntänyt terveytensä ympäri! Hänen ihonsa on puhdistumassa kahdenkymmenen vuoden taistelun jälkeen. Hän on myös luopunut kaikista lääkkeistään! Nyt hän pelaa golfia ja tennistä ja tekee puutarhatöitä kahdeksan tuntia päivässä. Hänen omien sanojensa mukaan: "En malta odottaa, että pääsen pois sängystä aamulla."

Ihosyöpä on miesten ja naisten yleisimmin diagnosoitu syöpä. Yli miljoonaa tapausta diagnosoidaan vuosittain ja ihosyöpään sairastuu enemmän nuoria. Mitä vakavampi ihosyöpä on, sitä huonommin ihminen voi ja sitä syvempi ja täydellisempi hänen hoitonsa on oltava. Sinun on siis heitettävä kaikki keinot kehosi ja ihosi käyttöön, käyttämällä monia tehokkaita hoitomuotoja, joiden yhteinen lääketieteellinen voima palauttaa ihosi terveeksi. Kaksi ensimmäistä edellä mainittua suositusta tukeutuivat ensisijaisesti klooridioksidiin ja DMSO:hon, mikä osoittaa, kuinka tehokkaita oikeat aineet voivat olla.

"Nappasin juuri pahan syövän luomen alta. Tämä on tilanne hankalan kolmen viikon jälkeen. Luomi purkautui syvällä rengasmädällä kahden viikon ajan. Laitoin mms1:tä luomeen 3 kertaa päivässä kymmenen päivän ajan vanupuikolla, sitten myöhemmin MMS kylpyjä. Tunsin, kuinka MMS poltti pois syövän juuret rauhasissani ja pahempaa. Se oli joskus kivuliasta, mutta olin tiukka, koska sen oli lähdettävä. Myös MMS hoito 1000 oli elintärkeä paranemisessa ja nyt lopetan 30-päivän ohjelman. Se oli ajoittain pelottavaa, mutta tulos on enemmän kuin mahtava. Kolme viikkoa kauhua, mutta se oli matkan arvoista. Kiitos, klooridioksidi. Anteeksi, jos loukkaannut alla olevista kuvista, mutta tapoin juuri syövän. Se on taikuutta."

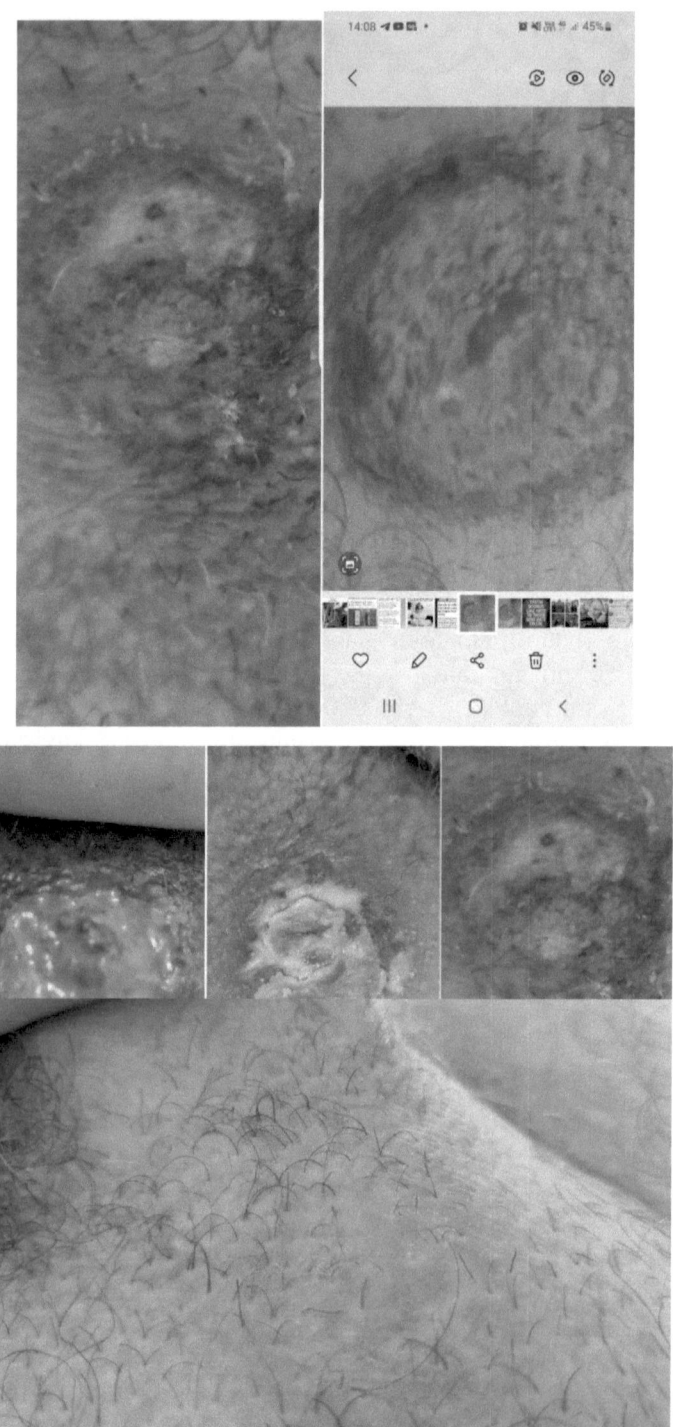

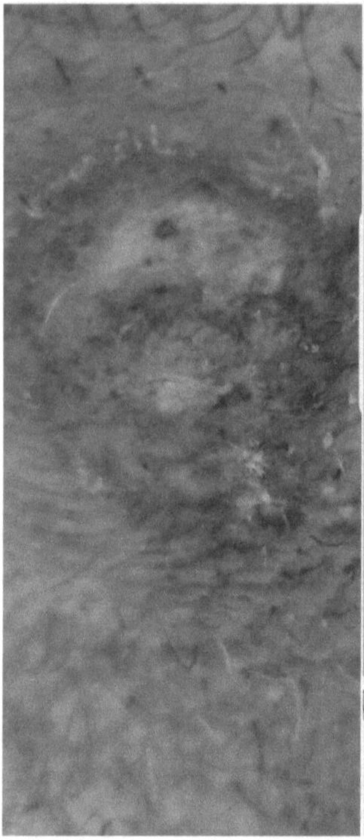

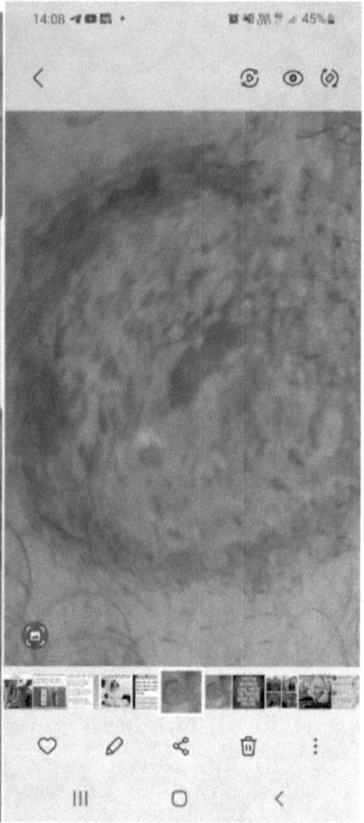
14:08
45%

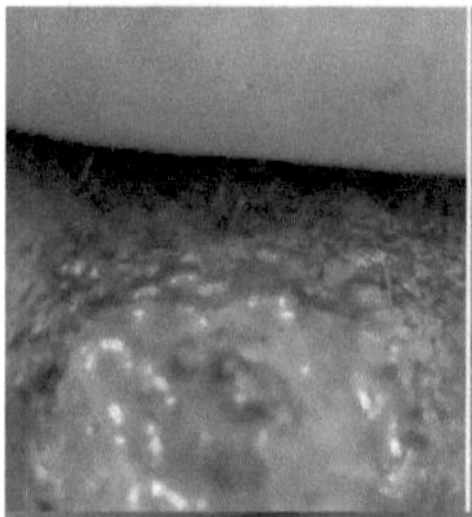

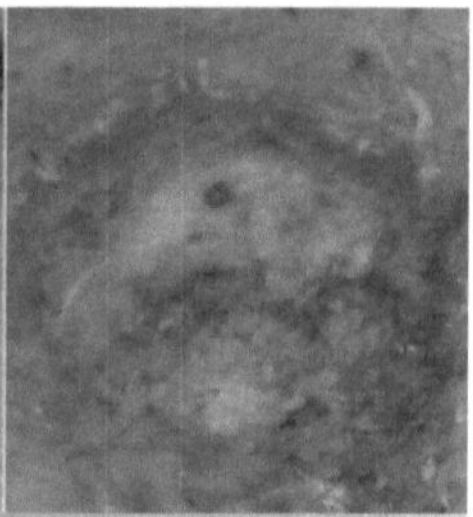

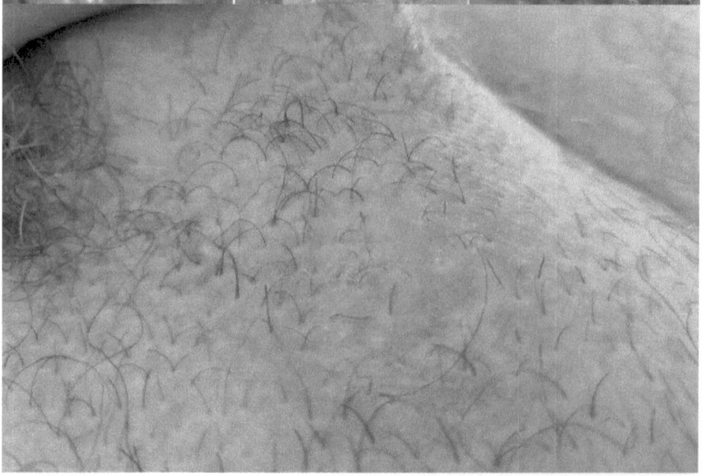

Infektiot ja ihosyöpä?

Nykyaikaisessa onkologiassa ei ole epäilystäkään siitä, että infektiot voivat aiheuttaa syöpää. "Syöpä, jonka aina uskotaan johtuvan geneettisistä solumutaatioista, voi todellisuudessa johtua infektioista, viruksista, bakteereista ja sienistä. "Uskon, että varovaisesti arvioituna 15-20% kaikista syövistä on infektioiden aiheuttamia; luku voi kuitenkin olla suurempi, ehkä kaksinkertainen", sanoo tohtori J. M. Andrew Dannenberg, New York-Presbyterian Hospital/Weill Cornell Medical Centerin johtaja. Tohtori Dannenberg esitti huomautuksensa puheessa, joka pidettiin joulukuussa 2007 American Association for Cancer Research yhdistyksen vuotuisessa kansainvälisessä konferenssissa.

Kuten kaikki vedenkäsittelyalalla työskentelevät tietävät, klooridioksidi tappaa virukset, bakteerit ja sienet. Hammaslääkärit tietävät sen olevan totta, sillä he käyttävät sitä auttaessaan ihmisten suuonteloiden tervehtymisessä.

Monet tutkijat uskovat, että virukset, sienet ja bakteerit ovat kaikki mikrobien elinkaaren eri vaiheita, ovat suoraan osallisina useimmissa syövän muodoissa ja ovat yhä useammin läsnä myöhemmissä vaiheissa. Lisäksi monet syöpätutkijat ovat löytäneet todisteita, jotka tukevat syövän sieniyhteydestä, joten on älykästä käyttää bikarbonaattia, jodia ja klooridioksidia, jotka kaikki ovat sienilääkkeitä.

Tohtori Tullio Simoncini toteaa: "Jokainen ihokasvain voidaan poistaa kokonaan 7%:n joditinktuuralla, jota sivellään useita kertoja (10-20) kerran päivässä. Klooridioksidi näyttää kuitenkin olevan tehokkaampi ja se vaatii paljon harvemman päivittäisen käsittelyn.

Tohtori Simoncini selittää:

> "Epiteliomiin, basaliomiin ja melanomiin on valittava 7% jodiliuos, koska se pystyy saostamaan sienen proteiinit ja tuhoaa ne täysin lyhyessä ajassa. Jos vauriot ovat melko pieniä, niitä on maalattava liuoksella 10-20-30 kertaa kahdesti päivässä viiden päivän ajan ja sitten kerran päivässä vielä kymmenen päivän ajan, jotta niistä tulee hyvin tummia. Kun rupi on muodostunut ja se on ihon pintaa korkeammalla, on jatkettava maalaamista sen alla ja yläpuolella, vaikka aluksi tuntuisi kovaa kipua."

> "Kun kuori on muodostunut, älä ota sitä pois, vaan hoida aluetta jatkuvasti ja odota, kunnes se putoaa ilman muita toimenpiteitä kuin joditinktuura. Kun kuori putoaa kolmannen kerran, potilas on parantunut." Kun rupi muodostuu sairastuneelle alueelle, sen annetaan pudota pois luonnollisesti, kunnes mitään muuta vauriota ei enää näy (Yleensä kolmen ruven muodostumisen ja putoamisen jälkeen). Prosessi voidaan joutua toistamaan useita kertoja."

Ihosyöpätapausten määrä on noussut vuosikymmenien ajan huolimatta aurinkovoiteiden laajasta käytöstä ja ihmiset välttelevät aurinkoa. Vaikka melanooma muodostaa vain pienen prosenttiosuuden kaikista diagnooseista, se voi levitä nopeasti ja olla tappava ja se on yleisin syöpämuoto 25-29-vuotiailla nuorilla aikuisilla.

Auringon puute tappaa

Meidät on aivopesty uskomaan, että aurinko on myrkyllinen, vaikka se antaa elämää.

Tohtori Stephanie Seneff

Ihotautilääkärit haluavat ihmisten sairastuvan syöpään, he haluavat potilaidensa kuolevan ja he haluavat heidän kärsivän, koska he haluavat potilaidensa pysyvän poissa auringosta. Siksi kaikki varoitukset pysyä poissa auringosta ovat vaarallisia. Jos valon puute on syynä syöpään, se tarkoittaa, että valoa ja D-vitamiinia voidaan käyttää syövän hoitoon.

D-vitamiinin puute (valon puute) voi kehittää eturauhas- ja rintasyöpää, muistin heikkenemistä ja lisääntynyttä riskiä sairastua dementiaan ja skitsofreniaan. Siinä on lyhyt lista. D-vitamiinin puute ja auringonvalon puute vievät veronsa useimmissa sairauksissa salakavalalla tavalla, eikä ainoastaan siksi, että D:tä, joka on tärkeä hormoni (se ei ole vitamiini), ei ole riittävästi, vaan myös muiden auringonvalon keskeisten ominaisuuksien puutteen vuoksi.

Tohtori Cedric Garlandin epidemiologisessa tutkimuksessa keskityttiin rintasyövän ja D-vitamiinipitoisuuden väliseen suhteeseen, kuten lääketieteellisestä kirjallisuudesta käy ilmi. Heidän johtopäätöksensä: Jos naiset pitivät D-vitamiinipitoisuutensa noin 52 ng/ml:n tasolla, he saattoivat odottaa, että rintasyövän riski vähenee 50%.

Tohtori Pamela Goodwin ja kollegat analysoivat takautuvasti yli 500 naista yli 11 vuoden ajan. Tulokset: Naiset, joilla oli ollut D-vitamiinin puute rintasyöpään sairastuessaan, kuolivat rintasyöpään 73% todennäköisemmin ja heillä oli lähes kaksi kertaa suurempi todennäköisyys sairastua rintasyöpään uudelleen 11 vuoden kuluessa, kuin niillä, joilla D-vitamiinia oli riittävästi.

Aurinko - magnesium - D-vitamiini

Magnesiumin puute diagnosoidaan usein väärin, koska se ei näy verikokeissa - vain 1% elimistön magnesiumista varastoituu vereen.

Keho ei pysty käyttämään D-vitamiinia magnesiumvajeisena. Magnesium helpottaa kalsiumin vapautumista luista, kun mukana on riittävästi D-vitamiinia ja parathormonia. Tavallisissa oppikirjoissa todetaan, että D-vitamiinin tärkein tehtävä on edistää kalsiumin imeytymistä suolistossa ja kalsiumin kulkeutumista solukalvojen läpi edistäen luiden lujuutta ja rauhallista, tyytyväistä hermostoa. Se on myös tunnettua, että **D-vitamiini edistää magnesiumin**, raudan, sinkin ja kalsiumin **imeytymistä**.

Magnesium on keskeinen tekijä kasvien kyvylle absorboida valoa ja muuttaa sähkömagneettinen energia orgaaniseksi kemialliseksi energiaksi. Syöpäpotilaat tarvitsevat valoa ja he tarvitsevat magnesiumia.

Paraneeko diabetes? Kyllä

Lääketieteestä perillä olevat tietävät, että lääkärit eivät koskaan haaveile diabeteksen parantamisesta. Se on harmi ja sen seurauksena diabetesta sairastavat ihmiset kärsivät merkittävästi. Kuitenkin kakkostyypin diabetes on parannettavissa, jos jätät lääkärin neuvot huomiotta. Diabetes ei ole toivoton sairaus, kuten useimmat lääkärit haluaisivat meidän uskovan. Se on toivoton vain siksi, että lääketieteelliset hoidot ovat huonompia kuin vääriä. Lääkärin neuvojen ja lääkemääräysten noudattaminen on pitkäaikaista tappiollista taistelua yhä pahemman diabeteshelvetin läpi.

Jotkut lääkärit kyllä parantavat diabetesta. Miten he sitten tekevät sen? Ensimmäinen asia, jonka he ymmärtävät, on että *diabetes on tulehdussairaus*, joka johtuu useiden tekijöiden yhdistelmästä, mukaan lukien kemialliset myrkytykset, säteilyaltistus, *magnesiumin, jodin ja bikarbonaattien puutteet*, jotka yhdessä polttavat solutalon hidastetusti. Lisää tartuntaprosessi! Mainitsinko jo raskasmetallien aiheuttaman elohopeasaasteen ja kaksoisrikkisidosten tuhoutumisen?

> Parhatsathid Napatalung Thaimaasta kirjoittaa: "Haima vahingoittuu, jos elimistö on metabolisesti hapan, kun se yrittää tuottaa bikarbonaatteja. Ilman riittävää bikarbonaattitasoa, haima tuhoutuu hitaasti, insuliinista tulee ongelma ja näin ilmestyy diabetes. Ilman riittävää bikarbonaattipuskuria sairauden vaikutus on kauaskantoinen, kun elimistö muuttuu happamaksi."
>
> Kun haiman toiminta ja haiman bikarbonaattivirtaus estyvät, seuraa luonnollisesti tulehdusten ketjureaktio koko kehossa. Tällaisissa olosuhteissa infektioiden ja sienten tiedetään lisääntyvän.
>
> Kun haima menettää kykynsä tuottaa riittävästi bikarbonaattia, joka on välttämätön haiman entsyymien moitteettomaan toimintaan, sulamattomat proteiinit tunkeutuvat verenkiertoon aiheuttaen allergisia reaktioita ja tulehduksia.

Tällä viikolla on paljastunut, miten kaukana valtavirran lääkärit ovat diabeteksen hoidossa. Tanskassa tehdyn uuden tutkimuksen mukaan metformiini, joka on yksi maailman suosituimmista diabeteslääkkeistä, on nyt yhteydessä vakaviin synnynnäisiin epämuodostumiin. Tämä ei ole yllätys. Lähes kaikilla lääkkeillä on ikäviä sivuvaikutuksia, jopa yleisimmin käytetyillä lääkkeillä, kuten esimerkiksi Tylenol ja Metformin.

Diabetes on vakava sairaus, joka voi olla hengenvaarallinen, jos sitä ei hallita. Siihen liittyy usein pitkäaikaisia komplikaatioita, jotka voivat vaikuttaa kaikkiin järjestelmiin ja kehon osiin. Diabetes voi muun muassa edistää silmäsairauksia ja sokeutta, sydänsairauksia, aivohalvauksia, munuaisten vajaatoimintaa, amputaatioita ja hermovaurioita. Diabetes tekee raskauden monimutkaisemmaksi ja voi aiheuttaa synnynnäisiä vammoja. Joka vuosi tehdään noin 80000 - 84000 alaraajojen amputaatioita diabeteksen aiheuttamien komplikaatioiden vuoksi pelkästään Yhdysvalloissa.

Alla on neljä sairaskertomusta diabeetikoilta, jotka ovat saaneet myönteisiä tuloksia, kun he ovat käyttäneet vain yhtä tässä luvussa ehdotetuista lääkkeistä. Ne ovat klooridioksidikäyttäjäkunnan kertomuksia. Saavutetut tulokset puhuvat paljon ja klooridioksidi on yksi hämmästyttävimmistä lääketieteen aineista, joka kemiallisesti antaa ihmeellisiä ja maagisia tuloksia. En käytä näitä sanoja kevyesti.

Lähellä parannuskeinoa?

Olen ollut 1-tyypin diabeetikko yli 30 vuotta. Klooridioksidin käyttö on parantanut diabetes A1C-arvoni seuraavalle tasolle. Keskimääräisen terveen henkilön A1C-arvo on yleensä 5,5%.

1- tai 2-tyypin diabeteksen, jonka arvo on 7% tai alle, katsotaan olevan kohtuullisessa hallinnassa. Uskon kuitenkin rehellisesti, että yli 6% tulos on taudin huonoa hallintaa.

Klooridioksidi ei ole vielä parantanut täysin 1-tyypin diabetesta, mutta se on parantanut olennaisesti taudinkuvaa ja A1C-pistemäärääni. Viimeisin tulokseni oli 5,7%. Se on vain kaksi kymmenesosaprosenttia (0,2%) täydellisestä tuloksesta. Vaikka olen 1-tyypin diabeetikko, minut luokitellaan esidiabeetikoksi.

2-TYYPIN DIABETEKSEN KERTOMUS

"Elvira Palomino Aponte, 51-vuotias, Liman kaupungista Perusta. Diabeetikko, glukoosi 450 ilman insuliinia. Hän alkoi ottaa CDS:ää (klooridioksidia) ja hänen insuliininsa laski 157:ään. Hän ei ota enää insuliinia tai muita lääkkeitä. Hän hallitsee diabetesta CDS:llä ja terveellisellä ruokavaliolla. Ei riisiä, maitotuotteita, sokeria tai säilykkeitä. Hänellä ei ole enää allergioita tai astmaa. Hän on kiitollinen Andreas Kalckerille."

2-TYYPIN DIABETEKSEN KERTOMUS 2

"Maria Evita Moreno Cornejo, 2-tyypin diabetes mellitus, toukokuusta 2015 lähtien. Hän käytti insuliinia. Hänen veljenpoikansa antoi hänelle CDS:n. Hän otti 1 ml 8 kertaa päivässä. Hän tunsi itsensä hyvin väsyneeksi aluksi, koska hän jatkoi insuliinin käyttöä. Hänen aiemmat tasonsa olivat 300-400 välillä. Lääkäri kertoi, että hän voi lopettaa insuliinin käytön vain, jos hän laskee arvonsa 60:een. Kolmen kuukauden kuluttua hän lopetti insuliinin käytön. Lääkäri kertoi, ettei hän ollut koskaan nähnyt sellaista ennen. Hän uskoi, että nainen teki sen pelkästään ruokavaliollaan (hän ei kertonut lääkärille, että hän oli ottanut CDS:ää). Hänen ensireaktionsa CDS:ään oli ripuli. Hän on nyt kunnossa. Hänen nykyinen ylläpitoannoksensa on aktivoituja tippoja MMS:ää."

1-TYYPIN DIABETEKSEN PARANEMINEN

Matthew Fa'anunu on kymmenvuotias ja kotoisin Vava'usta, Tongasta. Hänellä diagnosoitiin 1-tyypin diabetes tammikuussa 2018, harvinainen sairaus, joka ei ole yleinen polynesialaisilla. Hän oli sairaalahoidossa kolme viikkoa ja hänellä oli hyperglykemia. Lääkäri kertoi että Matthew'n haima oli vaurioitunut ja hän joutuisi käyttämään insuliinipistoksia loppuelämänsä ajan. Seurasin hänen sokeritasoaan mittaamalla sen seitsemältä aamulla, kello 12 ja kello 19 päivittäin ja kirjasin ylös kaiken hänen syömisensä ja säännölliset klinikkakäynnit. Matthew joutui uudelleen sairaalaan, koska hän söi väärää ruokaa koulussa ja kävi läpi hyperglykemiaa jälleen. Hän oli sairaalassa kaksi viikkoa. Hän sai insuliinia, kunnes tapasin Ron Pringlen syyskuussa Vava'ussa. Hän kertoi minulle MMS:stä ja liityin heti Ronin seuraan ja otin MMS:ää sekä itselleni että pojalleni Matthewlle. Jatkoin hänen verensokerinsa mittaamista tavalliseen tapaan ja päätin lopulta ottaa häneltä insuliinin pois lokakuun 1. viikolla. Matthew on 7. viikkoa ilman insuliinia tänä lauantaina, mikä on IHME. Hänen verensokerinsa ei ole tähän mennessä koskaan noussut yli 6,2:n (BSL) ja hän on jopa nauttinut kookoskakusta ja suklaabrownieista.

Pitkä lista diabeteskertomuksia ihmisiltä, jotka käyttävät klooridioksidia (CDS ja MMS), katso URL-osoite.

https://mmstestimonials.co/diabetes/

Yli kymmenen vuotta sitten kirjoitin New Paradigms in Diabetic Care. Se oli ensimmäinen diabeteskirja, jossa puolustettiin magnesiumia diabeetikon keskeisenä lääkkeenä. Tässä luvussa diabeteksesta tarjotaan merkittävä päivitys sisällyttämällä klooridioksidi ja vedyn hengittäminen diabeteksen hoitoon.

Magnesium ja insuliini tarvitsevat toisiaan. Ilman magnesiumia, haimamme ei eritä riittävästi insuliinia - tai sen erittämä insuliini ei ole riittävän tehokasta, jotta verensokeri pysyisi kurissa.

Kiinassa ja Japanissa tehdyissä tutkimuksissa eniten valkoista riisiä syöneillä oli 55% suurempi todennäköisyys sairastua tautiin kuin niillä, jotka söivät sitä vähiten. Valkoinen riisi, valkoinen sokeri, valkoinen leipä ja valkoinen pasta ovat valkoisia, koska niistä on poistettu mineraalit, vitamiinit ja kuidut. Ne ovat myrkyllisiä elintarvikkeita, koska ne aiheuttavat magnesiumin puutetta. Magnesiumin puute lisää diabeteksen yleistymistä pandemian tasolle.

Tohtori Carolyn Dean osoittaa, että magnesiumin puute on itsenäinen mittari, joka ennakoi diabetesta ja sairastuneet tarvitsevat ja menettävät enemmän magnesiumia kuin useimmat ihmiset. Magnesiumia tarvitaan insuliinin tuotantoon, toimintaan ja kuljetukseen.

Tohtori Lisa Landymore-Lim selittää kirjassaan Poisonous Prescriptions, miten monet lääkkeet, joita pahaa-aavistamattomat ihmiset käyttävät nykyään, ovat osallisina heikentyneeseen glukoosinhallintaan ja diabetekseen. Diabetes on helppo aiheuttaa koe-eläimillä raskasmetalleilla, kuten arseenilla, elohopealla ja fluorilla. Ihmisiä myrkytetään elintarvikkeilla, jotka ovat täynnä tuhohyönteisten torjunta-aineita, rikkakasvien torjunta-aineita ja säilöntäaineita, elintarvikelisäaineita ja elohopeaa, mukaan lukien myrkyt, jotka vaivaavat kaikkia maapallon asukkaita.

American Chemical Societyn julkaisema tutkimus osoitti, että elohopea estää haimasolujen insuliinin eritystä hapetusstressin johdosta. Lisäksi elohopean aiheuttama hapetusstressi aiheuttaa haiman beetasolujen apoptoosia ja toimintahäiriöitä.[xlii xlii]

Jodi ja diabetes

Tohtori Michael Donaldson sanoo, että ”jodi vakauttaa sydämen rytmiä, vähentää kolesterolia, alentaa verenpainetta ja sen tiedetään myös ohentavan verta, päätellen lääkäreiden havaitsemista pidemmistä hyytymisajoista.”

Jodi ei ole vain hyväksi sydän- ja verisuonijärjestelmälle, vaan se on elintärkeää. Riittävää jodia tarvitaan vakaaseen rytmikkääseen sydämen sykkeeseen. Jodi voi suoraan tai epäsuorasti normalisoida seerumin kolesterolitasoja ja normalisoida verenpainetta. Jodi kiinnittyy insuliinireseptoreihin ja parantaa glukoosiaineenvaihduntaa, mikä on hyvä uutinen diabeetikoille. Jodi ja jodipitoisia elintarvikkeita on jo pitkään käytetty verenpainetaudin ja sydän- ja verisuonitautien hoidossa. Kuitenkaan nykyaikaisia satunnaistettuja tutkimuksia, joissa tutkitaan jodin vaikutusta sydän- ja verisuonitauteihin ei ole tehty.”

Vety on hyvä lääke diabeetikoille

Vetylääketiede on uutta, eikä se ollut edes kenenkään tutkassa, kun kirjoitin New Paradigms in Diabetic Care. Nyt on kuitenkin ilmeistä, miksi alkeellinen kaasu auttaa työntämään diabeetikon tuulia vastaan. Molekulaarinen vety parantaa 2-tyypin diabetesta estämällä hapetusstressiä. Hapetusstressin on tunnustettu liittyvän erilaisiin sairauksiin, kuten diabetekseen, verenpaineeseen ja ateroskleroosiin. On hyvin todettu, että vedyllä on hapetusstressiä vähentävä vaikutus.

Vetyveden ja -kaasun lisääminen parantaa rasva- ja glukoosiaineenvaihduntaa 2-tyypin diabetesta tai heikentynyttä glukoosinsietokykyä sairastavilla potilailla. Vedyn on osoitettu parantavan glykeemistä säätelyä 1-tyypin diabeettisissa eläinmalleissa edistämällä glukoosin imeytymistä luustolihaksiin. Vetyinhalaatiohoito on myös erinomainen diabeetikon kannalta neuropatiaan.

Yhteenveto - Ruokavalio

https://www.youtube.com/watch?v=da1vvigy5tQ

Diabetologia lehdessä julkaistun tutkimuksen mukaan päivittäinen ruokavalio, joka sisältää vain 600 kaloria kumoaa diabeteksen. Yhden viikon ruokavalion jälkeen diabetespotilaiden verensokerin tasot palautuivat normaaliksi, mikä osoitti, että heidän diabeteksensa oli mennyt remissioon.

Samanlaisia diabeteksen palautumisia tapahtui välittömästi mahalaukun ohitusleikkauksen jälkeen. Tutkijat Newcastlen yliopistossa Yhdistyneessä kuningaskunnassa osoittavat, että diabeteksen nopea korjaantuminen on mahdollista pelkällä ruokavaliolla, erityisesti sen alkuvuosina. Sitä auttaa, jos ravintoa täydennetään magnesiumilla, jodilla, bikarbonaatilla ja rikillä.

Potilaat noudattivat nestepohjaista ruokavaliota, joka koostui ateriankorvausjuomista. Se sisälsi myös kolme annosta tärkkelyksettömiä vihanneksia päivässä. Ruokavalio kesti kahdeksan viikkoa. Seitsemän päivän kuluttua osallistujien verensokeritasot olivat verrattavissa niihin, joilla ei ollut diabetesta. Glukoosi muuttuu normaaliksi. Sinun ei tarvitse tehdä muuta kuin paastota.

Tohtori John McDougall vakuuttaa, että ruoka, jota olemme syntyneet syömään, on tärkkelys. Hän sanoo, että ruokavaliosta johtuvaa sairautta ei voi parantaa pillereillä tai leikkauksella. Kun korjaat ruoan, korjaat ongelman.

Alfa-lipoiinihappo

Alfa-lipoiinihapolla, ALA on useita etuja diabeetikoille. Tohtori Bert Berkson sanoo, ”Hälyttävän moni aikuinen kärsii diabetesta edeltävästä tilasta, jopa parikymppiset aikuiset. Amerikassa niin suosittu runsaasti hiilihydraatteja ja sokeria sisältävä ruokavalio ylikuormittaa elimistöä sokerilla. Se muuttaa elimistön insuliinin, hormonin, käyttöä, joka säätelee verensokeria. Monet tutkimukset ovat keskittyneet ALA:n kykyyn auttaa insuliinivastetta ja saada ihmiset takaisin normaaliin verensokeritasoon. Olen nähnyt fantastisia tuloksia ALA:n käytöstä diabeteksen kaikkien vaiheiden kääntämiseksi.” ALA myös kelatoi elohopeaa.

Lipoiinihappo liukenee sekä rasvaan että veteen. Se voi regeneroida useita muita antioksidantteja takaisin aktiiviseen tilaansa, mukaan lukien C-vitamiini, E-vitamiini, glutationi ja koentsyymi Q10. ALA tehostaa glukoosinottoa 2-tyypin diabeteksessa ja estää AGE:iden (pitkälle edenneen glykaation lopputuotteet) muodostumista. Lipoiinihappoa on käytetty diabeettisen hermovaurion parantamiseen ja hermovaurioon liittyvän kivun vähentämiseen.

Mitokondriot, syöpä ja klooridioksidi

Hitting the Bull's Eye in Metastatic Cancers on mielenkiintoisen tutkimusartikkelin nimi, joka julkaistiin *Pharmaceuticals* lehdessä vuonna 2015. Sen tiivistelmä kuuluu: ”Kasvaimen etäpesäkkeet, jotka haittaavat elintärkeiden elinten toimintaa, ovat merkittävä syy syöpään liittyvään kuolleisuuteen. Mitokondrioiden hapetusstressi, jonka aiheuttavat hypoksia, alhaiset ravinnetasot tai muut stressit, kuten genotoksiset tapahtumat, toimivat keskeisinä primäärikasvainten pahanlaatuisten muutosten aiheuttajina, jotka edistävät niiden etenemistä etäpesäkkeiksi. Lisäksi mitokondrioiden aktiivisuus on tärkeä happiradikaalien tuotannon lähde, joka ylläpitää hapettavaa pro-oksidatiivista tilaa metastaattisissa syöpäsoluissa.”

Kroonisten sairauksien ensisijainen syy voidaan viime kädessä jäljittää myrkkyihin, mikrobipatogeeneihin, ravitsemuspuutoksiin, vähäiseen happipitoisuuteen ja jopa hiilidioksidipuutoksiin, epäterveellisiin liikunta- ja hengitysmalleihin, roskaruokaan ja emotionaaliseen/mentaaliseen epätasapainoon, jotka aiheuttavat stressiä. Tämä on lyhyt luettelo.

Tässä luvussa ei suositella hoitosuunnitelmia, jotka hoitavat hapetusstressiä antioksidanttien avulla. Sen sijaan siinä puolustetaan hapettavia hoitoja, jotka kyllästävät mitokondriot hapella. **Kun meillä on siis hypoksian aiheuttamaa hapetusstressiä, emme hoida hapetusstressiä antioksidanttien avulla, vaan puutumme suoraan hypoksiaan.** Välittömästi vaikuttavia lääkeaineita, jotka tekevät sen nopeasti, ovat klooridioksidi ja yksi tai kaikki kolme bikarbonaattia.

”Korkeat ROS-pitoisuudet rajoittavat syöpäsolujen selviytymistä syövän alkamisen ja etenemisjaksojen aikana. Näinä ajanjaksoina antioksidanttien lisääminen ravinnossa voi edistää syöpäsolujen selviytymistä ja syövän etenemistä. Se herättää mahdollisuuden, että sen sijaan, että syöpäpotilaita hoidetaan antioksidanteilla, heitä pitäisikin hoitaa pro-oksidanteilla, jotka pahentavat hapetusstressiä tai estävät hapetusstressin sietoa lisäävää metabolista mukautumista.”[xliii]

ROS:n manipulointi voi olla potentiaalinen syövän hoitotapa, koska syöpäsoluissa on muuttunut redox tasapaino verrattuna tavallisiin lajitovereihin.

”Hapettumisvaurioiden biologian valtavirta on kulkenut väärään suuntaan jo yli 50 vuoden ajan”, kirjoitti tohtori Robert K. Naviaux, kliininen geneetikko, joka työskentelee San Diegon yliopistossa, Kaliforniassa. Hapetusstressin koulukunta katsoo, että koska ROS on ensisijainen sairauksien aiheuttaja, hoidon tulisi poistaa tai normalisoida ROS ja ROS:iin liittyvät solujen vauriot. Naviaux kuitenkin sanoo, että ROS-stressi ei ole sairauden syy vaan seuraus ja meidän pitäisi hoitaa syytä tai syitä, eikä vaikutuksia.

Tohtori Naviaux puhuu oksidatiivisesta suojautumisesta, missä ROS:n tehtävänä on suojata solua ja vahvistaa solua vihamielisiä ympäristöjä vastaan ja edistää hapettimien käyttöä antioksidanttien sijaan.

Klooridioksidi virkistää mitokondriot

Koska klooridioksidia ei ole hyväksytty käytettäväksi lääkkeenä, emme löydä mitään tutkimuksia sen vaikutuksesta solubiologiaan ja mitokondrioihin. Voimme kuitenkin tutkia klooridioksidin vaikutuksia kasveihin. Hedelmät ovat eläviä biologisia kokonaisuuksia, joilla on metabolisia toimintoja. Senesenssi on ajanjakso, jolloin kemialliset synteesireitit antavat periksi hajoamisprosesseille, mikä johtaa hedelmien vanhenemiseen ja pilaantumiseen.

Kokeissa klooridioksidi liittyi läheisesti hedelmien vanhenemisen viivästymiseen varastoinnin aikana. ClO2 voi palauttaa ATP:n ja redox-tasapainon, mikä vähentää ja viivästyttää hedelmien vanhenemista. Korkeammat ClO_2-pitoisuudet (10 ja 25 mg/l) olivat tehokkaampia kuin alhaisemmat (5 mg/l) redox-tasapainon muuttamisessa ja energiantuotannon lisäämisessä. Vaikuttaa siltä, että se, mitä klooridioksidi voi tehdä kasvien mitokondrioille, se voi tehdä myös ihmisen mitokondrioille.

Happi on klooridioksidin salaisuus

Happi on elektronien viimeinen vastaanottaja elektronien kuljetusketjussa. Ilman happea elektroninkuljetusketju tukkeutuu elektroneista. Näin ollen Krebsin sykli riippuu suuresti hapesta, mikä tekee siitä aerobisen prosessin. Lisäksi, jos ahdetaan tarpeeksi happea soluihin, voidaan mitokondriot pakottaa aktivoitumaan uudelleen ja käyttämään Krebsin sykliä energiantuotantoon syöpäsoluissa, jos ne eivät ole liian pitkällä.

On monia tapoja tunkea happea mitokondrioiden kurkusta alas. Yksi parhaista ja edullisin tapa on klooridioksidi. Klooridioksidi on aine, joka tuottaa happea kudoksiin ja kaikkiin kehon nesteisiin aktivoiden solujen mitokondrioita.

Curious Outlier, The Universal Antidote -dokumentin tuottaja, ilmaisee asian näin: "Yksinkertaisessa ja helposti ymmärrettävässä selityksessä hapen ahtaminen mitokondrioihin olisi seuraava. Kuvittele, mitä tapahtuu, kun käynnistät auton käynnistysmoottorilla. Ahdat sähköä (elektroneja) starttimoottoriin ja käännät sytytyksen päälle. Kehosi sytytyskytkin on aina päällä, kunnes olet kuollut. Joten nyt sinun on vain työnnettävä happea sisään ja mitokondriot hoitavat loput."

Iän myötä mitokondrioiden toiminta tyypillisesti vähenee, mikä on tunnusmerkki sekä ikääntymisprosessille että useimmille kroonisille sairauksille.

Tämä on tärkeää syöpäpotilaille, mutta kaikki nauttivat klooridioksidin tarjoamasta mitokondrioiden stimuloinnista ikääntyessään. Mitokondriot polttavat happea ja tuottavat energiaa keholle. Solujen, joilta puuttuu happea tai ravinteita, on muutettava energiansaantia nopeasti selviytyäkseen. Max Planck Institute for Biology of Ageing -instituutin tiedemiehet ovat osoittaneet, että mitokondriot ohjelmoituvat uudelleen hapen ja ravinteiden puutteessa.

Onkologeja lukuun ottamatta kaikki ymmärtävät, että pitkäaikainen hapenpuute soluissa on syövän kasvun keskeinen aiheuttaja. Tohtori Ying Xu, Regents-Georgia Research Alliance Eminent Scholar ja bioinformatiikan ja laskennallisen biologian tutkimusprofessori, julkaisi *Journal of Molecular Cell Biology* lehdessä vuonna 2012. "Syöpälääkkeet yrittävät päästä tietyn mutaation juurisyihin molekyylitasolla, mutta syöpä ohittaa sen usein", Xu sanoi. "Ajattelemme siis, että mahdollisesti geneettiset mutaatiot eivät ehkä olekaan tärkein syy syövän taustalla."

Magnesiumbikarbonaatti

Kun yhdistämme klooridioksidin ja täydellisen mitokondrioiden cocktailin, magnesiumbikarbonaatin, odotamme kipinöiden lentävän pitkin näiden solujen energiantuottajien sisä- ja ulkokalvoja.

Mitokondriot ja happi

Krebsin sykli (tunnetaan myös nimellä sitruunahappokierto) käsittää periaatteessa entsymaattisia reaktioita, jotka muuttavat proteiineja (aminohappoina), rasvoja (rasvahappoina) ja hiilihydraatteja (glukoosina) välituotteiksi. Välituotteet johdetaan sitten elektroninsiirtoketjuun. Lopuksi, ne käyvät läpi uuden reaktiosarjan, jossa ne vastaanottavat ja luovuttavat elektroneja ketjussa tuottaen energiaa ATP:n (adenosiinitrifosfaatti) muodossa, CO_2:a ja vettä. Riittävä hapen läsnäolo soluissa on olennaisen tärkeää toimintojen onnistumisen kannalta, kuten termi hapettuminen osoittaa.

Tohtori Seeger ja muut havaitsivat, että syöpäsolut käyttävät vain 5-50% normaalien solujen hapesta. Syöpäsolujen virulenssi on suoraan verrannollinen hapenkäytön heikkenemiseen ja siihen, missä määrin ne tukkivat hengitysketjun. Vuonna 1957 Seeger onnistui muuttamaan normaaleja soluja syöpäsoluiksi muutamassa päivässä, syöttämällä niille kemikaaleja, jotka estivät hengitysketjun.

Hapen energia-aineenvaihdunnan epäonnistuminen on tärkein yksittäinen riskitekijä kroonisille sairauksille, myös virusinfektioille.

Kuten hiilidioksidi on terveyden tunnusmerkki, maitohappo on syövän tunnusmerkki. Kun keho kyllästetään bikarbonaateilla ja klooridioksidilla, ne estävät maitohapon tuotantoa, kääntävät happamoitumisen ja palauttavat syöpäsolujen vuorokausivärähtelyn. Päinvastoin, kun syvällä kasvaimissa olevien happivajeisten laikkujen happamuus neutraloidaan, pahimmat ja vaikeimmin hoidettavat syöpäsolut, joita on vaikea voittaa myrkyllisimmilläkään keinoilla, muuttuvat haavoittuviksi.

Solut sopeutuvat hapenpuutteeseen siirtymällä energiansaannin osalta glykolyysiin, jossa sokeri fermentoituu ilman happea. Se voi olla tarpeen esimerkiksi vanhuudessa, kun kehon solut saavat usein vähemmän happea ja ravinteita. Ei ole epäilystäkään siitä, että syövässä solujen mitokondrioiden toimintakyky heikkenee tyypillisesti, vaikka happea olisi riittävästi.

”Jo jonkin aikaa on tiedetty, että solut vähentävät mitokondrioiden määrää hapenpuutteessa ja siirtyvät glykolyysiin”, selittää Max Planckin johtaja Thomas Langer. Ensimmäisissä syövän aineenvaihduntaa koskevissa tutkimuksissa 1920-luvun alussa havaittiin, että syöpäsolujen fenotyyppi on aerobinen glykolyysi. Nämä solut suosivat glukoosin ottoa ja laktaatin tuotantoa.

Tutkijat tutkivat syöpäsoluja potilaista, joilla oli haimakasvaimia. Syöpäsolut kasvavat hapenpuutteessa ja ovat erittäin aggressiivisia. Syöpäsolut vaeltavat kohti alhaisia happipitoisuuksia.

Tohtori Frank Shallenberger, joka on kirjoittanut kirjan "*Bursting With Energy: The Breakthrough Method to Renew Youthful Energy and Restore Health*", havaitsi, että jopa oireettomilla ihmisillä, jotka ovat 30-vuotiaita, oli merkittävästi heikentynyt mitokondrioiden toiminta. Hän kutsuu tätä "varhaisvaiheen mitokondrioiden toimintahäiriöksi", joka viittaa tuleviin terveysongelmiin, vaikka kaikki näyttää nyt hyvältä.

Ihmisen mitokondrioiden rakettipolttoaine sisältää:

- Klooridioksidi
- Jodi
- D3- ja K2-vitamiini
- Magnesiumbikarbonaatti[xliv]
- B-vitamiinit
- Seleeni[xlv]
- Vety
- Happi
- Auringon täyden spektrin valo
- Voimakkaat annokset punaista valoa,
- Lähi- ja kaukoinfrapuna
- Q10 & PQQ
- Vihreät mehut, Spirulina,
- Chlorella
- Ajoittainen paasto

Erityishuomautus: Metyleenisininen (MB) korjaa elektronikuljetusketjun, joka on epäkunnossa syöpäsoluissa ja toimintahäiriö vetää metyleenisinistä (MB) puoleensa kuin magneetti syöpäsoluihin. Kun MB on syöpäsolun sisällä, se auttaa palauttamaan elektronien kuljetusketjun ja antaa solun poistaa ylimääräiset elektronit, jotka ovat pullonkaula mitokondrioiden toimintahäiriön vuoksi.

Syövän pääasiallinen syy on solujen kyvyttömyys poistaa ylimääräisiä elektroneja. **Kun elektroninsiirtoketju palautetaan MB:n avulla ja annetaan happea, mitokondriot "käynnistyvät uudelleen"**. Teknisesti mitokondriot eivät pysähtyneet. Mutta sen sijaan ne käyttivät anaerobista glykolyysiä. Kun elektroninsiirtoketju on palautettu, normaali aerobinen glykolyysi voi alkaa uudelleen. Siitä syöpä ei juuri pidä.

Happi ja bikarbonaatit, syövän tuho

On jo pitkään tunnustettu, että kiinteät kasvaimet sisältävät huonosti verisuonitettuja alueita, joille on ominaista vakava hypoksia (hapenpuute), asidoosi ja ravintoaineiden niukkuus. Viime vuosikymmenen aikana useiden laboratorioiden työ on osoittanut, että hypoksiset mikroympäristöt edistävät syövän etenemistä aktivoimalla adaptiivista transkriptio-ohjelmia, jotka edistävät solujen selviytymistä, liikkuvuutta ja kasvaimen angiogeneesiä.

Happi vetää maton syöpäsolujen ja kasvainten alta poistamalla perusedellytyksen, joka tekee niistä virulentteja. Bikarbonaatit tekevät saman asian, joten hapen ja bikarbonaattien käyttäminen yhdessä on tappavaa syöpäsoluille. (Alhainen happipitoisuus aiheuttaa infektioita, jotka aiheuttavat syöpää & syövän keskeinen syy on hapenpuute).

Kaikki tekijät, jotka uhkaavat ihmiskehon hapenottokykyä, edistävät syövän kasvua.

Northeastern Universityn tutkijat ovat havainneet, että lisähapen hengittäminen 40-60% hapella verrattuna ilman 21% happipitoisuuteen, voi heikentää immunosuppressiota ja herättää kasvaimen vastaisia soluja. Uusi, noin 30 vuotta kehitelty lähestymistapa voisi lisätä noin 8 miljoonan vuosittain kuolevan syöpäpotilaan eloonjäämisastetta merkittävästi. Läpimurtotulokset julkaisi *Science Translational Medicine.*

Tohtori Michail Sitkovsky, immuunifysiologian tutkija Northeasternissa, havaitsi, että lisähapetus estää hypoksiaan perustuvan adenosiinin kertymisen kasvaimen mikroympäristöön ja heikentää immunosuppressiota. Se puolestaan voisi parantaa syövän immunoterapiaa ja kutistaa kasvaimia vapauttamalla kasvaimen vastaiset T-lymfosyytit ja luonnolliset tappajasolut.

Kertyneet happojäämät solutasolla hukuttavat hapen.

”Lisähapen hengittäminen avaa kasvainlinnan portit ja herättää 'uniset' kasvaintenvastaiset solut, jolloin ne pääsevät linnoitukseen ja tuhoavat sen,” selitti Sitkovsky, Eleanor W. Blackin professuuri ja immunofysiologian ja farmaseuttisen biotekniikan professori Bouvé College of Health Sciences Department of Pharmaceutical Sciences.

Sitkovsky ja kollegat tarkastelivat yhtä kasvainten erityisominaisuutta. Ne voivat elää niukalla hapella niin sanotuissa hypoksisissa ympäristöissä. ”Koska kaikkien ongelmien juuret ovat hapenpuute kasvaimissa, yksinkertainen ratkaisu on antaa kasvaimille enemmän happea”, Sitkovsky kertoi NBC Newsille.

Syöpäsolut on helpompi tappaa kun happipitoisuuksia nostetaan.

Sitkovsky havaitsi, että immuunisolujen pinnalla oleva reseptori, A2A adenosiinireseptori, on vastuussa siitä, että T-solut eivät pääse tunkeutumaan kasvaimiin ja että ne voivat ”laittaa nukkumaan” ne tappajasolut, jotka onnistuvat pääsemään kasvaimiin. Hänen viimeisin työnsä osoittaa, että lisähappi heikensi kasvaimia suojaavaa signalointia A2A-adenosiinireseptorin kautta ja herätti T-solut, jotka pystyvät tunkeutumaan keuhkokasvaimiin.

Tutkimus, jonka otsikko on ”Immunological mechanisms of the antitumor effects of supplemental oxygenation” oli tulosta vankasta tieteidenvälisestä yhteistyöstä lääkäreiden ja tutkijoiden välillä maan arvostetuimmissa yliopistoissa, sairaaloissa ja lääketieteellisissä tiedekunnissa.

”Etsin ratkaisua ongelmaan, joka liittyy kasvainten ja tappajasolujen olemassaoloon samassa potilaassa”, sanoi tutkimusta johtanut Michail Sitkovsky. Sitkovsky ei ole ensimmäinen tutkija, joka on havainnut hapen kasvaintenvastaiset ominaisuudet. Muut ovat havainneet, että happi heikentää syöpäsoluja, jolloin ne ovat alttiimpia muille hoidoille. Muut tutkijat UT Southwesternissä raportoivat, että lisääntynyt happi viivästyttää kasvaimen kasvua säteilytetyssä eläinmallissa.

Vähähappiset syövät ovat kolme kertaa vastustuskykyisempiä sädehoidolle.

Lukuisat tutkimukset ovat osoittaneet, että kasvaimen hypoksia, jossa joillakin kasvaimen osilla happipitoisuudet ovat merkittävän alhaiset, on yhteydessä aggressiivisempaan kasvaimen käyttäytymiseen ja huonompaan ennusteeseen. Lisääntynyt hypoksia merkitsee suurempaa resistenssiä hoitoa vastaan sekä lisääntynyttä taipumusta etäpesäkkeiden muodostumiseen. Jokaisen syöpäpotilaan tulisi työskennellä mahdollisimman paljon hapen määrän lisäämiseksi, mikä on tehtävä monin eri tavoin samanaikaisesti.

Syövän tuhoaminen hapella ja bikarbonaateilla

Hapella on myrkyllinen vaikutus syöpäsoluihin

Kasvaimet ilmentävät usein epätavallisia antigeenejä ja ovat immuunisolujen ympäröimiä. Valitettavasti immuunivalvonta on epätäydellistä, eikä se aina estä syöpäkasvainten kasvua. Lisäksi kasvaimet ovat usein hypoksisia, koska nopea kasvu ylittää veren- ja hapensaannin.

Hatfield ym. ovat osoittaneet, että T-solut välttävät menoa kasvainten hypoksisille alueille. Lisäksi kirjoittajat ovat osoittaneet, miten ongelma voidaan ratkaista hiirissä, joilla on keuhkokasvaimia antamalla eläinten hengittää lisähappea. Korkeampi happipitoisuus koko elimistössä paransi hapensaantia kasvainten sisällä, mikä auttoi immuunisoluja pääsemään niihin ja hyökkäämään niiden kimppuun, mikä pidensi eläinten elossaoloaikaa.

Happamuus kääntää hapenpuutteisen syövän solut lepotilaan ja lääkkeille vastustuskykyisiksi.
Ludwigin syöpätutkimus

Kasvaimia vastustavat T-solut joko välttävät tai estyvät hypoksisessa ja solunulkoisessa adenosiinirikkaissa kasvainmikroympäristöissä. Se saattaa rajoittaa syöpätautien immunoterapian kehitystä, joten meidän on leikattava hypoksian läpi kaksiteräisellä miekalla. Toisaalta lähetämme valtavat happiarmeijat ja sitten puukotamme syöpäsoluja selkään hiilidioksidilla natriumbikarbonaatin muodossa. Bikarbonaatit lisäävät happea vähentämällä happamuutta.

Kasvaimet fermentoivat glukoosin nopeasti maitohapoksi jopa hapen läsnäollessa ja korkean glykolyysin ja huonon perfuusion yhdistäminen johtaa solunulkoiseen happamoitumiseen. Kasvaimen happamuus edistää eturauhasen karsinogeneesiä muuttamalla makrofagien aktivoitumista.

Ludwig Cancer Researchin tutkimus paljasti mekanismin, jolla solut siirtyvät lepotilaan, kun hapettomista kudoksista tulee yhä happamampia. Suuri osa kiinteistä kasvaimista on usein ilman happea; tällaisten laikkujen solujen ajatellaan olevan merkittävän lääkeresistenssin ja taudin uusiutumisen lähteenä. Mitä happamampaa, sitä vähemmän happea ja sitä kovemmin syöpäsolut vastustavat hoitoa, ellei niiden happamuuteen puututa, mikä tapahtuu nopeasti bikarbonaateilla (natriumbikarbonaatti, kaliumbikarbonaatti ja magnesiumbikarbonaatti).

Cell lehdessä julkaistussa Ludwigin tutkimuksessa kerrotaan yksityiskohtaisesti, miten happamuuden vaikutuksesta solut kytkevät pois päältä mTORC1-nimisen kriittisen molekyylikytkimen, joka tavallisissa olosuhteissa arvioi ravinteiden saatavuutta ennen kuin antaa soluille vihreää valoa kasvaa ja jakautua. Se pysäyttää solun proteiinituotannon, häiritsee solun aineenvaihduntaa ja vuorokausikelloa, jolloin ne siirtyvät lepotilaan. ”Mutta jos lisäät ruokasoodaa hiirille annettavaan juomaveteen, koko kasvain syttyy mTOR-aktiivisuudesta. Ennuste olisi, että herättämällä solut uudelleen, kasvaimen voisi tehdä paljon herkemmäksi hoidolle.”

Happamoitumisen puskurointi tai maitohapon tuotannon estäminen pelastaa sirkadiaanisen oskillaation täysin.
Ludwigin syöpäinstituutti

Kun hiirille annetaan juomaveteen bikarbonaattia, se neutraloi hiirten kasvainten hypoksisia laikkuja. Se lähettää lysosomit takaisin ydintumakkeen läheisyyteen soluihin, jossa RHEB odottaa ja palauttaa mTOR-aktiivisuuden. ”Solut eivät halua valmistaa proteiineja tai muita biomolekyylejä, kun ne ovat stressissä”, sanoo tohtori Chi Van Dang, Ludwig Institute for Cancerin tieteellinen johtaja. ”Ne haluavat hidastaa asioita ja herätä vasta, kun asiat palaavat normaaliksi.”

Kudosten happamuus sammuttaa monia asioita.
Tri Chi Van Dang

Lähes jokainen syöpäpotilas hyötyy natriumbikarbonaatin käytöstä, koska se poistaa vähähappisia olosuhteita, joita esiintyy yleisesti syöpäpotilailla. Natriumbikarbonaatti $NaHCO_3$ kutistaa kasvaimia. (Bikarbonaatti estää spontaaneja etäpesäkkeitä (Robey 2009). ”Bikarbonaatti nostaa kasvaimen pH:ta ja estää spontaaneja etäpesäkkeitä” lääketieteen tutkijoiden mukaan. $NaHCO_3$-hoito vähensi merkittävästi maksan metastaasien muodostumista.

Bikarbonaateista ja syövästä

sekä haimasta, diabeteksesta ja sieni-infektioista

Haiman normaali eksokriininen toiminta kuuluu hyvään ruoansulatukseen, terveyteen ja syövättömyyteen. Valitettavasti yksi ensisijainen syy nykyiseen ruoansulatuskanavan ongelmien epidemiaan on krooninen metabolinen asidoosi, joka on erittäin yleinen nykyisissä väestöissä. Krooninen metabolinen asidoosi vaikuttaa ensisijaisesti kahteen emäksiseen ruoansulatusrauhaseen, maksaan ja haimaan, jotka tuottavat emäksistä sappea ja haimanestettä, joissa on suuret määriä bikarbonaattia.

Pienet sapen ja haimanesteen pH:n muutokset voivat johtaa vakaviin biokemiallisiin/biomekaanisiin muutoksiin. Haiman ruoansulatusentsyymit vaativat emäksistä ympäristöä toimiakseen asianmukaisesti ja pH:n alentaminen estää niiden toiminnan. Joten tässä olemme ruoansulatuskanavan ongelmien ja syövän alussa.

Haimanesteen happamoituminen vähentää sen antimikrobista aktiivisuutta, mikä voi johtaa suoliston dysbioosiin. Lisäksi haimanesteen pH:n alentaminen voi aiheuttaa haiman sisällä olevien proteaasien ennenaikaista aktivoitumista, jolloin voi kehittyä mahdollisesti myös haimatulehdus.

Sapen happamoituminen aiheuttaa sappihappojen saostumista, mikä ärsyttää koko sappiteiden järjestelmää ja aiheuttaa sappikivien muodostumista. Lisäksi aggressiivinen hapan sapen ja haimanesteen seos voi aiheuttaa pohjukaissuolen seinämien ailahtelevia supistuksia ja sitä seuraavan sapen takaisinvirtauksen mahalaukkuun ja ruokatorveen.

Haima, bikarbonaatit ja diabetes

Thaimaalainen Parhatsathid Napatalung kirjoittaa: ”Haima vahingoittuu, jos elimistö on aineenvaihdunnallisesti hapan, koska se yrittää ylläpitää bikarbonaatteja. Ilman riittäviä bikarbonaatteja, haima tuhoutuu hitaasti, insuliinista tulee ongelma ja diabeteksesta tulee ongelma. Ilman riittävää bikarbonaattipuskuria taudin vaikutus on kauaskantoinen, sillä elimistö muuttuu happamaksi.”

”Verensokeritasot, insuliinintuotanto, happo-emästasapaino ja haiman bikarbonaatti- ja entsyymituotanto ennen ja jälkeen koealtistusten mahdollisesti allergisoiville aineille, paljastavat, että haima on ensimmäinen elin, jonka toiminta estyy erilaisista rasituksista, kirjoittavat tohtori William Philpott ja tohtori Dwight K. Kalita kirjassaan *Brain Allergies*.

Kun jokin monista mahdollisista biologisista stressitekijöistä painaa haimaa, se alkaa toimimaan huonosti kuten mikä tahansa muu elin. Ensin haiman bikarbonaatin tuotanto vähenee. Kun haiman toiminta ja haiman bikarbonaattivirtaus ovat estyneet, käynnistyy tulehdusreaktioiden ketjureaktio koko elimistössä. Näissä olosuhteissa infektiot ja sienet tunnetusti menestyvät.

Bikarbonaattivirtauksen väheneminen vahingoittaa bumerangina eniten haimaa, joka tarvitsee asianmukaiset emäksiset olosuhteet, jotta se voi tuottaa tarvittavan bikarbonaatin kokonaismäärän elimistölle.

Haimasyöpä ja sieni-infektiot

New York Times julkaisi 3. lokakuuta 2019 artikkelin otsikolla ”*In the Pancreas, Common Fungi May Drive Cancer*”, jossa kerrottiin arvostetussa *Nature*-lehdessä julkaistusta tutkimuksesta. Tutkimuksen mukaan sienet vaeltavat suoliston luumenista haimaan ja ovat osallisina haimakanavan adenokarsinooman patogeneesissä, joka on eksokriinisen haiman pahanlaatuinen kasvain, jonka ennuste on huonoin kaikista kiinteistä haimakasvaimista ja siitä on pian tulossa toiseksi yleisin syöpäkuolemien syy.

PDA-kasvaimissa ihmisillä ja syövän hiirimalleissa esiintyi sienien lisääntymistä noin 3 000-kertainen määrä verrattuna normaaliin haimakudokseen. Kiinteät kasvaimet erittävät happoa ja ympäröivien kudosten happamat olosuhteet edistävät syöpäsolujen leviämistä. Happo on glukoosiaineenvaihdunnan sivutuote, mikä liittyy tutkimuksiin, joiden mukaan sokeripitoinen ruokavalio ruokkii ja kiihdyttää syöpää.

Tutkijoiden mukaan PDA-kasvaimissa oli paljon merkittävämpiä määriä yleistä sienisukua nimeltä Malassezia. Sienikasvuston tappamisella sienilääkkeellä oli suojaava vaikutus, joka hidasti kasvaimen etenemistä. Tutkimusryhmä havaitsi, että hiirten hoito amfoterisiini B nimisellä kiinteällä sienilääkkeellä vähensi kasvaimen painoa 20-40%. Hoito vähensi myös duktaalista dysplasiaa 20-30%, joka on haimasyövän varhaisvaihe. Natriumbikarbonaatti on monista syistä paljon parempi lääke, kuin amfoterisiini B, sillä se vaikuttaa myös olosuhteisiin, jotka johtavat haimatulehdukseen samalla kun se tappaa sieniä.

Yhteenvetona voidaan todeta, että haimassa kiinni olevat sienet näyttävät ajavan kasvaimen kasvua. Sieni-infektiot ovat toinen huomioon otettava tekijä aakkoskeitossa, joka vaikuttaa syövän lisääntymiseen. Haiman sienipopulaatio on biomarkkeri, joka kertoo, kenellä on riski sairastua syöpään, koska se on osa infektioiden armeijaa, jonka tiedetään aiheuttavan syöpää.

Eikö viimeaikainen tutkimus muistuta teitä tohtori Tullio Simoncinin työstä, jossa hän uskoi, että syöpä on sieni? Sienillä ja syöpäsoluilla on todellakin yhteinen käymisprosessi, joka on ensisijainen energialähde. Molemmat ovat invasiivisia ja useimmissa myöhäisvaiheen syövissä ne esiintyvät yhdessä.

Antibioottiresistenssi ja bikarbonaatti

Antibioottiresistenssin lisääntyessä tutkijat etsivät kaikkialta parempia hoitokeinoja, jopa leivinjauheesta, joka tunnetaan myös nimellä natriumbikarbonaatti. Bikarbonaatti-ionit, kuten keittiössä käytetyt, toimivat kaikkialla läsnä olevana puskurina ihmiskehossa. Uudessa tutkimuksessa tiedemiehet ovat selvittäneet, että bikarbonaatti pienentää pH-gradienttia bakteerikalvojen välissä, mikä voi auttaa johtamaan joitakin antibiootteja sisään ja pitää toiset poissa.

Eric D. Brown McMasterin yliopistosta havaitsi, että bikarbonaatti lisäsi joidenkin lääkeryhmien kykyä tappaa bakteereita. Monien antibioottien aktiivisuuteen vaikuttaa protonien liikkeen voima, soluhengityksen tuote, joka tuottaa energiamolekyyli ATP:tä. Havaitut merkittävät muutokset aktiivisuudessa olivat viitteitä siitä, että bikarbonaatti vaikutti bakteerien fysiologian tähän osa-alueeseen.

Tiedämme tietenkin, tai meidän pitäisi tietää, että monet virukset ovat pH-herkkiä bikarbonaateille. Se johtuu siitä, että virus- ja solukalvojen liittyminen yhteen on pH-riippuvaista. ”Eukaryoottisolujen plasmakalvo on este tunkeutuvia loisia ja viruksia vastaan”.

Edullinen, turvallinen tapa torjua autoimmuunisairautta

Tutkijat sanovat, että päivittäinen annos ruokasoodaa voi auttaa vähentämään autoimmuunisairauden, kuten nivelreuman, aiheuttamaa tulehdusta. Heillä on joitakin ensimmäisiä todisteita siitä, miten halpa, reseptivapaasti myytävä antihappo voi rohkaista pernaamme edistämään tulehdusta ehkäisevää ympäristöä, joka voisi olla terapeuttinen, kun kyseessä on tulehdussairaus, raportoivat Medical College of Georgian tutkijat *Journal of Immunology* lehdessä.

He osoittivat, että kun rotat tai terveet ihmiset juovat ruokasoodaliuosta, se saa vatsan valmistamaan enemmän happoa seuraavan aterian sulattamiseksi ja vähäntutkitut pernan mesoteelisolut kertovat nyrkin kokoiselle elimelle, ettei suojaavaa immuunivastetta tarvita.

”Siirtyminen tulehdusta aiheuttavasta profiilista tulehdusta ehkäisevään profiiliin tapahtuu kaikkialla”, sanoo tohtori Paul O'Connor. ”Näimme sen munuaisissa, näimme sen pernassa ja nyt se näkyy perifeerisessä veressä.”

Yhteenveto

Silti jotkut lääkärit, jotka ovat tietämättömiä bikarbonaattien perustavanlaatuisesta merkityksestä vastustavat edelleen niiden käyttöä. Esimerkiksi tohtori Russell Jaffe väittää, ”että ruokasoodan käyttö tulehduksen ja autoimmuniteetin vaimentamiseen tuo enemmän riskiä kuin hyötyä. Siksi se on mielestäni haitallinen valinta, jota pitäisi välttää.”

Minulla on tapana olla välittämättä tällaisista lääkäreistä ja juon pH Adjust -juomaani (natriumbikarbonaattia ja kaliumbikarbonaattia ja magnesiumia). Tai, mitokondrioiden rakettipolttoaineeksi otan magnesiumbikarbonaattia.

Lääkärit voisivat yhtä hyvin kehottaa potilaita lopettamaan hengittämisen tai veden juomisen, kun he varoittavat bikarbonaateista, jotka ovat luonnollisia aineita, joita mahalaukku, haima ja munuaiset ponnistelevat tuottaakseen joka päivä elämässämme.

Farmaseuttiset käärmeenmyrkyt

Viime vuonna, maaliskuun 2021 ja maaliskuun 2022 välillä, 769 urheilijaa romahti kentällä, ja monet kuolivat. Herää kysymys miksi? Koskaan aiemmin lääketieteen historiassa ei ole nähty rokotetta tai virusta, jolla on ollut tällainen vaikutus, joten miksi juuri nyt? Jonkin täytyy olla erilaista, mutta mikä? Ja jos tämä ei ollut riittävän hätkähdyttävä, niin tohtori Ryan Cole totesi hiljattain, että hän on saanut ympäri maailmaa raportteja lääkäreiltä, jotka ovat havainneet, että syöpätapausten määrä on "noussut kuin kulovalkea" rokotusten jälkeen. Miksi?

Vastaukset näihin kysymyksiin saavat sinut haluamaan viedä oikeuteen ja hirttää kohtuullisen suuren joukon ihmisiä, alkaen niistä FDA:n miehistä ja naisista, jotka hyväksyivät koronarokotteet ja remdesivirin.

Meillä on nyt yksityiskohtaiset tiedot kauhutarinasta, jota tullaan kertomaan seuraavan tuhannen vuoden ajan. Se paljastaa farmaseuttisen terrorismin, josta olen kirjoittanut viimeiset 20 vuotta. Ennen kuin hylkäätte johtopäätökset, huomatkaa, että lääkeyhtiöt rakastavat käyttää käärmeenmyrkkyä. Käärmeen myrkkyä käytetään monissa lääkkeissä.

Monet käärmeen myrkyn komponentit ovat nyt mukana prekliinisissä tai kliinisissä tutkimuksissa, joissa tutkitaan erilaisia terapeuttisia sovelluksia. Miljardin dollarin kysymys on kuitenkin: Oliko käärmeenmyrkkypeptidejä koronaviruksen hyötykuormana (piikkiproteiini)? Voisiko käärmeenmyrkkypeptidejä käyttää koronan kokeellisten geneettisten mRNA-rokotteiden suunnittelussa?

Uuden-Seelannin Daily Telegraph -lehdestä luemme: "mRNA-rokotteet kouluttavat erityisesti ihmisen fysiologiaa tuottamaan epäilyttävää piikkiproteiinia. Altistiko rokote sen saajat myrkylle? Näyttää siltä, että näin saattaa olla. Tässä tapauksessa mRNA-rokotteen perussuunnittelussa olisi ollut vakava virhe. Se koulutti fysiologian tuottamaan myrkkyä." Tässä ei ole mitään virhettä - se on tarkoituksellista. Ei ole sattumaa, että neurologiset, tromboottiset ja sydänvaikutukset ovat samanlaisia koronainfektiossa, mRNA-rokotuksessa, remdesivirissä ja käärmeen myrkyssä.

Elokuun lopussa 2021 luki *New York Post*-lehdessä: "Sairastuminen koronaan on, kuin myrkyllisen kalkkarokäärmeen purema." Stony

Brookin tutkijat University Long Islandilla julkaisivat sen *Journal of Clinical Investigation* lehdessä. He tunnistivat koronaviruksesta entsyymin, joka tuhoaa elimistöä kuten hermomyrkyt kalkkarokäärmeen myrkystä.

Scientific Americanissa jo tammikuun lopussa 2020 ilmestyneessä artikkelissa kerrottiin: ”Käärmeet, kiinalainen krait ja kiinalainen kobra saattavat olla lähde äskettäin löydetylle koronavirukselle, joka on aiheuttanut tappavan hengitystieinfektiotaudin puhkeamisen Kiinassa tänä talvena.” Tästä uutisoi myös The Boston Globe.

Ei ole kyse siitä, että käärmeillä olisi ollut korona ja ne olisivat levittäneet sitä. Sen sijaan näyttää siltä, että lääketieteen tutkijat varastivat proteiinikoodit eri käärmeiltä ja laittoivat ne ensin virukseen, sitten remdesiviriin ja sitten koronarokotteisiin toivoen voivansa tappaa meitä mahdollisimman paljon.

> Tutkijat käyttivät analyysia proteiinikoodeista, joita oli uudessa koronaviruksessa ja vertasivat sitä koronavirusten proteiinikoodeihin, joita on löydetty eri eläinisännistä, kuten linnuista, käärmeistä, murmeleista, siileistä, lepakoista ja ihmisistä. Yllättäen he havaitsivat, että uuden koronaviruksen proteiinikoodit muistuttivat eniten käärmeiden käyttämiä koodeja.

F1000 Researchissa julkaistu artikkeli ”*Toxin-like peptides in plasma, urine, and fecal samples from COVID-19 patients*” huhtikuussa 2020 todettiin, että:

> ”Käärmeen myrkyn kaltaisten peptidien esiintyminen viittaa mahdolliseen yhteyteen koronan ja elimistöön vapautuvien (oligo-)peptidien välillä, jotka ovat lähes identtisiä eläinmyrkkyjen kanssa. Tällaisten peptidien esiintyminen avaa uusia skenaarioita koronan kliinisten oireiden etiologiasta, mukaan lukien neurologiset ilmenemismuodot.”

Käärmeen myrkkyproteiinit vahvistetuissa viruksissa?

Onko kyseessä koronaviruksen aiheuttama uhka vai myrkyn aiheuttama uhka, vai onko se molempien yhdistelmä? Tietenkään he eivät myrkyttäisi meitä, vai mitä? Mutta tietenkin he myrkyttäisivät ja jos ajattelisi toisin, ei tiedä mitään lääkehistoriasta.

> Kaikki tietävät, että psykopaatteja on kaikkialla, myös lääketieteessä. Suurin vahinko, jonka psykopaatit ryhmänä ovat aiheuttaneet ihmiskunnalle, on ihmisten myrkyttäminen. He keksivät 150 vuotta sitten, että he voivat tehdä huikeita summia rahaa jäämättä kiinni. He loivat monimutkaisia suunnitelmia selvitä murhasta ja elää samalla hyvää elämää.

Käärmeen myrkyn geneettisen koodin käyttäminen olisi tehokas tapa tappaa ihmisiä ilman, että ainetta epäiltäisiin. Koska myrkky hyökkää tiettyihin elimiin (haima, sydän, maksa, perna, aivot, keuhkot jne.), ihmiset, joilla on näiden elinten sairauksia menehtyvät luonnollisesti, ilmeisesti alkuperäiseen terveysongelmaansa eikä hoitoon. Käärmeen myrkky on siis tehokas bioase. Näimme tämän vakavasti sairaissa koronapotilaissa, joilla oli yleensä vähintään yksi, mutta useimmiten kaksi tai useampia liitännäissairauksia.

> Kautta aikojen, myrkytyksen ajatus oli tyrmätä vastustajat ilman havaittavaa jälkeä. Joten mitä järkeä on salamurhaajan mainostaa likaista tekoaan? Myrkkyä käyttäneet murhaajat jäivät piiloon salakavalasti ja naamioituja ovat myös useimmat nykyisin käyttämämme tuotteet, lääkkeet ja rokotteet.

Käärmeet ovat olleet koronauutisissa alusta asti. Ennen kaikkea hämmennystä ja valheita, meillä oli selkeää viestintää useista lähteistä, että käärmeen myrkkyä käytettiin lääketieteellisessä tutkimuksessa. Vaikuttaa selvältä, että virusten haittojen pahentaminen ei keskittynyt lepakoihin vaan käärmeen myrkkyyn. Koronavirusten ei tiedetä olevan niin vaarallisia, mutta se, mitä niihin voidaan lisätä, kuten käärmeenmyrkyn geneettinen koodi, voi tehdä ne paljon vaarallisemmiksi.

Tieto saa monet tuntemaan olonsa epämukavaksi

https://www.brighteon.com/2b090826-787f-4d03-9f78-a1a80d3fe767

Tohtori Bryan Ardis on lääkäri, joka on eniten vastuussa siitä, että herhiläispesä käärmeiden genetiikasta ja koronasta on avattu. tohtori Pierre Kory on syyttänyt häntä ”epäasianmukaisesta syyttelystä ja tarpeettomasta sensaatiohakuisuudesta” ja muut ovat vaienneet ja olleet kommentoimatta. Hänellä on kuitenkin jotain, mistä voi innostua. Mitä jos viruksen haittojen pahentamistutkimuksessa (gain of function) opetettiin koronaviruksia spike-proteiinin avulla tuottamaan myrkkyjä, jotka perustuvat käärmeen myrkyn genetiikkaan? Entä jos rokotteet ohjelmoitaisiin samalla tavalla? Hermostuisitko ja innostuisitko siitä?

https://www.youtube.com/watch?v=1uhzpaI1gdw

”Se näyttäisi johtuvan entsyymistä, jota löytyy kalkkarokäärmeen myrkystä”, sanoo Floyd Chilton, professori ja Precision Nutrition and Wellnessin johtaja Arizonan yliopistossa. Hän sai verinäytteitä noin 130 potilaalta New Yorkin teho-osastolta ja löysi entsyymin, jota löytyi suurempi pitoisuus, mitä on koskaan ihmisistä löydetty. ”Kun aktivoitu entsyymi kiertää korkeina pitoisuuksina, sillä on kyky ”silpoa” elintärkeiden elinten kalvoja”, Chilton sanoi.

”Entsyymi on inhimillistetty versio, joka kuuluu samaan perheeseen kuin vaikuttava aine, joka on peräisin käärmeen myrkystä, joten entsyymi on ollut olemassa jo sata miljoonaa vuotta. Yksinkertaisesti sanottuna, käärmeen myrkkyyn liittyvä entsyymi, jota löytyy ihmisistä, aiheuttaa todennäköisesti valtavia vaurioita, jotka johtavat useiden elinten vajaatoimintaan ja kuolemaan.” On tärkeää huomata, että se ei ole varsinaista käärmeen myrkkyä. Se on samankaltainen entsyymi.

”Voisiko se selittää, miksi jotkut ihmiset, jotka ovat hyvin terveitä ja joilla ei ole tiedossa taustalla sairauksia, kuolevat koronaan?” kysyi toimittaja. ”Kyllä, se voisi”, Chilton vastasi. Vaikka hän ei osoittanut sormella myrkyn lähteeksi remdesiviriä, se näyttää kaikkein todennäköisimmältä ehdokkaalta.

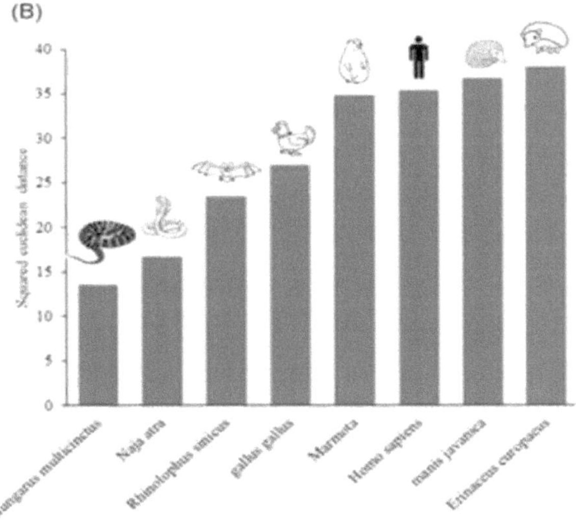

Lääketieteen tutkijat julkaisivat vuoden 2020 alussa *Journal of Medical Virology* lehdessä havaintojaan, jotka viittaavat siihen, että 2019-nCoV:llä on eniten samanlaista geneettistä tietoa kuin lepakoiden koronaviruksella ja samankaltaisin koodonien käyttö käärmeiden kanssa.

Tohtori Tau Braun, joka on Yhdysvaltain kansallinen terrorisminvastainen ja EMS-neuvonantaja ja -kouluttaja, johtava Bioterrorismin vastaisen osaston tutkija BioChem Engineering alueella ja Violence Prevention Agencyn johtaja, löysi koronan alkuperän käärmeen myrkystä. Kesäkuussa 2021 tohtori Braun lähetti sähköpostia FBI:n kahdelle osastolle.

> ”Piikkiproteiinilla on lukuisia ”sormenjälkiä”, jotka viittaavat valmistettuun biologiseen aseeseen. Se voidaan aerosolisoida ja sitä voidaan helposti käyttää kemiallisena aseena, jolla on tuhoisia lyhyen ja pitkän aikavälin vaikutuksia.
>
> ”SARS2 leimattiin nopeasti hengitystiesairaudeksi. Tutkimukseni on kuitenkin osoittanut, että SARS2:n ja S-proteiinin ensisijainen tuhomekanismi on myrkytys.

Käärmeenmyrkkypeptidejä käytettiin koko ”koronapandemian” aiheuttamiseen. Ensin oli peptidit koronaviruksen selässä ja sitten käytettiin geneettisiä rokotteita injektiomekanismina vuotta myöhemmin. ”**Tätä asetta voidaan käyttää viruksen kanssa tai ilman viruskomponenttia**. Suurempi ongelma on piikkiproteiini. He ottivat erittäin tappavan käärmeen myrkkyyn perustuvan lyhyt- ja pitkäkestoisen myrkyn. En voi olla selkeämpi, he ottivat sen ja he antoivat rokotteessa sen geneettisen valmistuskoodin elimistöönne, jos otitte rokotteen. Ja koodi kertoi solulle, joka ei normaalisti hyväksyisi tuota koodia, lue koodi ja ala tuottaa lisää tätä myrkkyä.”

Alusta asti tiesimme, että jotain oli vialla...

https://www.youtube.com/watch?v=k9GYTc53r2o&feature=emb_imp_woyt

Mikään virus ei ole koskaan toiminut kuten korona, koska se kuljettaa käärmeenmyrkkyjen entsyymejä elimistöön. Mikään rokote ei ole koskaan ollut niin vaarallinen, koska se käskee soluja valmistamaan käärmeen myrkkyentsyymejä.

”Kokonaisella joukolla näistä potilaista on todella vähän happea, mutta heidän keuhkonsa eivät näytä ihan niin pahalta”, sanoo tohtori Todd Bull, joka on keuhkojen ja hengityksen keskuksen johtaja Coloradon yliopiston lääketieteellisessä tiedekunnassa.

Remdesivir kuoleman lääke

Yhdysvaltain terveysministeriö määräsi remdesivirin vakiokäytännöksi vakavasti sairaille potilaille, jotka sairastavat toisen vaiheen tulehduksellista koronaa teho-osastoilla kaikkialla Amerikassa. On hyvin tiedossa, että remdesivir voi tuhota munuaisten toiminnan jo viidessä päivässä. Tätä oletettua viruslääkettä käytetään sen jälkeen, kun koronan vaiheen yksi vaihe on ohi. Miten monta tehohoitopotilasta on kuollut remdesiviriin?

Tammikuussa 2020 julkaistiin tutkimus, jossa kartoitettiin proteiinien ja peptidien geneettiset sekvenssit kobran myrkyssä. Kyseessä oli Genentech yrityksen tutkijoiden työ, jossa eristettiin 19 myrkyllistä proteiinia, jotka kohdistuvat erityisesti ihmiskehoon. Tutkimuksen rahoitus tuli Rochelta, mikä saattoi työntekijät eturistiriitatilanteeseen, koska he olivat kaikki Rochen osakkeenomistajia.

Genentech on sukua Remdesiviriä valmistavalle Gileadille. Gilead osti Genentechiltä vuonna 2011 kaksi biologisia tutkimuksia tekevää yritystä ja 55 Genentechin johtajaa on siirrettiin Gileadiin vuonna 2011, juuri kun King Cobra -tutkimus alkoi.

Gileadin Remdesivir valmistetaan kuningaskobran myrkyn synteettisistä peptideistä ja proteiineista. Ennen hoitoa ja sen aikana potilaan protrombiiniaikaa on seurattava: korkea taso tarkoittaa, että potilaan veri ei hyydy.

”Tohtori Paul Marik, yksi Amerikan parhaista teho-osaston lääkäreistä, todisti remdesiviirin vaaroista ja lääketieteellisen järjestelmämme korruptiosta sen määräämisessä. Vaikka se on tappava, lääkäreitä kannustetaan käyttämään sitä potilaille. Remdesivir tappoi yli 50% eläimistä kliinisten kokeiden aikana. Silti FDA hyväksyi sen.”

Koronaviruksen entsyymillä, sPLA2-II:lla, on samankaltaisuuksia kalkkarokäärmeen myrkyn aktiivisen entsyymin kanssa.

Klooridioksidi pelastaa

On tyypillistä, että FDA edistää Remdesivirin kaltaisia vaarallisia lääkkeitä ja käyttäytyy hysteerisesti, jos joku käyttää turvallista lääkinnällistä ainetta, kuten klooridioksidia. Ei kuitenkaan ainoastaan se, että klooridioksidi on osoittautunut tehokkaaksi koronaa vastaan pennosilla, vaan se on myös osoittanut parantavia lupauksia hirvittäviin vahinkoihin, joita kokeelliset geneettiset koronarokotteet aiheuttavat yleisölle. Mielenkiintoista on, että tohtori Andreas Kalckerilla on patentti klooridioksidin käytöstä yleismaailmallisena käärmeiden vastamyrkkynä.

Johtopäätelmä

Pandemian aikana sairaaloista tuli helvettejä, joissa koronapotilaita tapettiin enemmän kuin parannettiin tappavilla hoidoilla, kuten remdesivirillä. Niinpä monet ovat ajatelleet, että virus ei tappanut ihmisiä vaan hoito, erityisesti remdesivirmyrkytys. Korona edustaa suurimpia rikoksia, mitä ihmiskunta on koskaan kärsinyt koko historiansa aikana.

On inhottavaa, että nimi korona ei olekaan nimetty sen vuoden mukaan, jona se on tehty, vaan näiden 19 myrkyllisen proteiinin mukaan. Näyttää siltä, että koronan hirvittävään rikokseen eniten osallistuneet eivät ole voineet olla jättämättä jälkiä, joita tarkkasilmäiset voivat seurata. Englanninkielinen sana ”virus” perustuu latinankieliseen sanaan, joka tarkoittaa ”myrkyllistä eritettä” ja jo varhain se piti usein kiinni alkuperäisestä merkityksestään ‘myrkky’.

Ehkä se oli haittojen pahentamista (gain of function) tutkivien lääketieteilijöiden unelma. Yhdistää vanha ja uusi yhdeksi tehokkaaksi bioaseeksi, jota ei ole suunniteltu sotaan maata vastaan, vaan koko ihmiskuntaa vastaan.

Farmaseuttinen murha remdesivirillä

Viime vuoden alussa julkaistussa varoituksessa FDA totesi, että remdesivir voi aiheuttaa maksan vajaatoimintaa, allergisia reaktioita, äkillisiä muutoksia verenpaineessa ja sydämen sykkeessä, matalaa verenkiertoa ja happivajetta, kuumetta, hengenahdistusta, hengityksen vinkumista, turvotusta huulten ja silmien ympärillä, pahoinvointia, hikoilua ja vapinaa. Mistä reaktiot aiheutuvat?

Onko järjetöntä, että lääkeyhtiö käyttäisi käärmeenmyrkkyproteiineja lääkkeessä?

”Se näyttäisi perustuvan entsyymiin, jota löytyy kalkkarokäärmeen myrkystä”, sanoo Floyd Chilton, professori ja Precision Nutrition and Wellnessin johtaja Arizonan yliopistossa. Hän sai verinäytteitä noin 130 potilaalta newyorkilaisessa teho-osastolta ja löysi entsyymin suurimman pitoisuuden, joka on koskaan löydetty ihmisistä. ”Voisiko se selittää, miksi jotkut ihmiset, jotka ovat hyvin terveitä ja joilla ei ole mitään tunnettuja terveysongelmia, kuolevat koronaan?” kysyi eräs toimittaja. ”Kyllä, se voisi”, Chilton vastasi.

Remdesivir tappoi yli 50% eläimistä kliinisten kokeiden aikana. Silti FDA hyväksyi sen.” FDA on kauhistus, joka pitäisi lakkauttaa!

Remdesivirin haittavaikutukset

▪Kova päänsärky, jyskytys niskassa tai korvissa;

▪nopeat, hitaat tai jyskyttävät sydämenlyönnit;

▪hengityksen vinkuminen, hengitysvaikeudet;

▪turvotusta kasvoissasi;

▪ pahoinvointi;

▪kuume, vilunväristykset tai vapina;

▪ kutina, hikoilu tai.

▪ huimauksen tunne, ikään kuin voisit pyörtyä;

▪useiden elinten vajaatoiminta

▪Kuolema

CMS:n (Centers for Medicare & Medicaid Services) tietojen mukaan lähes 26% Remdesiviriä saaneista ihmisistä kuolee. Mutta se on valtava rahasampo hallitukselle ja Isolle Lääkebisnekselle.

Palm-tutkimusryhmä tutki neljää lääkettä Ebolan käyttöä varten. Tulokset julkaistiin 12. joulukuuta 2019 *New England Journal of Medicine* lehdessä. Kyseinen päivämäärä on merkittävä, koska se merkitsi koronan alkua. Turvallisuudenseurantalautakunta lopetti Remdesivir-tutkimuksen, koska Remdesivir lisäsi kuoleman ja perinnöllisten virheiden riskiä.

Silti tammi- ja helmikuussa 2021 NIH:n ACTT 1 -tutkimukseen otettiin potilaita, jossa tutkitaan Remdesiviriä koronan hoidossa. Viimeinen potilas rekisteröitiin 19. huhtikuuta 2020. Kymmenen päivää myöhemmin, ennen tutkimuksen päättymistä, tohtori Fauci istui Valkoisen talon ovaalissa toimistossa ja sanoi: ”Tutkimus oli hyvä uutinen”.

Tohtori Bryan Ardis huutaa

Tohtori Bryan Ardis kysyy: ”Miten on mahdollista, että Yhdysvallat, yksi maailman johtavista teollisuusmaista, mukaan lukien terveydenhuoltojärjestelmämme, miten on mahdollista, että olemme edelleen maailman kärjessä korona kuolemantapauksissa?”

”On vain yksi asia, jota olemme alusta alkaen tehneet, jota kukaan muu ei tehnyt ja se oli Anthony Faucin sairaaloissa käyttämä hoitomenetelmä, jossa hän käytti remdesivir-nimistä lääkettä, josta hän tiesi, että 25-30% ihmisistä, joille hän antoi lääkettä sairaaloissa, kuolisi 5-10 päivässä.”

https://rumble.com/v10mnew-live-world-premiere-watch-the-water.html

Tohtori Ardis kerää poikkeuksellisen paljon huomiota. Vaikka hän ilmaisee oikeutettua harmia, hän vaikuttaa olevan oikeassa remdesiviristä. Yllä oleva video on peräisin Kennedyn väeltä, mutta ydintarina vaikuttaa oikeutetulta sen jälkeen, kun kaikki tiedot on koottu yhteen.

Yhteenveto - farmaseuttinen terrorismi elää ja voi hyvin.

On tyypillistä, että FDA edistää Remdesivirin kaltaisia vaarallisia lääkkeitä ja käyttäytyy hysteerisesti, jos joku käyttää turvallista lääketieteellistä ainetta, kuten klooridioksidia. Ainoastaan klooridioksidi ei ole osoittautunut tehokkaaksi pennosilla koronaa vastaan, vaan se on myös osoittanut parannuksia hirvittäviin vahinkoihin, joita kokeelliset geneettiset koronarokotteet aiheuttavat yleisölle. Mielenkiintoista on, että tohtori Andreas Kalckerilla on patentti klooridioksidin käytöstä yleismaailmallisena käärmeiden vastamyrkkynä.

Keskitysleiri Maa

Olemme todistamassa ihmiskunnan romahtamista äärimmäiseen köyhyyteen, henkiseen kärsimykseen ja henkiseen ahdistukseen. Nälkä, kylmyys ja nääntyminen mukaan lukien. ”Tulevina kuukausina ja vuosina rahoitukselliset, taloudelliset ja sosiaaliset olosuhteet tulevat olemaan pelottavia ja epämiellyttäviä”, kirjoittaa Doug Casey. Monet meistä kuolevat, kun ruoasta tulee nopeasti niukkaa ja hinnaltaan yli monien ihmisten varojen. Michael Synder kirjoittaa: ”Jos luulette, että asiat ovat huonosti nyt, odottakaa vain, kun pääsemme vuoden toiselle puoliskolle.”

Kahdeksankymmentä vuotta sitten natsit käyttivät aseita pakottaakseen ihmisiä keskitysleireille, joissa monille tehtiin kokeellisia lääketieteellisiä injektioita. Kukaan täysjärkinen ei tietenkään ajattelisi kävellä keskitysleiriklinikalle saadakseen pistoksensa. Mutta koronan avulla näimme ihmisten juoksevan saamaan pistoksensa ilman aseita.

Lääkehullut, jotka näyttävät johtavan planeettaa, eivät tarvitse aseita saadakseen ihmisiä ottamaan kokeellisia geneettisiä injektioita, jotka vahingoittavat enemmän ihmisiä kuin auttavat. Psyykkinen ohjelmointi on niin intensiivistä, että raskaana olevat naiset, äidit ja isät ryntäävät ulos rokotuttamaan lapsiaan, vain nähdäkseen monien kuolevan tai abortoituvan spontaanisti. Gatesin ja Faucin kaltaiset ihmiset ja lääketieteellis-teollinen kompleksi ovat ajaneet ainakin puolet ihmiskunnasta tarpeeksi hulluksi luottamaan lääkeyhtiöihin, hallituksiin ja lääkäreihin sekä rientämään rokotuttamaan itsensä.

Pfizerin tiedot osoittavat, että he tiesivät, että rokote ei antanut 95% suojaa ja että se oli lähellä 12%. He tiesivät, että teho laski ~1% tasolle muutamassa päivässä. He tiesivät, että rokote voi mahdollisesti vahingoittaa syntymättömiä vauvoja. Joten he halusivat haudata tiedot 75 vuodeksi. Pfizer on rikollisjärjestö, joka ei välitä siitä, kuinka monta ihmistä se tappaa. Pfizer muistetaan tästä pitkälle tulevaisuuteen.

Lasten kuolemanriski kasvaa 5100%
koronarokotuksen jälkeen rokottamattomiin
lapsiin verrattuna ONS:n virallisten tietojen mukaan

Maailmamme, koko nykyaikainen sivilisaatio, on muuttunut valtavaksi keskitysleiriksi. Ja se on pahenemassa, kuten näemme Kiinassa, jossa viranomaisilla ei ole mitään ongelma muuttaa 27 miljoonan asukkaan mahtava kaupunki vankilaksi. Niinpä Kiinassa monet kaupungit, yhteensä 400 miljoonaa ihmistä, on eristetty normaalista elämästä. Nolla korona on yhtä kuin nolla älykkyys, nolla rakkaus ja nolla myötätunto. Samaa voidaan sanoa nolla hiilestä. Nolla hiilessä on nolla älykkyyttä, koska maailma ei lämpene vaan kylmenee vuosi vuodelta.

Kiina jatkoi viikonloppuna Shanghaissa ja Pekingissä tappavia lukituksiaan, kun yhä useampia ihmisiä siirrettiin karanteenileireille. Lisäksi työttömyys kasvaa räjähdysmäisesti, koska Kiinan talous tuhoutuu.

Kiinan hallitseva kommunistinen puolue ei näytä merkkejä perääntymisestä lähiaikoina. Päinvastoin, Kiinan lamauttavat valvontatoimenpiteet näyttävät koettelevan inhimillistä kykyämme kestää niitä. Joidenkin mielestä koettelemus kohdistuu lopulta muuhun maailmaan, kuten pandemian alussa.

Maailman terveysjärjestö

Maailman terveysjärjestön (WHO) johtaja Tedros Adhanom Ghebreyesus haluaa virallistaa sen, että he voivat tehdä meille mitä haluavat virusten avulla, joita he kehittävät yhä haitallisemmiksi. Joten 22.-28. toukokuuta 2022, lopullinen kontrolli Amerikan terveydenhuoltojärjestelmä ja sen kansallisen suvereniteetin valvonta annetaan äänestettäväksi Maailman terveysjärjestön johtavalle lainsäädäntöelimelle, Maailman terveyskokoukselle (WHA). Uhka sisältyy uusiin täydennyksiin, joita Bidenin hallinto tukee, jotka antavat WHO:n pääjohtajalle valtuudet julistaa terveydellisiä hätätilanteita tai kriisejä missä tahansa maassa, mikä on maanpetos ja jokainen hallitus, joka tähän suostuu, pettää maansa. Kuitenkin jopa ilman läpimenoa, kuten näimme koronapandemian aikana, heillä on jo nyt runsaasti määräysvaltaa maailmassa. He tavoittelevat nyt absoluuttista valtaa.

43 898 kuollutta 4 190 493 loukkaantunutta koronarokotteiden seurauksena eurooppalaisessa haittavaikutustietokannassa

Rokotteen vaikutus.

Rokotettujen teurastaminen alkoi kampanjalla, jolla pyrittiin vakuuttamaan kaikille, että rokotteet ovat parasta, mitä lääketieteelle on koskaan tapahtunut. Oletetaan, että uskot olevasi vangittu sielu. Korona on opettanut suurelle osalle ihmiskuntaa, että rokotteet ovat pahin asia, mitä lääketieteelle ja maailmalle on koskaan tapahtunut.

Koronarokotteet lisäsivät syöpätapauksia 7 500%

Tuomarit puuttuvat asiaan

Korona on osoittanut meille, kuinka haitallisia rokotteet voivat olla ja kuinka pitkälle viranomaiset ovat valmiita peittelemään rokotteiden aiheuttamia vahinkoja. Nykyään he hylkäävät jopa omat viralliset haittavaikutukset rokotetapahtumien raportointijärjestelmästä, joka raportoi verilöylystä. Mutta aiemmin yksi tapa peitellä rokotteiden vaaroja aivan pienille lapsille kutsuttiin ravistellun vauvan oireyhtymäksi (Shaken Baby Syndrome). Lastenlääkärit ovat pahimpia ja he heittäisivät mieluummin vanhemmat vankilaan kuin myöntäisivät että rokotteet tappavat nuoria ja tuomarit ovat kyllästyneet tähän hölynpölyyn.

Sisilian hallintotuomioistuin on päättänyt, että Italian pakollinen koronarokotusvelvollisuus on perustuslain vastainen. Tuomioistuin totesi, että kokeelliset mRNA hoidot, joiden tarkoituksena on suojella väestöä koronalta, ovat osoittautuneet aiheuttavan "vakavia tai kuolemaan johtavia haittavaikutuksia". Tuomioistuin selittää, että yksikin kuolemantapaus riittää tekemään toimeksiannon perustuslain vastaiseksi, vaikka tällaiset kuolemantapaukset olisivat harvinaisia.

Intian ylin tuomioistuin päätti myös, että ketään ei voida pakottaa rokotuksiin. Virstanpylväs maan koronapolitiikkaa koskevassa tuomiossa oli päätös, että perustuslaki antaa jokaiselle oikeuden kieltäytyä rokotuksista. Jotkin maat ja tuomioistuimet taistelevat rokotusintoilijoita vastaan, jotka haluaisivat, että kaikki saisivat rokotuksensa riippumatta siitä, kuinka monta miestä, naista ja lasta loukkaantuu tai kuolee. Monet ihmiset ovat kuitenkin viisastuneet ja kieltäytyvät ottamasta lisää rokotuksia.

Yhdysvaltain armeijan raportti

Sydänlihastulehdus lisääntynyt 2800%: Armeijan veteraani Pam Long listaa

Hälyttäviä lukuja DMED-tietokannasta.
Sydänlihastulehdus +2800%
Syöpätaudit +300-900%:n kasvu
Hedelmättömyys (molemmat sukupuolet) nousi 500%.
Keskenmenot +300%:n kasvu
Neurologiset häiriöt nousua 1000%
Demyelinoivat sairaudet +1000% enemmän kuin aiemmin.
Multippeliskleroosi (MS) +600%:n kasvu
Guillain-Barrén oireyhtymä +500%:n lisäys.
HIV kasvua +500%
Keuhkoemboliat nousua +400%.

Hanki koronarokotukset ja vaaranna elämäsi.

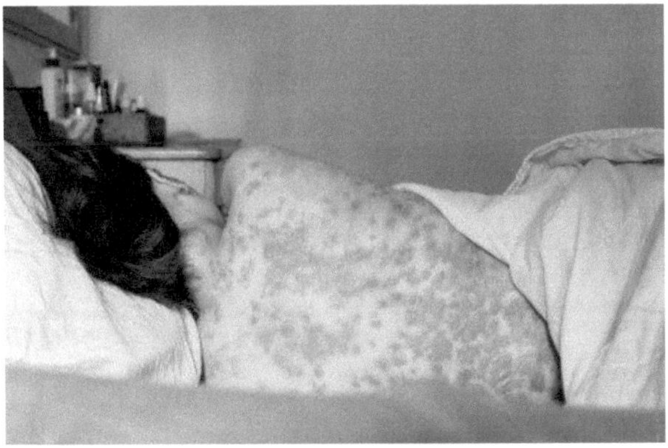

"Sain rokotuksen AstraZenecan kanssa viime lauantaina. Ennen rokotustani puhuin funktionaalisen lääketieteen lääkärin kanssa ja hän näytti minulle vihreää valoa. Ihoni näyttää nyt tältä. Taidan liikkua hitaammin kuin kilpikonna. Minulta kesti tänään neljä tuntia nousta sängystä. Pyykkini on pesemättä. Itken suihkussa, koska se on niin vitun tuskallista. Enkä voi enkä halua tehdä mitään."

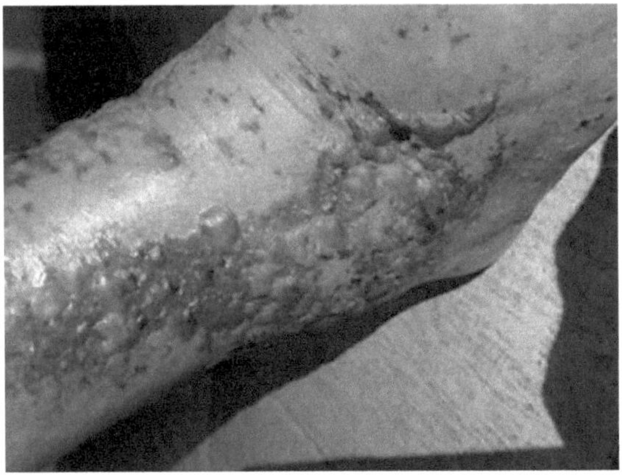

Mies 71-vuotias: koronarokotteen 3. annoksen jälkeen.

Tutkimuksen mukaan koronarokotus lisää aivohalvauksen riskiä 11361% Sydänsairaustapaukset alle 40-vuotiaiden keskuudessa räjähtivät 20 000% koronarokotteiden käyttöönoton jälkeen.

Korona on tarkoituksellisesti aseistettu tuhoamaan väestö. Monet globaalin vallankaappauksen tukijat koko planeetan tuhoamisen tukijat, ovat pitkän linjan eugeniikan kannattajia, jotka haluavat helvetin innokkaasti vähentää väestöä. Bill Gatesin näkemys tulevasta maailmasta sisältää paljon vähemmän meitä. Valittu menetelmä miljardien poistamiseksi on käyttää myrkkyjä, jotka on naamioitu ”rokotteiksi”. Joukkotiedotusvälineet pitävät totuuden poissa ihmisten kuvaruuduilta. Useimmat ihmiset eivät voi hyväksyä, että laitos, jonka he olettavat ajavan heidän etuaan, onkin salaliitossa pimeimmän pahuuden kanssa.

Uusi tutkimus osoittaa, että Modernan koronarokotteen saajat voivat kärsiä toistuvista infektioista, ehkä jopa loputtomiin.

”Yhdistyneen kuningaskunnan hallituksen uusien tietojen ansiosta voimme analysoida tietoja tavalla, johon emme aiemmin pystyneet. Uusi analyysi osoittaa selvästi, että koronarokotteet tappavat enemmän ihmisiä kuin ne pelastavat kaikissa ikäryhmissä. Toisin sanoen kenenkään ei pitäisi käyttää niitä. Mitä nuorempi olet, sitä vähemmän järkeä siinä on. Tulosten perusteella on selvää, että koronarokotukset pitäisi lopettaa välittömästi”, kirjoittaa Steve Kirsch.

Heittäkää heitä kirjalla

”Naamarit ovat CDC:n asia; sen ei olisi pitänyt olla tuomioistuimen asia” Fauci vaatii, että CDC:n pitäisi olla liittovaltion tuomioistuinten ja lakien yläpuolella.

Tohtori Richard Fleming sanoo: ”Tarkoituksena on saada oikeusministerit käyttämään Suuria valamiehistöjä ja nostamaan syytteet Anthony Faucia ja useita muita vastaan, jotka ovat rikkoneet rikoslakia. Heidät on saatava rikosoikeudelliseen vastuuseen siitä, mitä he ovat tehneet. Heidän toimintansa ylittää selvästi sopimukset. He ovat, kuten kaikki ovat jo osoittaneet, vaikuttaneet valtavasti Amerikan kansalaisten vapauksiin ja oikeuksiin. Ainoa tapa lopettaa käytös on saattaa heidät rikosoikeudelliseen vastuuseen.”

FDA:n lopettaminen

FDA on peruutettava, purettava ja hajotettava ja sen päävastuulliset, jotka vastaavat koronarokotteiden hyväksymisestä on pidätettävä ja heidät on tuomittava rikoksista ihmisyyttä vastaan. He ovat henkisiä hirviöitä, ylimielisiä ihmisiä vailla sydäntä. He eivät tunne, mitä heidän päätöksensä ovat aiheuttaneet ja aiheuttavat edelleen ihmisille kaikkialla maapallolla. Ainutlaatuinen sekoitus psykopaattia ja sosiopaattia, pahuutta, jota harva huomaa.

Miten he kehtaavat hyväksyä kokeellisia geneettisiä rokotteita, joita ei ole koskaan aiemmin käytetty, edes hätäluvalla? Miten he kehtaavat hyväksyä rokotteen, jonka tavoitteena on tappaa satoja tuhansia ja vammauttaa miljoonia muita ilman täydellisiä turvallisuustutkimuksia. Tervetuloa lääketieteellisen hulluuden maailmaan, joka sijaitsee FDA:n toimistoissa, eikä heidän rikollisille oivalluksilleen näytä olevan loppua.

Sivilisaatio on väärässä, se tekee Venäjästä ja Putinista hulluja hirviöitä. Sanon näin, koska emme huomioi todellisia hulluja hirviöitä kotimaassa. Kyse on vain rahasta, vallasta ja FDA:n ihmisvihasta. FDA on onnellisuuden ja inhimillisen elämän vihollinen.

Maailma on heräämässä, ei siihen, miten pahoja hoitolaitokset voivat olla, vaan mitätöintikulttuuriin, jossa länsimaat kehuskelevat, miten he voivat mitätöidä kokonaisia maita ja varastaa niiden rahat. Jos siis ihmiskunnalla on toivon häivähdyskin, käyttäkäämme tätä nykyaikaista digitaalista taloudellista sodankäyntiä hyökätäksemme niitä vastaan, jotka ovat vastuussa koronapainajaisesta. Mitätöidään heidät kaikki.

Sanoin vuosi sitten, että jos FDA tietäisi, mikä on sopivaa sille ja yleisölle, se olisi peruuttanut kaikkien koronarokotteiden hätäluvan. Mutta valitettavasti epäilin, etteivät he tekisi mitään suojellakseen yleisöä, koska tunsin heidän historiansa terrorisoida meitä vaarallisilla lääkkeillä ja lääketieteellisillä käytännöillä.

Todellinen vihollinen asuu FDA:n seinien sisällä. FDA:n, Pfizerin ja Modernan toimistoissa kaikkialla.

Heitä varoitettiin

Tohtori Howard Markel, lastentautien erikoislääkäri, arvostettu professori ja Michiganin yliopiston lääketieteen historian keskuksen johtaja, sanoi, että ihmisten epäluottamus järjestelmää kohtaan tekee ajatuksesta, että FDA kiirehtisi tätä prosessia ennen, kuin myöhäisen vaiheen kliiniset tutkimukset ovat valmiit, ”valtavan typerän”. Markel sanoi: ”Riittää yksi huono sivuvaikutus, joka pilaa rokoteohjelman, jota tarvitsemme kipeästi tätä virusta vastaan. Se johtaa katastrofiin.”

Tohtori Michael Kinch on sädehoidon professori lääketieteellisestä tiedekunnasta Washingtonin yliopistossa St. Louisissa. Hänen uusin kirjansa ”Between Hope and Fear” (Toivon ja pelon välissä) tutkii rokotteiden historiaa. Kinch sanoi, että kliinisten tutkimusten prosessia on noudatettava loppuun asti, mitä ei ole tehty. ”Rokotteen liian aikainen hyväksyntä voi aiheuttaa ”painajaismaisen tilanteen” muutamasta syystä. ”Ihmisiä kuolee tarpeettomasti, jos otamme riskejä rokotteen kanssa”, Kinch sanoi.

Se loi painajaismaisen skenaarion, vaikka tiedotusvälineet eivät ole vielä alkuunkaan valmiita tunnustamaan, mitä on meneillään. Ihmisillä on vaikeuksia toipua äkkikuolemien massiivisesta lisääntymisestä ja sairauksien suorastaan rutonomaisesta lisääntymisestä. Vakuutusyhtiöt huutavat katastrofista, joka aiheutuu niille 40% kuolleisuuden kasvusta yleisen kuolleisuuden lisääntyessä.

Tohtori Roger Hodkinson: Koronarokotteesta aiheutuva mahdollinen immuunijärjestelmän heikkeneminen ”voi johtaa sairauksien tsunamiin”, mistä rokotetut kärsivät.

Tiedot Yhdysvaltain armeijan Defense Medical Epidemiology Database (DMED) -tietokannasta paljastuivat kongressissa, kun useat lääkärit paljastivat järkyttävän rokotevammojen lisääntymisen nuorten, muuten hyväkuntoisten sotilaiden keskuudessa asianajaja Tom Renzille, joka todisti valan alla. Katsokaa tohtori Robert Malonen Substackissa raportoitua luetteloa uutiskirjeestä.

- Sairaalahoitoa vaativien sairauksien ja vammojen kokonaismäärä vuodessa nousi +37%.
- Hermoston sairaudet nousivat vuosittain +968%
- Pahanlaatuisia neuroendokriinisiä kasvaimia koskevat ilmoitukset vuodessa nousivat +276%
- Akuutti sydäninfarkti-ilmoitukset vuodessa nousivat +343%
- Akuutti sydänlihastulehdus +184%
- Akuutti sydänpussitulehdus +70% ylöspäin
- Keuhkoemboliaraportit nousi +260%:lla
- Synnynnäiset epämuodostumat +87% ylöspäin
- Ei-traumaattinen subaraknoidaalivuoto nousi +227%
- Ahdistuneisuusraportit kasvoivat +2361%
- Itsemurhasta tehdyt ilmoitukset vuodessa +227% enemmän
- Kaikkien syöpien kasvaimet kasvoivat +218%
- Ruoansulatuselinten pahanlaatuiset kasvaimet +477%
- Rintasyövän kasvaimet kasvoivat +469%:lla

- Kivessyövän kasvaimet mennessä +298% enemmän
- Naisen hedelmättömyysraportit vuodessa +419% enemmän
- Dysmenorrea-raportit vuodessa +221,5%:n kasvu
- Munasarjojen toimintahäiriö +299%
- Spontaanit aborttiraportit vuodessa LASKENEET 10%.
- Miesten hedelmättömyysraportit +320%:lla nousseet
- Guillian-Barrén oireyhtymäraportit +520% ylöspäin
- Akuutti poikittaisen myeliitin raportit +494% ylöspäin
- Kouristuskohtausraportit +298% ylöspäin
- Narkolepsia- ja katapleksiaraportit +352%:lla nousseet.
- Rabdomyolyysi kasvoi +672%:lla
- Multippeliskleroosiraportit +614% ylöspäin
- Migreeniraportit vuodessa +352% ylöspäin
- Verenhäiriöraportit kasvoivat +204%
- Korkea verenpaine nousi +2130%.
- Aivoinfarktiraportit kasvoi +294%.

Kiitos FDA! Te hirviöt olette vastuussa tästä enemmän kuin kukaan muu ja teidän pitäisi maksaa siitä kalliisti, jos tässä maailmassa on yhtään oikeutta.

”Kuolemantapaukset ovat lisääntyneet 500 tai 600%.”

Hautausurakoitsija John O'Looney Milton Keynesin perhehautauspalveluista Miltonissa Keynesissä, Englannissa, kertoi, että kuolemantapaukset ovat ennennäkemättömän korkealla tasolla nuorten 20-, 30- ja 40-vuotiaiden keskuudessa ja ”kaikki olivat rokotettuja”. Johnin ja asiantuntijoiden mukaan he näkevät tromboosikuolemien massiivisen lisääntymisen. (Tromboosi tapahtuu, kun verihyytymät tukkivat suonet tai valtimot ja se voi olla hengenvaarallinen, kuten aivohalvaus tai sydänkohtaus.)

Palsamointityöntekijät näkevät saman asian. Richard Hirschman on toiminut palsamoijana yli 20 vuotta. Vuonna 2021 hän alkoi havaita hyvin epänormaaleja verihyytymiä, joita hän ei ollut koskaan nähnyt aiemmin. Tammikuussa 2022 näitä hyytymiä oli 65% hänen tapauksistaan.

Tämä on törkeää. Se on materiaalia, joka sopii kauhuelokuviin. Kun aiheuttaa ihmisille niin paljon vahinkoa, on pakko valehdella. FDA elää valheilla ja on aina elänyt. Ongelma valheiden kertomisessa on se, että valheita on kerrottava lisää eikä niiden kertominen lopu koskaan.

Klooridioksidin hautojen kaivaminen syvemmälle

FDA kaivautuu yhä syvemmälle täydelliseen ilkeyteen pitämällä turvallisimmat lääkkeet salassa yleisöltä samalla kun se tuhoaa ihmisten terveyden ja mielenrauhan hirvittävillä rokotteilla. Kuten olen sanonut toisaalla, FDA vihaa klooridioksidia.

Yhdysvaltain elintarvike- ja lääkevirasto on antanut varoituskirjeen myyjälle, joka markkinoi petollisia ja vaarallisia klooridioksidituotteita, jotka tunnetaan nimellä "Miracle Mineral Solution" "Novel Coronavirus Disease 2019" koronan ehkäisyyn ja hoitoon. FDA on aiemmin varoittanut kuluttajia ostamasta tai juomasta klooridioksidituotteita, joita myydään verkossa lääketieteellisinä hoitoina. Viraston tiedossa ei ole tieteellistä näyttöä, joka tukisi niiden turvallisuutta tai tehokkuutta ja ne aiheuttavat merkittäviä riskejä potilaiden terveydelle. FDA ryhtyy tähän toimeen suojellakseen amerikkalaisia maailmanlaajuista koronapandemiaa vastaan.

Olen yhteydessä tuhansiin ihmisiin, jotka vain kehuvat klooridioksidin myönteisiä terveysvaikutuksia. Retkeilijät ovat käyttäneet sitä vuosikymmeniä veden turvalliseen puhdistamiseen ja juomiseen, joten on vaikea lukea FDA:n sanoja kunnioittavasti.

"Aiemmista varoituksista huolimatta FDA on huolissaan siitä, että klooridioksidituotteita myydään harhaanjohtavilla väitteillä, joiden mukaan ne ovat turvallisia ja tehokkaita sairauksien, nyt myös koronan, hoidossa. Näiden tuotteiden myynti voi vaarantaa ihmisen terveyden ja viivästyttää asianmukaista lääketieteellistä hoitoa", sanoi FDA:n Stephen M. Hahn, lääketieteen tohtori. "Jatkamme toimia ja jatkamme jatkuvasti ponnisteluja petollisten hoitojen valvomiseksi tämän kansanterveydellisen hätätilanteen aikana ja muistutamme yleisöä hakeutumaan terveydenhuollon hoitoon."

Tietenkin terveydenhuollon tarjoajat suosittelevat vahvasti rokottamista ja rokottamista uudelleen, kunnes olet sairas, kuollut koira. FDA:n rokotevirkailijat eivät tunnistaisi kunnollista lääketieteellistä hoitoa, vaikka heidän henkensä riippuisi siitä. On kuvottavaa nähdä heidät ylistämässä vaarallisia rokotteita, jotka vahingoittavat sekä aikuisia että lapsia. Keitä he ovat, huumekauppiaita, myrkkylääkekauppiaita, jotka puhuvat niin epäoikeudenmukaisesti ihmemolekyyliä vastaan, mikä klooridioksidi nimenomaan on?

Yhteenveto

"Kansanterveysviranomaiset antoivat sairaaloille 17000 dollarin bonuksen jokaisesta remdesivir kuurista" ja lisärahaa siitä, että ne ilmoittivat kuolemantapaukset koronaan liittyviksi. Melkoinen huijaus. Nettotulos on satojatuhansia kuolemantapauksia, jotka johtuvat laajamittaisista hoitovirheistä ja lopulta koko Yhdysvaltain korruptoituneen lääketieteellisen järjestelmän tuho." Valitettavasti rikolliset lääkärit eivät osaa harjoittaa lääketiedettä ja ovat unohtaneet Hippokrateen valansa.

Tavallisten ihmisten on herättävä länsimaisen lääketieteellis-teollisen järjestelmän hirvittäviin kuolemiin. Kuten ranskalaiset rynnäköivät Bastiljin linnaan, amerikkalaisten on piiritettävä FDA:n New Yorkin toimisto. Kyse ei ole vain amerikkalaisten vihollisista, jotka haluaisivat mielellään kokeilla vauvoilla näitä geeniruiskeita. FDA tekee jo nyt juuri sitä. FDA:n rokotekomitea on maailman väestön vihollinen, sillä muut ottavat mallia FDA:sta.

---

i Journal of Applied Biological Chemistry. Volume 59 Issue 1 / Pages.31-36 / 2016 / 1976-0442(pISSN) /2234-7941(eISSN)

ii Patentti nro: US 10,105,389 B1 23. lokakuuta 2018 Menetelmä ja koostumukset syöpäkasvainten hoitoon.

Iii Aloita aina ongelman lähtökohdasta, joka candidan ja loisten tapauksessa on myrkyllinen raskasmetalli. Et pääse eroon kroonisesta candidasta tai loisista, jos sinulla on raskasmetallien myrkyllisyys. Loistartunnat ovat yleisempiä kuin ymmärrämmekään; candidat ja raskasmetallit luovat happamuutta ja anaerobista (hapetonta) ympäristöä, jossa ne viihtyvät. Syy siihen, miksi candidat ja loiset ottavat vallan raskasmetallien myrkyllisyyden läsnä ollessa, on se, että infektiot itse asiassa suojaavat meitä soluvaurioilta ja mahdollisesti kuolemaan johtavilta komplikaatioilta, jotka johtuvat raskasmetallien aiheuttamista myrkytyksestä. Tästä näkökulmasta katsottuna candida ja loiset ovat siis itse asiassa ystäviämme ja vaikka ne aiheuttavatkin koko joukon ärsyttäviä oireita, ne ovat tässä mielessä itse asiassa kahdesta pahasta pienempi. Kun ihmiset tappavat Candidan sienilääkkeillä, koetut oireet ovat osittain seurausta raskasmetallien vapautumisesta elimistöön, mikä kuormittaa maksaa eikä niitä pystytä erittämään pois kehosta riittävän nopeasti. Siksi raskasmetallien poisto ensin tai yhdessä candidan ja loisten tappamisen kanssa on välttämätöntä. Jos ei tehdä niin, vaarana on, että vapautuu paljon myrkyllisiä metalleja, jotka leviävät uudelleen koko kehoon. Candida on vaste raskasmetallimyrkytykselle, erityisesti elohopealle. Se imee painonsa verran elohopeaa ja estää sitä pääsemästä verenkiertoon. Niin kauan kuin elohopeaa on siellä, sinulla on candida ongelma

iv Geiger H, Wanner C. Magnesium sairauksissa. Clin Kidney J. 2012; 5(Suppl 1), i25-i38.

v Magnesium ja tulehdus: eläinmallien opit]. Clin Calcium. 2005 Feb;15(2):245-8. Katsaus. Japanilainen. PMID: 15692164 [PubMed - indeksoitu MEDLINE:iin].

Vi 2009 Viite: http://www.prevention.com/cda/article/magnesium-chills-inflammation/9c9150d1fa803110VgnVCM10000013281eac____/health/healthy.living.centers/heart.conditions

vii Mazur A, Maier JA, Rock E, Gueux E, Nowacki W, Rayssiguier Y. Magnesium ja tulehduksellinen verenvuototauti. reaktio: Mahdolliset fysiopatologiset vaikutukset. Arch Biochem Biophys. 2006 Apr 19; PMID: 16712775Equipe Stress Metabolique et Micronutriments, Unite de Nutrition Humaine UMR 1019, Centre de Recherche en Nutrition Humaine d'Auvergne, INRA, Theix, St. Genes Champanelle, Ranska.Arch. Biochem Biophys. 2006 Apr 19 http://www.ncbi.nlm.nih.gov/entrez/query.fcgi?cmd=Retrieve&db=pubmed&dopt=Abstract&list_uids=16712775&itool=iconabstr&query_hl=2&itool=pubmed_docsum

viii Kenyo, A.J.; Hamilton, S.G.; Douglas, D.M., Controlled Wound Repair By Antimicrobials That Alter Fibroplasia, Amer. Assn. For Laboratory Animal Science, 34th Annual Session Nov. 6-11, 1983.

ix Kenyon, A.J.; Hamilton, S.G., Wound Healing Studied with Alcide: a Topical Sterilant, Amer. Society of Biol. Chemists 74th Annual Meeting, San Francisco, CA 5.-9. kesäkuuta 1983.

x Torpedosähköelimen synaptisten vesikkelien ATPaasin bikarbonaattistimulaation alkuperä. Joan E. Rothlein 1 Stanley M. Parsons. Kemian laitos ja meritieteiden instituutti, University of Santa Barbara, Santa Barbara, Kalifornia, Yhdysvallat.

xi Doctors for Covid Ethics, (2021) Vuotavat verisuonet: COVID-19:n tuntematon vaara Rokotus.

xii Bhakdi, S. et al. (2021) Kirje lääkäreille: Four New Scientific Discoveries Regarding COVID- 19 Immunity and Vaccines-Implications for Safety and Efficacy.

xiii J Psychosoc Oncol. 2005;23(2-3):137-

xiii J Psychosoc Oncol. 2005;23(2-3):137-57. Kivusta selviytymisen vaikutuksen tutkiminen masennukseen, ahdistukseen ja väsymykseen rintasyöpää sairastavien naisten keskuudessa.

xiv http://news.stanford.edu/news/2000/june28/breast-628.html

xv Eby GA, Eby KL. (2006). Nopea toipuminen vakavasta masennuksesta magnesiumhoidon avulla. Med Hypotheses. 2006 67(2), 362-70

xvi Pearlstein T, Steiner M. Premenstruaalisen oireyhtymän masennuslääkkeetön hoito. Kliininen psykiatria. 2000; 61(12): 22-7.

xvii Starobat-Hermelin B, Kozielec T. Fysiologisen magnesiumlisän vaikutukset seuraaviin tekijöihin hyperaktiiviseen häiriöön (ADHD). Magnes Res. 1997; 10: 149-156.

xviii Izenwasser SE et al. Magnesiumin stimulantin kaltaiset vaikutukset hiirten aggressiivisuuteen. Pharmacol Biochem Behav 25(6):1195-9, 1986.

xix Henrotte JG. Tyypin A käyttäytyminen ja magnesiumin aineenvaihdunta. Magnesium 5:201-10, 1986.

xx Bennett CPW, McEwen LM, McEwen HC, Rose EL. Shipley-projekti: ruoka-allergian hoito estääkseen sairauksien syntymisen. rikollisen käyttäytymisen ehkäisemiseksi yhteisöllisissä ympäristöissä. J Nutr Environ Med 8:77-83, 1998.

xxi Kirow GK, Birch NJ, Steadman P, Ramsey RG. Plasman magnesiumpitoisuudet psykiatrisessa populaatiossa. potilaat: korrelaatio oireiden kanssa. Neuropsychobiology 30(2-3):73-8, 1994.

xxii Kantak KM. Magnesiumin puute muuttaa aggressiivista käyttäytymistä ja katekoliamiinitoimintaa. Behav Neurosci 102(2):304-11, 1988.

xxiii Buist RA. Ahdistusneuroosi: Laktaattiyhteys. Int Clin Nutr Rev 5:1-4, 1985.

xxiv Seelig MS, Berger AR, Spieholz N. Latentti tetania ja ahdistus, marginaalinen Mg-vaje ja normokalsemia. Dis Nerv Syst 36:461-5, 1975.

xxv Durlach J, Durlach V, Bac P, et al. Magnesium and therapeutics. Magnes Res 7(3/4):313-28, 1994.

xxvi Durlach J. Clinical aspects of chronic magnesium deficiency, teoksessa MS Seelig, Ed. Magnesium in Health and Disease. New York, Spectrum Publications, 1980.

xxvii Kozielec T, Starobrat-Hermelin B. Magnesiumpitoisuuksien arviointi lapsilla, joilla on tarkkaavaisuushäiriö. hyperaktiivisuushäiriö (ADHD). Magnes Res 10(2):143-8, 1997.

xxviii Kozielec T, Starobrat-Hermelin B. Magnesiumpitoisuuksien arviointi lapsilla, joilla on tarkkaavaisuushäiriö hyperaktiivisuushäiriö (ADHD). Magnes Res 10(2):143-8, 1997.

xxix Starobrat-Hermelin B, Kozielec T. Fysiologisen magnesiumlisän vaikutukset seuraaviin tekijöihin hyperaktiivisuuteen lapsilla, joilla on tarkkaavaisuus- ja ylivilkkaushäiriö (ADHD). Positiivinen vaste magnesiumin suun kautta tapahtuvaan kuormituskokeeseen. Magnes Res 10(2):149-56, 1997.

xxx George MS, Rosenstein D, Rubinow DR, et al. CSF-magnesium affektiivisessa häiriössä: korrelaation puuttuminen. kliinisen hoidon kulun kanssa. Psychiatry Res 51(2):139-46, 1994.

xxxi Kirov GK, Birch NJ, Steadman P, Ramsey RG. Plasman magnesiumpitoisuudet psykiatrisessa populaatiossa. potilailla: korrelaatiot oireiden kanssa. Neuropsychobiology 1994;30(2-3):73-8, 1994.

xxxii Linder J et al. Kalsium- ja magnesiumpitoisuudet affektiivisissa häiriöissä: Ero plasman ja seerumin välillä suhteessa oireisiin. Acta Psychiatr Scand 80:527-37, 1989.

xxxiii Frazer A et al. Plasman ja erytrosyyttien elektrolyytit affektiivisissa häiriöissä. J Affect Disord 5(2):103-13, 1983.

xxxiv Bjorum N. Veren elektrolyytit endogeenisen masennuksen yhteydessä. Acta Psychiatr Scand 48:59-68, 1972.

xxxv Cade JFJA. Plasman magnesiumpitoisuuden merkittävä kohoaminen skitsofreniassa ja masennustiloissa. Med J Aust 1:195-6, 1964.

xxxvi Levine J, Rapoport A, Mashiah M, Dolev E. Kalsiumin ja magnesiumin seerumi- ja aivo-selkäydinpitoisuudet. akuuteilla vs. remissiivisillä skitsofreniapotilailla. Neuropsychobiology 33(4):169-72, 1996.

xxxvii Kanofsky JD et al. Onko iatrogeeninen hypomagnesemia yleinen skitsofreniassa? Tiivistelmä. J Am Coll Nutr 10(5):537, 1991.

xxxviii Kirov GK, Tsachev KN. Magnesium, Neuropsychobiology 23(2):79-81, 1990.

xxxix skitsofrenia ja maanis-depressiivinen sairaus. Chhatre SM et al. Serum magnesium levels in schizophrenia. Ind J Med Sci 39(11):259-61, 1985.

xl Banki CM, Vojnik M, Papp Z, Balla KZ, Arato M. Aivo-selkäydinnesteen magnesiumiin ja kalsiumiin liittyvät amiinimetaboliitteihin, diagnoosiin ja itsemurhayrityksiin. Biol Psychiatry. 1985 Feb;20(2):163-71.

Xli Banki CM, Vojnik M, Papp Z, Balla KZ, Arato M. Aivo-selkäydinnesteen magnesiumiin ja kalsiumiin liittyvä amiinimetaboliitteihin, diagnoosiin ja itsemurhayrityksiin. Biol Psychiatry. 1985 Feb;20(2):163-71.

xlii

American Chemical Society (2006, 29. syyskuuta 2006). Kaloista löydetty elohopeayhdiste vahingoittaa Haimasoluja. ScienceDaily. Haettu 27. kesäkuuta 2011 http://www.sciencedaily.com/releases/2006/09/060925114107.htm

xliii Syöpä, hapetusstressi ja etäpesäkkeet. Cold Spring Harb Symp Quant Biol. 2016;81:163-175. doi: 10.1101/sqb.2016.81.030791. Epub 2017 Jan 12.

xliv CO_2 suojaa mitokondrioita. Magnesium ja bikarbonaatti toimivat yhdessä torjuen mitokondrioiden heikentymistä myrkkyjen jatkuvan pommituksen aikana. Ensinnäkin magnesiumbikarbonaatti suojaa solujen sytoplasmassa olevia luonnollisia orgaanisia ja epäorgaanisia fosfaattipuskureita. Toiseksi magnesiumbikarbonaatti neutraloi aineenvaihduntaprosessien ja ATP-hydrolyysin seurauksena syntyvää happoa. Tämä mahdollistaa, että ATP:tä voidaan hydrolysoida enemmän tai tuottaa enemmän energiaa. Magnesiumbikarbonaatti puskuroi kehon solujen mitokondrioita liiallisilta happopitoisuuksilta, mikä parantaa mitokondrioiden toimintaa ja lisää ATP:tä.

Xlv Tohtori Harold Fosterin mukaan Yhdysvalloissa syöpäkuolemat ovat alhaisempia, kun veren seleenipitoisuus on korkea. Eräässä tärkeässä tutkimuksessa todettiin, että veren korkeat seleenipitoisuudet ovat yhteydessä neljä-viisinkertaiseen eturauhassyövän riskin vähenemiseen. Stanfordin yliopiston tutkijat tutkivat 52 miestä, joilla oli eturauhassyöpää ja vertasivat heitä 96 mieheen, joilla ei ollut eturauhassyöpää[3]. Seleenin pitoisuudet yleensä laskivat iän myötä. Tiedetään hyvin, että eturauhassyövän riski kasvaa dramaattisesti iän myötä. Lipidikorvaushoito (LRT) voi palauttaa ja auttaa ylläpitämään mitokondrioiden kalvojen toimintaa korvaamalla vaurioituneita mitokondriokalvoja, joten täydellinen seleenin muoto olisi, jossa seleeni on sitoutunut lipidiin. Yhdisteen kehitti New Yorkissa toimiva kirurgi, joka injektoi sitä hoitaakseen syöpiä.